최신 공중보건학

정희곤 · 강갑연 · 염 걸 · 강옥구 · 김미현 지음

光文閣
www.kwangmoonkag.co.kr

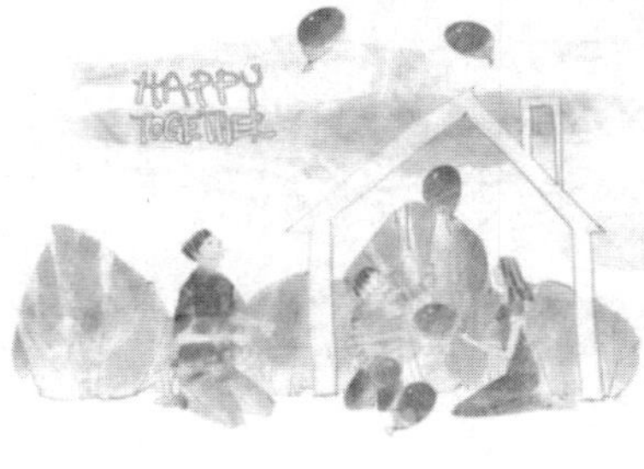

공중보건학은 모든 인류의 바람인 질병을 예방하고 건강한 삶을 유지 증진하고자 연구하는 학문이다. 개인, 집단, 지역사회의 건강을 보호·유지·증진하기 위해 건강한 생활에 대한 이해, 태도, 습관, 기능 등을 학습하게 하는 기본적인 보건교육(保健敎育)이다.

우리나라 헌법에는 “모든 국민은 보건에 관하여 국가의 보호를 받는다.”라고 36조3항에 규정되어 있다. 이는 국민이 국가에 대하여 건강에 관한 보호, 배려해 줄 것을 요구할 수 있는 생존권적 성격이 있는 것이다.

급격한 산업과 과학문명의 발달로 인류의 도시 집중화에 따른 환경 문제, 쓰레기, 폐기물, 상하수도, 산업폐수, 환경오염 및 각종 사고 등의 공중보건 문제에 직면하게 되었다.

보건교육과 질병의 조기 발견과 예방 및 건강과 관련된 사회적 요인을 규명하고 모든 사람이 건강을 유지하고 적합한 생활 수준을 보장받도록 사회 제도를 발전시키는 것을 포함하고 있는 광범위한 내용으로 그 필요성은 더욱 중요하다.

본서는 총 22장으로 구성되어 있다. 1장은 보건 총론으로 개요와 개념 및 공중보건 일반으로 구성하였고, 2장, 3장, 4장, 5장은 인간과 환경을 주제로 하였다. 6장, 7장, 8장, 9장, 10장은 보건관리 및 보건사업에 관한 내용으로 구성하였고, 11장, 12장, 13장에서는 인구 및 가족계획, 모자보건에 관한 내용을 다루었다. 14장, 15장, 16장은 질병에 따른 보건 문제와 해결책을 제시하였다. 17장, 18장, 19장은 감염병과 기생충에 관한 내용으로 구성하였으며, 이에 따른 소독법을 20장에서 설명하였다. 현대사회에서 많이 발생하는 사고와 응급처치를 21장에서 다루었고, 22장은 보건통계로 분류하여 재구성하였다.

앞으로, 부족한 점은 강호재현의 아낌없는 지도편달을 받아 계속하여 개정하고 보충하여 나아갈 것을 약속드린다. 대학생의 교재, 보건 분야의 각종 수험 준비, 그리고 보건 분야의 종사하는 분들에게 도움이 되길 바란다.

끝으로 부족한 만학을 지도해 주신 정화예술대학교 한기정 총장님께 깊이 감사를 드리며, 본 저자의 출판에 협조를 아끼지 않으신 광문각출판사 박정태 사장님과 임직원 여러분께 심심한 감사를 드린다.

2012년 2월

저자

최신 공중보건학 Contents

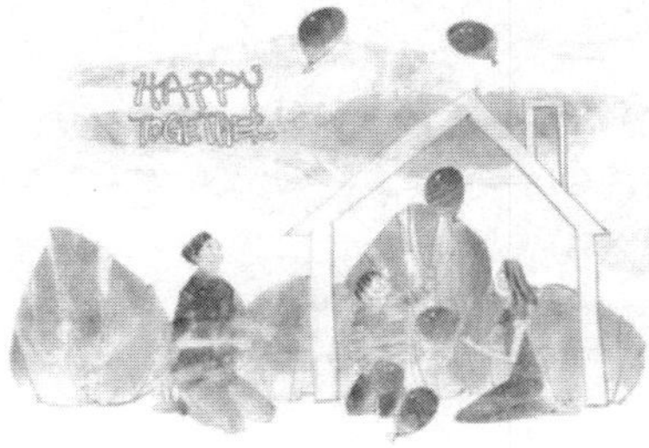
HAPPY
TOGETHER

최신 공중보건학 Contents

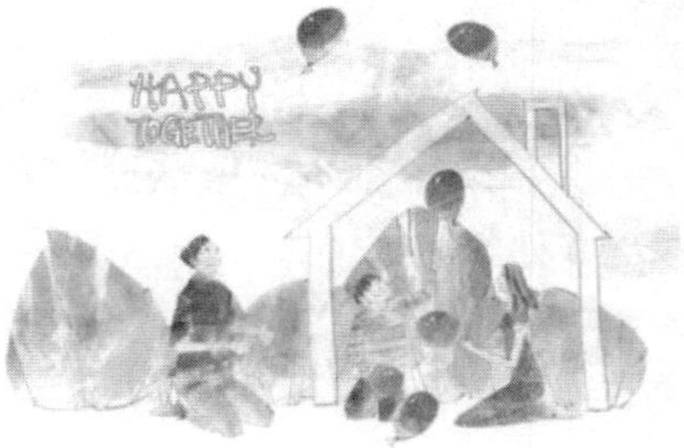

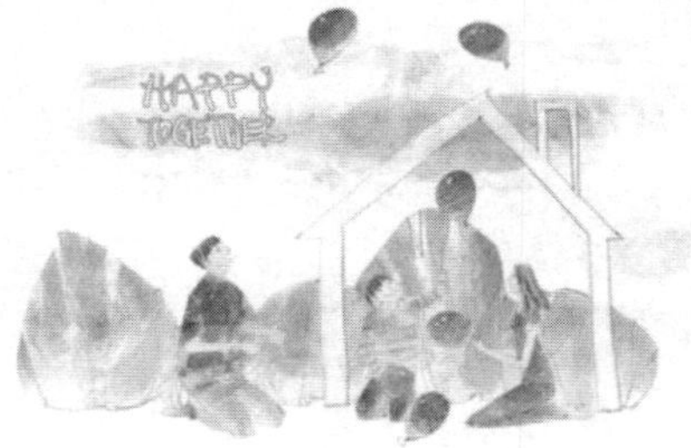
HAPPY
TOGETHER

제1장

공중보건

Public Health

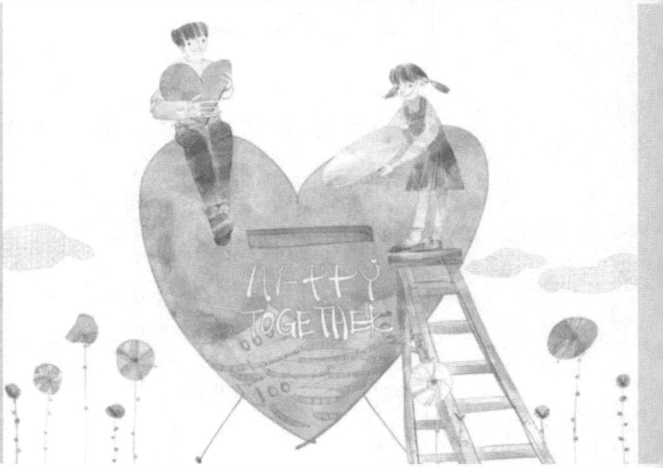

보건(保健, health)이라는 용어는 그리스신화에서 유래되었는데, 질병을 치료하기도 하고 악역(惡疫)을 주기도 하는 신으로 숭배하였던 Apollo의 아들 Aesculapius(의학의 신)에게 Hygeia라는 딸이 있었다. 그녀를 건강의 여신으로 불렀으므로 기원 2세기경에 이탈리아의 의학자 Galenus가 그 이름을 따서 hygiene이라는 말을 사용한 것이 효시가 되었다. Hygiene의 개념이 위생이라는 의미로 사용하게 된 것은 일본의 나가요 센사이(長與專齊)가 처음으로 이 말을 사용하면서부터이다(田中, 1965 ; 安信, 1972 ; 정, 1996).

이는 국가에 따라서 사용하는 용어(terminology)의 차이를 보이는데, 대략 다음과 같다. 독일에서는 물리・화학적 환경을 조절함으로써 질병을 예방할 수 있다는 개념의 experimental hygiene과 이에 대항해서 사회, 경제, 정치적 조건과 건강을 연관시켜 연구하고자 하는 social hygiene이라는 용어를 주로 사용하며, 영국은 사회주의 색채를 많이 띠고 있으므로 인간의 사회생활과 연관시켜 질병의 예방을 추구하려는 medical sociology와 복지국가 지향의 뜻을 담은 state medicine이라는 용어를 주로 사용한다. 미국에서는 preventive medicine(예방의학)이나 public health(공중보건)라는 용어를, 독립국가연합(CIS, EUN)에서는 사회주의 국가 보건의 형태를 띠고 있으므로 state medicine을, 일본에서는 독일 의학의 영향을 많이 받아 위생(衛生) 및 공중위생(公衆衛生)을, 그리고 우리나라는 일본의 영향을 크게 받아 해방 후까지도 위생이라는 말을 주로 사용하다가, 근래에는 미국의 영향을 받아 예방의학 및 공중보건, 보건학이라는 용어를 주로 사용하고 있는 경향인데, 위와 같이 국가에 따라서 사용하는 용어가 다른 것은 문화와 철학의 차이에서 비롯된 것이며 근본적으로는 모두 질병을 예방한다는 의미이다(권, 1997 ; 정, 1996).

1-1. 보건의 개요(introduction to health)

그리스 신화에 의하면, 질병이란 제우스 신(神)이 인간의 모든 죄악과 재앙을 봉하여 내려보낸 해악상자(害惡箱子)를 보석상자로 오인하고 열어보았던 인류 최초의 여성인 판도라(pandora)의 욕망에서 생겼다고 전해지며, 급히 닫아버렸기 때문에 그 속에 희미하지만 희망이 남았다고 한다. 질병을 연구하는 학문인 의학(醫[1]學)과 공중보건학(公衆保健學, science of public health)이 급속히 발달한 원동력은 질병이 인간의 안녕과 생명을 위협할 때, 이것을 사람의 힘으로 고쳐보려는 치료 의학적인 면과 질병의 원인을 추구하는 학문을 발전시켜 질병이 발생하지 않도록 미리 예방하자는 데 있을 것이다. 물론 어떠한 질병이 발생했을 때, 그 질병을 치료하는 것도 중요하겠으나, 미리 질병에 걸리지 않도록 하는 것이 더욱 바람직한 일이다. 근래 이러한 인식이 급속도로 높아져감에 따라 공중보건학이 더욱 각광을 받게 되었다. Cassel은 "질병(disease)은 기관(organ)이 갖는 것이며 질환(illness)은 인간이 갖는 것이다."라고 말하였다(정, 박 1987 ; 정, 1996).

1-2. 건강의 개념 및 정의

옛날에는 건강이란, '질병이 없고 허약하지 않은 상태'라는 병리학적인 관점의 개념으로 인식되었다. 그러나 오늘날은 건강을 환경과 대응한 생태학적 개념인 건강과 질병을 연속선상에서 파악하려는 개념으로 변천되어 왔다. 즉 생태학적 견지에서의 인식으로서 우리의 건강은 변천하는 생활환경에서 오는 작용에 대하여 적응하거나, 저항하여 생리적 항상성(生理的恒常性, homeos -tasis)을 유지하려고 하므로 때로는 어느 시점에서 건강으로 생각되었던 것도 다른 시점에서는 이상으로 판단되는 경우가 있기 때문에 건강과 비건강, 질병, 사망에 이르는 변화는 연속적이라고 할 수 있다. 이러한 건강과 질병의 연속성은 [그림 1-1]과 같다. A범위는 보건학적으로 완전한 건강 상태로서 사회에 적응하는 단계이며, B범위는 질병의 준비단계로서 감염병인 경우 잠복기에, 만성병인 경우 자각 증상이 없는 시기에 해당된다. C는 완전한 질병상태로서 노동력이 상실되어 사회생활에서 탈락된 상태이며, D는 질병에서 회복되는 단계로서 이 4단계는 완전히 연속적 상태라고 할 수 있다. 그리고 이들 각 단계 상호간에 이동이 가능하다(예방의학과 공중보건편집위원회, 2001 정, 1996).

1) 醫의 유래 : 古字·毉, 医·· 화살을 넣는 그릇, (殳)…무기의 일종, 巫…무당, 즉 무당이 식품이나 인체 내의 악마를 화살이나 수로 쫓아내는 것이 의술이라고 한것에서 비롯된 것이다. 巫가 酉자로 바뀌어진 것은 의사가 환자에게 술을 먹여 마취시킨 후, 수술을 한 것이 유래가 된 것으로 전하여진다.

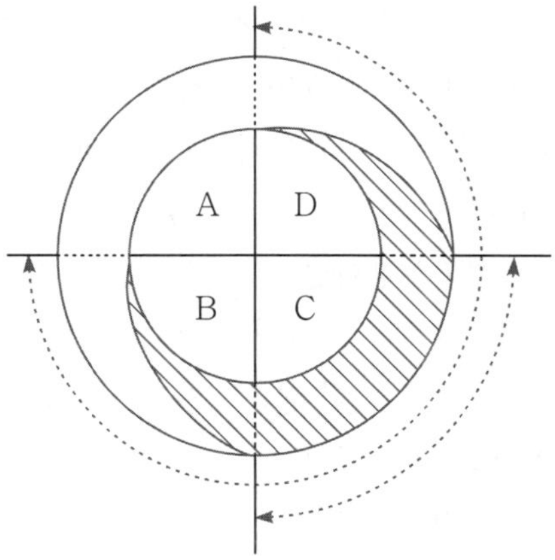

A : 보건학적으로 완전한 상태 B : 질병준비의 단계(잠복기) C : 질병상태 D : 회복기

【그림 1-1】 건강의 연속성

또한, 보건 의식이 형성된 계층에서는 B, C, D, 즉 (a)의 범위를 병적으로 인식하는데 비하여 보건 의식이 빈약한 계층에서는 C인 부분 (b)만을 병적으로 인식하기 쉽다. 오늘날 건강을 이상적으로 규정한다면, 이에 해당할 사람은 아주 소수일 것이다. 그 이유는 보건학이 발전함에 따라서 이상(異常)이 더욱 많이 발견되기 때문이다(예방의학과 공중보건편집위원회, 2001).

건강(健康, health)이라는 말은 불어에서 유래되었는데, healthe, 즉 hale(원기 왕성), Latin어로는 santé로서, 즉 sanity(건전)라는 뜻이다. 고대 Anglo-Saxon말로는 안전하고 질병이 없으며 전체적이라는 의미를 가지고 있다. D. J. Juvenalis는 mens sana in corpore sano(a sound mind in a sound body). 즉 "건전한 정신은 건강한 신체에서 깃든다."라는 말을 하였다. 건강을 운위할 때 정신과 육체를 분리해서 생각할 수 없다. 근래에는 건강의 사회적 의의가 문제화되고 있다. 즉 사회인으로서 그 사회에 위해를 끼치지 않을 뿐만 아니라 항상 그 향상·발전에 기여하는 업무에 종사하며 자각적으로나 타각적으로 아무 이상이 없는 심신의 상태를 건강이라고 하겠다. WHO 헌장의 서문(preamble to the constitution of world health organization, 1946)에는 건강의 개념을 '생활개념'으로 변천시켜 놓았다(Coe, 1970 ; Kane, 1976 ; 정·박, 1987).

"Health is a state of complete physical, mental, and social well- being and not merely the absence of disease or infirmity."

즉 "건강이란, 단순한 질병이나 허약의 부재상태가 아니라 육체적, 정신적 및 사회적으로 건전한 상태를 말한다."라고 하였다.

WHO(World Health Organization)는 1957년 건강에 대한 실용적인 정의를 내렸다.

즉 '유전적으로나 환경적으로, 주어진 조건하에서 적절한 생체기능을 나타내고 있는 상태'라고 하였다. 1859년 Claude Bernard(佛)는 건강이란, "외부 환경의 변동에 대하여 내부 환경의 항상성(homeostasis)이 유지된 상태"라고 정의를 내렸다. W. G. Wylie(1877)는 "건강이란, 유기체가 외부환경 조건에 부단히 잘 적응하여 나아가는 것이다."라고 하였으며, H. E. Sigerist(1951)는 "건강이란, 자연과 문화·습관과의 제약하에서 일정한 리듬 속에 살고 있는 우리들의 신체가 생활상의 요구에 잘 견디고 여러 가지 생활 조건의 변화에 대하여 일정한 범위 내에서 신속히 적응할 수 있도록 내부 여러 기관의 조화와 통일이 유지되는 상태이다."라고 하였다.

1960년 Talcott Parsons은 건강을 개인의 사회적 기능의 측면에서 그 기능의 역할과 임무수행 여부와 연결시켜 정의를 내렸는데, 즉 "건강이란, 각 개개인이 사회적인 역할과 임무를 효과적으로 수행할 수 있는 최적의 상태"라고 하였으며, Newman은 "단순히 질병이 없다는 것만으로 건강이라 할 수 없고 모든 자질, 기능, 능력이 신체적으로나, 정신적으로 또는 도덕적인 면에서도 최고로 발달하며 완전히 조화된 인간만이 진실한 건강자이다."라고 하였고, 1955년 C. C. Wilson은 신체적 조건을 오히려 부정적으로 취급한 특이한 건강관을 가졌는데, 즉 "건강이란, 행복하고 성공한 생활을 조성하는 인체의 상태로써 비록 신체적 장애가 있다고 하더라도 건강하다고 할 수 있는 경우가 있다. 오늘날 의료 기술로서는 아무 부위도 이상이 없고, 생리적으로도 문제점이 없으며, 사회적으로 훌륭히 일을 해낼 수 있는 사람도 본인이 만족감을 느끼지 못하고 살 보람을 찾지 못한다면 주관적으로 건강하다고 할 수 없다."라고 하였다(Last, 1969 ; 권, 1978 ; Hobson, 1980 ; Hanlon·Pikett, 1984).

Welester's new collegiate 사전에 의하면, "The state of being hale or sound in body, mind, or soule, especially freedom from physical disease or pain". 즉 육체 및 정신적으로 특히 신체적인 질병이나 통증이 없는 아주 건전한 상태를 뜻한다. 이와 같이 종래의 건강의 개념이 대체적으로 정적(static)인 상태를 의미한 것에 반해서 오늘날은 동적(dynamic)이며 보다 적극적인 건강(positive health)을 추구하게 되었다(정, 1996).

※ CONSTITUTION OF THE WORLD HEALTH ORGANIZATION

THE STATES parties to this Constitution declare, in conformity with the Charter of the United Nations, that the following principles are basic to the happiness, harmonious relations and security of all peoples :

Health is a state of complete physical, mental, and social well-being and not merely the absence of disease or infirmity. The enjoyment of the highest attainable standard of health is one of the fundamental rights of every human being without distinction of race, religion, political belief, economic or social condition. The health of all peoples is fundamental to the attainment of peace and security and is dependent upon the fullest co-operation of individuals and States.

The achievement of any State in the promotion and protection of health is of value to all. Unequal development in different countries in the promotion of health and control disease, especially communicable disease is a common danger. Healthy development of the child is of basic importance ; the ability to live harmoniously in a changing total environment is essential to such development.

The extension to all peoples of the benefits of medical, psychological and related knowledge is essential to the fullest attainment of health, Informed opinion and active co-operation on the part of the public are of the utmost importance in the improvement of the health of the people. Governments have a responsibility for the health of thei toeoples which can be fulfilled only by the provision of adequate health and social measures.

ACCEPTING THESE PRINCIPLES, and for the purpose of co-operation among themselves and with others to promote and protect the health of all peoples, the Contracting Parties agree to the present. Constitution and hereby establish the World Health Organization as a specialized agency within the terms of Article 57 of the Charter of the United Nations.

즉 WHO 헌장 전문에서는 다음과 같이 선언하고 있다. "이 헌장에 참여하고 있는 국가나 단체는 UN 헌장을 준수하며 전 인류의 행복과 조화적인 관계 및 안전보장의 기초로서 다음과 같은 원리를 선언한다 :

건강이란, 단순히 질병이나 허약이 없는 상태뿐만 아니라 육체적, 정신적 및 사회적으로 완전한 안녕 상태를 말한다. 인간이 성취할 수 있는 최고 수준의 건강을 향유하는 것은 종족, 종교, 정치적 신념, 경제, 사회적 조건의 구별 없이 모든 인류의 기본권 중의 하나이다. 전 인류의 건강은 평화와 안전보장을 성취하는 기초이며 개인이나 국가의 충분한 협조에 의하여 좌우된다.

어느 국가에서나 건강을 유지·증진시키는 것은 가장 가치 있는 일이며 질병 특히, 감염병의 관리는 건강 증진에 있어서 국가 간의 불균형 발전은 공통적인 위험성을 내포하게 된다. 가장 근본적으로 중요한 것은 아동의 건전한 발육이며 변화하는 모든 환경에 조화적으로 살아갈 수 있는 능력은 그들의 발육 과정에서 중요시되어야 한다 : 모든 사람에게 의학적, 심리학적 및 관련 지식의 장점을 보급하여 충분한 보건 수준의 향상을 도모하여야 한다.

인류의 건강 증진을 위하여 가장 필요한 것은 공중의 유익한 의견과 적극적인 협조이다. 각국 정부는 국민건강의 향상을 도모하기 위하여, 적절한 보건사회적 조치나 규제를 하여야 할 책임을 가진다.

이 조약의 체결 국가는 이러한 원리를 수락하고 모든 인류의 건강을 유지 · 증진시키기 위하여 상호 협조할 것을 목적으로 이 헌장을 승인하여 UN 헌장 제57조의 규정에 의한 전문기관으로서, 여기에 세계보건기구를 설치한다."

1-3. 건강의 성립조건 및 질병의 자연사와 예방의 수준

우리의 건강 성립 조건으로 F. G. Clark(1958)은 역학적인 견지에서 다음과 같은 삼원론(三元論)을 제시하였다. 즉 건강은 병인(작인, agent) · 숙주(host) · 환경(environment)의 상호작용(interaction)이 잘 균형을 유지하여야 성립되며 이러한 균형이 깨어졌을 때에는 질병이 발생한다(그림 1-2 참조). 그리고 건강의 3요소로서는 유전, 환경, 개인의 행동 및 습관 등을 들 수 있다(그림 1-3 참조)(Leavell · Clark, 1958 ; 정, 1996).

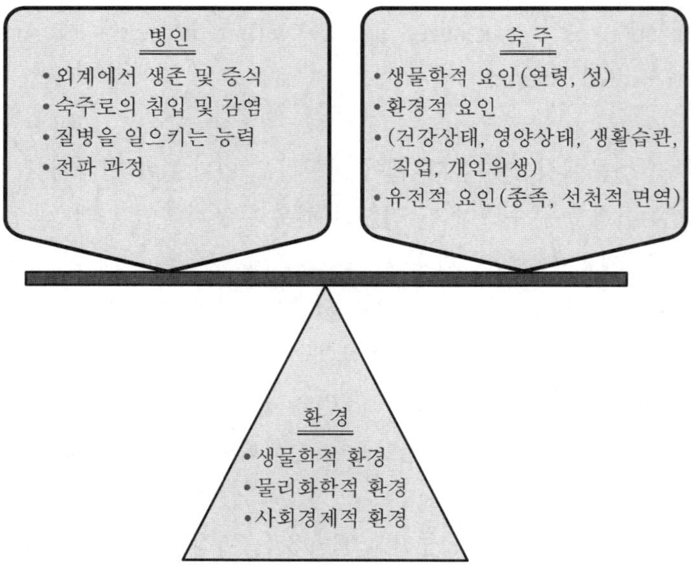

【그림 1-2】 Clark · Leavell의 건강 성립의 모형

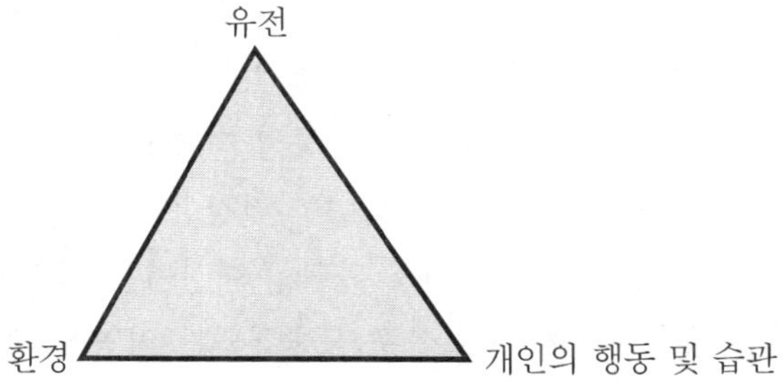

【그림 1-3】 건강의 3요소

현실적으로 모든 환경이 인체에 바람직하지만은 않으며 그 상호작용을 전제로 하여 T. F. Hatch는 외부 유해물질의 농도에 따라서 생체의 항상성 유지의 파탄으로 발생하는 실조 상태와 결손 상태를 [그림 1-4]와 같이 표시하였다(예방의학과 공중보건편집위원회, 2001).

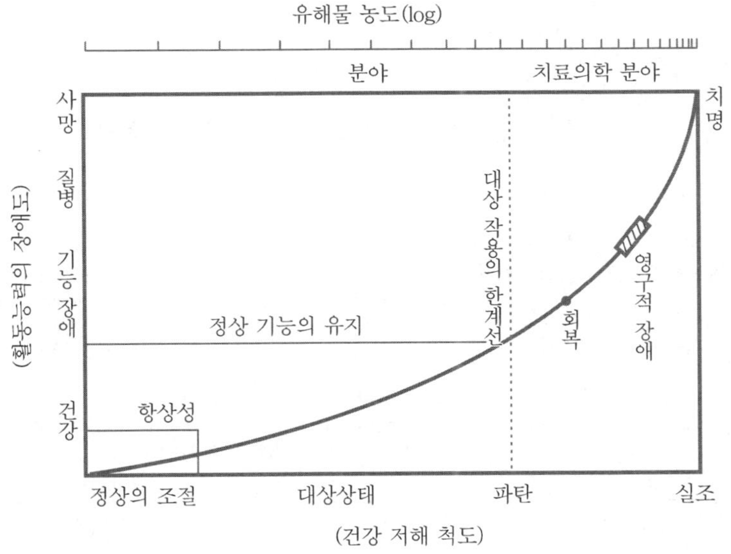

【그림 1-4】 환경에 대한 인체의 적응과 파탄(T. F. Hatch)

T. F. Hatch는 사람의 건강 수준, 즉 완전한 건강에서 사망에 이르는 과정을 환경에 대한 생체 조절계의 파탄, 즉 건강저해척도(impairment scale)에 대한 활동 능력 장애도(disability scale)로 표시하였다. 질병이란, 삼원론에 의하면 개체가 받는 자극(stimuli)과 stress에 대한 적응기전에 파탄이 생겨서 생체의 기능이나 구조에 장애가 일어난 상

태를 말하며, 질병은 어느 한 가지 요인에 의해서 발생되는 것이 아니고 여러 가지 요인들이 복합적으로 작용하여 일어나게 된다(정 · 박, 1987).

건강을 질병과 비교하여 볼 때 정상과 이상은 동일 연속선상의 양 극단에 존재하나, 대부분의 경우에는 완전히 건강한 사람은 없으며 건강한 사람을 도시하면 정규 분포(normal distribution)를 한다. 또한, 이상자도 완전한 이상자는 없으므로 그 분포 역시 정규 분포를 한다. 이러한 경우, 이 두 개의 분포가 중첩되는 영역이 생기며 이 중첩 영역이 크면 클수록 정상과 이상은 구별하기가 어렵다. 그리고 이러한 중첩 영역이 커졌다가 작아졌다 하면 환자로 판정되었다가 건강인으로 판정되기도 한다(그림 1-5 참조). 질병의 자연사와 예방의 수준은 [그림 1-6]과 같다(예방의학과 공중보건편집위원회, 2001).

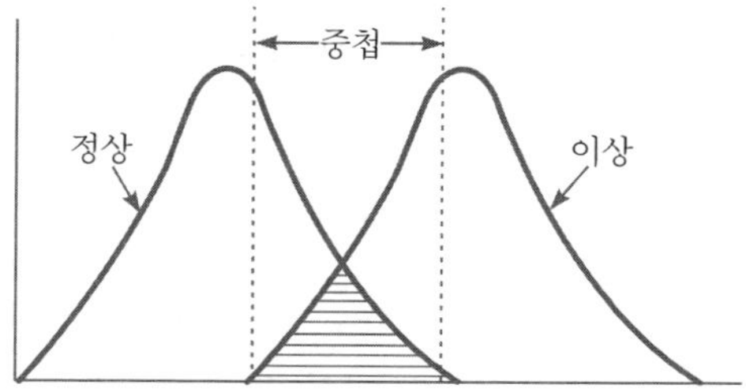

【그림 1-5】 정상 범위와 이상 범위의 중첩

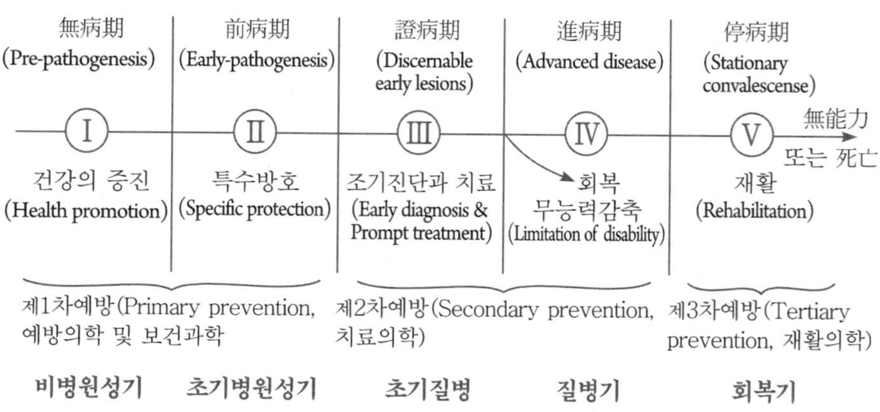

【그림 1-6】 질병의 자연사와 예방의 수준

종래 협의의 예방이란, 주로 제II단계인 전병기에서 실시하는 예방접종과 같은 생물학적 방법을 사용하는 소극적인 특수방호를 말하였다. 광의로는 무병기, 즉 병인, 숙주, 환경의 3자간에 존재하는 상호작용이 병원성을 성립시키기 전인 무병기에 환경을 숙주에게 유리하고 병인에게 불리하도록 개변시키거나, 숙주의 적응 용량(capacity of adjustment)을 증진해주는 등의 적극적 건강 증진도 결국 전병기로 되는 것을 예방하는 것이며, 증병기에서 조기에 질병을 발견·치료하는 것도 곧 고도로 진전된 중질화(重疾化), 즉 진병기로 되는 것을 예방하는 것이다. 이미 신체나 정신의 일부 기능이 불구로 된 회복기 환자라도 잔여 기능을 재생·부활시켜 자립능력을 최대한으로 증진시킨다는 것은 곧 무능력을 최소한으로 예방하는 것이므로 결국 각 계제에 따라서 예방의 수준(levels of prevention)이 다를 뿐이며 기본 정신과 상태는 모두 공중보건학 및 지역사회보건(science of public health & community health)이다(정·박, 1987).

그리고 Ellen G. White(1827~1915)는 건강의 향상을 위해서 새로운 출발 운동(new start movement)을 전개해야 한다고 주장하였다(정, 1996). 즉 n : nutrition(영양), e : exercise(운동), w : water(물), s : sunshine(햇빛), t : temperance(절제), a : air(공기), r : rest(휴식), t : trust(신뢰, 믿음) 등이 잘 조화되도록 하여야 한다고 하였다. 그리고 건강 향상을 위해서는 친선 동기(親善動機)가 있어야 한다고 하였다(정, 1996). 또한 2000년 8월 미국 《사이언스지》에 의하면, 영국 맨체스터대와 미국 버크연구소의 공동 연구 결과, 항산화제인 SCS(생체 내 존재하는 두 종류의 효소를 합성, 미국 유카리온제약회사 개발)로 길이 1mm의 선충(시노하브디티스)을 처리하였는데, 수명(life span)이 대부분 50% 이상 연장되었고 일부는 두 배 이상 연장되었다고 발표하였다. SCS는 활성산소(유해산소, free radical)와 과산화물을 물과 산소로 전환시켜 세포의 산화를 방지하였다. 항산화제로서는 polyphenol(포도주 발효과정 중 생성), catalase, SOD, GPX, 비타민 E, C, A 및 세레늄(생선 다량함유) 등이다. 활성산소 형성 촉진 요소로서는 과도한 운동, 과식, 과음, 흡연, 자외선 노출, stress 등인데, 노화 현상은 - DNA-(chromosome)의 양쪽 밴드(텔로미어, 생명지표)의 길이가 짧아지고 굵기가 얇어지기 때문에 이를 회복시키기 위해서 텔로메라제를 사용하기도 한다.

1-4. 공중보건학의 정의

공중보건학(science of public health)은 학자에 따라서 여러 가지로 정의를 내리고 있다. 대표적인 정의로서 미국 예일대학 예방의학 및 공중보건학 교수인 Charles-Edward Amory Winslow(1877~1957, 1920, 3)[2]에 의하면 다음과 같다(Winslow, 1920a,b).

2) Winslow, C-E.A : Science. 51: 23, 1920a.
Winslow, C-E.A : The untilled field of health. Mod. med., 2 : 183, March 1920b.

"Public health is the science and art of preventing disease, prolonging life, and promoting health and efficiency through organized community effort for"

a) the sanitation of the environment.

b) the control of communicable infections.

c) the education of the individual in personal hygiene.

d) the organization of medical and nursing services for the early diagnosis and preventive treatment of disease, and

e) the development of the social machinery to insure everyone a standard of living adequate for the maintenance of health.

So organizing these benefits as to enable every citizen to realize his birthright of health and longevity.

즉 공중보건은 모든 국민으로 하여금 건강과 장수에 대한 참다운 생존권을 인식할 수 있도록 환경 개선, 감염병관리, 개인위생교육, 질병의 조기진단 및 예방조치를 위한 의료 및 간호 사업의 조직, 그리고 건강의 유지를 위하여 적절한 생활수준을 모든 사람이 확보할 수 있도록 사회기구의 발전을 베풀어 "조직적인 지역사회의 공동 노력을 통해서 질병을 예방하고 생명을 연장시킴과 동시에 건강과 그 효율을 증진시키는 예술(기술) 및 과학이다."라고 하였다.

W. G. Smillie(1947)에 의하면, 예방의학은 그 대상(target)을 지역사회(community) 이하의 집단에 둔다. 즉 개인에서부터 가족에 두고 있으며 공중보건학은 가족에서부터 지역사회에 두는데, 주로(main focus) 예방의학은 개인에 두고 공중보건학은 지역사회에 둔다. 또한, 예방의학은 기초 이론과학인데 반하여, 공중보건학은 응용 실천과학이라고 할 수 있다.

1-5. 공중보건학의 범위

인간은 동서고금을 막론하고 누구나 건강하게 오랫동안 살기를 원하는데, 우리들의 건강을 유지·향상시키는 데는 개인의 노력만으로 이루어지는 것이 아니며 지역 주민들의 생활 양상, 습관, 종교, 경제 상태, 정치 체제, 교육 및 과학 수준 등 사회적인 영향을 크게 받는다. 그러므로 건강을 유지·향상·장수시키는 데는 단순히 보건전문가들의 노력만으로 이루어지는 것이 아니고 지역사회 보건활동에 직·간접적으로 관계가 있는 분야, 즉 행동과학, 사회학, 심리학, 경제학, 인간공학, 생물학 분야 등의 전문가들의 공동 노력이 요망된다. 그러므로 공중보건학의 내용은 대단히 광범위하다(정·박, 1987).

공중보건학은 협의의 공중보건학과 광의의 공중보건학으로 분류할 수 있다. 협의의 공중보건학은 환경위생학을 말하며 광의의 공중보건학은 현대의 공중보건학을 뜻한다. 오늘날의 공중보건학은 환경위생학을 중심으로 시작되고 발전하였다. 근대 공중보건학의 창시자인 Max von Pettenkofer(1818~1901)는 1866년 독일의 München 대학에 세계 최초로 위생학 강좌를 개설하였다. 당시의 위생학은 환경위생에 중점을 두었는데, 물론 오늘날의 공중보건학처럼 광범위하지는 못하였다. 즉 공중보건학은 자연과학과 사회과학의 양면성을 내포하고 있기 때문에 그 내용이 대단히 광범위하여 국가에 따라서 조금씩 차이는 있으나, 일반적으로 다음과 같다(정, 1996).

1. 기초과학(fundamental science)

① 인체해부생리(human structure & function)
② 질병학(science of diseases)

2. 환경보건학(environmental health science)

① 대기론(aerology)
② 수질론(water & water supply)
③ 환경계분석(analysis of environmental system)
④ 위생곤충관리(arthropods & rodents control)
⑤ 의복보건(clothing & health)
⑥ 주택보건(housing & sanitation)
⑦ 식품위생학(food hygiene)
⑧ 산업보건학(science of industrial health)
⑨ 보건공학(health engineering)
⑩ 환경오염관리(control of environmental pollution)

3. 보건관리학(health service & administration)

① 보건기획론(health planning)
② 보건조직론(organizational behavior of health institution)
③ 보건정책분석(health policy analysis)
④ 보건행정(health administration)
⑤ 보건교육(health education)
⑥ 학교보건(school health)
⑦ 보건영양(public health nutrition)

⑧ 인구 및 가족계획(population & family planning)
⑨ 모자보건(maternal & child health)
⑩ 성인 및 노인보건(adult health & gerontology)
⑪ 정신보건(mental health)

4. 역학 및 생정통계학(epidemiology & biostatistics)

① 역학(epidemiology)
② 감염병관리(communicable disease control)
③ 비감염병관리(non-communicable disease control)
④ 보건통계학(health statistics)
⑤ 생체정보과학(bionics)
⑥ 보건미생물학(health microbiology)
⑦ 보건기생충학(health parasitology)

5. 보건법규(health laws & regulations)

6. 기타(miscellaneous)

① 인류생태학(human ecology)
② 지역사회보건(community health)
③ 예방의학(preventive medicine)
④ 보건간호학(health nursing)
⑤ 수의보건학(veterinary health science)
⑥ 구강보건학(dental health science)
⑦ 보건경제학(health economics)
⑧ 위생화학(hygienic chemistry)
⑨ 보건체육(physical health)
⑩ 보건사회학(health sociology)
⑪ 소독(disinfection)

1-6. 공중보건학의 발전 과정

1. 고대 그리스 시대

고대 그리스 보건의 모체는 고대 Egypt, Mesopotamia, Palestine, Persia, India 등이며, 공중보건학의 기원 시기라고 하겠다. 이때에는 질병의 치료와 예방을 기도, 주원, 금기, 점성, 굿 등에 의존하는 점성술(astrology) 시대였다. 고대 이집트는 배수, 관개의 구거, 매장 제도, 수육검사, 가옥 청결법, 신체 섭생법 등을 실시하였으며, 고대 인도에서도 음식, 의복, 일상생활, 운동, 목욕, 신체의 청결 등에 관한 규정이 있었고, Hippocrates(460~377 BC)는 이집트를 방문하여 위생 원천을 관찰하였다(Pellegrino · Thomasma, 1981 ; 정, 1996).

고대 그리스 위생(hellenistic hygiene)은 2가지로 나누어 볼 수 있다. 즉 Hippocrates(醫聖)를 중심으로 하는 과학적인 면과 전당이나 사원을 중심으로 이루어졌던 Aesculapius의 신화적인 면으로 나누어진다. Aesculapius의 지팡이는 오늘날 의학의 상징적인 표식이 되었다(정 · 박, 1987).

Hippocrates는 전 70권 이상, 현존 13권의 corpus hippocraticum을 저술하였는데, 그 주요 내용은 다음과 같다(권, 1997).

① 공기와 물은 건강과 밀접한 관계가 있다.

② 식사, 휴양, massage, 목욕 등이 질병 치료의 주요한 요소이다.

그의 질병관은 체액설로서 혈액, 점액, 황담즙, 흑담즙의 균형에 있다고 하였으며 다혈질(sanguine), 점액질(phlegmatic), 담즙질(choleric), 우울질(melancholy) 등의 술어가 남아 있고 "인생은 짧고 예술은 길다."라는 유명한 말을 남겼으며, "졸중은 40~60세에서 다발하고 황달환자의 간경화는 불량한 징후이다." 등의 공중 보건학적인 기술이 풍부하다. 고대 그리스 시대에는 병인이 공기에 있다고 하여, 공기를 깨끗이 하기 위해서 산 위에 올라가 불을 지르고 대포를 쏘았다(瘴氣說, miasmata theory : malaria→mal=bad, aria=air)(정 · 박, 1987).

2. 로마 시대

고대 로마에는 상 · 하수도시설, 목욕탕, 청결법 등이 있었으며 시내에서는 매장이나 소각이 금지되었다. Hebrews의 모세율법(mosaic sanitary law)은 식이나 환자 취급이 건전한 위생사업에 근원을 둔 것으로써 서구 위생의 기원이 되었다. 제1대 로마왕이 만든 율법에 임부의 사망 시 개복수술을 하여 생존아를 구출하도록 한 것은 제왕절개수술의 기원이 되었다. 의학의 업적으로서는 군대 위생조직 완비, 병원조직 및 공공병원 설립 등을 들 수 있는데, 이는 중세기의 빈민구료병원의 기원이 되었다. Galenuss(伊, 의사)는 hygiene이라는 용어를 만들었으며 Hippocrates(460~377 BC)의 견해가 농후한 《on hygiene》을 저술하였다. Galenuss는 "걱정과 번뇌가 없고, 경제적 자주독립이 건강의 필수요건"이라고 하였으며, 이를 좋은 체질보다 중요시하였다(권, 1997).

3. 중세기(middle ages)

교회가 고대 위생의 요소를 받아들여 그리스 위생과 화합한 시대이다. 이탈리아의 규정이 주목할만한데, 즉 인축의 사체 부패에 따르는 공기전염을 피하고 불결물제거법, 급수법, 식품위생법, 시가청결법, 건축위생법 등이 있다. 공중욕탕(thermae)은 각 도시의 주요 시설이었는데, 여기에서는 이발, 화장, 미용, 외과처치, 그리고 시민에게 위생에 관한 충고도 하였다. 15세기말 매독의 대유행으로 폐지되었다. 나병(leprosy)은 처음부터 감염병환자로 격리하였고 비인도적으로 법률상 사자(死者) 선언을 하였던 준엄한 결과로 수세기 후에 유럽에서 나병이 구출되었다. 흑사병, 발진성열병, 결핵, 과립성결막염, 소양증, 단독환자 등은 시외로 퇴거시켰으며 음식물의 취급을 금지시켰다. 1347년 흑사병의 대유행은 보건행정의 발전을 가져왔다(정, 1987).

모세의 율법(mosaic law)에 의하면, 질병 전파는 환경 요소와 사람의 접촉에 의한다고 함으로써 접촉전염설(contagious theory) 시대를 가져왔다. 12세기 서반아계 유태인으로서 기독교로 전향한 John이 Arabia어로 〈regimen sanitatis salernitanum〉이라는 위생에 관한 논문(regimen sanitas)을 썼는데, 광범위하게 쓰여져 장기간 애용되었다. 중세기 말의 이탈리아에는 과밀한 주거, 채광, 환기가 불량한 가옥, 협소한 가옥, 불충분한 배수구, 불량 음용수, 비위생적인 사체 매장 등에 관한 규정이 있었다(Ehers & Seel, 1965 ; 김, 1998).

4. 16~18세기

16~17세기는 위생 갱생의 시기이며 18세기는 과학 융합의 시대라고 할 수 있다. Anton Van Leeuwenhoek(和, 1632~1723)는 자신이 연마한 lens로 미소동물인 'animalcula'를 관찰하여 현미경 시대를 개척하였으며 해부학, 생리학, 의학, 화학 등의 부흥으로 지금까지의 여러 학설이 붕괴되고, 새로운 학설이 등장하였다. 그 주류는 이학파, 화학파, 활력파였는데, 활력파에서는 생활현상을 생물의 특유한 생활력에 의해서 지배되는 것으로 해석하였다(정 · 박, 1987).

1662년 John Graunt(英 1620~1674)는 London 시의 출산, 사망에 관한 통계학적 연구성적을 보고하였는데, 이것이 보건통계학의 효시이다. Petty William(英, 통계학자, 1623~1687)은 인구, 사망, 이병률 등 생태학적 통계업적을 세워 보건행정의 과학화를 촉진시켰다. 1713년 Ramazzini(伊, 1633~1717)는 《de morbis artificum diatriba》라고 하는 직업병에 관한 저서를 발표하여 산업보건에 크게 공헌하였다. John Pringle(1707~1782)은 부패작용과 질병 발생과의 밀접한 관계를 인정하여 환경의 개선을 주장하였으며 James Lind는 1753년 "신선한 채소나 레몬주스가 괴혈병(scurvy)을 예방할 수 있다."고 발표하였다(권, 1997).

1791~1793년 Johann Peter Frank(獨, 1745~1821)가 《전의사경찰체계(system einer vollstandigen medizinischen polizei)》라는 12권의 책을 저술하였다. 여기에는 신체위생, 개인위생, 정신위생, 국민위생 등에 관한 내용이 충실하게 기재되어 있어 공중보건학의 최초의 저서라고 한다. Edward Jenner(英, 의사, 1749~1823)는 천연두(small pox)예방 접종법을, Bretonneau(佛, 1778~1862)는 성홍열(scarlet fever), diphtheria의 감별 및 diphtheria의 기관절개 창시자로서 공헌하였다(김, 1998).

5. 19~20세기

주요 업적으로서는 Louis Pasteur((佛, 1822-1895), Robert Koch(獨, 1843~1910)의 세균학 개척, Röntgen wihelm Conrad (獨, 1845- 1923)의 X선 발견, Joseph Lister (英, 1827~1912)의 소독술 성공, 그리고 sulfanilamides 및 그 유도체, 각종 항생물질의 발견 등을 들 수 있다. 1803년 cholera의 유행은 베니스항에서 이환 혐의자를 30일간 입항 전에 격리(segregation)시켰는데, 이것이 검역소의 기원이 되었다(정, 1996).

독일에서는 1866년 Max Von Pettenkoffer(1818~1901)가 독일의 München대학에 세계 최초로 실험위생학 강좌(experimental hygiene)를 설치하였으며, 그 후 1868년 Leipzig, 1883년 Göttingen대학이 설치하였고 1885년 Gottstein이 Berlin대학에 사회위생학(social hygiene) 강좌를 설치하였다. 1868년 《독일공중보건잡지(vietteljahresschrift für öffentliche gesundheitspflege)》가 창간되었으며, 1873년 독일공중보건협회(deutsches verein für öffentliche gesundheistspflege)가 창립되었고, 1876년 독일국립보건원(reichesgesundheitsamt)이 설립되었다(권, 1997).

영국에서는 1842년 Edwin Chadwick(1800~1890)이 《영국 노동인구의 위생상태(the sanitary condition of the labouring population of Great Britain)》라는 저작을 발표하였으며, 1848년 공중보건법(public health act)이 제정되어 중앙보건국(general board of health) 및 지방보건국(local board of health)을 설치하였고, 1919년에는 세계 최초로 보건부(ministry of health)를 설치하였다(정, 1996). 1942년에 계획된 사회보장제도를 1948년에 시행하였으며, "요람에서 무덤까지(from the cradle th the grave)"라는 표어와 같이 사회보장제도인 국민보건 서비스(National Health Service : NHS) 제도를 실시하였다.

미국에서는 1913년 Harvard대학과 Massachusetts대학이 연립으로 Harvard Technology School of Public Health를 창설하여 보건통계학, 역학, 소아보건학, 산업보건학, 보건행정학 등 10개의 강좌를 개설하였으며, 1935년 세계 최초의 사회보장법(Social Security Acts)을 제정하였다.

1948년 4월 7일 국제연합의 보건전문기관으로서 세계보건기구(world health organization, WHO)가 발족되었다. 우리나라는 1949년 8월 17일에 가입하였으며 가입국 수는 155개국이었다. 미국에서 1965년 사회보장법의 개정으로 획기적인 노인의료보험(Medicare)과 저소득층에 대한 의료보험(Medicaid)제도가 실시되었다.

미국공중보건학회는 의료와 공중보건의 구분을 지양하고 종합적 단일화를 기할 목적으로 건강유지기구(health maintenance organization, HMO)를 설치하였다(김, 1981 ; 양, 1986). 질병 퇴치분야에서 1979년 10월 26일은 이 지구상에서 천연두가 박멸되었음을 선포되었다. 최근 공해 문제가 격화되어 환경오염 문제가 국제적으로 큰 관심사가 되면서 1972년 6월 스웨덴 스톡홀름(Stockholm)에서 '제1회 UN 인간 환경' 회의를 개최하고 공해의 심각성을 논의하고 '지구는 하나(Only One Earth)'라는 슬로건을 채택하였다.

1992년 6월에는 브라질의 리우데자네이로에서 180여 개국의 정부 대표단과 83개 국정상들이 모여 환경정상회담(Earth Summit)을 개최하여 '리우환경선언(Rio Declaration)'을 선포하고, 지구인의 행동 강령인 '의제 21(Agenda)'을 채택하였다. 2002년에는 남아프리카공화국의 요하네스버그에서 '지속가능발전 세계정상회의'가 열려 1992년에 선언된 리우환경선언의 10년간 추진 성과를 평가하고 향후 구체적인 추진 계획을 마련하기 위해 194개국 정부 대표단, 국제기구 각국 NGO 등 4만여 명이 참가하여 '지방의제 21(Local Agenda 21)'를 선언하였다.

1970년대 이후에는 건강 증진이 강조되었다. 캐나다에서는 '라론디 보고서(Lalonde Report)'가 발표된 이래 미국은 1979년에 '건강 국민(Healthy Prople)'을 재제시하였으며, 그 후 건강 국민 2000을 거쳐 2010까지 나왔다. 정복되지 않은 인류의 AIDS, 악성 신생물 등 많은 질병들을 국제사회는 20세기 후반부터 질병의 근원을 특정한 한 원인에 두지 않고 복합적인 원인으로 보고 전염성, 비전염성, 만성 퇴행성질환, 등의 질병 발생을 이해하기 위해서 사회적, 심리적, 생리적인 모든 측면 등의 다방면으로 고려되어야 하며 건강증진의 예방 프로그램이 강조되고 있다.

6. 우리나라의 연혁

우리나라의 연혁을 살펴보면 다음과 같다(정, 1984, 1986a,b). 낙랑, 대방 보건이 우리나라 보건의 시조라고 하며 3한 시대를 몽미기라고 한다. 고구려시대에는 도홍경(陶弘景)이 엮은 《신농본초경집주(神農本草經集註)》에 인삼에 관한 기록이 있으며, 고구려산의 금이 제약에 적합하고 연금선방(鍊金仙方)에 사용되었다고 전해진다. 백제 시대에는 약부라는 관서가 있었으며 약박사, 채약사, 약사주라는 관직도 있었다. 백제 문화는 일본의 고대 비조 문화(飛鳥文化)의 모체가 되었다(정, 1984).

신라 시대에는 의학교육기관이 설치되었으며 의서에 의해서 의사가 양성되었고 승의(僧醫)가 있어 불교 의학에 의한 치료법이 널리 실시되었다. 불전 중의 병리론, 위생론 등이 크게 영향을 끼쳤으며 질병에 걸렸을 때, 불타(佛陀)에 의존하고 요양에 독경 기도를 중심으로 하였다(정, 1996).

고려 시대에는 의약 관청으로서 태의감 및 상약국이 설치되어 보건·의약 분야의 진흥책이 마련되기도 하였다. 왕의 음선을 관장하는 상식국이 설치되었으며 질병과 천변지이와의 관계를 오행설로 해석하는 점성설과 흡사한 것이 있었다. 서민의 구활을 관장한 혜민국과 환자, 빈민, 고로(孤老), 기아인을 구치하는 대비원, 사회구제기관인 제위보 등이 설치되었다(정, 1984).

조선 시대에는 의사제도가 확충되고 정비되었으며 허준은 《동의보감》을 저술하였다. 1894년(갑오경장)에는 내부에 위생국이 설치되어 감염병 예방사업, 의사사무, 우두사무 등을 관장하였다. 1899년(광무 3년) 6월 내령 17호로 '지방종두세칙'이 공포되었으며 동년 7월 7일 학부령 제9호로 우리나라 최초의 의학교가 설립되어 초대 교장으로 지석영 선생이 취임하였다. 1910년 경술국치로 경무총감부 경무국에 위생과를 두어 위생사무를 관장케 함으로써 보건행정은 경찰행정으로 일원화되었다(김, 1998).

1945년 8월 15일 일제로부터 해방되어 1945년 9월 24일 재조선 미국육군사령부 정청 법령 제1호로 위생국이 설치되었고 경무국 위생과는 폐지되었다. 동년 10월 27일 법령 제18호로 위생국이 보건후생국으로 개칭되었고, 1946년 3월 29일 법령 제64호로 보건후생국이 보건후생부로 되었는데, 미군정 시대의 보건후생부는 규모, 인원 및 예산이 막대하였다. 1947년 5월 17일 법령 제141호로 남조선 과도 정부가 수립되자 기구가 대폭 축소되었다(권, 1997).

1948년 7월 17일 보건후생부를 사회부의 1개국으로 축소시켜 보건행정은 다시 퇴보의 길을 걷다가, 1949년 3월 2일 정부 조직법이 개정되어 동년 7월 25일 보건부 직제가 공포됨으로써 보건부가 독립되었다. 동부에는 의정, 약무, 방역의 3국을 두었다. 그 후 1955년 2월 정부 조직법이 다시 개정되어 보건부와 사회부가 통합되고, 동년 2월 17일 대통령령 제1004호로 보건사회부직제가 공포되었다(정, 1986b).

1954년 2월 2일 법률 제307, 308호로 각각 해·공항검역법 및 감염병 예방법이 제정·공포되었고, 1956년 12월 30일 법률 제406호로 보건소법이 제정·공포되었으며 1975년 12월 31일 법률 제2858호로 보건연구소법이 제정·공포되었다. 보건소법은 1962년 개정되어 현재의 보건소 체계의 모체가 되었다. 1962년 1월 20일 법률 제1007호로 식품위생법이 공포되었고, 1975년 12월 31일 법률 제2859호로 위생사 등에 관한 법률이 공포되었으며, 1961년 8월 14일 대통령령 제4012호로 국민영양개선령이 공포되었다. 1977년 12월 31일 법률 제3078호로 환경보존법이 공포되었고, 1977년 12월 31일 법률 제3079호로 해양오염방지법이 공포되었으며, 1973년 2월 8일 법률 제2514호로 모자보건법이 공포되었고, 1970년 12월 31일 법률 제2270호로 가족계획연구원법(인구보건연구원→보건사회연구원으로 개칭)이 공포되었다(정, 1984).

1976년 4월 국가의 보건계획 및 보건 정책의 수립에 기여할 목적으로 한국보건개발연구원이 발족하였으며, 1977년 1월 1일부터 의료보호사업이 시작되었다. 보건 요원의 기술훈련과 보건사업의 조사연구에 관한 사업을 수행하기 위해서 1959년 12월 18일 국립보건원의 직제가 공포되었고, 1960년 1월 1일에 발족되었으며, 1970년 국립보건연구원으로 개칭되었다. 교육법에 의거 중견 보건 인재의 양성을 목적으로 1959년 1월 13일 서울대 보건대학원이 설치되었고, 동년 4월 1일 발족되었다(정, 1986b).

한편 1980년에는 농·어촌 보건의료를 위한 특별 조치법이 제정되어 농·어촌 지역 주민의 건강증진을 위한 조직의 확대와 다양한 의료 서비스 제공이 이루어지게 되었다. 1989년 전국민 의료보험이 시행되어 사회보장제도가 확충되었고 의료법 개정에 의해 한국의료관리연구원이 설치되어 국민의료 제공과 병·의원의 합리적 운영을 위한 제반 연구를 수행하고 있다. 1994년 12월 23일 정부 조직법이 개정·공포되어 보건위생, 방역, 의정, 약정, 생활보호, 자활지원, 여성복지, 아동(영유아보육 제외), 노인, 장애인 및 사회보장에 관한 사무를 관장하기 위해 보건사회부를 보건복지부로 개편하였다. 1995년 12월 29일 법률 제5101호로 보건소법이 지역보건법으로 개정·공포되었다(정, 1996).

2008년 2월부터는 보건복지부를 보건복지가족부로 개칭하였고 보건위생, 방역, 의정, 약정, 생활보호·자활지원 및 사회보장, 아동(영유아보육 포함)·청소년·노인·장애인 및 가족에 관한 사무를 관장하게 하여 현재에 이르고 있다. 현재, 보건복지가족부는 4실 4국 17관 1단 79과를 두고 있는데, 보건복지가족부장관을 보좌하기 위하여 대변인 및 정책보좌관을 두고, 감사관, 운영지원과, 기획조정실, 보건의료정책실, 아동청소년정책실, 건강정책국, 보건산업정책국, 저출산고령화사회정책국, 장애인정책국 및 한시조직으로 생명과학단지 조성사업단을 두었다.(2009.12.31.)

2007년 공중위생관리법 일부 개정되었으며, 2010년 공공보건의료에 관한 법률이 공포되었다. (보건복지부)

참 고 문 헌

최홍식 외 : 공중보건학. 서울, (주)탑메디오피아, 2010.

황병덕・김민호 외 : 새로 쓴 공중보건학. 서울, 수문사, 2011.

권이혁 : 최신보건학. 서울, 신광출판사, 1997

김두종 : 한국의학사. 서울, 탐구당, 1998

양재모 : 공중보건학 강의. 서울, 수문사, 1986.

예방의학과 공중보건편집위원회 ; 예방의학과 공중보건, 계축문화사, 2001

대한예방의학회 : 예방의학과 공중보건, 계축문화사, 2011

정희곤・박재림 : 보건과학. 서울, 세진사, 1987.

정희곤 : 최신식품위생학. 서울, 광문각, 2002

정희곤 : 수의사와 보건과학. 전남수의, 10, 12~14, 1986a.

정희곤 : 식품위생교육의 발전상. 송원대논문집 12, 427~442, 1986b.

정희곤 : 우리나라 식품위생행정의 발전상에 관한 고찰. 송원대논문집, 10, 485~494, 1984.

정희곤 : 최신보건학. 서울, 세진사, 1996.

田中正四 : 公衆衛生學入門. 東京, 南山堂, 1965.

安信三史・高桑榮松 : 新公衆衛生學. 東京, 南山堂, 1972.

Coe, R. M. : Sociology of medicine. McGraw-Hill, Inc., 1970.

Ehlers & Steel : Municipal and rural sanitation. McGraw-Hill, New York, 1965.

Kane, R. L.(ed.) : The behavioral science an preventive medicine. DHEW Publ. Co.(NIH), 1976.

Hanlon・Pickett : Public health administration and practice. Times Mirror/ Mosby, St. Louis・Toronto・Santa Clara, 1984.

Hobson, W. : The theory and practice of public health, and preventive medicine. Appleton Century Crofits, New York 1980.

Last, John M(ed.) : Maxcy-Rosenau public health. Oxford Univ. Press, London, 1969.

Leavell・Clark : Preventive medicine. McGraw-Hill, New York, 1958.

Parsons, Talcott : Structure and process in modern societies. Free Press, New York, 1960.

Pellegrino, E. D. & Thomasma, D. C. : A philosophical basis of medical practice. Oxford Univ. Press, London, 1981.

Sigerist, H. E. : A history of medicine. Oxford Univ. Press, London, 1951.

Smillie, W. G. : Preventive medicine and public health. Mcmillan Co., New York, 1947.

Wilson, C. C. : Health education. Nat. Asso. of the U. S., 181, 1955.

Winslow, C-E. A. : Science. 51 : 23, 1920a.

Wilson, C. C. : The untilled field of public health. Mod. med., 2 : 183, 1920b.

제2장

환경위생

Environmental Sanitation

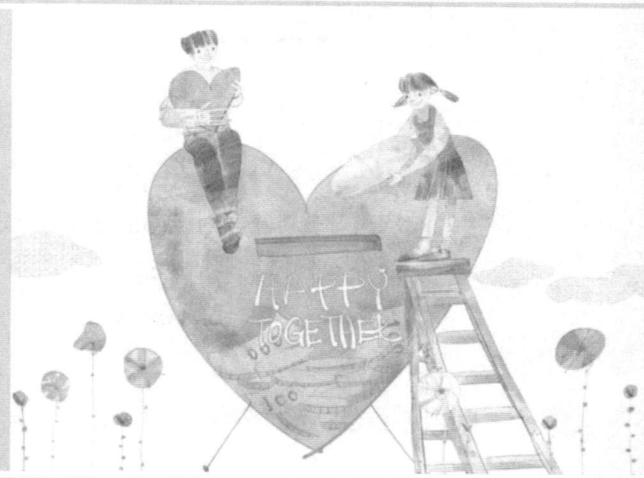

2-1. 개요

지구상의 모든 생물체는 주어진 환경에 적응하고 진화하면서 생명유지를 하였다. 인류는 환경과 함께 더불어 사는 지혜를 터득하여 왔으며, 환경에 적응하고 극복하며 부적합한 환경을 개선하고 생활에 알맞게 하기 위한 노력의 연속적인 과정의 역사라 할 수 있다. 인간은 사회적 동물이며 환경적 동물이라 할 수 있는 것이다.(최, 2010) 환경위생(環境衛生)을 근대과학으로 발전시킨 학자는 Max Von Pettenkofer(1818~1901)이다. 1866년 Pettenkofer는 München대학에 위생학 강좌를 개설하여, 의식주에 관계되는 예방의학적 연구에 이화학적 기술을 도입해서 실험위생학(experimental hygiene)을 발전시켰다. Stern · Helrpach는 인간의 환경을 자연, 물리 및 생물학적 환경(naturalphysical-biological environment)과 인간, 사회 및 경제적 환경(personal socio-economic environment), 정신 및 문화적 환경(spiritualcultural environment)으로 분류하였다.

1) 자연, 물리 및 생물학적 환경(natural-physical-biological environment)

① 화학 및 온열(chemical-thermal) : 공기, 물, 토양, 태양(복사), 대기(atmosphere)
② 동물 및 미생물(animal-bacterial-parasite) : 병원소(reservoir), 매개체(transmitter), 병원체(agent)
③ 식물(plant)

2) 인간, 사회 및 경제적 환경(personal-socio-economic environment)

① 임신, 분만 및 급식(gestation-delivery-feeding)
② 가족의 수 및 구성(family size & composition)
③ 직업 및 지출(occupation & expenditure)
④ 교육(school opportunity)
⑤ 오락 및 서비스시설(recreation & service facilities)

3) 정신 및 문화적 환경(spiritural-cultural environment)

① 민족 및 국가(우생학, eugenics)
② 법 및 법규(public health law & regulation)
③ 예술 및 민속(art & folk-lore)
④ 종교 및 터부(religion & taboos on nutrition)
⑤ 태도 및 습관(attitude & custom) 등이다.

우리 인간의 환경은 이화학적 환경, 사회 및 경제적 환경, 그리고 정신 및 문화적 환경으로 구분할 수 있는데, 환경위생학의 주 연구대상은 이화학적 환경이다. 이화학적 환경 요소로서는 공기, 상수, 하수, 오물처리, 위생곤충, 주택 및 의복위생 등이다. 이와 같은 쾌적한 생활환경을 위해서 환경 요소를 과학적으로 연구하여 개선하며 발전·향상시키고자 노력하는 과학이 환경위생학이다. 세계보건기구의 환경위생전문위원회(WHO Expert Committee on Environmental Sanitation)의 정의에 의하면, “Environmental sanitation means the control of all those factors in mans physical environment which exercise or may exercise a deleterious effect on his physical development, health, and survival”. 즉 “환경위생학은 인간의 신체 발육, 건강 및 생존에 유해한 영향을 미치거나, 미칠 가능성이 있는 인간의 물리적 생활환경에 있어서의 모든 요소를 통제하는 것이다.”라고 하였다(권, 1997 ; 정, 1996).

오늘날의 환경보건학은 인간과 환경의 간섭작용을, 인간을 중심으로 연구하고 그 속에서 법칙을 찾아내어 그러한 기초적 사실에 입각하여 주로 보건공학을 적용시켜 환경조건을 개선함으로써 건강을 유지·증진시키며 적극적으로는 새로운 환경을 창조하여 생활 능률의 증진을 도모하는 학문이라고 정의할 수 있다(정·박, 1987).

2-2. 공기(air)

인간이 생명을 유지하기 위해서는 성인의 경우, 하루에 1.5 kg의 음식물과 1 ℓ 의 물이 필요하며 13ℓ의 신선한 공기의 공급이 있어야 한다. 사람은 음식물 없이 1개월을 생존할 수 있으며 물 없이 5일간은 생존할 수 있으나, 공기가 없는 상태에서는 5분간도 살기가 어렵다. 이와 같이 우리의 생명 유지와 가장 밀접한 관계가 있는 공기가 지금까지는 매우 소홀히 여겨져 왔으나, 근래 산업의 다양화와 가정 연료의 다양화 및 교통기관의 증가, 그리고 인구의 도시 집중화 현상 등으로 인하여 공기가 크게 오염되어 인간의 건강과 생명을 위협하며 각종 경제적 손실을 초래하기 때문에 그 중요성이 인식되기 시작하였다(권, 1997 ; 정, 1996).

1. 공기의 조성

온도 0℃, 기압 760mmHg, 건조 상태에서의 공기의 정상 화학적 성분을 보면 [표 2-1]과 같다. 이와 같은 공기의 화학적 조성은 수증기, 세균, 분진 및 가스 등 각종 환경적 조건과 지리적 조건에 따라서 약간의 차이가 있다(권, 1997).

공기는 기체로서 질소(N_2)와 산소(O_2)로 구성되어 있고, 나머지 성분의 거의 대부분은 아르곤(Ar)과 이산화탄소(CO_2)로 이 4가지 화학물질이 대기권 내 공기의 99.99%를 차지하고 있다. 자세한 공기의 조성 비율은 [표 2-1]과 같다(최, 2010)

【표 2-1】 정상공기의 화학적 성분

성 분	화학기호	체적 백분율(%)	중량 백분율(%)
산 소	O_2	20.93	23.01
질 소	N_2	78.10	75.51
아 르 곤	A	0.93	1.29
이산화탄소	CO_2	0.03	0.04
네 온	Ne	0.0018	0.0012
헬 륨	He	0.0005	0.00007
크 립 톤	Kr	0.0001	0.0003
키 세 논	Xe	미 량	미 량
오 존	O_3	미 량	미 량
수 소	H_2	미 량	미 량

【표 2-2】 공기의 조성 비율

성분	화학기호	체적 백분율(%)	중량 백분율(%)
질소(nitrogen)	N_2	78.10	76.8
산소(oxygen)	O_2	20.93	23.2
아르곤(argon)	Ar	0.93	1.826
이산화(carbondioxide)	CO_2	0.03	0.04
네온(neon)	Ne	0.0018	0.0012
헬륨(helium)	He	0.0005	0.00007
크립톤(krypton)	Kr	0.0001	0.00003
크세논(xenon)	Xe	0.00009	미량

2. 호흡(respiration)

호흡은 폐포 내에서 공기를 구성하고 있는 화학성분의 분압(partial pressure)[1]의 압력 경사에 의해서 이루어진다. O_2를 취하고 CO_2 및 수증기를 배출하기 때문에 흡기(吸氣, inspiration air)와 호기(呼氣, expiration air)의 공기 조성은 다르다(표 2-3 참조). 호흡을 통해서 얻어진 산소는 혈액 중의 Hb와 결합하여 HbO_2로서 각 조직세포에 운반되며 CO_2는 호기에 의해서 배출된다. 이와 같은 현상이 계속되면 공기의 조성이 변화될 것 같으나, 식물의 정반대 현상인 탄소동화작용이 일어나고 공기의 자정작용(air auto-purification)이 일어나므로 공기의 조성에는 큰 차이가 일어나지 않는다(심, 1970).

【표 2-3】 흡기와 호기의 공기 조성(%)

구 분	산 소(O_2)	이산화탄소(CO_2)	질 소(N_2)
흡 기	20.93	0.03	78.10
호 기	17.00	4.00	79.00

• 라니냐 현상 : 스페인어로 소녀라는 뜻으로 바다의 한류를 말한다. 이와같은 현

1) 분압(分壓, partial pressure) : 많은 기체가 섞여 있을 때, 전체가 나타내는 압력을 전압(全壓)이라고 하며 각 기체가 나타내는 압력을 분압(分壓)이라고 한다.

상의 원인은 불명이나, 지구의 온도가 하강하면 서남인도에서 발생하여 북아메리카 지역을 내습하는 열대성폭풍우 또는 태풍과 같은 현상(hurricane)이 발생하여 새로운 밀림을 조성하게 되어 전 세계의 CO_2 40%가 O_2로 변화된다.

- 엘리뇨 현상 : 스페인어로 소년이라는 뜻으로 동태평양을 비롯해서 중태평양에 이르는 넓은 범위에 걸쳐 비정상적으로 온도가 높아지는 현상을 말한다. 열대 남미의 페루 연안에서 적도에 이르는 태평양상의 수온이 3~5년을 주기로 상승, 세계 각지에 홍수·가뭄·폭설 등을 몰고 오는 기상이변 현상이다. 라나냐, 엘리뇨의 발생 원인은 아직 밝혀지지 않고 있으나 일단 발생하면 캐나다 같은 북부는 이상 난동 현상을, 멕시코만을 비롯한 남동부에는 이상 강우를 초래하는 것으로 알려졌다.

3. 공기의 자정작용(自淨作用, self-purification of air)

공기의 조성은 여러 가지 환경적 요인에 의해서 변화되나, 공기의 자정작용이 부단히 계속되고 있기 때문에 큰 변화가 일어나지 않는다(庄司, 1963 ; 권, 1998).

① 기류(air current)에 의해서 공기 자체의 희석작용(dilution)이 일어난다.

② 비(rain)에 의해서 분진이나 용해성 가스의 세정작용이 일어난다.

③ 산소, 오존(O_3) 및 과산화수소(H_2O_2) 등에 의해서 산화작용(oxidation)이 일어난다.

④ 태양광선(sun-light) 중의 자외선에 의해서 살균작용이 일어난다.

⑤ 식물의 탄소동화작용(plant anabolism)에 의해서 CO_2와 O_2의 교환작용이 일어난다.

1) 실내공기

실내의 공기는 실내의 환경 조건에 따라서 공기의 조성에 변화를 가져올 수 있기 때문에 소기후(micro-climate)를 형성한다. 다수인이 밀집한 실내공기는 화학적 조성이나 물리적 조성의 변화를 초래하여 불쾌감, 두통, 권태, 현기증, 구기, 구토 및 식욕저하 등이 일어나는데, 이를 군집독(群集毒, crowdpoisoning)이라고 한다. 이와 같은 현상은 여름철에 만원인 극장에 환기시설이 미비되었을 때나 겨울철에 밀폐된 실내에 많은 사람이 밀집되어 있을 때에 잘 발생한다. 이러한 유해 작용을 일으킬 수 있는 인자로서는 여러가지가 있으나 주로 취기, 온도, 습도, 기류, 연소가스(CO, CO_2, SO_2 등), 이온, 분진 등이다.

그리고 1970년대 이후, 구미 선진국에서 대두된 빌딩증후군(CBS 현상, sick of building syndrome)은 근본적으로 에너지 절약형 건물 구조에서 비롯된다. 유해물질은 라돈, 포름알데히드, 석면, 연소가스, 미생물성 물질, 흡연, 기타 중금속성 물질 등이며, 특징적인 증상은 눈, 코, 목의 자극, 오심, 현기증, 두통, 피로 등이다(정 · 구 200).

(1) 취기(臭氣, odor)

옛날에는 호기 중의 유해물질이 포함되어 군집독이 발생한다고 생각하였으나, 오늘날에는 공기 중의 유해가스와 구취(口臭), 체취(體臭) 등이 심리적으로 유해작용을 일으켜 발생한다고 한다. 악취는 암모니아, 염소 등의 무기화합물과 아민류, 지방산류, mercaptan류 등의 유기물이 원인 물질이다(권, 1997)

(2) 산소(oxygen)

산소는 공기 중에서 인간생활과 가장 밀접한 관계가 있는데, 생체의 호흡이나 연소에 의해서 소비된다. 실내에 다수인이 밀집하여 장시간 있으면 산소의 양은 감소되나, 특수한 경우가 아니면 실내공기가 인간의 생명에 영향을 미칠 정도로 감소되지 않는다. 인체는 1호흡마다 4~5%의 산소가 폐에서 소실되며 이산화탄소가 증가한다. 성인은 안정 시 1일에 약 550~600ℓ의 산소가 필요하다. 인간이 적응할 수 있는 산소의 변동 범위는 15~50% 정도이며, 11~12%가 되면 위험하고 7% 이하가 되면 사망한다. 공기 중의 산소 변동범위는 15~27%인데, 일반적으로 21%이며 산소가 결핍된 상태에서는 저산소증, 고농도 상태에서는 산소중독(oxygen poison)이 일어날 수 있다(정 · 구, 2001. 구 외 ,2010)

(3) 질소(N)

공기의 78%를 차지하나 인체에 직접적인 영향을 주지는 않는다. 다만 공기 중의 산소의 농도에 관여하나, 이상기압 때에 발생하는 잠함병(Caisson's disease)과 관계가 있다.

(4) 이산화탄소(CO_2)

비독성 가스이며 공기 중에는 0.03~0.04%가 함유되어 있다. CO_2는 실내공기의 오염을 판정하는 지표로 사용되는데, 서한도(恕限度)는 0.07~0.1%이며 광산은 1.0~1.5%이다. 환기의 판정기준으로서 Pettenkofer는 0.07%, Flügge는 0.1%, Pietchel은 0.15%를 서한량으로 하였다. 성인은 안정 시에 흡기 중의 4%의 CO_2를 배출하며 1시간에 약 20ℓ의 CO_2를 배출한다. 거실 환기의 기준(required amount of ventilation by CO_2 method)을 보면 다음과 같다(권, 1997, 정 · 박, 1987).

$$V(m^3) = \frac{K(\ell)}{CO - C} = \frac{0.021}{0.001 - 0.0003} = 30m^3$$

∴ 기적 10 m^3의 거실이라면, $\frac{30}{10}$ = 3회(回)/시간의 환기가 필요하다.

$V(m^3)$: 소요 환기량/capita/hr

$K(\ell)$: Rubner에 의하면, 흡출(吸出) CO_2량은 서양인 22.6ℓ, 동양인 20~21ℓ/capita/hr

CO : 실내공기의 CO_2 서한도(0.1%)

C : 실내공기의 CO_2 농도(0.03%)

(5) 일산화탄소(CO)

물체가 연소할 때에 CO_2, CO, H_2, NH_2, SO_2 등이 발생되는데, 주로 CO_2이며 산소의 공급이 불충분하여 불완전연소를 하거나, CO_2가 탄소와 접촉하면 CO가스의 발생이 많아진다. 일산화탄소 중독(CO poisoning)은 흡기 중 CO가스가 0.05~0.1%가 되면 중독을 일으키는데, 목탄가스는 4~13%, 석탄가스는 7~10%, 담배연기는 0.5~1.5%의 CO가스를 함유하고 있다. 우리나라에서는 초가을부터 봄 사이에 연탄가스 중독 사고가 많이 발생되는데, 이의 기전은 $CO+Hb/O_2+Hb \times 200$~300배이기 때문이다. 일산화탄소 중독은 고압산소요법에 의한 CO가스와 Hb의 해리를 촉진시키는 방법이 많이 이용되고 있다. CO-Hb 양과 중독 증상을 보면 [표 2-4]와 같다. CO의 허용 한계는 1시간 기준으로 400ppm, 8시간 기준으로서는 100ppm이며 안전기준은 0.01%이다.

【표 2-4】 혈중 CO-Hb 농도와 중독증상

혈중 CO-Hb 농도(%)	중 독 증 상
0~10	증상 없음
10~20	앞머리의 중압감, 두통, 피부혈관 확장
20~30	현기증, 약간의 호흡곤란
30~40	시력감퇴, 호흡촉진, 구역, 구토
40~50	근력감퇴, 경련, 맥박 증진
50~60	호흡 및 맥박 촉진, 혼수상태, 경련
60~70	의식상실, 호흡미약, 혼수, 사망
70~80	호흡곤란으로 사망
80 이상	즉사

(6) 아황산가스(SO_2)

아황산가스는 유황을 포함하고 있으며, 중유의 연소 과정에서 발생된다. 자극성이 강하고 점막의 염증, 흉통, 호흡곤란을 일으킨다. 공기보다 무거워 공기 중에 부유하며 대기오염의 주범이 되고 사람과 동·식물 모두에게 해를 끼친다. 피부점막 등에 부착되어 수분과 함께 산으로 변하여 독성작용으로 점막의 염증, 흉통, 호흡곤란 등을 일으킬 수 있다. 산성비(acid rain : pH 5.6 이하의 비)의 주원인이 되며, Smog의 경보는 SO_2 및 SO_3의 농도로 산출되기도 한다.

(7) 온도(temperature)

사람의 평상시 체표 온도의 정상 범위는 36.1~37.2℃이며 평균 36.5℃이다. 체온이 42℃가 되면 인체의 세포가 비가역적인 변화를 일으켜 신경조직의 기능 마비가 일어나며, 30℃ 이하가 되면 회복이 불능한 상태가 된다. 이것은 인체를 구성하는 핵산이나 단백질 및 효소가 37℃에서 가장 안정하며, 사람이 느끼는 쾌감 온도는 18±2℃이다.

(8) 습도(humidity)

실내의 습도는 건강과 밀접한 관계가 있으며 너무 건조하면 호흡기계 질환이 생기며 너무 습하면 피부질환이 생기기 쉽다. Pettenkofer와 Toit에 의하면, 1일간의 수분 방출량은 폐에서 286g, 피부에서 500~1,700g이나 되기 때문에 밀폐된 다수인이 밀집하면 습도가 상승한다. 실내의 쾌감 습도는 40~70%이다(심, 1970 ; 安信·高桑, 1972).

(9) 기류(air current)

0.1 m/sec를 무풍, 0.2 m~0.5 m/sec를 불감기류(insensible air current)라고 한다. 체열방산은 온도, 습도 및 기류에 의해서 이루어진다. 체온이 정상적으로 방산되지 않으면 불쾌감이 생기며 심하면 울열(鬱熱, heat retension)[2)]이 생긴다(田中, 1964 ; 권, 1998)).

(10) 먼지(dust)

Gibbs는 공기 중의 미립자(aerosol)의 크기에 따라서 10μ 이상을 먼지(dust), 0.1~10μ을 증기(fume), 0.1~0.001μ을 연기(smoke)라고 하였다. 먼지는 호흡기계를 통하여 체내에 침입함으로써 장애를 일으키는데, 5~10μ은 상기도에서 배출되며 0.25~0.5μ 정도

2) 울열현상(鬱熱現象) : 체열의 생산과 방산의 균형이 깨졌을 때, 나타나는 장애를 울열현상이라고 한다.

가 폐포에 들어간다. 특히 폐포에 침착률이 높은 것은 1μ전후이다. 공기 중의 보건학적 먼지 허용기준은 400개/㎖ 또는 10mg/m^3 이하이다. 먼지에 의해서 일어날 수 있는 장애는 ① allergy성 반응(화분, 유기성 먼지), ② 점막질환(결막염, 기관지염), ③ 금속열(산화아연증기), ④ 진폐증(규폐, 탄폐, 석면폐), ⑤ 감염병(결핵, 인플루엔자), ⑥ 방사능오염 등이다(田中, 1965 ; 심, 1970).

2) 온열보건

인간의 식별 온도 범위는 0.2~1.2℃이며 피부가 순응할 수 있는 범위는 10~40℃이다. 신진대사의 증감에 의한 체온조절을 화학적 조절이라고 하며, 체열방산에 의한 조절을 이학적 조절이라고 한다. 온열 조건에 관여하는 온열 요소(인자)는 기온(temperature), 기습(humidity), 기류(air movement), 복사열(radiation heat) 등이다(福井, 1939 ; 심, 1970).

(1) 기온(air temperature)

대기의 온도를 기온이라 하며, 대기의 온도는 일사량과 지면 및 주위의 복사열에 의해서 결정되며, 인간이 호흡하는 위치인 1.5m 높이에서 주위의 복사온도를 배제하여 백엽상 안에서 측정한 온도를 기온으로 한다. 1일 중의 최저 기온은 일출 전이며, 최고 온도는 내륙 지역이 오후 3~4시, 해안 지역이 오후 1~2시이다. 최고기온과 최저기온의 차이를 일교차(日較差)라고 하며, 1년 중의 최고 기온과 최저기온의 차이를 연교차(annual range)라고 한다.

이것은 지형에 따라 다르고, 주위가 산으로 둘러싸인 분지에서 일교차가 크고, 수목이 많으면 일교차가 작다. 또한, 내륙은 해안에 비해서 크고, 1년 중 기온의 변동을 보면 적도 지방에서는 춘분과 추분 때에 최고이며 동지와 하지 때에는 최저이고 연교차는 극히 작다.

기온은 ℃ 또는 °F로 나타내는데 ℃ = 5/9(°F-32)의 관계로 표시할 수 있으며, 기온의 측정은 수은온도계, 최고·최저온도계, 아스만 통풍 온·습도계, 자기온도계 등을 이용한다.

① 대기권의 기온 : 지상 12km 이하의 대기권에서는 지상 100m마다 0.6~1.0℃ 정도 낮아지며, 성층권에서는 고도가 높을수록 온도가 상승한다. 고도가 높은 곳이 하층부보다 기온이 높은 경우 기온역전(temperature inversion)이라 하는데, 이 현상은 바람이 없고 날씨가 맑은 날이나 추운 겨울 밤이 길 때와 눈, 얼음 등으로 지면에 차가운 수분으로 덮여져 있을 때 잘 나타나는 현상이다. 원인은 태양의 복사열이 없는 밤에 지표면의 열이 대기중으로 복사됨에 따라 발생하는데, 심한 경우에

는 농작물의 생육에 피해를 주며, 대기오염에 많은 영향을 미친다.

② 실내온도 : 실내의 적정 온도는 생활 활동에 적합한 온도로 18±2℃이고, 침실은 15±1℃이며, 병실의 최적온도는 21±2℃이다.

③ 일교차(diurnal range) : 하루의 최고기온과 최저기온의 차이를 일교차라 하는데, 최저기온은 일출 30분 전이고 최고기온은 오후 2시 전후이다. 일교차는 산악의 분지에서 크고, 수목이 우거진 곳에서는 작으며, 해안보다 내륙이, 저위도보다는 고위도가 일교차가 크다.

④ 연교차(annual range) : 1년 동안의 최고기온과 최저기온의 차이를 말하는데 해안보다는 내륙이, 저위도보다는 고위도에서 크다. 적도 지방에서는 춘분과 추분 때 최고온도이고 동지와 하지일 때 최저온도이며, 한대 지방은 7월이 최고온도이고 1월이 최저온도이다.

온도계의 종류는

① 수은한난계(mercury thermometer)

② 건구온도계dry thermometer)

③ 최고최저한난계(maximum-minimum thermometer)

④ 복사온도계(glove thermometer)

⑤ 자기온도계(auto-recordingthermometer)

⑥ 습구온도계(wet thermometer) 등이 있다. 이는 섭씨(攝氏, centigrade), 화씨(華氏, fahrenheit), 열씨(列氏, reaumur) 등 3가지가 있다.

이상고온에 의해서 일어나는 장애는 열중증(heat attack)인데, 이는 작업환경에 기인하는 직업병으로 이상고온의 직업병은 다음과 같다.

① 열피로(heat exhaustion, heat collapse) : 고온 환경에 노출되어 피부혈관의 확장 및 탈수가 유발 원인이다.

② 열경련(heat cramp) : 고온 환경에서 중노동 시 심하게 땀을 흘려 체내 NaCl의 심한 감소와 탈수가 원인이 된다.

③ 열사병(heat stroke, sun stroke) : 확실치 않으나, 발한기전의 마비로 인해서 체온조절의 장애를 원인으로 생각하고 있다.

이상저온에 의한 손상은 다음과 같다.

① 알레르기반응(allergic reaction)

② 부종(obstructive edema)

③ 피로(early fatigue)
④ 국소동상(local frost bite)
⑤ 동사(frozen death)

(2) 기습(air humidity)

습도는 일정한 온도의 공기 중에 포함되어 있는 수증기의 상태를 말하는데, 온도의 상승에 따라서 공기 중에 포함될 수 있는 한계가 상승한다. 즉 절대습도는 절대온도의 상승에 따라서 상승하나, 비교습도는 그 지방의 기온 변화와 반대로 오후 2시경에 최저가 된다. 공기 중의 수증기량은 최대 한계량보다 낮기 때문에 백분율로 표시하여 이를 상대습도, 비교습도 또는 습도라고 한다. 기습은 낮에는 태양열을 흡수하여 대지의 과열을 방지하며 밤에는 지열(地熱)의 복사를 방지하여 천기(天氣)와 기후(氣候)를 완화시킨다. 쾌적기습(optimum humidity)은 40~70% 범위이다.

기습의 표시는 다음과 같은 3가지 방법이 있다(Hopkins et al., 1970 ; 정, 1996).

① 절대습도(absolute humidity) : 현존공기 $1m^3$ 중에 함유된 수증기량 또는 수증기 장력을 말한다.
② 포차(飽和差違, deficiency of saturation) : 포화습도[3]와 절대습도를 말한다.
③ 비교습도(습드, relative humidity) : 현존공기 $1m^3$가 포화상태에서 함유할 수 있는 수증기량(또는 장력)과 현존 공기 중에 함유되어 있는 수증기량(또는 장력)과의 비를 %로 표시한 것이다. 보통 습도는 비교습도(상대습도)가 이용되는데, 이는 어떤 온도 t°에서의 절대습도(f)의 그 온도에서의 포화습도(F)에 대한 백분비로 표시한다.

즉 $RH = \frac{f}{F} \times 100$ 이다. 상대습도가 30% 이하, 80% 이상이면 좋지 않다. 기습의 측정은

① 아스만 통풍습도계(asmann hygrometer),
② 오거스트 건습도계(august stand psychrometer),
③ 모발습도계(hair hygrometer),
④ 자동습도계 등이 있다.

(3) 기류(air current, air movement)

우리가 기류를 느끼며 측정기로 측정할 수 있는 하한 범위는 대개 0.5m/sec인데, 이

3) 포화습도(saturate humidity) : 일정한 용적의 공기 중에 함유될 수 있는 수증기량에는 한계가 있다. 공기 중의 수증기량이 이 한계를 넘었을 때, 그 공기는 수증기로 포화되었다고 한다. 이때 수증기량(g) 또는 수증기장력(mmHg)을 그 공기의 포화습도라고 한다.

를 불감기류(insensible air current)라고 한다. 기류(바람)의 종류를 들어 보면 [표 2-5]와 같다(권, 1998 ; Last, 1980).

【표 2-5】 기류의 풍속과 명칭

풍급	풍속(m/sec)	명 칭
0	0~0.5	무 풍
	0.5~1.5	정 풍
1	1.5~3.5	연 풍
2	3.5~6	화 풍
3	6~10	질 풍
4	10~15	강 풍
5	15~29	열 풍
6	29~	태 풍

- 몬로 효과(monro effect) : 고층 빌딩 밑을 지날 때 강풍에 휩싸이게 되는 일이 있는데, 이는 건물의 상부는 지상보다 바람이 강하므로 바람이 부는 아래쪽에 강한 하강 기류가 생긴다. 이를 North Western대학 파르멜리 교수가 영화 〈7년만의 외출〉에서 마를린 몬로가 환기공에 서 있는 장면에 비유하여 이것을 '몬로 효과'라고 하였다.

(4) 기압(air pressure)

인체는 보통 기압의 변화에 용이하게 적응하나, 심한 기압의 증감이 있을 때에는 장애가 일어난다. 평지에서의 대기압은 보통 1기압, 즉 760mmHg(=1013.2mb)이다(심, 1970 ; 정, 1996).

① 이상저기압 : 고산 등산, 고공비행, 고지 거주 시에 나타난다. 보통 산소 부족이 원인이 되어 두통, 불면, 피로, 구기, 구토, 운동실조, 기억력 감퇴, 마비, 혼수 등이 나타나며 심하면 사망한다. 이러한 증상이 나타나는 고도의 하한선으로는 등산의 경우 3,000m, 항공기의 경우 4,000m로 되어 있다. 인류가 상주할 수 있는 최고도는 5,500m이다(정, 1996).

② 이상고기압 : 보통 잠수 및 잠수 작업 때에 볼 수 있다. 일반적으로, 수심 10m에 대해서 1기압의 수압이 가해진다. 깊은 물속에서 장시간 잠수하다가 급격히 수면으로 올라오면, 체액과 조직에 들어간 질소가 급감압 때문에 기체로 유리되어 혈관 내에 기포(nitrogen bubble)가 형성되어 전색(栓塞, emboli)을 일으킨다. 이것을 잠함병(감압병, Caisson's disease)이라고 한다. 잠함병의 예방책으로서는 가능한 한 서서히 감압하며 끝날 무렵에 산소를 공급하고 적성검사를 실시하여 비만자나 호흡·순환계 장애자는 제외시키며 작업시간을 단축하게 한다.

(5) 복사열(radiation heat)

인체는 일정한 온도로 가열된 발열체의 주위에서 생활하고 있다. 복사열의 영향범위는 거리의 제곱에 비례해서 감소된다. 일반적으로 발열체 주위에 가까이 있을 때에는 실제 온도보다 더욱 온감을 느낀다. 복사열의 측정은 흑구온도계(globe thermometer), 열전리복사계(thermophile radiometer) 등을 사용한다(권, 1997 ; 정, 1982).

평균복사열(mean radiation temperature, MRT) = $TG+0.247\sqrt{v}(TG-TA)$

단, TG : 흑구온도, $\sqrt{v}$: 기동(氣動 cm/sec), TA : 기온(℃)

3) 온열지수(temperature index)

(1) 쾌감대(comfort zone)

기온, 기습, 기류 등의 종합적인 작용에 의하며 쾌·불쾌감을 느끼게 되는데, 이는 개인차 및 각종 조건에 따라서 차이가 있다. 일반적으로 안정 시 적당한 옷을 입은 상태에서 가장 쾌감을 느낄 수 있는 영역은 온도 17~18℃, 습도 60~65% 범위이다. Hill-Shephard는 온도와 습도의 관계에서 가장 쾌감을 느낄 수 있는 점을 쾌감점(comfort point)이라고 하였으며, 이 점의 연결을 쾌감선(comfort line)이라고 한다. 이 쾌감선을 중심으로 상하에 있는 범위를 쾌감대(comfort zone)라고 한다. 온도와 습도는 상호 밀접한 관계가 있어서 한쪽이 높으면 다른 쪽은 낮다(그림 2-1참조). 이와 같은 관계는 기류와 습구온도 사이에서도 마찬가지이다(심, 1970).

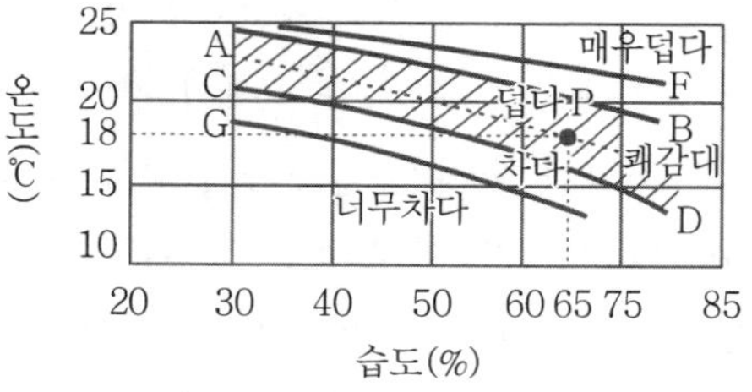

【그림 2-1】 실내의 쾌감대와 온습도와의 관계(안정 · 무풍시)

(2) 감각온도(effective temperature)

감각온도는 기온 · 기습 · 기류 외에도 피복이나 주거 상태, 심리상태에 따라 종합적으로 작용하여 결정되나 계절별 최적 감각온도는 겨울철이 66°F(19℃), 여름철이 71°F(21.7℃)이다. 겨울이 여름보다 낮은 것은 인체의 기후 순화에 의한 영향의 결과이다. 즉 무풍 상태에서 포화습도(습도 100%)의 조건하에서 느끼는 온감과 동일한 온감을 느끼게 하는 온도이다. 예를 들면 습도 100%, 무풍에서 환경기온이 23℃일 때 느끼는 온감과 동일한 온감을 느끼는 온감을 감각온도 23℃라고 한다.

인체가 느끼는 온감은 체열의 생산과 발산이 서로 밀접한 관계가 있으며, 체열은 전도(conduction), 복사(radiation), 대류(convection), 증발(evaporation)에 의해서 방산된다.

감각온도 도표는 1922년에 미국의 C. P. Yaglou가 창안하였으며, 건구온도와 습구온도를 연결하는 선이 기류와 교차하는 점의 등감온도가 감각온도이다. 감각온도는 피복, 계절, 성별, 연령 별 및 기타 착의(着衣) 등의 조건에 따라 변화한다.

감각온도와 쾌감대는 정상 도표(normal chart)의 중앙부에 점선으로 구획된 부분이다. 즉 쾌감을 느낄 수 있는 범위를 쾌감대이며, 일반적으로 여름철의 쾌감대는 감각온도 64~79°F이고, 겨울철에는 60~74°F이다. 최적감각온도(지적감각온도, optimum effective temperature)는 겨울철이 66°F, 여름철이 71°F이다(권, 1997 ; 정, 1996).

- 최적감각온도 : 겨울 66°F, 여름 71°F
- 쾌감대(감각온도) : 겨울 66~74°F, 여름 64~79°F

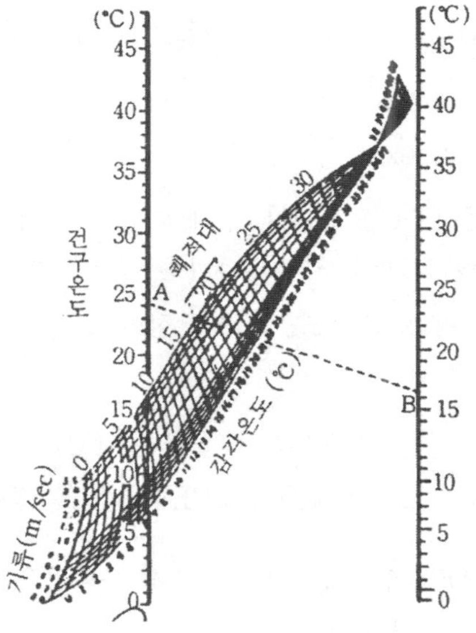

【그림 2-2】 감각온도

【표 2-6】 카타 냉각력의 쾌적 표준

작업	건카타 냉각력	습카타 냉각력
안정 시	5	15
좌(坐) 작업 시	6	18
경(輕) 작업 시	7	24
중등(中等) 작업 시	8~10	25~30

(3) 카타 냉각력(kata cooling power)

1916년 Leonard Hill은 인체를 모형으로 해서 카타한난계를 고안하여 여러 가지 조건하의 공기 중에서 36.5℃의 체표에서 열손실을 측정하는데 사용하였다. 이것은 모세관 간부(幹部)의 100°F에서 95°F까지 적색의 xylol alcohol 주(柱)가 하강하는 시간을 측정해서 단위시간에 단위면적에서 손실되는 열량(milli Cal/cm^2/sec)을 표시한다. 인체의 표면적과 비유해서 만들었는데, 시냉각력은 하부의 구(球)면적에 작용하는 기온, 기습, 기류에 의해서 좌우되기 때문에 열손실량, 즉 냉각력(률)을 알 수 있으며 이를 이용하여 미기류(微氣流)를 가장 정확히 측정할 수 있다(표 2-6 참조)(권, 1998 정, 1996).

(4) 불쾌지수(discomfort index)

1959년 E. C. Thom이 제정 · 발표하였다. 원래 기온의 변화에 따른 공장이나 사무실 등에서 전력의 소모를 확인하기 위해서 사용하였다. 불쾌지수는 기류 및 복사열이 고려되지 않아서 감각온도와 차이가 있을 수 있는 단점이 있기 때문에 실내에서 적용되며 다음의 수식에 의해서 계산된다.

- DI(discomfort index) = 건구온도(℃) + 습구온도(℃) × 0.72 + 40.6,
  또는 = 건구온도(°F) + 습구온도(°F) × 0.4 +15

여기에서 얻어진 값, 즉 DI = 70이면 10% 정도가 불쾌감을 느끼며 75에서는 50%의 사람이, 80~85이면 거의 모든 사람이, 85 이상이면 모든 사람들이 매우 불쾌감을 겪는다고 보고되고 있다.

【표 2-7】 불쾌감을 인지하는 정도

discomfort index	불쾌감을 인지하는 정도
68	대부분의 사람들이 쾌적함을 느낌
70	대부분의 사람들 중 10%
75	대부분의 사람들 중 50%
80	대부분의 사람들 중 80~85%
83	모든 사람들이 불쾌감을 느낌
85이상	매우 불쾌하여 견디기 힘든 상태

(5) 체온조절

인간은 항상 체온을 일정하게 유지하는 항온동물이다. 항온동물이 체온을 유지하는 것은 화학적 조절기능으로 체내에서 발열 하는 기능과, 이화학적 조절기능으로서 피부로부터 복사, 대류, 전도, 증발에 의한 열방산 기능이 있다.

① 정상 체온 : 정상 체온은 36.1~37.2℃ 사이이며, 평상시 36.5℃를 유지하고 있다. 이 범위를 벗어나면 인체는 생리적 이상이 생기게 된다. 체온이 42℃ 이상이 되면 신경조직의 기능이 마비가 오고, 30℃ 이하로 되면 기관의 기능이 상실되어 회복 불능 상태가 되어 항상성(homeostasis)이 파괴된다. 이는 인체를 구성하는 단백질, 핵산, 효소 등이 37℃에서 가장 안정되기 때문에 체온에 의해 영향을 받지 않도록 온도조절이 필요하다.

② 체온조절기능 : 인체는 신진대사와 외부로부터의 전도-대류, 복사에 의해서 열을 방산한다. 인체와 환경 사이의 열교환은 다음과 같은 식이 성립된다.

- S = M-W+R+C-E
- S : 인체에 저장되는 열
- M : 신진대사에 의해 생산되는 열
- W : 외부 작업을 성취하는데 이용하는 열
- C : 전도-대류에 의해 교환되는 열
- E : 증발-대류에 의해 방산되는 열

체온 생산은 골격근에서 59.5%로 가장 높고 간장(21.9%), 신장(4.4%), 심장(3.6%), 호흡(2.8%) 순이며, 열방산은 피부에서의 복사 및 전도가 가장 많고(73.0%), 피부에서의 증발(14.5%), 폐포 증발(7.2%), 호흡(3.5%), 소변 및 대변(1.8%) 순이다.

③ 체온조절의 생리적 기전 : 체온조절을 관장하는 중추는 시상하부(hypoth -alamus)에 있다. 체온조절은 또한 내분비계통을 통해 호르몬을 분비함으로써 조절하는데 갑상선과 부신, 그리고 뇌하수체 호르몬이 이에 관여한다. 체열 생산과 방산의 조절기능은 서로 분리되어 있지만 잘 조화를 이루고 있다.
체온조절 중추는 혈류와 감각신경을 통해 정보가 말초신경으로 피하혈관과 한선, 그리고 근육에 명령을 하달하게 된다. 이러한 체온조절 중추의 작용으로 체온이 조절되는 생리적 작용을 하게 된다.

④ 최적온도(optimum temperature : 지적온도) : 체온조절에 있어서 가장 적절한 온도를 최적온도라 한다. 일반적인 최적온도는 여름은 21~22℃, 겨울은 18~21℃인데 겨울의 지적온도가 여름보다 낮은 것은 인체의 순응 현상 때문이다. 최적온도는 감각적으로 가장 쾌적하게 느끼는 온도, 생산 능률을 가장 최대로 올릴 수 있는 온도, 최소의 에너지로 최대의 기능을 발휘할 수 있는 온도이다. 실내의 적정 온도 및 활동에 적합한 온도는 18±2℃이고, 침실은 15±1℃이며, 병실의 최적온도는 21±2℃이다. 사람의 온도 식별 범위는 0.2~1.2℃이고, 피부온도가 27~33℃일 때

가장 민감하여, 피부가 순응할 수 있는 범위는 10~40℃이다.

2-3. 기후(climate)

1. 기후의 분류 및 특징

기후는 우리의 일상생활과 밀접한 관계가 있을 뿐만 아니라 가옥, 의복, 식품 등 우리의 생활양식에 직·간접적인 영향을 미친다. Koppen은 기후란, 그 지방의 평균 상태와 항렬(恒列)의 경과라고 정의를 내렸다. 기후 인자(climate factors)는 기후 요소에 영향을 미쳐 기후의 변화를 일으키는 것으로서 위도, 해발, 토질, 지형, 수륙 분포, 해류 등이 있으며 기후 요소(climate elements)는 각 지역의 기후를 결정하는 것으로서 기온, 기습, 기압, 풍향, 풍속, 강우, 구름, 일광 조사 등이 있다. 기후 인자와 요소가 결합하여 여러 가지 기후 형태를 형성한다. 기후는 그 성향에 따라서 대륙성 기후와 해양성 기후로 크게 나누어진다. 태양광선의 강약이 원인이 되어 위도의 고도(高度)에 따라서 같은 기후 현상이 나타나는 연속지역을 구별할 수 있는데, 이를 기후대(climate zone)라고 한다. 이것을 분류하면 다음과 같다(Herms & James, 1961 ; 정, 1996).

1) 한대 지역(frigid zone)

연평균 기온은 0℃ 이하이다. Siberia의 Verhojansk는 1월 평균온도 -51.2℃, 7월 평균 15.1℃이다. 특징은 태양광선이 적으며 암야(暗夜)가 계속되는 겨울이 길고 밤이 없는 여름은 짧다. 긴 겨울밤은 활동 의욕 감퇴, 불안 및 불면이 오며 여름에는 활동 의욕이 생기고 기분이 상쾌하나, 백야(白夜)이므로 수면이 깊지 못하다. 한대에는 감염병이 적다. 그 이유는 인구의 밀도에서 기인된 것인지 또는 기후의 직접적인 영향인지 불분명하다.

2) 온대 지역(temperate zone)

연평균 온도가 0~20℃의 지역이다. 태양광선이 비교적 많고 4계절의 차이가 현저하여 대륙성 기후와 해양성 기후에 차이가 생긴다. 인구가 밀집되어 있고 문화가 진보되어 있으며 각종 감염병이 많은데, 그 이유는 4계절의 현저한 차이와 인구의 조밀, 그리고 긴 시간의 가내 생활 등에 따른 것으로 생각된다.

3) 열대 지역(tropical zone)

적도를 중심으로 하여 남북위도 각 20°30′ 이내의 지대로 밤낮의 길이와 사철의 변화, 우계와 건계의 변화가 거의 없다. 또한, 평균온도가 20℃ 이상의 지역으로서, 태양광선이 풍부하고 고온으로 온화하고 습기가 많다. 이 기후대에서는 곤충 매개에 의한 감염병이 많으며 특히 pest, cholera, malaria가 많다. 장티푸스, 세균성이질 및 폐결핵 등도 있으나 온대에 비해서는 발병률이 적다.

2. 기후도표(climograph, climate chart)

1916년 Griffith Taylor가 Australia의 기후 분류에 이를 사용하였다. 이는 방안지(section paper)의 종축(ordinate)을 습구온도, 횡축(abscissa)을 비습으로 하여 각 지역 기후의 월별 상태를 한 개의 12변형(邊形)으로 표시한 것이며, Taylor가 이 기후도표상에 도형의 위치로서 각 지역의 기후를 대별하였다. 즉 습구온도와 비습이 모두 높은 상우격(上右隔)을 증서기후(蒸暑氣候, maggy climate), 습구온도가 높고 비습이 낮은 상좌격(上左隔)을 초열기후(焦熱氣候, scorching climate), 습구온도가 낮고 비습이 높은 우하격(右下隔)을 습냉기후(濕冷氣候, raw climate), 습구온도와 비습이 모두 낮은 좌하격(左下隔)을 자한기후(刺寒氣候, keen climate)라고 하였다(심, 1970 ; 정, 1996).

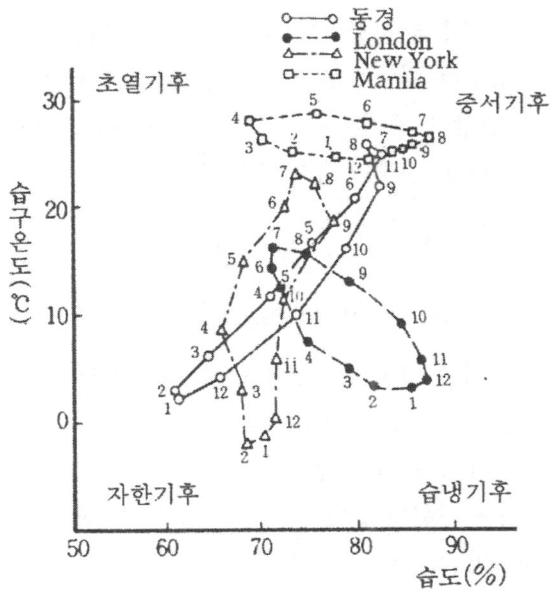

【그림 2-3】 기후도표

기후도표상의 도형의 위치뿐만 아니라 도형의 주향(走向)과 폭, 그리고 축에 대한 경사도 등을 관찰함으로써 각 지역 기후의 월별 변화 상태를 더욱 자세히 알 수 있으나, 기류를 고려치 않은 결점이 있다(그림 2-3 참조)(福井, 1939 ; 정, 1996).

3. 기후와 건강

인체에 미치는 기후의 영향이 질병의 치료에 이용되는데, 이는 다음과 같이 구별한다(심, 1970 ; Sybil, 1980).

1) 자극성 기후(stimulating climate)

① 표고(標高)가 높은 곳
② 기온이 냉량(冷凉)하고 동요하는 곳
③ 일사(日射)가 강하고 그 시간이 길며 자외선이 풍부한 곳
④ 공기가 염분을 함유하고 있는 곳 등의 기후이다.

이러한 기후에 그 치료가 유효한 질병은 선병질(腺病質)의 소아, 빈혈, 각기, 골 및 관절의 결핵, 회복기의 폐결핵, 만성위장병 등이다.

2) 비호성 기후(庇護性氣候, mild climate)

자극성 기후와 상반된 기후로 바람이 적으며, 기온이 온화하고 동요가 심하지 않은 곳의 기후이다. 이러한 장소는 난류가 흐르는 해변으로서 북서가 삼림이고 구릉에 의해서 한풍을 받지 않으며 남향이 경사진 곳이다. 이런 기후에 순환기계 질병, 발열, 객혈(喀血)이 있는 폐결핵, 신경통, 신장염 등의 질병의 치료에 좋으며, 이 기후대의 지역이 휴양지 및 요양지로 이용하기 적당하다.

4. 기상 특보(meteorological special report)

기상 특보(氣象特報)는 각종 기상 현상으로 인해 재해 발생의 우려가 예상될 때 발표하는 것으로 경고하기 위해 발표하는 기상 예보이다. 재해는 기상 현상의 강도와 각 지역의 사회적 환경이나 계절 등에 따라 많은 차이가 있다. 기상청은 주의보·경보의 대상이 되는 지역마다 과거에 재해가 일어났을 때의 기상 상황과 재해와의 관계를 기상현상의 강도에 따라 주의보와 경보로 나누어 발표하고 있다.(표 2-8 참조)

기상 특보의 종류는 폭풍·대설·호우·건조·해일·한파·태풍 등에 대해 각각의 특보 기준을 정하여 그에 따른 예상 정도를 발표하고 있다고 한다. 일반적으로 주의보

는 작은 피해가 예상될 때, 경보는 큰 피해가 예상될 때 발표하는 개념으로 특보가 발표되는 지역은 이에 대한 대처가 요구된다.

기상청의 특보에는 해당되지 않지만 여름철의 이상기상으로 열대야(tropical night)가 있다. 열대야는 어떤 지점의 일 최저기온이 25℃ 이상인 날을 말한다. 즉 기온이 밤에도 25℃ 이상인 날을 말한다. 기온이 밤에도 25℃ 이하로 내려가지 않을 때에는 너무 더워서 사람이 잠들기 어렵기 때문에 더위를 나타내는 지표로 사용한다.

대한민국 기상청의 기상 특보는 주의보와 경보로 나뉜다.

- 주의보는 재해가 일어날 우려가 있는 경우나 사회, 경제 활동에 큰 영향을 미칠 가능성이 있을 경우 이를 발표하는 예보이다.
- 경보는 중대한 재해가 일어날 수 있음을 경고하는 예보이다.
- 특보를 발표하게 되는 기상 현상의 종류는 강풍・풍랑・호우・대설・건조・해일(폭풍해일・지진해일)・한파・태풍・황사・폭염이다.
- 기상 예비 특보는 지금 확실한 것은 아니지만 가까운 장래에 기상 현상으로 인해 재해 발생의 우려가 있으리라고 예측될 때 이를 예고하기 위해 발표하는 정보, 즉 기상 특보가 발표될 가능성이 있음을 예고하는 정보(기상청)이다.

【표 2-8】 기상 특보 발표 기준

종류	주의보	경보
강풍	육상에서 풍속 14m/s 이상 또는 순간풍속 20m/s 이상이 예상될 때. 다만, 산지는 풍속 17m/s 이상 또는 순간풍속 25m/s 이상이 예상될 때	육상에서 풍속 21m/s 이상 또는 순간풍속 26m/s 이상이 예상될 때. 다만, 산지는 풍속 24m/s 이상 또는 순간풍속 30m/s 이상이 예상될 때
풍랑	해상에서 풍속 14m/s 이상이 3시간 이상 지속되거나 유의파고가 3m를 초과할 것으로 예상될 때	해상에서 풍속 21m/s 이상이 3시간 이상 지속되거나 유의파고가 5m를 초과할 것으로 예상될 때
호우	12시간 강우량이 80mm 이상 예상될 때	12시간 강우량이 150mm 이상 예상될 때
대설	24시간 신적설이 5cm이상 예상될 때	24시간 신적설이 20cm 이상 예상될 때. 다만, 산지는 24시간 신적설이 30cm 이상 예상될 때

건조	실효습도가 35% 이하로 2일 이상 계속될 것이 예상될 때	실효습도가 25% 이하로 2일 이상 계속될 것이 예상될 때
폭풍해일	천문조, 태풍, 폭풍, 저기압 등의 복합적인 영향으로 해수면이 상승하여 발효 기준값 이상이 예상될 때. 다만, 발효 기준값은 지역별로 별도 지정	천문조, 태풍, 폭풍, 저기압 등의 복합적인 영향으로 해수면이 상승하여 발효 기준값 이상이 예상될 때. 다만, 발효 기준값은 지역별로 별도 지정
지진해일	한반도 주변 해역 등에서 규모 7.0 이상의 해저지진이 발생하여 해일의 발생이 우려될 때	한반도 주변 해역 등에서 규모 7.5 이상의 해저지진이 발생하여 한국에 지진 해일 피해가 예상될 때
한파	10월~4월에 다음 중 하나에 해당하는 경우 1. 아침 최저기온이 전날보다 10℃ 이상 하강하여 평년값보다 3℃가 낮을 것으로 예상될 때 2. 아침 최저기온이 -12℃ 이하가 2일 이상 지속될 것이 예상될 때 3. 급격한 저온 현상으로 중대한 피해가 예상될 때	10월~4월에 다음 중 하나에 해당하는 경우 1. 아침 최저기온이 전날보다 15℃ 이상 하강하여 평년값보다 3℃가 낮을 것으로 예상될 때 2. 아침 최저기온이 -15℃ 이하가 2일 이상 지속될 것이 예상될 때 3. 급격한 저온 현상으로 광범위한 지역에서 중대한 피해가 예상될 때
태풍	태풍으로 인하여 강풍, 풍랑, 호우 현상 등이 주의보 기준에 도달할 것으로 예상될 때	태풍으로 인하여 풍속이 17m/s 이상 또는 강우량이 100mm 이상 예상될 때. 다만, 예상되는 바람과 비의 정도에 따라 다음과 같이 세분한다.
황사	황사로 인해 1시간 평균 미세먼지(PM10) 농도 400㎍/㎥ 이상이 2시간 이상 지속될 것으로 예상될 때	황사로 인해 1시간 평균 미세먼지(PM10) 농도 800㎍/㎥ 이상이 2시간 이상 지속될 것으로 예상될 때
폭염	6월~9월에 일 최고기온 33℃ 이상이고 일 최고열지수(Heat Index) 32℃ 이상인 상태가 2일 이상 지속될 것으로 예상될 때	6월~9월에 일 최고기온 35℃ 이상이고 일 최고열지수(Heat Index) 41℃ 이상인 상태가 2일 이상 지속될 것으로 예상될 때

출처 : 위키백과 기상 특보 발표 기준

【표 2-9】 태풍경보의 세분화 기준표

	3급	2급	1급
바람 (m/s)	17 ~ 24	25 ~ 32	33 이상
비 (mm)	100 ~ 249	250 ~ 399	400 이상
태풍경보는 바람과 비의 정도에 따라 위 표와 같이 세분함			

출처 : 위키백과

5. 지진(地震, earthquake)

지진은 지구 내부에서 일어나는 변화를 조절하는 자연 현상으로서 지하에 열이나 압력이 축적되거나, 마찰력에 의해서 지각운동이 얼마 동안 억제되어 있다가 어떤 한계를 넘으면 축적된 에너지가 한꺼번에 방출되어 단층대와 같은 약한 부분이 심하게 뒤틀리게 되는데, 이것이 지진이다(정, 1996).

지진에 대해서는 여러 가지 학설이 있으나, 화산의 폭발 시 국지적으로 일어나는 화산성 지진과 지구 내부의 불안정한 힘이 어느 한 곳으로 축적되어 암석의 강도를 넘어설 때 발생하는 구조 지진으로 나누어진다. 지구는 한 덩어리의 판(板)으로 되어 있는 것이 아니고 여러 개의 판이 마치 모자이크처럼 짜여져 지구의 표면을 만들고 있는데, 이들 판이 맞부딪치는 지역에 지진이 많다고 분석한다. 이것이 판구조 이론이다. 현재 분류하고 있는 판은 태평양판, 아메리카판, 아프리카판, 인도·호주판, 유라시아판, 남극판 등이다. 멕시코, 로스앤젤레스, 샌프란시스코 등 미주 지역의 서부에 지진이 많은 것은 태평양판과 아메리카판이 서로 부딪치기 때문이고 그리스, 터키, 이란 등 중동 지역에 지진이 많은 것은 아프리카판, 유라시아판, 인도 및 호주판이 서로 충돌하기 때문이며, 일본 관동 지방은 지하 60km 지점에서 태평양판, 유라시아판, 필리핀판이 서로 엇갈리면서 중첩되어 있기 때문에 지진이 많이 발생한다고 한다(정, 1996).

세계적으로 지진이 많고 화산이 많은 곳은 보통 러시아의 사할린, 일본의 관동, 필리핀 및 뉴질랜드의 태평양쪽과 남·북아메리카의 서부 지역 등이다. 이 지역을 연결하면 모두 태평양의 가장자리이다. 지진을 분류하여 보면 [표 2-9]와 같다(정·박, 1987).

【표 2-9】 지진의 분류

진 도	지진명칭	상 태
0	무 감	지진계에만 기록된다.
1	미 진	서 있는 사람이나 예민한 사람만이 느낀다.
2	경 진	창문이나 전등이 흔들린다.
3	약 진	집이 흔들리고 그릇에 있는 물이 출렁인다.
4	중 진	집이 심하게 흔들리고 그릇에 있는 물이 쏟아진다.
5	강 진	벽에 금이 가고 비석이 쓰러진다.
6	열 진	가옥이 30% 정도 파괴되며 산사태 및 땅이 갈라진다.
7~	격 진	대부분의 가옥이 파괴된다.

2-4. 광선

열핵반응을 일으켜 방출하는 태양복사선을 태양광선이라 하며 태양광선은 신진대사, 발육·성장, 살균 등의 이로운 역할을 하나, 지나치게 노출될 때에는 태양광선에 포함되어 있는 자외선이나 적외선 등이 유해하게 작용할 수 있다.

태양복사선이 지구 표면에 도달하는 것은 가시광선과 적외선이 약 45% 정도이며, 자외선은 약 10%정도이다. 복사광선의 파장은 [표 2-10]과 같다.

태양광선은 1초당 18만 6,000마일의 속도를 가진 전자파(electromagnetic wave)로서, 태양에서 지구 간의 거리 9290만 마일을 8분 만에 도달한다고 한다. 태양광선의 전자파(복사선, electromagnetic wave) 중에서 13%가 사람의 눈에 보이는데, 최장 가시선은 적선이고 최단 가시선은 자선이며 중간에 청, 황, 등선이 있다. 전자파의 약 80%는 가시적선보다 길며 이를 적외선(infrared ray)이라고 하고 열을 발산한다. 나머지 7%는 가시자선(紫線)보다 짧은데, 이를 자외선(ultraviolet ray)이라고 한다. 일반적으로 복사선은 파장에 따라서 다음과 같이 나누어진다(그림 2-4 참조)(예방의학과 공중보건편집위원회, 2001 ; 정, 1996).

- 우주선 0.0005Å
- γ-선 0.010~1.40Å
- χ-선 10~150Å

- 자외선 4,000Å(320mμ 이하)
- 가시선 4,000~7000Å(320~780mμ)
  - 자 4,000~4.240Å
  - 청 4,240~4912Å
  - 녹 4,912~5,750Å
  - 황 5,750~5,850Å
  - 등 5,850~6,470Å
  - 적 6,470~7,000Å
- 적외선 7,000Å 이상(780~2,000mμ)
- 헬츠파(라디오파) 2.20 × 166Å 이상(3,000mμ 이상)

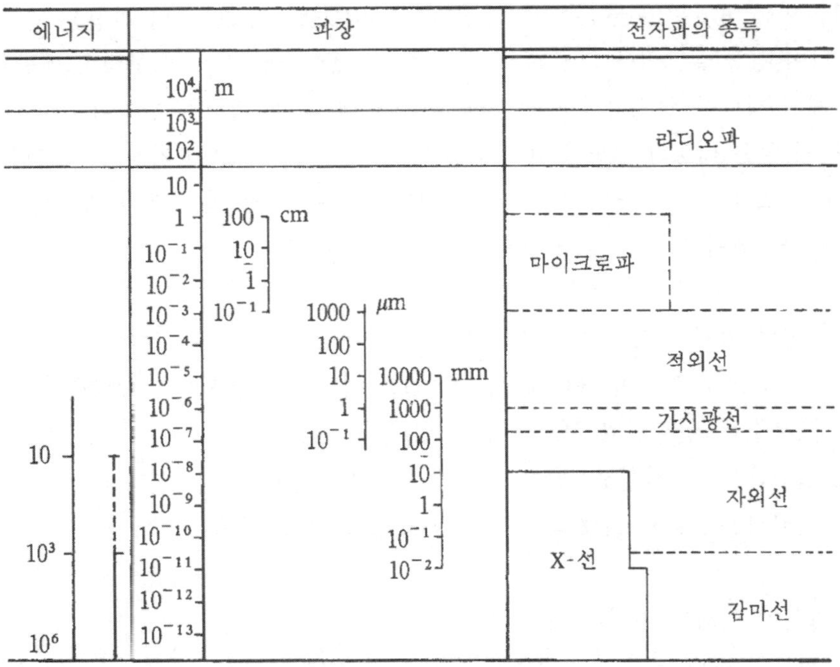

【그림 2-4】 전자파의 분류

【표 2-10】 복사선 파장

종류	파장(Å : angstron)	비고
자외선	3800Å 이하(380nm)	원자외선, 중자외선, 근자외선
가시광선	3800~7700Å(380~770nm)	
적외선	7700Å 이상(770nm)	근적외선, 중적외선, 원적외선

(김 외, 2011)

1. 자외선(ultraviolet ray)

일광의 3부분 중 파장이 가장 짧다. 1801년 J. W. Ritter와 Wollaston에 의해서 발견되었다. Dorno는 자외선 중 2,900~3,100 Å의 파장이 인체에 유익하다고 발표하였으며, 그의 이름으로 이것을 dorno선이라고 한다. 특히 2,500~2,800 Å의 파장은 광화학적이 작용을 하여 강한 살균력을 가지고 있으며, 비타민 D가 형성되어 구루병을 예방한다. 그리고 인체에 장애를 일으키기도 하는데, 즉 피부에 홍반, 혈색소 침착이 일어난다.

자외선의 양은 태양의 고도와 관계가 있어 하루 중에는 정오에 가장 많고, 1년 중에는 7~9월에 많으며, 적도 부근, 고지대, 대기오염이 적은 지역 및 날씨가 쾌청할 때 많다.

인체에 자외선이 미치는 좋은 영향과 나쁜 영향이 있다.

- 자외선이 인체에 미치는 좋은 영향
  ① Dorno선에 의하여 체내에 비타민 D를 생성하여 구루병을 예방한다.
  ② 피부결핵, 관절염의 치료 작용도 있다.
  ③ 신진대사 및 적혈구 생성을 촉진하며, 혈압강하 작용을 한다.
  ④ 살균작용(2,600~2,800Å : 260~280nm)이 강하다.

- 자외선이 인체에 미치는 나쁜 영향
  ① 피부의 홍반과 색소 침착을 일으키며, 심하면 부종 · 수포현상 · 피부박리 등을 일으킬 수 있다.
  ② 결막염, 설안염, 백내장을 발생시킬 수 있다.

자외선지수는 태양에 대한 과다 노출로 예상되는 위험에 대한 예보로, 자외선지수는 0에서 9까지 10등급으로 구분되는데, 0은 과다 노출 때 위험이 매우 낮음을 나타내고, 9 이상은 과다 노출 때 매우 위험이 높다는 것을 의미한다. 7 이상이면 보통 피부의 사람이 30분 이상 노출될 경우 홍반현상이 일어난다.

2. 가시광선(visible ray)

눈에 보이는 태양광선인데, 우리에게 명암을 준다. 일광가시부의 최대 강도는 4,800Å 부근이다. 주로 눈에 작용하며 조명 불충분 시에는 시력, 시속도의 저하, 안정피로, 근시 등을 초래한다. 강렬할 때에는 망막을 자극하여 시력장애, 시야 협착, 암순응 능력 저하 등이 생긴다(권, 1978). 눈은 0.5~10,000Lux 사이에 순응하여 물체를 식별 가능하나 적당한 조도는 100~1,000Lux이다.

3. 적외선(infrared ray)

적외선은 고열 물체의 복사열을 운반하므로 열선이라고 하는데 근적외선(30,000Å 이하), 중적외선(30,000~300,000Å), 원적외선(300,000~1,000,000Å)으로 구분하며, 근적외선은 물을 투과하고 중적외선은 유리를, 원적외선은 암염(岩鹽)을 투과한다.

일광의 3부분 중 파장이 가장 길다. 이는 온열을 주어 지상의 기온을 좌우한다. 조사부위의 온도가 상승하면 홍반, 혈관의 확장이 일어나 신진대사를 왕성하게 한다. 그러나 약한 강도의 것이 장시간 조사되면 두통, 현기증 등이 나타나고 강도가 강할 경우에는 뇌막 자극 증상을 일으켜 의식 상실, 경련 등을 보이는 열사병과 호흡중추의 장애로 인해서 사망하기도 한다. 피부에는 충혈, 혈관확장, 괴사가 일어나며 장시간 조사하면 습진(濕疹), 암변성 등이 일어난다.

4. 레이저광(razor ray)

레이저광선이란 인위적으로 자외선, 가시광선, 적외선 가운데 특정한 파장부위를 강력하게 증폭시켜 얻은 복사선을 말한다. 레이저광에는 지속파(continuance wave), 맥동파(pulsed wave) 및 Q switch파가 있다. 맥동파는 지속파보다 장애를 주는 정도가 크며 Q switch파는 그 에너지량을 축적하여 강력한 맥동파를 발생케 한다. 2,000~4,000 Å의 자외선 레이저광선에서는 파장이 짧을수록 눈에 대한 투과력이 감소된다. 눈에 대한 작용으로 눈부심, 충혈, 이물감 등이 생기나 영구적인 장애가 생기지는 않는다. 적외선 특히 14,000~20,000 Å(1.4~2μ)의 원적외선 레이저광은 각막표면에서 흡수되어 각막혼탁 및 상피조직을 파괴하고 일부는 안구조직에까지 투과되어 수정체의 혼탁, 즉 백내장(白內障, cataract)을 일으킨다. 3,800~7,600 Å의 가시광선 레이저광은 망막에 작용하여 망막과 맥락(choroid)에 기능적 또는 기질적 손상을 주어 시력장애를 일으킨다. 레이저광의 피부에 대한 작용은 파장, 조사량 및 시간, 개인의 감수성에 따라서 차이가 있으나 홍반, 수포형성, 색소침착 등이 생긴다(정, 1996).

5. 마이크로파(micro wave)

파장은 약 1mm에서 1m까지이며 주파수는 10^9~10^{12}Hz인 전자파로서, 파장이 1 mm~10^4m인 라디오파(radio wave)의 일부이기도 하다. 10cm의 마이크로파는 실험 동물에서 백내장을 일으키며 레이저에 폭로된 남자에게서 다운증후군의 자식을 낳을 확률이 높다. 또한, 저혈압의 활성치 감소가 나타나며 뇌파 소견은 간질환자와 비슷하고 여자의 경우, 월경 주기에 변동이 일어나기도 한다(정, 1996).

2-5. 낙뢰(落雷, 벼락, falling of thunderbolt)

낙뢰는 전기를 띠고 있는 구름과 대지 사이에서 일어나는 방전 현상이다. 차거운 먹구름(積亂雲)의 상층부에 있는 양전하(+)와 아래쪽에 있는 음전하 (-)가 일정한 양 이상 축적되면, 다른 구름이나 대기와 작용하여 방전을 일으킨다. 이 가운데에서 지상을 향한 방전이 곧 낙뢰이다. 낙뢰의 과정을 보면, 구름에서 방출된 운하(雲荷)가 1초/100만 단위로 50m씩 내려오면서 가지를 친다. 그러다가 지상의 목표물에 접촉되면, 순간적으로 엄청난 양의 전기가 흐른다. 이때 구름과 목표물 사이에는 일종의 전기회로가 구성되면서 그 경로를 따라서 섭씨 1만도 이상의 밝은 빛을 낸다. 육안으로 관측되는 섬광은 바로 이 순간이다. 1회의 낙뢰는 수천만 볼트(V)의 전압과 수십만 암페어(A)의 전류를 띤 막대한 에너지 덩어리이기 때문에 이것을 직·간접적으로 얻어맞으면 피해를 입는다(정, 1996).

사람이 낙뢰를 맞아서 사망하게 되는 원인은 중추신경마비, 심장장애, 호흡곤란, 과열 등이다. 다행히 살더라도 화상, 골절, 내장파열, 시신경 손상 등이 일어난다. 낙뢰가 떨어지는 표적물은 주로 높은 나무나 건물 또는 송전선 전주 및 철탑 등 뾰족한 돌출물과 전기가 잘 흐르는 물체들이다. 그러므로 주위에 높은 물체가 없는 벌판에 서 있는 사람도 표적이 된다. 따라서 천둥번개가 칠 때에는 이와 같은 상황에 처하지 않도록 다음과 같은 점에 유의해야 한다(정, 1996).

① 높은 건물이나 전주 등에는 피뢰침을 설치한다. 통계학적으로 피뢰침의 높이를 반지름으로 하는 범위 내의 지역은 안전하다.

② 주위가 평지이거나, 산 위에서는 몸을 낮추고 오목한 곳으로 피해야 한다.

③ 낚싯대, 골프채, 우산 등 금속성 물체는 멀리해야 한다.
④ 철책, 전화선, 전력선, 철골구조물 등의 근접 작업은 중지해야 하며 전기나 TV코드 등은 빼놓아야 한다.
⑤ 수영장 등에서 수영을 하고 있을 때에는 빨리 물에서 나와야 한다.
⑥ 큰 나무에서는 멀리 떨어져야 하나, 우거진 숲 옆에서는 따로 떨어져 있는 것보다는 오히려 숲 속으로 피하는 것이 안전하다.
⑦ 자동차에 타고 있을 때에는 시동을 끄고 차 안에 웅크리고 있는 것이 좋다. 전기법칙상 차의 내부는 전기장(電氣場)이 0이다.
⑧ 낙뢰 피해자는 우선 인공호흡을 시켜 병원으로 이송해야 한다.

2-6. 물(water)

물은 지구 표면에 가장 많이 분포되어 있으며 기체인 공기, 고체인 암석과 더불어 지구상의 물리적 환경을 구성하는 주요 요소로서 지형을 유지 또는 변형하고, 기후를 조절하며, 기상을 변화시키고 생물체를 형성한다.

지구는 화학적 구조 상 2/3가 물인데, 바닷물이 약 98%이고 남・북극 빙산이 약 1.2%이며 인간이 먹을 수 있는 물은 약 0.8%이다. 인체는 약 60~70%가 물로 구성되어 있으며, 약 40%가 세포 내에 있으며 20%는 조직 간에, 5%는 혈액 내에 있다. 인체의 수분이 10%가 소실되면 병리학적으로 경련(cramp)이 일어나고 정신적으로는 불안해진다. 물은 신장이나 피부로 부단히 배설되서는 약 , 일정량의 물 공급이 필요하다. 보통 2~3ℓ인데, 고온이나 심한 운동을 하여 땀을 많이 흘릴 경우에는 5ℓ이상이 필요하기도 하다. 물의 인체 내 작용은 다음과 같다(정, 1996).

① 체액 구성(composition of tissue)
② 체액의 구성 및 정상 농도 유지(chief ingredient of all body fluid, maintaining proper dilution)
③ 피부 및 점막의 마찰방지(prevent friction of skin and mucous membrane by moistering)
④ 식품, 혈액, 림프액 및 노폐물 제거의 운반체(medium of food transmission in blood, lymph & waste removal)
⑤ 체온조절(distribution & regulation of body heat)

1. 상수(water supply)

물은 음료수로 상시 섭취하기 위해서는 수인성 질병이나 기생충 예방을 위해서도 안전 급수를 제공하는 것이 최우선 되어야 한다. 이러한 안전 급수를 얻기 위해서 역사적으로도 1893년 Mills는 Massachusetts에서 물을 여과 과정을 거쳐 급수하여 장티푸스 환자와 같은 수인성 질환이 크게 감소되었고 일반 사망률이 현저히 저하되는 현상이 나타났으며, Reincke도 강물을 여과 급수하여 동일한 결과를 얻었다. 그래서 Sedwich W.W와 MacNutt J.Scott는 물을 여과 급수해서 얻어지는 이러한 현상을 Mills-Reincke 현상이라고 하였으며, 그 후 더욱더 안전 급수를 제공하기 위한 제반 규정과 연구는 계속되어 오늘에 이른다.

1) 수원의 성질

수원을 들어 보면 다음과 같다(Hopkins et al., 1970 ; 권, 1997).

(1) 천수(rain water)

지표나 해양 등에서 증발한 수증기가 응집하여 비나 눈으로 내리는 물을 총칭한다. 지상으로 강화하면서 매연, 분진, 미생물, 중금속, 방사능 물질 등이 포함되는 경우도 많아 깨끗한 물은 아니다. 주로 집수의 불편으로 지표수나 지하수를 얻지 못하는 경우에 한하여 이용된다. 열대지방이나 섬 등에서 많이 이용되는데, 지붕에서 흘러내리는 물을 수조(水槽)에 저장하거나, 집수지(集水地 catchment area) 등을 이용한다.

(2) 지표수(surface water)

지표면 위에 고여 있는 하천이나 호수 등의 물을 말한다. 수질은 비교적 풍부하고 얻기 쉬워 수원으로 가장 많이 이용된다.

- 수온은 계절 변화가 크다.
- 탁도가 높고 유기물의 함량이 많아 미생물의 번식에 알맞다.
- 지층을 통과하지 않으므로 광물질의 함량이 적고 경도가 낮다.
- 지하수에 비하여 용존산소가 높다.
- 오염물질의 혼입으로 오염 가능성이 크다.

(3) 지하수(ground water)

천수나 지표수가 지층을 통과하여 지하에 보존되어 있는 물을 말하며, 샘물(泉水), 우물물[井水] 등의 물을 말한다. 지층을 통과할 때 토양의 여과 및 이온 교환 능력에 따라 상당히 깨끗한 상태로 존재한다. 지하수는 지하 7m 이내의 천층수(subsurface water), 7m 이상의 심층수(ground water) 및 하천의 밑 부분이나 자갈, 모래 등에 침투하여 존재하는 복류수(river bed water)[4] 등으로 나눌 수 있다.

- 경도나 무기염료의 농도가 높고 탁도가 낮다.
- 지층의 종류에 따라 지역적 수질의 차이가 크다.
- 세균에 의한 유기물의 분해(혐기성(피산소성) 환원작용)가 주된 생물작용이다.
- 자정 속도가 매우 느리다.

(4) 복류수(underflow water)

하천의 옆이나 바닥이 모래, 자갈로 되어 있는 경우, 물이 스며들어 고여 있는 물이다. 지표수와 지하수의 중간 성질을 가지고 있다. 지표수에 비해서 탁도가 낮고 수질이 좋다.

(5) 해수(sea water)

양적인 면에서는 무한하나 각종 용해성 성분이 많고 특히 염분 농도가 높아 용도가 한정되어 있는 수자원이다. 수산업 자원으로는 중요하나 해수의 유입은 토양을 척박하게 한다. 바닷물은 3%의 식염을 함유한다.

2) 물의 정수법(淨水法, purification of water)

수도수의 수원은 천수(비, 눈), 지표수(호수, 하천수), 지하수, 그리고 복류수(伏流水) 등이다. 일반적으로 정수는 침전, 여과, 소독의 순서로 실시하나, 수원의 종류와 목적에 따라서 특수 정수법인 경수의 연화, 생물 제거, 제철, 제망간 등의 방법이 이용된다. 침전법에는 보통 침전법과 약물 침전법이 있으며 여과법에는 완속 여과법과 급속 여과법이 있다. 일반적으로 완속 여과는 보통 침전법을 사용하며 급속 여과법은 약품 침전법을 사용한다. 상수의 정수 과정은 보통 [그림 2-5]와 같다(표 2-11 참조)(Hopkins et al., 1966 ; Holden, 1970 ; 정 · 구, 2001).

4) 하천의 수위가 주변 지하수면 보다 높을 때, 하천에서 흐르는 물이 강바닥 밑의 모래층 속으로 침투하여 지하수로써 흐르는 물이다. 지하수와 달리 확실한 흐름이 있는데다가 지표수와의 교환이 이루어져 수질이 양호하다.

【표 2-11】 완속 여과법과 급속 여과법의 비교

구분	완속 여과법	급속 여과법
침전법	보통 침전법	약품 침전법
생물막 제거	사면 대치	역류(over flow)
여과속도	3~7 m/day	120 m/day
사용일수	20~60일	12시간~2일(1일)
면적	광대한 면적	좁은 면적
경비	건설비가 많이드나 경상비는 적게 든다	완속 여과법과 반대
세균 제거율	98~99%	95~98%

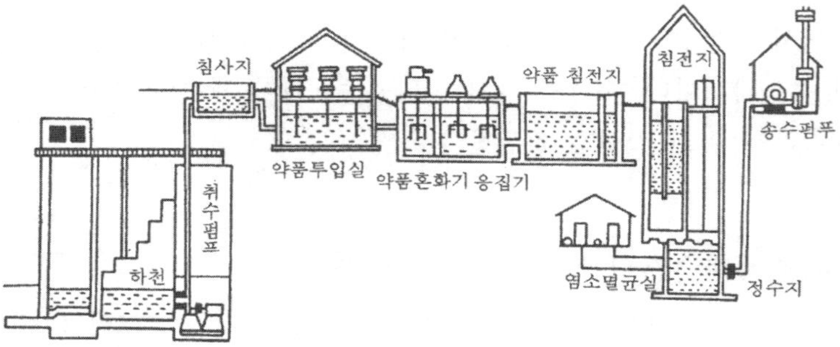

【그림 2-5】 상수(上水) 정수 과정

(1) 완속 여과법(slow sand filtration)

1829년 영국에서 Simpson, James가 최초로 시작하였다. 그러므로 영국식 여과법(England type)이라고도 한다. 이는 응고제(alum)를 사용하지 않고 물을 여과한다. 원수를 여과하면, 부유물이 세사층 상부에 남게 되어 colloid상의 막이 생긴다. 이것을 오니층(여과막, dirty layer) 또는 생물막(vital layer)이라고 하는데, 이 막은 세균 등의 제거에 효과가 있다. 이 여과막이 너무 두꺼워져 여과 효과가 저하되면 사면을 대치한다(그림 2-6 참조)(田中, 1964 ; 정, 1996).

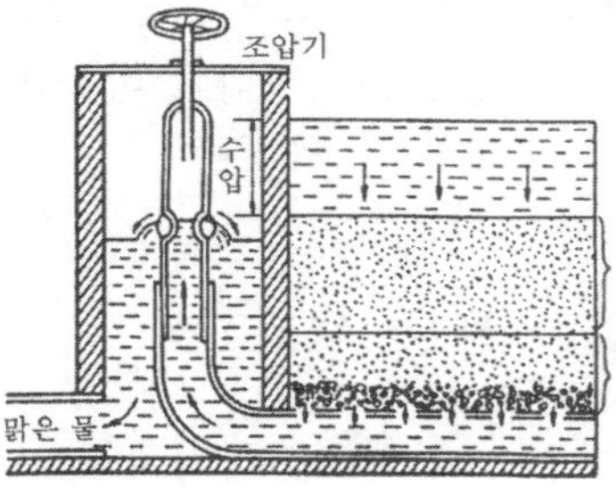

【그림 2-6】 완속 여과지

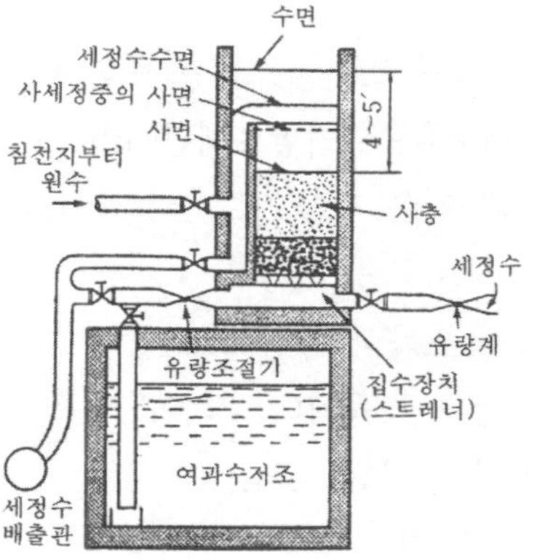

【그림 2-11】 급속 여과지

(2) 급속 여과법(rapid sand filtration)

1880년 미국에서 사용되었기 때문에 미국식 여과법(American type)이라고 한다. 침전을 촉진하기 위해서 침전제가 사용되는데, 보통 명반(alum)을 사용한다. 여과 속도는 완속법의 약 40배이다. 여상의 모래는 완속법에 사용하는 것보다 약간 거친 것을 사용하며 여과막(dirty layer)이 빨리 두꺼워지기 때문에 1일 1회 역류(over flow)를 시켜 제거한다(그림 2-11 참조) (Hopkins et al., 1966 ; 심, 1970).

3) 물의 소독(disinfection of water)

상수의 소독은 침전이나 여과 과정을 거치는 동안 세균의 90~99% 정도가 제고되지만 안전하다고 하기 어렵기 때문에 소독을 실시한다.

물을 소독하는 방법에는 열처리법, 자외선 소독법, 화학적 소독법이 있다.

(1) 열 소독

가장 간단한 방법이나 소량의 음용수에만 이용된다.

(2) 자외선 소독

파장 2,500~2,800Å이 가장 살균력이 크다. 그러나 투과력이 약하기 때문에 혼탁하거나 색도가 높을 때에는 효과가 적고 값이 비싸다는 단점이 있다.

(3) 화학적 소독

화학적 소독으로 할로겐류 특히 염소 소독, 과망간산칼륨, 오존 등이 있다. 염소 소독(chlorination)은 트리할로메탄(trihalomethane : THM) 발생 등 독성이 있는 단점이 있지만, 다음과 같은 장점으로 상수의 소독은 halogen류 중 염소소독 방법이 이용되고 있다.

- 염소 소독의 장점으로
  ① 강한 소독력(염소의 소독력 : Cl_2 > HOCl > H^+ > OCl^-)
  ② 강한 잔류 효과,
  ③ 조작이 간편하고,
  ④ 가격이 저렴하다는 장점이 있다.

- 유리잔류염소(residual free chlorine)
  $H_2O \rightleftarrows HCl + HOCl$(차아염소산)으로 되며 차아염소산은 다시 분해되어 $HOCl \rightleftarrows H^+ + OCl^-$로 된다. 이온화는 pH의 지배를 받아서 pH 4에서는 HOCl로 존재하나, pH 7에서는 OCl^-가 증가한다. OCl^-이나 HOCl 모두 살균력이 있으나, HOCl이 훨씬 크다. 수중에 암모니아화합물이 있을 때에는 $NH_3 + HOCl \rightleftarrows H_2O + NH_2Cl$(monochloramine), $NH_2Cl + HOCl \rightleftarrows H_2O + NHCl_2$ (dichloramine)이 되어 chloramine이 생기는데, 이를 결합잔류염소라고 하며 차아염소산으로 존재하는 것을 유리잔류염소(residual free chlorine)라고 한다. 살균작용은 결합잔류염소가 차아염소산에 비해서 훨씬 느리기 때문에 결합잔류염소는 0.4ppm 정도가 되어야 한다(정, 1996).

- 불연속점 염소 처리(break point chlorination)
  물에 염소를 주입하면 잔류염소가 염소 주입량에 비례해서 증가하나, 암모니아와 같은 것이 함유되어 있을 때에는 잔류염소가 어느 점에서 급격히 하강하기 시작하여 거의 잔류염소가 0에 가깝게 하강하였다가 다시 증가한다. 이와 같은 잔류염소의 최하강점을 불연속점(break point)이라고 한다. 따라서 불연속점을 발견하여 처리해야 하는데, 이를 불연속점 염소처리(break point chlorination)라고 한다(그림 2-7 참조).

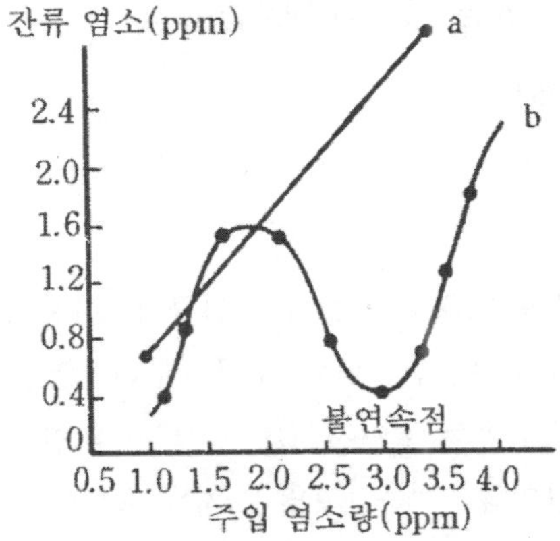

【그림 2-7】 **잔류 염소의 불연속점**

- 부활 현상(after growth)

염소 소독된 물의 세균은 0 또는 0에 가깝게 감소되나, 얼마 후에 다시 세균이 증가하는 다음과 같은 경우를 부활 현상(after growth)이라고 한다.

① 수중의 식균 세균이 염소 소독으로 전부 사멸하면 잔존 세균이 급증한다.
② 염소 소독으로 조류가 사멸되면 잔존 세균이 조류를 영양원으로 하여 급증한다.
③ 염소가 소실되면 아포균이 발아 증식한다. 일반적으로 상수도는 액체 염소를 사용하며, 소규모 또는 가정용수 등에는 표백분이 이용된다.

염소는 발암성이 있으므로 이산화염소(ClO_2)나 오존을 이용하는 것이 좋으며 염소는 물속의 유기물질과 결합하여 발암물질인 트리할로메탄(THMs)을 생성하는데, 이는 휘산성이 강하므로 물을 끓일 때 뚜껑을 열고 가열하면 제거된다.

- 과망간산칼륨($KMnO_4$)

잔류 효과가 없다. 수중의 유기물질 산화반응을 촉진하기 위해서 사용되며 환경오염공정시험법에서 과망간산칼륨을 사용하도록 권장하고 있다(최, 2010).

- ozone

1.5~5.8/m^3의 양을 15분간 접촉한다. 값이 비싸기 때문에 일부 선진국에서 사용하고 있을 뿐이다. 소아마비 바이러스에 효과가 있다는 보고가 있다(정, 1987).

(4) 이온교환법(ion exchange) 및 pH 변화법

근래에 많이 이용되고 있다.

5) 우물물

우리나라는 아직 우물물을 그대로 이용하는 인구가 많다. 우물물의 설치 위치는 오염원보다 지리적으로 높아야 하며, 변소나 하수구로부터 20m 이상 떨어져 있어야 하고, 외양간이나 수처로부터 30m 이상 떨어져 있어야 하며 대변 탱크로부터 50m 이상 떨어져 있어야 한다. 가정용 간이정수법은 [그림 2-8]과 같다(정, 1987). 수질검사는 다음과 같이 현장조사, 이화학적시험, 생물학적시험 및 세균학적시험 등으로 나누어 실시한다(Holden, 1970 ; 정, 2002).

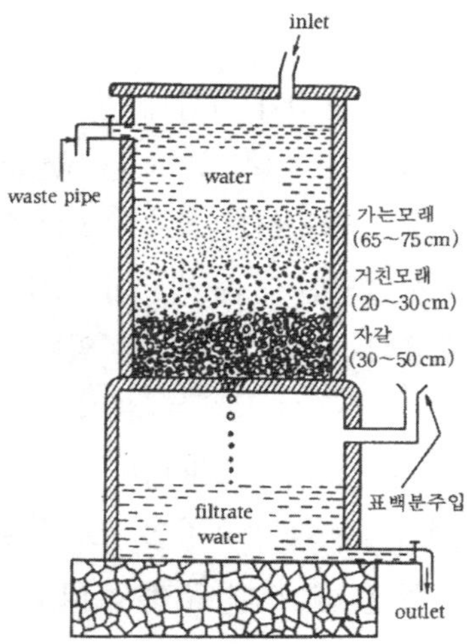

【그림 2-8】 간이 가정 정수 장치

(1) 현장조사(survey on the water sources)

• 지하수(ground water)

지형, 지질, 경사, 토양의 성질, 스며드는 층, 배수 구역, 오염원 관리 지역과의 거리, 하수구 및 보호시설 등을 조사한다.

- 지표수(surface water)

  하수처리 방법(methods of sewage disposal), 괴어 있는 기간(detention period), 기류 또는 일조자료(wind direction or sunshine data) 등을 조사한다.

(2) 실험(laboratory examination)

- 물리학적 검사(physical examination)

  맛, 냄새, 색깔, 경도, pH, 탁도 등을 검사한다.

- 화학적 검사(chemical examination)

  위생적인 시험 이외에도 보일러 등의 보호를 위해서 황산염(sulphate), 탄산염(carbonate), 염화물(chloride) 등의 검사도 실시하여야 한다. 이는 주로 질소(nitrogen)의 분해 과정에 의해서 생성되는 물질의 검사가 필요한데, 이를 위해서는 질소 순환(nitrogen cycle)을 파악해야 한다(그림 2-9 참조).

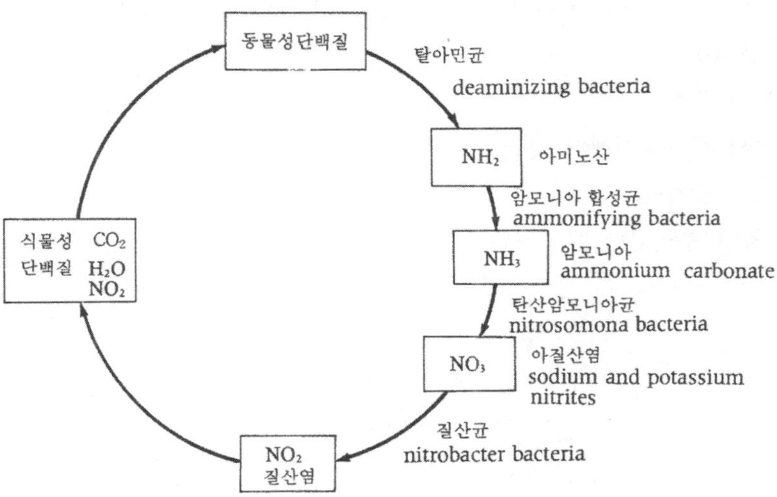

【그림 2-9】 질소 순환과정

• 생물학적 검사(biological examination)

조류(algae), 원형동물(protozoa), plankton 등을 검사한다.

• 세균학적 검사(bacteriological examination)

일반세균 수와 대장균 등을 검사한다.

2) 수인성 감염병 매개체(vehicle for certain infection)

1884년 Koch가 인도에서 콜레라균을 물속에서 발견하였으며, 1887년 Brovadel이 장티푸스균에 오염된 물에 의한 장티푸스감염의 발생을 보고하였다(정, 1996).

① 세균(bacteria) : 장티푸스(typhoid fever), 파라티푸스(paratyphoid fever), cholera, 세균성이질(*Bacillary dysentery*), 살모넬라증(salmonellosis)

② 나선상균(spirochetes) : 와일즈병(Weil's disease)

③ virus : 폴리오(poliomyelitis)

④ 기생충(parasites) : 회충(ascariasis), 디스토마(schistomiasis) 등이다.

물은 수인성 질병뿐만 아니라 기생충질환의 전파, 물속에 함유된 유기 및 무기물질에 의한 피해 등이 있다(그림 2-10~12 참조).

일반적으로 미생물은 수중에서 그 수가 증가하지 않고 감소되는데, 그 이유는 다음과 같다(구외, 2010).

① 영양원의 부족

② 잡균과의 생존경쟁에서 사멸

③ 일광의 살균작용

④ 온도 등의 부적합에 기인된다.

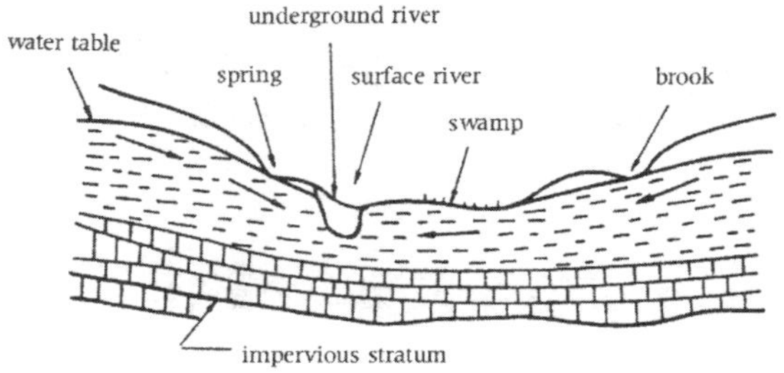

【그림 2-10】 자연수

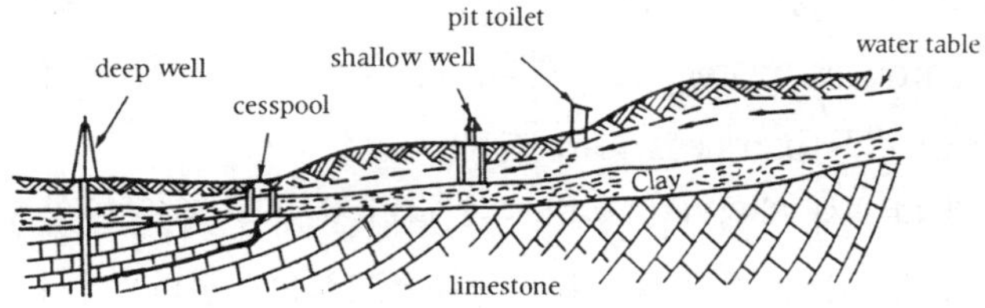

【그림 2-11】 석회석층 균열에 의한 지하수 오염

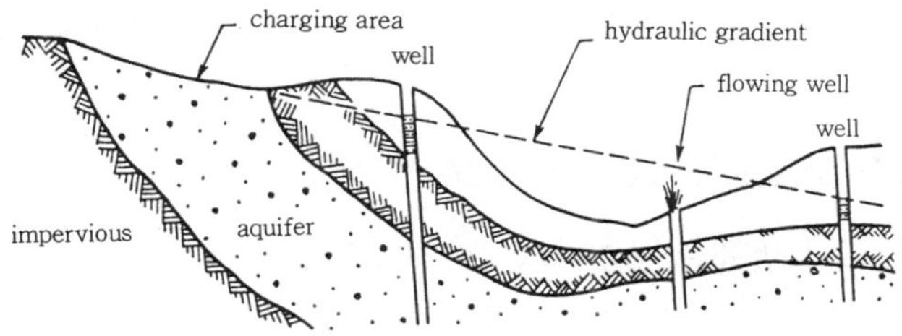

【그림 2-12】 지층의 자정작용 없이 지하수가 오염되는 실례

수인성 감염병(water borne diseases)의 종류는 장티푸스, 유행성 간염, 콜레라, 세균성 이질 등이 있다. 독일 Hannover에서 1926년 장티푸스환자 2,500명이 발생하기 전에 10배에 달하는 발열・설사환자가 발생하였는데, 이것은 장티푸스와 관계없이 대장균 및 잡균에 의해서 발생하였다. 이를 수도열(water fever, hannover fever)이라고 한다. 또한, Hiran Mills는 1893년 Massachusetts에서 물을 여과 급수하여 장티푸스환자 및 일반 사망률을 감소시켰으며 J. J. Reincke도 강물을 여과하여 Hamburg 시민에게 공급한 결과, 이와 동일한 결과를 얻었다. 이를 Sedwick, MacNutt는 mills-reincke 현상(mills-reincke phenomenon)이라고 하였다(정, 2002).

6) 물의 성질

물의 성질을 들어 보면 다음과 같다(심, 1970 ; 권, 1997 ; Sybil, 1980 ; 정, 1996).

- 경도(硬度, hardness)

경도의 원인으로서는 석회암층을 흐를 때에 용입(溶入)한 Ca과 Mg이 주가 되는데, 일반적으로 중탄산염, 탄산염, 황산염 등의 형태로 유입된다. 중탄산칼슘 또는 중탄산마그네슘 등을 함유한 경수는 끓이면 경도가 저하되기 때문에 이것을 일시적 경수(temporary hardness water)라고 한다. Ca 또는 Mg의 황산염, 질산염, 염화물 등을 함유한 경수는 끓여도 경도가 저하되지 않기 때문에 이것을 영구적 경수(permanent hardness water)라고 한다. 위 양자의 경도를 총칭해서 총경도(total hardness) 또는 경도(hardness)라고 한다.

경도는 국가에 따라서 단위가 다른데, 우리나라는 보통 독일 단위가 사용된다. 즉 물 $1m^3$ 중 산화칼슘 10g을 함유할 때의 경도를 1°라고 한다. 다시 말하면, 10ppm의 CaO량이 경도 1도이다. 물의 연화법으로서 일시적 경수는 가열, 영구적 경수는 소다석회를 사용하는데, 간단한 방법으로 zeolite가 사용된다. 이의 성분은 $Na_2 \cdot Al_2O_4 \cdot 2SiO_2$이다. 음용수의 경도가 너무 낮으면 심장병을 일으킨다. 스코틀랜드의 물은 보통 경도가 10ppm 정도이기 때문에 심장병 발생률이 일반적으로 높다(정, 1996).

- 물의 용존 물질(soluble matters in water)

인체(人體)의 뼈의 발육은 물과 깊은 관계가 있는데, 특히 Ca이 문제가 된다. 인체의 Ca : Mg의 비율은 약 5 : 1인데, 물의 양자의 비율은 보통 이와 비슷하다. 요오드(I)의 함량이 20감마 이하이면 갑상선종(goiter)이 생기며, 불소(flouride)가 1.0 ppm 이하이면 우치(삭은이, dental caries)가 생기고, 1.0ppm 이상이면 반상치(斑狀齒, fluorosis, mottles enamel)가 생긴다. 납(Pb)은 0.1ppm이 한계인데, 0.5ppm 이상이면 심한 중독 증상이 나타나며, 질산염(nitrate)은 20ppm 이상이면 창신유아(蒼身乳兒, blue baby) 및 질산염환원 bacteria가 생긴다. 그리고 진흙(clay), 개흙(silt) 등이 500ppm 이상 함유되어 있으면 위장경련(G-I tremble)이 생긴다(정, 1996).

- 물의 pH

일반적으로 우리나라 물의 pH는 6~8이다. pH가 낮으면 금속류의 부식이 일어나기 쉽다.

- 물의 온도

음용수로서 적온은 7~12℃이다. 우물물의 경우, 수온은 사계절을 통해서 거의 일정하여야 한다.

7) 물의 자정작용(autopurification of water)

지표수가 자연적으로 정화되는 것을 말한다. 일반적으로 물은 오염의 임계점을 넘지 않으면 다음과 같은 여러 가지 작용에 의해서 자정작용이 일어난다(정, 1996).

① 물리학적 작용(physical action) : 희석, 분쇄, 침전 등에 의해서 일어난다.

② 화학적 작용(chemical action) : 폭기(aeration)에 의해서 물이 공기와 접촉함으로써 O_2가 생기고, CO_2나 H_2S가 없어져 정화된다. 수생식물의 생활(aquatic plant life)에 의한 광합성(photosynthetic action, photosynthesis)에 의하여 $+O_2$, $-CO_2$가 된다. 또한, 호기성세균의 작용에 의해서 산화(oxidation), 중화(neutralization), 환원(reduction)이 일어난다.

③ 생물학적 작용(biological action) : 미생물의 유기물질의 분해, 수중동물의 미생물의 포식 등에 의한다.

2. 하수(sewage)

하수는 비나 눈 등의 천수, 공장 폐수, 공장 용수, 가정 하수, 수세식변소의 분뇨, 도로 세정수, 농업용수, 지하수 등으로 이루어지는데, 상수를 도시의 동맥이라고 하면 하수는 정맥이라고 할 수 있다. 공장 폐수나 분뇨 등을 자체 처리 및 공공 처리 등을 하지 않고 방류하면, 하수는 심한 오염으로 가스·악취·질병 등을 발생시키며 해충이나 쥐의 서식 등의 보건상 문제점을 야기시킨다. 또한, 자연 경관을 해칠 뿐만 아니라 하천, 강 및 바다 등을 오염시켜 어류의 서식에 악영향을 끼치며 생태계의 균형을 파괴시킨다(日本環境衛生協會, 1959 ; 심, 1970).

1) 하수처리(sewage treatment)

하수처리는 가정 용수, 자연수 및 천수 등을 모두 함께 처리하는 합류식(combined system)과 천수를 별도로 처리하는 분리식(separate system), 그리고 천수와 가정용의 일부를 함께 처리하는 혼합식(mixed system) 등으로 나누어진다. 합류식은 시설비가 적게 들고 하수관이 자연적으로 청소가 되며 하수관이 크기 때문에 수리, 검사, 청소 등을 하는데 편리한 장점이 있다. 그러나 우기에 처리 능력의 한계가 있어 범람할 우려가 있으며 천수를 별도로 이용할 수 없고 악취 발생 등의 단점이 있다. 하수처리 과정은 ① 예비처리, ② 본처리, ③ 오니처리의 순으로 이루어진다(정, 1996).

(1) 예비처리

하수 유입구에 제진망을 설치하여 부유물, 고형물 등을 제거하고 침사조(grit chamber)가 유속을 감소시켜 토사 등의 비중이 큰 물질을 침전시키며 보통 침전(plain sedimentation) 또는 약품 침전(chemical sedimentation)을 한다. 일반적으로 보통침전을 하는데, 약품 침전을 할 때에는 황산알루미늄이나 황산알루미늄에다 소석회를 섞어서 사용한다.

(2) 본처리

• 혐기성 처리(anaerobic treatment)

혐기성 미생물을 발육·증식시켜 탄소계 물질을 분해하여 이산화탄소, methane, 유기산 등을 발생시키며 단백질 등 질소계물질을 분해하여 ammonia 등의 화합물을 생성시키는데, 이 과정을 혐기성처리라고 한다. 혐기성 처리방법은 ① 부패조(septic tank), ② 임호프조(imhoff tank)를 이용하여 처리하는 방법이 있다.

① 부패조(septic tank) : 부패조는 단순한 탱크로서 하수의 부유물인 부사(浮渣, scum)를 형성시키고 무산소 상태로 만들어 혐기성균의 분해작용으로 처리하는 방법인데, 악취가 나는 결점이 있다. 일반적으로 소규모의 처리에 사용된다.

② 임호프조(imhoff tank) : 1907년 Karl Imhoff가 부패조의 결점을 보완하여 고안한 것이다. 침전실과 오니소화실로 나누어 처리하도록 하였다(그림 2-13 참조).

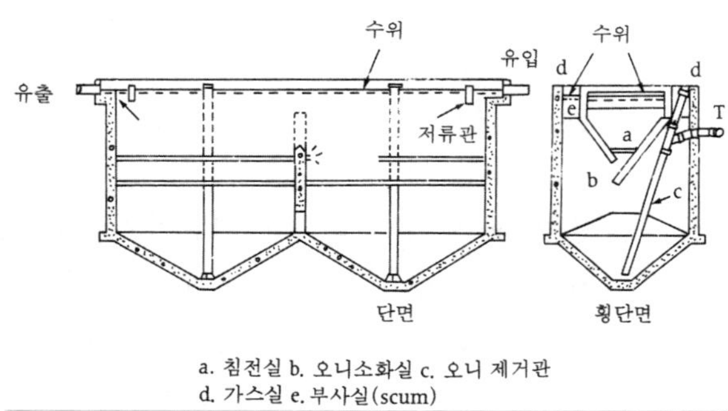

【그림 2-13】 임프호조

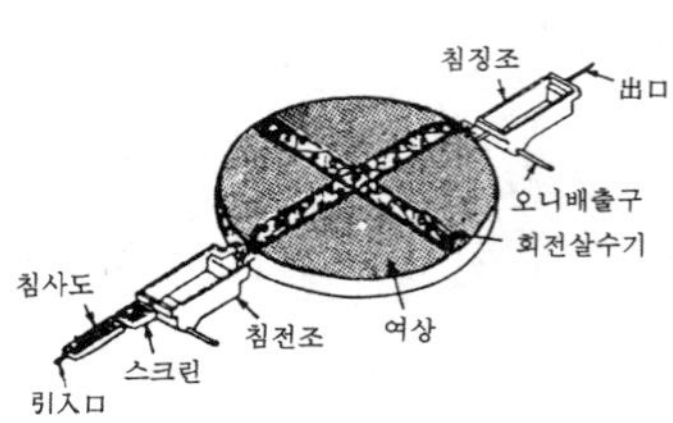

【그림 2-14】 회전식 살수여상 처리법

• 호기성 처리(aerobic treatment)

호기성 처리법에는 ① 살수여상법(trickling filter), ② 활성오니법(activated sludge process), ③ 접촉여상법(contact bed), ④ 관개법(irrigation field), ⑤ 산화지법(oxydation pond) 등이 있는데, 살수여상법과 활성오니법이 가장 많이 이용되는 방법이다.

① 살수여상법(trickling filter) : 접촉여상법이 진보된 방법이라고 할 수 있다. 지름 5~6cm의 쇄석(碎石)을 1.5~2m정도 쌓아올려 여상(濾床)을 만든다. 여기에 하수를 살포하면 호기성 미생물이 발육·증식하게 되어, 이의 분해작용에 의하여 저분자 물질로 분해한다. 쇄석 위에는 호기성미생물에 의하여 생물막름 형성하며 이 막의 밑에서는 혐기성 미생물이 발육·증식한다. 살수방법에는 분수식, 주행식, 회전식 등이 있다(그림 2-14 참조).

② 활성오니법(活性汚泥法, activated sludge process) : 1921년 영국에서 시작되었다. 호기성 미생물이 풍부한 활성오니(activated sludge)를 하수량의 약 25% 정도 가하여 산소를 충분히 공급하면, 호기성 미생물에 의하여 유기물이 분해·산화되어 처리된다. 처리 과정은 [그림 2-15]와 같이 활성오니조(폭기조)를 거쳐 정화된 하수는 침전조를 거쳐 상징수는 방류되고 오니는 오니 부패조를 거쳐 처리된다.

살수여상법과 활성오니법을 비교하여 보면 다음과 같다(정, 2002).

① 활성오니법은 살수여상법에 비해서 기계 조작이 어렵고 고도의 숙련이 필요하다.
② 활성오니법은 경제적인 처리법이며 처리 면적이 좁아도 가능하다.
③ 살수여상법은 수량(水量)이 급격히 변화하더라도 조치가 가능하다.
④ 살수여상법은 파리 및 악취가 발생하는 단점이 있다.
⑤ 살수여상법은 활성오니법에 비해서 높은 수압이 필요하다.

(3) 오니처리

오니의 종류나 지역에 따라서 약간 다르나 일반적으로 육상 투기, 해양 투기, 소각, 퇴비화 및 소화법 등이 이용된다.

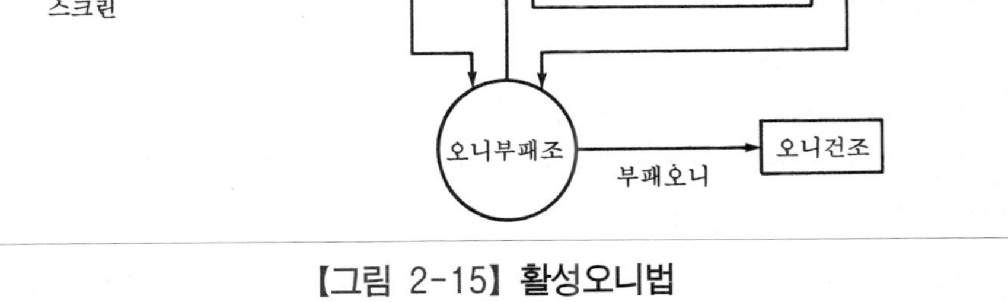

【그림 2-15】 활성오니법

2) 방류 하수의 수질 조건

방류 하수의 수질 조건을 들어 보면 다음과 같다(권, 1978 ; 정, 1996).

① 이상 색상 및 취기가 없을 것

② pH 6.9~7.6일 것

③ 메틸렌 블루 탈색 시험에서 5일간 경과 후, 탈색하지 않을 것

④ 생화학적 산소 요구량이 20ppm을 넘지 않을 것

⑤ 부유물은 100ppm을 넘지 않을 것

⑥ 산소포화 백분율은 20% 이상일 것

⑦ 단백 암모니아성질소는 2.0ppm을 넘지 않을 것

⑧ 적변균 집락수가 1㎖당 3,000을 넘지 않을 것

2-7. 수영장 및 공공욕장

1. 수영장

수영장에는 하천, 호수 및 해수욕장 등 천연 수영장과 풀장(pool)과 같은 인공 수영장이 있다. 수영장은 다수의 사람이 이용하기 때문에 각종 피부병, 안과 질환, 이비인후과 질환 및 소화기계 질병을 일으킬 수 있다. 수영장의 수질 기준은 국가에 따라서 다르나, 일반적으로 수영장의 등급은 대장균수(colony forming unit, CFU)를 기준으로 분류하는데, 그 등급은 다음과 같다(정, 1987). D급은 수영장으로서 적합하지 않다(정, 1996).

① A급 : 50 이하

② B급 : 51~500

③ C급 : 501~1,000

④ D급 : 1,000 이상

D급은 수영장으로서 적합하지 않다.

인공 수영장의 위생관리는 다음과 같다(권, 1969 ; 정, 1996).

① 폐결핵, 피부병, 안질환, 이비인후과계 질환, 방광염, 신장염, 당뇨병, 뇌빈혈환자 등의 입욕을 금한다.

② 입욕 한계 인원은 2.5m^2당 1인 이하로 한다.

③ 수영장 주변의 환경을 깨끗이 하며 세족장, 세면장, 샤워장, 소독조시설, 방충·방서시설 등을 해야 한다.

④ 수질검사를 계속적으로 실시하여 잔류 염소가 0.4ppm이 유지되도록 한다. 조류

가 번식할 때에는 잔류 염소가 10ppm이 되도록 하여 12~20시간 처리 후 환수하여야 한다.

⑤ 수온은 22℃가 적당하다.

2. 공공욕장

공공욕장은 목욕탕 및 온천 등이 있다. 목욕은 혈액순환을 왕성하게 하고 신진대사를 촉진하며 발한을 통해서 노폐물의 제거 효과가 있다. 목욕을 할 때, 우선 고려해야 할 점은 물의 온도인데, 41~43℃의 고온욕은 교감신경을 자극하여 심신의 긴장을 높여주며 흥분시킨다. 전날 밤 수면이 부족하였거나 과음으로 인해서 몸의 상태가 좋지 않을 때, 또는 정신 집중이 안 되어 일손이 잘 잡히지 않을 때에는 고온욕을 하면 효과가 있다. 38~39℃의 미온욕은 이와는 정반대로 부교감신경을 자극하여 심신의 긴장을 풀어주며 흥분을 저하시켜 준다. 따라서 편히 잠을 자고 싶을 때, 정신적인 스트레스를 해소하고 싶을 때, 흥분을 가라앉히고 싶을 때에 효과적이다. 또한, 물의 온도는 인체의 에너지 대사와도 밀접한 관계가 있다(정・박, 1987).

수온이 피부 온도(35.5~36.5℃)와 일치할 경우, 불감온도대가 된다. 이때 인체의 에너지 소모량은 최소치가 되며 온도가 이 이상이거나 이하가 되면, 열의 평형을 유지하기 위해서 열의 방산 조는 생산을 촉진시킨다. 그러므로 목욕이 운동의 부족을 어느 정도 해소시킬 수도 있다. 목욕 횟수는 주 1~2회, 1회 입욕 시간은 고온 욕의 경우, 5~10분, 미온 욕일지라도 30분 이상은 좋지 않다. 노인이나 고혈압, 심장병환자, 폐결핵, 갑상선기능항진환자 등은 빈번한 목욕이나 고온 욕은 삼가하는 것이 좋다. 목욕이 피부혈관을 확장시켜 혈압을 하강시키는 효과는 있으나, 뜨거운 물에 들어가는 순간, 혈관이 수축되어 일시적으로 혈압이 상승된다. 공공욕장에서는 각종 성병, 피부병 및 질트리코모나스증 등의 전염이 가능하므로 유의해야 한다. 목욕탕 원수의 수질 기준은 다음과 같다(정, 1996 ; 보건복지부, 1999).

① 온도 42℃
② 탁도 1NTU(nephelometric turbidity unit) 이하
③ 과망간산칼륨 소비량 10ppm 이하
④ 대장균은 50㎖에서 음성일 것이다.

욕조수의 수질 기준은 다음과 같다(정, 1996).

① 온도 42℃
② 탁도 5NTU 이하
③ 과망간산칼륨 소비량 25ppm 이하
④ 대장균군은 ㎖당 1CFU(colony forming unit)를 초과해서는 안 된다.

2-8. 분뇨 및 폐기물 처리(nightsoil & refuse disposal)

1. 분뇨 처리(nightsoil disposal)

우리나라의 '하수도법(2010.6.8)'에서 규정하고 있는 분뇨의 정의는 "수거식 화장실에서 수거되는 액체성 또는 고체성의 오염물질(개인하수처리시설의 청소 과정에서 발생하는 찌꺼기를 포함)"이다. 성인의 하루 분뇨 배출량은 대변 약 83g, 소변 970g 정도이다. 우리나라는 예전부터 분뇨를 사용해 온 관습으로 분뇨로 인한 많은 보건 문제가 발생했는데 분뇨를 비료로 사용할 경우에는 여름철에는 1개월 이상, 겨울철에는 3개월 이상 썩힌 상태의 분뇨를 사용하여야 한다. 분변으로 발생하는 질병은 장티푸스, 세균성 이질, 콜레라 등의 세균성 질병과 구충, 회충, 편충, 요충, 아메바성 이질 등 기생충 질환이 있으며 특히 구충의 감염과 관계가 있다.

분뇨 처리 시 유의사항은 첫째, 수원이 되는 원수나 지하수 및 지표수를 오염하지 않아야 한다. 둘째, 방서(防鼠)관리가 되어야 한다. 셋째, 토양에 병원체의 오염이 없도록 하여야 한다. 넷째, 불쾌한 냄새가 없어야 한다. 다섯째, 처리 방법이 간편하고 경제적이고 도시 미관을 해치지 않아야 한다. 여섯째, 변조(便槽)는 수밀(水密)이어야 한다. 일곱째, 분변의 비료화로 인한 토양 오염을 줄이기 위해서는 완전 부숙(여름 1개월, 겨울 3개월 이상) 후에 사용하여야 한다.(황 · 김, 2011)

분뇨 처리는 문화수준, 생활양식, 도시와 농촌 등에 따라서 다르며 감염병 및 기생충 관리를 위하여 이의 합리적 처리가 중요하다. 변소의 종류는 다양한데, 주로 농촌에서는 콘크리트 변소, 부패조, 분뇨분리 변소, 메탄가스 발생식 변소, 물통식 변소 등이 있으며 도시에는 수조 변소, 수세식 변소, 흡취식콘크리트 변소 등이 있다. 분뇨 처리의 유의사항은 ① 수원이 되는 원수나 지하수 및 지표수를 오염시키지 않아야 한다. ② 방서 관리의 철저를 기하여야 한다. ③ 병원체의 토양 오염을 방지하여야 한다. ④ 불쾌한 냄새가 나지 않아야 한다. ⑤ 처리 방법이 경제적이며 간편하고 도시 미관을 해치지 않아야 한다. ⑥ 변조는 수밀(水密)하여야 한다(정 · 구, 1974).

정화조의 종류는 많으나, 그 원리는 혐기적 상태의 부패와 호기적 상태의 산화에 의한 방법이 있다. 그 구조는 ① 부패조, ② 예비여과조, ③ 산화조, ④ 소독조로 되어 있다(정, 1996).

1) 분뇨 처리 과정

우리나라는 아직도 분뇨를 비료로 사용하는 경우가 있는데, 분뇨는 소화기계 질병과 기생충 질환의 전염원이 될 뿐만 아니라 악취와 위생해충이 발생하여 생활 환경에도 영향을 주므로 위생적 처리가 이루어져야 한다. 분뇨 처리는 생화학적으로 안정되고 위생적으로 안전하며 대중에게 혐오감을 주지 않고 최종 생산물의 감량화 및 자원으로 재이용 가치를 향상하는데 그 목적이 있다.

처리 과정으로는 먼저 스크린, 침사지를 거쳐 비중이 큰 것을 가라앉히고 침전지로 보내어 부유 물질을 침전시킨다. 여기서 침전된 오니를 별도의 소화조(부패조, 임호프조)로 보내어 농축, 건조시켜 외부로 방출하고 하수는 소독탱크로 보내어 완전 소독하여 하천으로 방류한다.

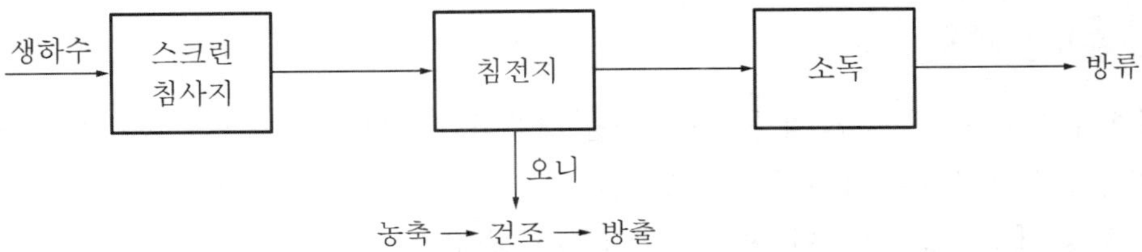

【그림 2-16】 분뇨 처리 과정

2. 쓰레기 처리(refuse disposal)

쓰레기는 생활양식, 문화 수준, 도시와 농촌 및 계절 등에 따라서 그 종류나 양이 다르다(정, 1996).

1) 쓰레기의 분류

쓰레기를 분류하여 보면 다음과 같다(권, 1978 ; 정, 1987).

(1) 쓰레기의 출처별 분류

① 주개(garbage) : 부엌에서 나온 쓰레기이다.
② 잡개(rubbish) : 가연성과 불연성으로 나누어진다.
③ 재(ash)
④ 가로 진개(street refuse)
⑤ 공장 진개(industrial refuse)
⑥ 시장 진개(market refuse)
⑦ 동물 사체(dead animals)

(2) 소각 가능성별 분류

① 가연성 진개(combustible refuse)
② 불연성 진개(non-combustible refuse)

(3) 진개의 품목별 분류

① 주개(제1류) : 동·식물성 주개이다.
② 가연성 진개(제2류) : 종이, 나무, 풀, 포면류, 고무류 및 피혁류 등이다.
③ 불연성 진개(제3류) : 금속, 도기, 석기, 초자, 토사류 등이다.

2. 폐기물 처리

경제의 고도성장에 따른 대량소비, 1회용 상품의 증가와 인구의 도시 집중화 등에 따라 폐기물은 발생량이 매년 증가하고 있다. 이러한 양적인 증가에 따라 적절히 처리하여 환경을 개선·보호하여야 현실의 중요한 과제이다.

1) 폐기물의 분류

폐기물이란 쓰레기, 연소재, 오니, 폐유, 폐산, 폐알칼리, 동물의 사체 등 사람의 소비 활동이나 생산 과정에서 필요하지 아니하게 된 물질을 말한다(폐기물관리법, 2010.7.23) 폐기물관리법상 폐기물의 종류는 생활 폐기물, 사업장 폐기물, 지정 폐기물, 의료 폐기물이다.

일반 폐기물은 생활 쓰레기, 연소재 등과 산업 폐기물 중의 환경이나 사람에게 유해하지 않은 쓰레기로 가연성과 불가연성으로 종류에 따라 제1류, 제2류, 제3류로 나눈다.

- 제1류 : 주방에서 나오는 동식물성의 유기물로 퇴비로 사용 가능한 것
- 제2류 : 가연성 물질
- 제3류 : 불연성 물질이다.

(1) 폐기물의 출처별 분류

① 폐기물 : 사람의 소비 활동이나 생산 과정에서 필요하지 않아 버리는 물질을 말한다.
② 생활 폐기물 : 사업장 폐기물 외의 폐기물을 말한다.
③ 사업장 폐기물 : 법에 의하여 배출 시설을 설치 운영하는 사업장이나 그 밖에 대통령령으로 정하는 사업장에서 발생하는 폐기물을 말한다.

④ 지정 폐기물 : 사업장 폐기물 중 폐유, 폐산, 주변환경을 오염시킬 수 있거나 인체에 위해(危害)를 줄 수 있는 물질로 대통령령으로 정하는 폐기물이다.

⑤ 의료 폐기물 : 보건의료기관, 동물병원, 시험 검사기관 등에서 배출되는 폐기물 중 인체에 감염 등 위해(危害)를 줄 수 있는 폐기물과 인체조직의 적출물(摘出物), 동물의 사체 등 환경보호상 특별관리가 필요하다고 인정되는 폐기물로 대통령령으로 정하는 폐기물이다.

(2) 일반 폐기물 처리

소각 · 중화 · 파쇄 · 고형화 등의 중간 처리와 매립하거나 해역으로 배출하는 등의 최종 처리가 있다. 우리나라는 재활용이 크게 확대되고 매립 처리 비율은 낮아지는 추세에 있다. 그러나 재활용하고 남은 생활 폐기물 중 가연성 폐기물이 83.8%에 이르고 있음에도 주민 반대 등으로 인한 소각시설 건설 지연 등으로 소각률은 14.4%에 불과해 이에 대한 적극적인 관심과 대응이 필요한 실정이다.

【표 2-12】 폐기물 재활용 관련 기타 주요 개정 내용

[자료] 환경부, 2011.10.

재활용 정의 [법 제 2조 제7호]	설명 [시행규칙 제 3조]
1. 폐기물 재사용, 재생 이용하거나 재사용, 재생 이용할 수 있는 상태로 만드는 활동	• (재사용)재활용 가능 자원을 그대로 또는 고쳐서 쓰거나 생산활동에 다시 사용할 수 있도록 하는 것 • (재생이용)재활용 가능 자원의 전부 또는 일부를 원료 물질로 다시 사용하거나 다시 사용할 수 있도록 하는것
2. 폐기물로부터 에너지를 회수하거나 환수할 수 있는 상태로 만들거나 폐기물을 연료로 사용하는 활동으로써 환경부령이 정하는 활동	• 폐기물로부터 에너지 회수 기준에 맞게 회수 - 다른 물질과 혼합하지 아니하고 저위발열량이 Kg당 3,000Kcal 이상 - 에너지 회수효율이75%이상 - 회수열을 모두 열원으로 사용 등 • 에너지를 회수할 수 있는 상태로 만드는 활동 -재활용촉진법 시행규칙 별표 7에 의한 RDF, RPF 등 고형원료 제품을 만드는 활동 • 폐기물을 연료로 사용하는 활동 - 시멘트, 소성로 및 환경부장관이 고시하는 시설에서 폐타이어, 폐합성수지 섬유, 폐목재 등을 연료로 사용하는 활동

• 님비현상(not in my backyard)

주민들 생활에 반드시 필요한 공공시설이지만 타지역에 설치하길 바라고 자신들이 생활하는 집 주변에 설치하는 것을 기피하는 현상으로 NIMBY는 "내 뒤뜰이나 앞뜰에는 안 된다(not in my back yard)"는 말의 약어로서 지역이기주의를 뜻하는 것이다.

① 위생적 매립법(sanitary landfill)

매립 후 20cm 이상(최종 복토는 0.6~1m)의 두께로 복토를 한다. 매립한 진개가 발효·소화되어 1/2로 줄어들었을 때에 다시 복토를 한다. 지하수 오염을 방지하기 위해 바닥 면에 침출수 차단막을 설치하는 것으로 불연성 쓰레기에 적당하다. 매립 시에는 인가에서 멀어야 하고, 악취의 발생이나 파리, 쥐의 서식이 없도록 하여야 하며, 수질 오탁이나 화재의 발생이 없도록 처리되어야 한다. 매립 후 5년이면 지반 침하는 안정화되지만 이를 대지로 재이용하려면 10년이 경과되어야 한다. 매립 작업의 방법에는 구 매립법(trench method), 저지 매립법(area-fill method), 경사지 매립법(area-ramp method) 등이 있다.

② 소각법(incineration)

각종 가연성 쓰레기의 처리에 가장 널리 이용되는 가장 이상적인 쓰레기 처리 방법이다. 합리적으로 운영하면 병원성 미생물을 완전히 사멸시키므로 가장 위생적인 처리법이다. 소각법에는 소각로에 의한 법, 현지 소각법으로 나누어 볼 수 있다. 소각로에 의한 소각은 다음과 같은 장점이 있다(정, 1996).

- 매립법에 비해서 처리 장소가 좁아도 된다.
- 소각으로 인한 재는 유기물이 없으므로 매립에 편리하다.
- 기후의 영향을 받지 않는다.
- 처리가 불쾌하지 않다.
- 소각열을 이용할 수 있다.

단점은 다음과 같다.

- 건설비가 많이 든다.
- 숙련공이 필요하다.
- 소각 장소의 선정 등에 애로가 있다.

소각로에는 자연 통풍식, 강제 통풍식, 고온로와 저온로, 단독로와 연속로 등이 있는데, 어느 것이나 적당한 통풍, 유기물의 완전연소에 필요한 온도의 유지가 필요하다. 일반적으로 강제 통풍식 고온로는 800~980℃이다.

③ 퇴비 및 사료(compositing & feeding)

농촌이나 농촌 주변의 도시에서는 진개를 4~5개월간 발효시켜 퇴비로 이용하고 있는데, 근래 고속 퇴비화 시설이 설치되어 2~3일이면 좋은 비료로 이용할 수 있다. 특히 발효 과정에서는 60~70℃의 발열이 생겨서 병원미생물이나 기생충 등을 사멸시킬 수도 있지만, 처리시설 확보와 자원화 기술에 어려움이 있으며 주변 지역에서 민원이 발생되는 단점이 있다.

④ 분쇄 및 투기(grinding & dumping)

쓰레기를 분쇄하여 처리하거나 하천 및 해양에 투기하는 방법인데, 특별한 경우를 제외하고는 쓰레기의 비산·악취 발생, 위생해충의 발생 및 번식, 지하수 및 해양오염 등의 환경을 오염시킬 염려가 있어서 이용되지 않는다. 저지대 투기법과 해양 투기법이 있다.

⑤ 재활용법(recycling)

폐기물 발생량의 급증과 매입지의 확보 곤란 등으로 기존의 폐기물 처리방법으로는 폐기물의 관리가 한계에 도달함에 따라 폐기물의 발생을 원천적으로 줄이고, 처리비용을 절감하며, 발생된 폐기물의 재활용을 촉진함으로써 자원의 절약과 환경 보전을 도모할 수 있다는 장점을 가지고 있어 가장 바람직한 처리 방법이다.

우리나라에서도 1992년 12월 8일 '자원의 절약과 재활용 촉진에 관한 법률'을 제정하고 대량생산, 대량소비, 대량폐기의 자원 소비형 사회 구조를 폐기물의 감량, 재기용, 재활용을 통한 자원 순환형 사회로 만들자는 취지에서 환경부 폐기물자원국을 자원순환국으로 명칭을 변경하였으며, 2003년 1월 1일부터 생산자 책임재활용제도를 시행하고 있다.

(3)사업장 폐기물 처리

사업장 폐기물 배출자는 사업장에서 발생하는 폐기물을 폐기물 처리업의 허가를 받은 자, 폐기물 처리 신고자, 폐기물 시설을 설치·운영하는 자, 폐기물 처리업의 허가를 받은 자 또는 등록을 한 자에게 위탁하여 처리하여야 한다.

(4) 생산자 책임재활용제(Extended Producer Responsibility, ERP)

제품의 생산자들로 하여금 제품의 설계, 제조, 유통·소비 및 폐기 전 과정에 걸쳐 환경친화적인 경제활동을 유도함으로써 폐기물의 감량(Reduction), 재이용(Reuse), 재활용(Recycling)을 촉진하고 '자원순환형 경제·사회 체계'를 도모하려는 제도로서 독일, 영국, 프랑스, 헝가리 등 유럽 15개국과 일본, 대만, 호주 등 대부분의 선진국가들이 동 제도를 도입하였다.

우리나라는 1992년부터 시행한 폐기물 예치금제도가 재활용을 경제적 요인에만 맡겨 두는 결과를 초래함으로써 사회적으로 바람직한 재활용이 이루어지지 못함에 따라, 이를 개선하고 생산자의 책임을 보다 확대하기 위해 '자원의 절약과 재활용 촉진에 관한 법률'을 전면 개정(2002.2)하여 기존의 폐기물 예치금제도를 폐지하는 대신 '생산자 책임재활용제도'를 도입·시행(2003.1)하였다.

2-9. 구충·구서(insect & rodent control)

지구에는 약 60여 만 종의 곤충과 1,100여 종의 쥐가 서식하고 있으며 이것들이 직·간접적으로 우리 인간에게 피해를 주거나, 병원체를 매개하며 건강을 해친다. 구충·구서의 일반적인 원칙을 들어 보면 다음과 같다(이외, 1985).

① 구제 대상 동물의 발생원이나 서식처를 제거한다.
② 구충·구서는 발생 초기에 실시한다.
③ 대상 동물의 생태나 습성에 따라서 실시한다.
④ 구충·구서는 광범위하게 동시에 실시한다.

1. 위생 해충

해충이란 사람에게 직·간접적으로 피해를 주는 모든 곤충을 총칭한다. William B. Herms(1961)에 의하면, "위생곤충학이란, 곤충을 포함하는 절족동물과 인축의 질병과의 관계를 취급하는 과학이다."라고 정의를 내렸다. 절족동물(arthropods)의 특징을 들어 보면 다음과 같다(백, 1968).

① 좌우 상칭(bilaterally symmetrical)이다.
② 외골격(fir exoskeleton)이다.
③ 환절체와 절족(segmented body with jointed appendages)이다.
④ 전후축으로 구분(anterio-posterior axis)되어 있다.

1) 인간에게 끼치는 위해작용(hamful action to human health)

우리에게 끼치는 위해작용을 들어 보면 다음과 같다(정, 1997).

(1) 직접적(기계적, mechanical)

① 물거나 찌른다(bites & stings).
② 병적인 공포(entomophobia) 등을 준다.

(2) 간접적(생물학적 전파, biological transmission)

1931년 Huff, Clay는 다음과 같이 분류하였다(정, 1997).

① 발육형(cyclo-developmental transmission) : 곤충 체내에서 증식은 하지 않고 생활환의 일부를 경과하면서 전파한다(cyclic change $\overline{S}$[5] multiplication). 예를 들면 휘라리아증(microfilaria in filariasis) 등이 있다.
② 발육 증식형(cyclo-propagative transmission) : 곤충 체내에서 증식하며 생활환을 경과하면서 전파한다(cyclic change $\overline{C}$[6] multiplication). 예를 들면 수면병(sleeping sickness) 등이 있다.
③ 증식형(propagative transmission) : 곤충 체내에서 생활환은 경과하지 않으나, 증식하면서 상처를 통해서 전파한다($\overline{S}$ cyclic change but multiplication). 예를 들면 유행성뇌염(virus in encepharitis), 흑사병(plague) 등이 있다.
④ 유전형(hereditary transmission, transovarian transmission) : 충란을 통해서 다음 세대에 전파한다. 예를 들면 럭키홍반병(rocky mo- unteins spotted fever), 야토병(tularemia), 양충병(恙虫病, scrub typhus) 등이 있다.
⑤ 배설형(fecal contamination transmission) : 곤충 체내에서 증식하여 분으로 숙주의 피부에 창구(創口)가 있을 때 전파한다. 예를 들면 Q-열, 참호열(塹壕熱, trench fever), 발진열(endemic typhus) 등이 있다.

2) 절족동물의 분류

인체의 건강과 밀접한 관계가 있는 절족동물(arthropods)로서는 모기(mosquito), 파리(fly), 바퀴(cockroaches), 벼룩(flea), 이(louse), 진드기(tick), 빈대(bed-bug) 등이 있다. 계통적으로 분류하여 보면 다음과 같다(정, 2002).

5) $\overline{S}$: without
6) $\overline{C}$: with

【표 2-13】 절족동물 분류

문(門, phylum)	절족동물(節足動物,arthropod)
1 강(綱, class)	갑각류(甲殼類, *Crustacea*) ; 게, 새우등
2 강(綱)	거미류(*Arachnida*)
	전갈목(*Scorpionida*)
	거미목(*Araneida*)
	진드기목(*Acarida*)
3 강(綱)	순각류(唇殼類, *Chilopoda*) ; 지네
4 강(綱)	곤충(昆虫類), *Insecta*)

1943년 토쿠나가(德永)는 곤충을 24개 목으로 분류하였는데, 보건상 중요한 것은 다음 9개 목(目)이다(백, 1968).

① 직시목(直翅目), *Orthoptera*) : 바퀴, 메뚜기, 귀뚜라미 등이 여기에 속한다.

② 반시목(半翅目, *Hemiptera*) : 빈대, 매미 등이 여기에 속한다.

③ 우슬목(羽虱目, 날개이, *Mallophagha*) : 가축에 기생하여 피부를 저작(咀嚼, mastication)하는 진드기류가 여기에 속한다.

④ 슬목(虱目, 이, *Anoplura*) : 우슬목과 비슷하나 흡혈성이며 포유류에 기생하는 진드기류가 여기에 속한다.

⑤ 초시목(*Coleptera*) : 갑충류(甲虫類)인데, 이는 가축의 조충(條虫), 선충(線虫)의 중간 숙주가 되기 때문에 수의학상 중요하다.

⑥ 인시목(鱗翅目, *Lepidoptera*) : 나방, 나비 등이 여기에 속한다.

⑦ 은시목(隱翅目, *Siphonaptera, Aphaniptera*) : 벼룩이 여기에 속한다.

⑧ 막시목(膜翅目, *Hymenoptera*) : 개미, 벌 등이 여기에 속한다.

⑨ 쌍시목(雙翅目, *Diptera*) : 모기, 쇠파리, 등애, 쌀겨모기 등이 여기에 속한다.

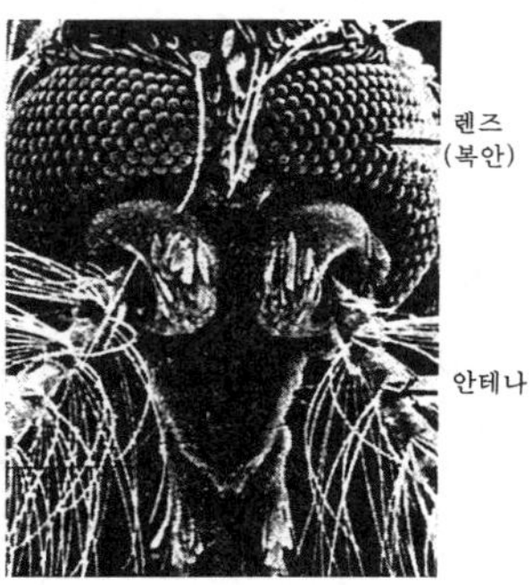

【그림 2-17】 *Ades* 모기의 머리

1) 모기(蚊, mosquitoes)

세계적으로 약 2,000여 종이 있으며 1978년 이한일 씨에 의하면, 우리나라에는 49종이 있다고 보고하였다. 모기의 종류에 따라서 차이가 있으나, 대개 여름철에 많이 발생하는데, 그 형태는 [그림 2-17]과 같으며 생활사는 [그림 2-18]과 같다. 알·유충·번데기의 기간에는 물[水] 속에서 지낸다. 일반적으로 수명은 ♀ 1개월, ♂ 10~20일이며 1km 정도를 날아다닌다. 성충이 되려면 10~14일이 소요되며, 월동하여 3월경에 산란·부화하고 4~5월경부터 활동이 활발해져 6~7월경에 최고에 달한다. 학질모기, 집모기 등은 성충으로 월동하는데, 주로 암컷이 굴속, 동굴 및 볏짚 속 등에서 월동하며 숲모기는 알로서 월동한다. 모기가 매개하는 감염병은 malaria(중국얼룩날개모기, *Anopheles sinensis*), 일본뇌염(작은빨간집모기, *Culex tritaeniorhynchus*), 사상충증(filariasis, 토고숲모기, *Aedes togoi*). 황열(yellow fever, *Aedes aegypti*), dengue(*Aedes aegypti* & *Aedes albopictus*) 등이 있다. 모기의 구제와 관리 방법은 다음과 같다(이 외 , 1985).

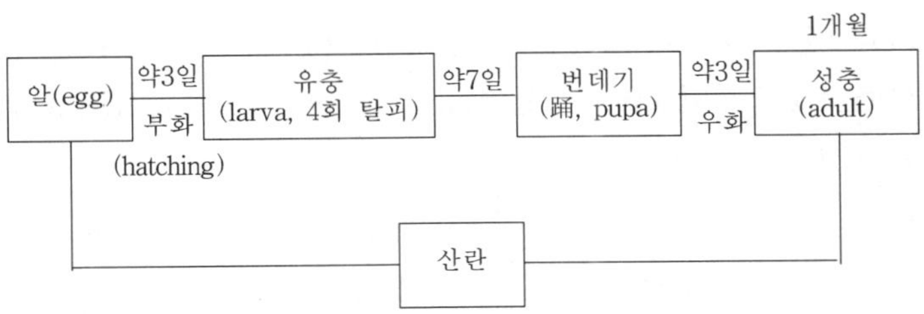

【그림 2-18】 빨간집모기(*Culex pipoens*)의 생활사

(1) 환경관리

모기 발생지를 제거한다. 즉 방화수, 하수구, 고인 물 등이 장기간 정체하지 않도록 한다.

(2) 유충 구제

학질모기나 일본뇌염모기는 논과 같은 대수역에 산란하므로 그 제거가 어려우나, 숲모기는 소수역에서 발생하므로 잘 관리하여야 한다. 일반적으로 흐르는 물에는 산란하지 않으며 고여 있는 물에 산란한다. 살충제로는 DDT[7], BHC, lindane, dieldrin 등이 이용된다.

---

7) DDT : Dichloro diphenyl trichloroethane의 약자

(3) 성충구제

살충제의 공간 살포(space spray)에는 주로 속효성 살충제인 pyrethrin, alethrin, DDVP, lindane 등이 이용된다. DDT(2g/m^2)를 벽에 살포하면(residual spray), 벽에 막(membrane)을 형성하여 약 2개월 정도의 잔류 효과가 있다. 또한, propoxar (baygon)도 잔류 효과가 2~3개월 정도로 알려져 있다. 기타의 방법으로써 기피제를 몸에 바르거나 모기향 등을 이용한다. 이는 발암성이 있으므로 주의해야 한다(정, 2002).

※ 살충제의 효과 : Dieldrine > Aldrin = ϒ-BHC > chlordane > DDT

2) 파리(housefiles)

파리의 종류는 세계적으로 5,800여 종이 되며 이 중에서 유해를 끼치는 종류만 하더라도 약 100여 종이나 된다. 파리는 크기, 날개, 입, 알 등에 따라서 분류되는데, 주요 종류를 들어보면, ① 집파리(common houseflies, *Musca domestica* Linnaeus), ② 들집파리(*Musca hervei* Villeneuve), ③ 큰집파리(*Muscina stabulans* Fallen), ④ 공주집파리(*Fannia canicularis* Linnaeus), ⑤ 검정공주집파리(*Ophyra leucostoma* Wiedemann) ⑥ 큰 검정파리(*Calliphora vomitoria* Linnaeus), ⑦ 금파리(*Lucilia caesar* Linnaeus), ⑧ 쉬파리속(*Sarcophaga* sp.) 등이 있다(정, 1996).

발생 장소는 파리의 종류에 따라 다른데, 집파리는 쓰레기장이나 퇴비장에서 잘 발생하고 쉬파리, 큰검정파리는 변소, 쓰레기장, 동물시체 등에서 발생한다. 집파리는 주간활동성인데, 오전 10시부터 오후 2시 사이에 그 활동이 활발하며 비행거리는 약 1마일이며 번식 적온은 25~30℃이다. 집파리의 생활사는 [그림 2-19]와 같다(정 · 박, 1987).

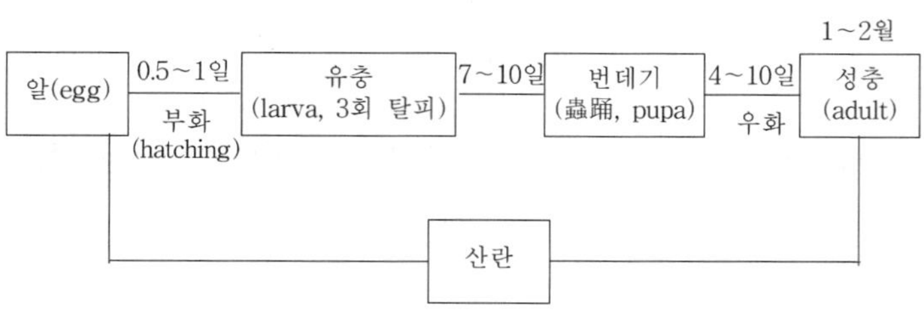

【그림 2-19】 집파리의 생활사

일반적으로 파리는 장티푸스(typhoid), 파라티푸스(paratyphoid fever), 세균성이질(*Bacillary dysentery*), 콜레라(cholera), 기생충병(parasitic disease) 등을 전파시킨다. 또한, 체체파리(tse-tse fly)는 수면병(sleep sickness)과 nagana병(*trypanosoma brucei*), 등애(deer fly)는 로아사상충(*loa loa*, loiasis), 탄저병(anthrax), 야토병(tularemia), 모래

파리(sand fly)는 레쉬마니아증(leishmaniasis), *Bartonella bacilliformis*는 Carrion씨병 등을 전파한다. 또한, 서식체에 따라서 차이가 있겠으나 근래 연구보고에 의하면, 집 파리 1마리에 묻어 있는 세균 수는 150만, 야생 파리 1마리에 묻어 있는 세균 수는 750만이나 되므로 철저한 관리가 요망된다. 파리의 구제법은 다음과 같다(국립보건원, 1966).

① 서식처 및 발생원의 제거 : 부엌, 화장실, 쓰레기장, 퇴비장 및 하수구 등을 청결히 관리한다.

② 유충 구제 : DDT, BHC 및 생석회 등을 이용한다.

③ 성충 구제 : 파리통, 끈끈이, 테이프, 살충제 등을 이용한다.

3) 바퀴(cockroaches)

바퀴과에 속하는 바퀴는 약 2,000여 종이 되며 우리나라에도 6~8종이 있는데, 주요한 가주성 바퀴를 들어보면 다음과 같다(국립보건원, 1966).

(1) 독일바퀴(*Blatella germanica* Linnaeus)

여관, 음식점 등에 많으며 체장 1.5cm 정도이다. 우리나라에 가장 많은 종류이다.

(2) 검정바퀴(*Periplaneta fuliginosa* Serville)

민가에 많다.

(3) 일본바퀴(*Periplaneta japonica* Karney)

흑색 대형인데, 날개가 짧다.

(4) 미국바퀴(*Periplaneta americana* Linnaeus)

대형종인데, 길이 40mm이며 세계적으로 분포한다. 바퀴는 온도와 습도가 일정하게 유지되는 아파트, 음식점, 주점, 다방, 과자점, 식품점, 병원 등에 주로 서식한다. 이는 야간 활동성이며 잡식성이고 질주성이며 군거 생활을 한다. 그 생활사는 [그림 2-20]과 같다. 바퀴는 주로 소화기계 감염병인 세균성 이질, 콜레라, 장티푸스, 살모넬라증, 소아마비 등을 전파한다. 또한, 의류 및 서책 등에 식해를 입힌다. 바퀴의 구제는 번식력이 강하므로 완전히 박멸하지 않으면 안 된다. 특히 알을 구제하기 위해서는 산란기를 고려하여 몇 차례의 구제를 반복해야 한다. 주로 독이법(stomach poison)이 이용되는데, 붕산을 물에 30~40% 정도로 용해하여, 여기에 식빵가루를 적당량 넣어 서식처나 통로 등에 놓아두거나 살충제를 살포한다(정, 2002).

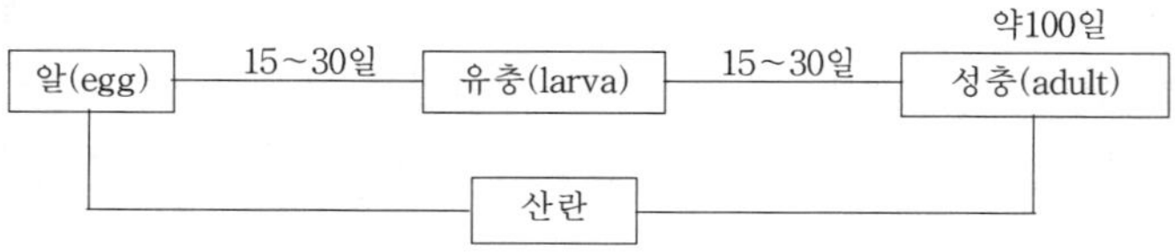

【그림 2-20】 독일바퀴의 생활사

2. 쥐(rats)

쥐는 야생포유류 중 감염병 매개뿐만 아니라 가구, 기물 파괴, 식품 오염 및 식품 손실 등의 피해를 입힌다. 포유동물의 약 1/3에 달하는 설치류(*Rodentia*)는 세계적으로 1,100여 종이 있으며 우리나라는 2개과 약 20종이 있다(정, 1996).

- order : 설치류(齧齒類, *Rodentia*)
- suborder : 아목(亞目, *Sciuromorpha*)
- family : 다람쥐과(*Sciuridae*)
  쥐과(*Muridae*)

주요 가주성 쥐의 종류를 들어 보면 다음과 같다(정·박, 1987).

(1) 곰쥐(*Rattus rattus*, roof rat,hollow rat)

곰쥐는 흑갈색이고 체중 100~250g, 보통 100g 정도이며 꼬리가 몸길이보다 길고 귀가 커서 접어 젖히면 눈이 완전히 덮인다. 주로 천정, 벽 틈, 곡물창고 등에서 서식한다.

(2) 집쥐(시궁쥐, *Rattus norvegicus*, brown rat, norway rat)

집쥐는 곰쥐보다 커서 300~400g 정도이다. 꼬리의 길이가 체장보다 짧으며 꼬리는 굵고 비늘이 거칠다. 반가주성이며 부엌, 변소, 축사, 경작지, 하수구, 쓰레기 등에서 서식한다.

(3) 생쥐(*Mus musculus yamashinai* Kuroda, common house mouse)

생쥐의 몸무게는 약 50g 정도이며 인가나 들판에서 살고 농작물보관소, 농경지 등에 주로 서식한다.

기타 애급쥐(*Rattus rattus alexandrinus*), 울도긴꼬리쥐(*Rattus norvegicus longi-*

caudus Mori), 만주집쥐(*Rattus norvegicus caraco* Pallas), 울도생쥐(*Mus musculus utsuryonis* Mori) 등이 있다.

쥐의 특성과 습성을 보면 다음과 같다(정, 1996). 수명은 2~3년이며, 임신 기간은 21일이고, 1회 출산에 6~9마리의 새끼를 낳는다. 생후 1개월이면 교미를 시작하여 40일이면 새끼를 낳는다. 이상적인 조건하이면 1쌍이 1년에 13,018마리의 새끼를 낳는다. 쥐의 습성을 구체적으로 들어 보면 다음과 같다(정, 1987).

① 일상 통로인 1정문에 3~12개의 비상구가 있다.
② 4~5km의 계절 이동을 하며 가옥 내 활동 범위(home range)는 40feet이다.
③ 선박을 통해서 전 세계로 이동한다.
④ 신선한 식품을 하루에 25g 정도(체중의 1/4 정도)를 먹으며, 3일간 굶으면 죽는다.
⑤ 앞니[門齒]는 연간 12.7cm씩 자란다.
⑥ 후각신경은 사람의 40배 이상 발달되어 있다.
⑦ 귀는 사람의 6배 이상 발달되어 있다.
⑧ 1m 앞을 보지 못하는 근시안이나 빛에 예민한 수염 촉각이 발달되어 밤에도 잘 활동한다.
⑨ 사람이 고양이 소리를 내면 식별한다.

쥐가 전파시키는 감염병을 들어 보면 다음과 같다(권, 1997 ; 이 외, 1985).

① 세균성 질병 : Pest,Weil's병, 서교증(rat bite fever), salmonellosis
② 리켓치아성 질병(rickettsiasis) : 발진열(murine typhus), 양충병(恙虫病, 쓰쓰가무시병(tsutsugamushi disease)
③ 바이러스병 : 유행성출혈열(epidemic hemorrhagic fever)
④ 기생충병 : 아메바성 이질(*Amoebic dysentery*)

쥐의 구제법은 다음과 같다.

① 압살법 및 포서 방법
② 천적 이용법 및 서식처 제거법
③ 살서제 이용법 : 8% 황인, 비소화합물, ANTU(α-naphthylthiourea), 불화초산소, warfarin 등을 이용한다.
④ 훈증법(fumigation) : 아황산가스, 일산화탄소, 청산 등을 이용한다.

2-10. 주택 보건(housing & sanitation)

주택 환경은 안전・쾌적하며 인간이 살아가는데 가족관계의 유지와 휴식, 수면 등 생활 공간이다. 이는 가정생활의 행복과 국민 문화의 척도가 되며, 가장 기본이 되는 삶의 터전이다.

주택의 기본 조건으로

① 외부의 환경으로부터 보호되어야 한다. 여름은 더위로부터 보호되어야 하며, 겨울은 추위로부터 보호되어야 한다. 또한, 환경오염이나 각종 소음에서 보호되어야 한다.
② 질병 발생의 위험이나 각종 사고의 위험이 없이 안전하어야 한다.
③ 일상생활에 편리하여야 하며 가족 간의 접촉이 적당할 수 있게 가족 수에 따라 적당한 공간이 필요하다.
④ 경제성과 능률성에 적당하고 심리적으로 외부와의 구분이 되어 보안 및 안정감이 있어야 한다.

1. 주택의 보건학적 조건

국소기후(local climate), 즉 가옥기후(residence climate)를 만들어서 우리를 자연의 위협으로부터 보호하며 일상생활을 평안하게 하고 건강을 유지하도록 한다. 그러나 자연환경과 너무 차이가 심하면 자연에 대한 저항력이 감소되기 때문에 유의해야 한다.

1) 주택의 기본 조건

주택의 기본 조건은 다음과 같다(APHA, 1950 ; 정, 1996).

① 재해를 예방할 수 있을 것
② 생리적 요구를 만족시킬 것
③ 일상생활이 능률적이고 쾌적하게 이루어질 수 있을 것, 특히 동선이 짧아야 한다.
④ 질병의 예방 대책이 이루어져 있을 것
⑤ 가계상 주거비의 부담이 과대하지 않을 것
⑥ 정신적으로 안정감을 가질 수 있을 것 등이다.

2) 대지의 선정

대지의 선정에는 다음과 같은 점을 고려해야 한다(정 · 박, 1987).

① 대지의 지형은 일광의 조사량이 많아야 하며 남향 또는 동남향이 좋다.
② 우수와 오수의 배제가 편리해야 한다.
③ 하천과 호수의 수면보다 높은 언덕의 중턱이 좋다.
④ 지질은 모래질 땅(砂土壤)으로서 물의 침투성이 좋고 건조하여야 한다.
⑤ 건축물의 지반이 견고해야 한다. 진개(塵芥)와 오물(汚物)로 매립한 토지는 10년

이상이 경과되어야 한다.

⑥ 대지의 지하수면은 4계절을 통하여 항상 지하 2m 이하에 있어야 하며, 좋은 수질의 음용수를 충분히 얻을 수 있어야 한다.

⑦ 공기의 오염원과 위험물의 저장소 등으로부터 떨어져 있어야 한다.

⑧ 소음 발생원으로부터 떨어져 있어야 한다.

⑨ 통학이나 통근에 편리한 거리여야 한다.

3) 주택의 구조

주택의 구조는 각 지방의 기후나 생활습관 등에 따라서 다르다(정 · 박, 1987).

① 기후에 순응할 수 있고 편리하며 위생적이고 경제적이어야 한다.

② 거실의 크기, 방의 배치, 환기, 조명, 채광, 난방 등을 고려해야 한다.

③ 지붕은 방습, 방한, 방열을 고려하며 벽은 방서, 방한, 방화 및 방음 등을 고려해야 한다.

④ 마루는 지면으로부터 45cm 이상의 간격을 두어 통기가 잘 되도록 하며 천정의 높이는 2.1m 정도로 한다.

⑤ 거실이나 방의 배치는 남향 및 동남향으로 한다.

2. 환기(ventilation)

환기란 실내의 오염된 공기를 내보내고 실외의 신선한 공기를 들어오게 하는 것으로 환기 방법에는 자연 환기와 인공 환기로 나누어진다(권 · 정, 1998).

1) 자연 환기(natural ventilation)

실내의 공기는 실내 · 외의 온도차, 기체의 확산력 및 외기의 풍력 등에 의해서 이루어진다.

① 중력 환기(gravity ventilation) : 실내 · 외의 온도 차이에 의하여 일어나는 환기를 중력환기(gravity ventilation)라고 한다. 이것은 온도차에 의해서 밀도차가 생기며 이에 의해서 압력차가 발생하여 일어나는 현상이다. 밖에서 실내로 들어오는 공기는 하부를 통해서 유입되며 실내에서 밖으로 나아가는 공기는 상부를 통해서 유출되는데, 이 중간에 압력 zero(0) 지대가 형성된다. 이를 중성대(neutral zone)라고 하는데, 이는 천정 부분에서 형성되는 것이 환기량이 크며 방바닥 부분에서 형성되면 반대로 환기량이 적어진다.

② 풍력 환기 : 풍향 측의 압력 증대로 생기는 양압(陽壓)과 풍향배측의 압력 감소에

기인하는 음압에 의한 압력차에 의하여 형성되는 환기로서, 풍압은 풍속의 제곱에 비례한다.

$P = KSV^2$

P = 풍압(kg) V = 풍속(m/sec)

S = 수풍면적(m^2) K = 상수(기상학에서는 0.12)

풍력에 의한 환기는 자연 환기의 주가 되는데, 풍압은 풍속의 제곱에 비례한다. 환기는 풍향 배측에 있어서의 압력의 증대에 의한 양압(陽壓)과 풍향 배측에 있어서의 압력의 감소에 기인된 음압(陰壓)과의 차이에 의한다.

환기량은 보통 시간당 실내에서 교환되는 공기량을 말하며 환기 횟수는 환기량을 거실의 용적으로 제한 값이다.

자연 환기는 유효창 면적 : 상(床) 면적 = 1 : 20 이상이 되어야 한다. 일반적으로 환기 횟수는 시간당 거실 1~2회, 객실 3~5회, 욕실 1~2회, 변소 3~5회, 부엌 40회, 극장 및 강당 4회, 대중식당 4~10회, 대중식당 조리실 8~40회, 사무실 5~8회 등이다(본장, 2-2 공기, 1. 실내공기, 4) 이산화탄소편 거실 환기의 기준편 참조)(정 · 구, 1974).

2) 인공 환기(artificial ventilation)

식당 조리실, 화장실, 강당, 공장, 극장, 선박, 탄광, 실험실 등 자연 환기로는 불충분한 곳은 인공 환기가 필요하다. 인공 환기의 경우는 다음과 같은 조건이 고려되어야 한다(심, 1970).

① 신속한 교환(온도, 습도)이 이루어져야 한다.
② 생리적 쾌적감(취기, 오염공기)이 이루어져야 한다.
③ 신선한 공기가 유입되어야 한다.
④ 실내 교환 공기가 고르게 확산되어야 한다.

인공 환기는 동력환기 방법으로

① 공기 조정식(carrier 식),
② 배기(흡인식) 환기법,
③ 송기식 환기법,
④ 평형식 환기법 등이 있으며 보조 환기법으로 지붕이나 천정을 이용한 자연 환기에 의한 옥배환기법(屋背換氣法), 배기통환기법(排氣筒換氣法) 등이 있다.

Carrier식은 W. H. Carrier가 1911년 고안한 방법인데, 이는 공기 조정에 있어서의 습도의 조절은 적당한 온도의 분무수(噴霧水)를 이용하여 공기를 포화시켜 노점온도(露點

溫度)[8]를 조정하는 것이다. 작업장의 환기는 기온이 10℃ 이하에서는 근로자가 1m/sec 이상의 기류에 접촉되지 않도록 하며 1인당 침실 면적은 약 $4m^2$, 기저는 $10m^3$가 알맞다 (이외, 1985).

배기식 환기법은 오염물 배기나 처리에 유효하며, 송기식 환기법은 오염물 제거에는 효과가 없으나 신선한 공기를 공급하여 주며 오염물을 희석시킨다. 효과적인 것은 급배기를 함께 할 수 있는 평형식 환기법이다.

공기 조정법은 공기의 온습도를 조정할 수 있고, 배기의 오염물을 처리하는 여과설비를 갖추고 있어 가장 이상적인 방법이다.

3) 환기량

환기량이란 1시간 내에 실내에서 교환되어야 하는 공기량을 말하는데, 환기량의 측정은 CO_2나 CO 및 유해가스의 농도를 지표로 하고 있으며, 일반적으로는 CO_2의 서한도를 지표로 하여 산출한다.

$$V = K/CO-C$$

V : 1인당 소요 환기량(m^3/hr)
K : 1인 1시간당 호출 CO_2량(m^3/hr)
CO : CO_2의 서한량(0.1%)
C : CO_2의 실외 정상 함유량(0.03%)
K : Rubner에 의하면 K=22.61($0.022m^3$)

여기서 거실의 면적이 $15m^3$일 때 31.43/15≒2.1이 된다. 즉 1시간에 약 2회의 환기가 필요하다. 환기 횟수는 CO_2 양의 변화를 보고 계산하여 구한다. 그러나 환기가 이루어지지 않는 수면기간을 위하여 1인당 필요 침실 면적은 $4m^2$, 기적은 $10m^3$ 이상이어야 하며, 작업장에서의 환기는 10℃ 이하일 때는 근로자가 1m/sec 이상의 기류에 접촉하지 않도록 하여야 한다. 표준 소요 환기량은 일반적으로 실내의 종류에 따라 다음과 같다(표 2-14 참조).

8) 노점온도(露點溫度) : 공기 중에서 물체를 냉각하여 표면에 이슬이 맺기 시작할 때의 표면온도를 말한다.

【표 2-14】 실내의 종류에 따른 표준 환기량

(단위 : m^3/시간/1인)

실내의 종류	환기량	실내의 종류	환기량
거실	50	극장	40~50
초증학교 교실	12~15	공장	60
중학교 교실	25~30	병실	60~70

3. 채광 및 조명(lighting & illumination)

채광 및 조명의 양부는 시력, 정신, 사고 등 우리의 건강과 밀접한 관계가 있으며 작업능률 및 생산력 등에도 크게 영향을 끼친다(정, 1996).

1) 자연 조명(주간 조명)

자연 조명은 태양을 광원으로 하여 옥내에 직접조명, 옥내반사, 옥외반사 등이 종합적으로 작용하여 이루어진다. 일광은 다음의 효과가 있다(정, 1996).

① 중추신경을 자극하여 기분을 상쾌하게 한다.
② 신진대사를 촉진시킨다.
③ 피부를 튼튼하게 한다.
④ 장기 기능을 항진시켜 식욕을 증진시킨다.
⑤ 발육 특히, 골 성장에 유효하다.
⑥ 구루병의 예방 및 치료에 효과가 있다.
⑦ 눈의 피로를 감소시켜 준다.
⑧ 적혈구 및 헤모글로빈 양의 증가에 의해서 흡수 능력을 증가시킨다.
⑨ 살균작용이 있다.

앞면에 장해 건물이 있으면, 그 높이의 약 2.5배의 앞뜰이 필요하며, 단층이 있을 경우에는 10m 이상의 공지가 필요하다. 주택의 자연 조명을 위해서는 창은 다음과 같은 점을 고려해야 한다(심, 1970).

(1) 창의 방향

거실이나 창의 방향은 남향이 제일 좋으며 동 또는 서쪽으로 10도 정도 경사되어도 무방하다.

(2) 창의 면적

방바닥 면적의 1/5~1/7(20~14%), 벽면적의 70%가 적당하다(표 2-15 참조).

【표 2-15】 고층 건물의 창 면적과 상(床) 면적의 비율

층	비율(최저선)
1	1/9
2	1/10
3	1/11
4	1/12
5	1/15

(3) 개각(開角)과 입사각(入射角, open angle & oblique incidence)

광량은 100~1,000lux[9]가 소요량이다. 개각(open angle)은 창을 통하여 실내조명을 꾀할 때, 창 상단과 작업점을 연결하는 선과, 작업점과 창 전면 차폐 건물 상단을 연결하는 선과의 사이에 이루어지는 각도인데, 보통 4~5° 이상이 좋으며 입사각(仰角, angle of incidence, cross angle)은 높은 곳에 있는 목표물을 관측할 때, 관측자의 시선과 지평선이 이루는 각도인데, 27° 이상이 좋다(그림 2-21 참조)(정, 1996).

9) lux : 조도의 단위로서 광선이 비치는 단위면적의 밝기를 말하며 1lux라고 하는 것은 1lumen의 광속(光束)이 1m^{2}의 평면상에 균등하게 분포되어 있는 경우의 조도를 말한다. 즉 1촉광의 광원이 1m 거리에서의 평활평면을 비치는 명도인데, foot candle 단위도 쓴다.
lumen : 광속(光束)의 단위로서 광원으로부터 단위시간에 나오는 광량(光量)이다.
광속(luminous flux) : 광원에서 나오는 빛의 과다로 단위는 lumen을 사용한다. 100watt의 광속은 1,300lumen이다.

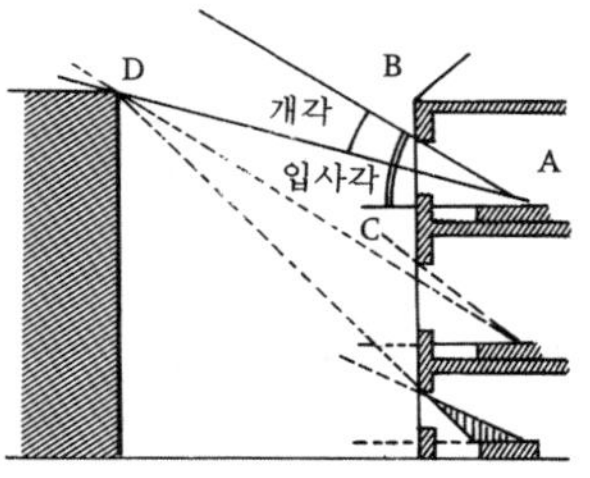

【그림 2-21】 차광물이 있을 경우 개각 및 입사각

(4) 거실의 안쪽 길이

거실의 안쪽 길이는 창틀 윗부분까지 높이의 1.5배 이하인 것이 좋다.

(5) 기타

광량이 많으면 커튼이나 기타 차광물로 차광하는 것이 좋다. 대도시에서는 창을 청소한 후, 10일 이상이 되면 유리의 경우, 광선 투과율이 35~40%가 감소된다. 벽색도 방안의 밝기에 영향을 미치는데, 흰색의 반사율은 70~80%, 회색 15~55%, 농녹색 10~20%이다.

2) 인공조명

인공조명은 액체, 가스, 고체 등을 연소시키는 방법과 전기에너지로 얻는 방법이 있는데, 전기에너지를 이용하는 것이 가장 위생적이다. 낮에는 실내에서 200~1,000lux, 야간에는 20~200lux가 필요하며 서한도(恕限度)는 10lux이고 휘도차(煇度差)[10]는 한 시야에서 10배를 넘어서는 안 된다. 조명은 작업 면이 받는 밝기보다도 작업 면이 반사하는 정도에 따라 달라진다. 즉 흑판(흑판의 반사율은 0)에 백묵(백색 100)으로 쓴 글씨는 [100÷(100-0)]×100=100%로서 휘도 조절(brightness contrast)이 좋아서 보기가 쉽다. 인공조명 시 고려해야 할 점은 다음과 같다(권, 1997 ; 정, 1996).

① 조도(illumination)는 작업상 충분할 것
② 광색은 주황색(주간광색)에 가까울 것. 자, 남, 청, 녹색은 냉감을 주며 적, 등, 황색은 온감을 준다.

---

10) 휘도(brightness) : 광원의 단위면적당 광도로서 stilb를 사용한다.
Foot canlde : 휘도(brightness)의 단위로도 쓰며 1촉광(candle power)의 광원으로부터 1foot 떨어진 면의 $1foot^2$이 받는 밝기를 말하는데, 대개 10lux와 비슷하다.

③ 유해가스를 발생하지 않을 것
④ 폭발이나 발화의 위험이 없을 것. 광원이 너무 다량의 열을 발생하지 않아야 한다.
⑤ 취급이 간편하고 염가일 것
⑥ 조도는 시간과 장소에 따라서 불변이고 균등해야 한다. 최고와 최저의 조도 차는 30% 이내여야 한다.
⑦ 광원은 간접조명이 좋으며 좌상방에서 비치는 것이 좋다.
⑧ 음영이 심하게 크면 좋지 않으나, 일부러 없앨 필요는 없다.

조명 방법은 직접 조명, 간접 조명 및 반간접 조명 등 3가지가 있다(권, 1998).

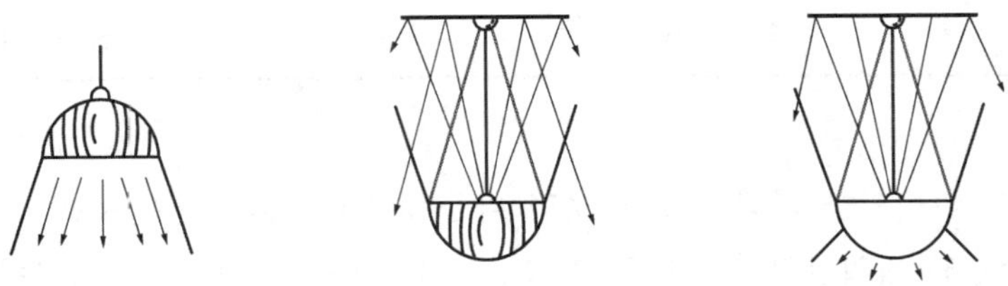

【그림 2-22】 조명의 방법

① 직접 조명(direct illumination) : 조명 효율이 크고 경제적이나 눈부심을 일으키며 강한 음영으로 불쾌감을 준다.
② 간접 조명(indirect illumination) : 반사에 의한 산광 상태로서 온화하며 음영이나 휘도가 생기지 않으나, 조명 효율이 낮고 설비의 유지비가 약간 많이 든다.
③ 반간접 조명(semi-indirect illumination) : 직접 조명과 간접 조명의 절충식으로 반투명의 역반사 삿갓에 의해서 작업면상을 비치는 광선 1/2 이상을 간접광과 나머지를 직접광에 의하는 방법이다. 반간접 조명은 전반 조명(全般照明, general illumination)과 국소 조명(partial illumination)이 있다. 전자는 일정한 조도로 실내 전체를 조명하는 방법인데, 이는 시설비 등이 적게 들고 전구 파손 등의 손실이 적으며 음영도 적기 때문에 사무실이나 공장 등에 사용한다. 후자는 강한 조명을 필요로 하는 작업장에서 필요한 부분만 조명하는 방법인데, 명암의 차이로 인해서 시력저하, 피로 등이 빨리 오며 전구 파손 등이 많아서 경제적인 손실도 많다. 인공 조명의 조도는 [표 2-16]과 같다(권, 1997 ; 정, 1982).

【표 2-16】 인공조명의 표준 조도

장 소	표준 조도(lux)
사무실 · 도서실 · 학교교실	80~120
옥내 체조장 · 대합실 · 강당(높은 천정)	30~80
정밀 작업실(식당, 정밀기계 작업)	100~200
보통 작업실 · 거친 작업실	5~100, 25~50
양장점 · 미용실 · 시계점 · 재봉실 · 제도실	100~200
보통 상점	50~100
백화점(지하~상층)	100~200, 80~120

부적당한 조명에 의한 피해를 들어 보면 다음과 같다(제4장 산업보건, 4-7 직업병, 1. 직업병의 분류, 1) 작업환경에 기인한 직업병, (c) 불량 조명에 의한 직업병편 참조)(정, 1996).

① 근시(myopia) : 조도가 낮을 때, 눈의 시력 조절을 위한 안내압(intra-ocular pressure)이 항진되어 나타난다.
② 안정피로(asthenopia) : 조도 부족이나 현휘가 심할 때, 대상물의 식별을 위해서 과도하게 무리하면 나타난다.
③ 안구진탕증(nystagmus) : 부적당한 조명하에서 안구가 좌우상하로 진탕하는 현상인데, 탄광부에서 많이 볼 수 있다.
④ 전광성안염 및 백내장(cataract) : 용접이나 고열 작업자에서 많이 나타난다.
⑤ 작업능률 저하 및 재해 발생 등이 나타난다.

4. 온방과 냉방(heating & cooling)

쾌적한 실내온도의 조절은 의복에 의한 온도 조절 범위가 10~26℃이므로, 10℃ 이하에서는 난방이 필요하며 26℃ 이상에서는 냉방이 필요하다. 쾌적한 실내온도는 지역, 개인의 체질, 습관 및 작업 종류 등에 따라서 차이가 있다(표 2-17 참조)(권, 1997).

【표 2-17】 적당한 실내 온도

구 분	적당한 온도(℃)
거실 · 사무실 · 작업실 · 학교	18~20
침실	14~16
욕실	20~22
병실	22
강당 · 집회장 · 경 작업실	16~18
중 작업실 · 체조장 · 대합실 · 외출복 착용 장소	10~15

1) 온방(heating)

실내의 열의 손실은 벽의 방열과 환기 등에 의해서 일어난다. 실내 · 외의 온도차가 1℃일 때에, $1m^2$에서 1시간에 소실되는 열량은 벽돌 1매의 벽은 1.8 Cal/m^2, 2매의 벽 1.1 Cal/m^2, 유리 1매의 창은 3.7 Cal/m^2, 유리 2매의 창 2.5 Cal/m^2, 더워진 천정 0.5 Cal/m^2, 더워지지 않은 천정은 0.7 Cal/m^2이다(정, 1996). 난방 시 고려해야 할 점을 들어 보면 다음과 같다(심, 1970).

① 연료 : 인체에 유해한 연료는 가능한 한 피하는 것이 좋다. 연료의 완전 연소로 인해서 생긴 열량을 이론적 온가(溫價)라고 하는데, 석탄은 7,483 Cal/kg, 석유 10,000 Cal/kg, 전기 864 Cal/kW이다.

② 온도 : 실내 쾌적 온도는 18±2℃인데, 일정해야 하며 머리와 발의 온도 차이가 2~3℃ 이상이어서는 안 된다.

③ 습도 : 습도는 40~70%가 적당하다.

④ 난방시 유의할 점 : 실온은 수평, 수직으로 균등해야 하며 온도의 조절이 자유롭고 편리하며 습도 조절이 가능하고 가스 등 유해물질이 발생되지 않으며 화재, 폭발의 위험이 없고 경제적이어야 한다.

⑤ 난방 방법 : 국소난방(local heating)과 중앙난방(central heating)이 있다. 전자는 온원을 국소에 두는 방법으로서 다소 경제적이나 불편하고 가스 및 진애 등의 오염, 화재 사고의 위험이 크다. 후자는 일정한 장소에 온원을 설치하여 필요한 곳에 공급하는 방법인데, 실내오염, 화재 위험은 적으나 시설비와 관리비가 많이 든다. 중앙 난방법에는 공기 조절법(carrier system), 온수 난방법, 증기 난방법,

지역난방법(areal heating) 등이 있다.

2) 냉방(cooling)

방서는 지붕과 벽의 수열량을 적게 하고 식수 등을 하여 적당한 해가림을 하며 벽체는 열 차단력이 큰 자재를 이용한다. 냉방법에는 국소 냉방법으로서 room cooler, air conditioner, 선풍기 등이 있으며 중앙 냉방법에는 carrier system이 있다. 일반적으로 실내외의 온도 차이는 5~7℃ 이내가 좋다. 온도 차이가 너무 심하면 정신적인 스트레스, 두통, 감기, 설사, 그리고 신경통(neuralgia) 등이 발생한다. 선풍기의 강제 기류는 바닥면에 가라앉았던 CO 가스가 상승하여 CO 가스중독을 일으킬 수 있으며 바람 1㎖에 580 Cal의 열이 증발하여 정상 체온 유지에 무리가 생겨 심하면 사망의 원인이 되기도 한다. 또한, 1984년 여름 서울 고려병원에서 air conditioner에 의해서 발생한 폰티악열병(pontiac fever, 속칭 에어컨병)의 원인균인 *Legionnella pneumophila*는 저온균이기 때문에 유의해야 한다(정 · 박, 1987).

※ pontiac fever : 1976년 7월 미국 필라델피아에서 열린 미국재향군인회 연차 총회에 참석한 사람 중 182명이 발병, 이 중 29명이 사망하였다. 그러므로 일명 재향군인병이라고도 한다. 그 후 1986년 미국 미시간 주 폰티악에서 발병하여, 이 지명을 따서 폰티악열병이라고 한다. 증상은 독감과 비슷하다. 발열, 오한, 해소, 콧물, 인두통, 설사, 현기증 등이다.

2-11. 의복 보건(clothing & health)

의복은 인체의 체온조절, 신체의 청결, 신체의 보호를 하고 사회생활에 있어서 예의 품격, 개인의 취향 등을 나타낸다. 의복의 위생학적 조건으로는 온도, 습도, 기류 등의 기후에 대하여 체온조절력이 커야 한다.

인체는 무풍 시 26℃에서 옷을 전혀 입지 않는 상태로 쾌적을 느끼지만, 저온 혹은 바람이 있을 때에는 의복이 필요하게 된다.

1. 의복의 필요성

1) 일반적인 관점(general view points)

장식을 하고 위엄을 보여주며 수치심을 덜어주고 예의를 지키며 체온조절 및 신체보호 등을 위해서 필요하다(김, 1980).

2) 기능적인 관점(functional view points)

체온조절 기능의 보조, 피부의 보호 및 활동의 자유 등을 들 수 있다. 요즘 우리들이 주로 입고 있는 양복은 서유럽에서 유래되었기 때문에 그들의 기후와 생활양식에는 알맞으나 우리와 같이 혹서와 극한의 기후 조건과 좌식 생활양식에는 알맞지 않다. 그러므로 우리의 기후 조건과 생활양식에 알맞은 의복의 개선이 요망된다. 특히 의복은 국제성을 중시해야 하므로 한복이 우리의 생활과 기후에는 알맞으나 재고해야 할 필요가 있다(정・박, 1987).

2. 의복 재료의 종류

의복 재료의 종류를 요약하여 보면 다음과 같다(정, 1996).

① 식물성 섬유 : 목면, 마, 아마 등이 있다.
② 동물성 섬유 : 견, 모, 피혁 등이 있다.
③ 광물성 섬유 : 석면, 고무 등이 있다.
④ 인조섬유(staple fiber) :
　㉠ 재생섬유 : Viscose인견, 동암모니아인견 등이 있다.
　㉡ 반합성섬유 : 작산인견으로 부르는 estron인견, acetate인견 등이 있다.
　㉢ 합성섬유 : Polyamide계(nylon, amylan), polyester계(vinylon) 등이 있다.

3. 의복 기후(clothing climate)

인간이 의복을 전혀 입지 않은 상태에서 체온조절의 범위는 25~26℃이며, 의복과 체표 사이에는 의복 기후(clothing climate)가 형성되는데 의복 기후는 안정 시 온도가 32±1℃이며 습도는 50±10%이고 기류는 10cm/sec일 때에 쾌감을 나타낸다. 보행 시에는 평균기온 30±1℃, 습도 45±10%, 기류 40cm/sec 등이 알맞다. 의복에 의해서 기온을 조절할 수 있는 외기 온도의 범위는 10~26℃이며 안정 시 의복 기후가 30℃ 이하에서는 냉감이 느껴지고 34℃ 이상에서는 더운 느낌을 준다.

의복의 열전도율은 피복의 함기성과 반비례하는데, 열전도율은 Rubner에 의하면 동물털 6.1, 견직물 19.2, 마직 29.5이다. 함기량은 모피 98%, 모직 90%, 무명 70~80%, 마직 50% 등이다. 의복의 방한력의 단위는 CLO가 사용되는데, 이는 열차단 단위로서 기온 70°F(21℃), 기습 50% 이하, 기류 100feet/min(10cm/sec)에서 신진대사율이 50Cal/m^2/hr로서 피부온도가 92°F(33℃)로 유지될 때, 의복의 방한력을 1CLO로 한다. 방한력이 가장 좋은 것은 4CLO

이며 방한화 2.5CLO, 방한장갑 2CLO, 보통 작업복 1CLO이다.

4. 의복의 이화학적 성질

의복의 이화학적 성질은 다음과 같다(김, 1980 ; 예방의학과 공중보건편집위원회, 2001 ; 정, 1996).

1) 함기성(기공성, porocity)

의복지와 의복은 약간의 공기를 함유한다. 이 공기는 섬유 내, 섬유 및 피복 사이 등에 있다.

2) 함습성(humidity)

의복지의 섬유는 습기를 흡수하는 성질이 있는데, 이는 섬유의 종류에 따라서 차이가 있다. 보통 상태에서 섬유가 흡수한 습기로는 인체가 습하다고 느끼지 않으며 의복의 열전도에도 변화가 없는데, 이것을 불습윤성습기라고 한다. 의복을 물에 적셔서 의복이 함유할 수 있는 수분을 최대 함수량이라고 하며, 이를 물에서 건져 물을 짜낸 후에 함수된 수분을 최소 함수량이라고 한다. 일반적으로 최소 함수량은 모직물이 제일 적고 목면, 마, 견의 순서이다. 습윤된 의복은 증발 시 기화열 때문에 열손실이 크며 습윤된 의복은 피부에 밀착되어 불쾌하다.

3) 압축성(compressibility)

압축성이 클수록 동작이 자유스러우며 각종 충격을 완화시켜 준다. 모직물, 견직물, 면, 마, 화학섬유의 순위이다.

4) 연소성(combustibility)

섬유별 발화점은 마직 320~370℃, 견직물 635℃내외, 모직물 480~675℃ 등이다.

5) 화학적 저항성(chemical resistancy)

목면은 알칼리에 강하고 산에 약한데 반해서, 양모는 알칼리에 약하고 산에 강하다. 합성섬유는 알칼리와 산에 다같이 강하며 화학적 저항성이 가장 큰 것은 염화 vinyl계이다.

※ 강제 대류(compulsory convection) : 여름철 의복에 풀을 먹여 다듬이질을 하여 입는 것은 통기성을 저하시키며 경도를 높이는 결과가 되는데, 우리가 시원하게 느끼는 것은 운동 시 의복 내에 생기는 기류에 의한 것이다. 이를 강제 대류라고 한다.

5. 의복의 보건학적 성질

의복의 요구 조건은
① 체온조절 능력이 우수할 것,
② 외래의 위험을 방지할 수 있을 것,
③ 피부의 촉감이 좋을 것,
④ 잘 더러워지지 않을 것,
⑤ 가벼울 것,
⑥ 잘 세탁될 것,
⑦ 신체 활동에 편리할 것 등이다. 의복의 보건학적인 성질을 구체적으로 들어 보면 다음과 같다(김, 1980 ; 정, 1996).

1) 통기성(permeability)

여름에는 통기가 잘되고 겨울에는 보온성을 높이기 위해서 어느 정도 이를 저지해야 한다. 마, 견, 모직의 순이다.

2) 열전도성(heat conduction)

여름에는 열전도가 잘되고 겨울에는 보온성을 높일 수 있어야 하겠으나, 체열이 끊임없이 생산되기 때문에 이를 적당히 방산하여야 한다. 만약 방산이 잘 안 될 때에는 울열(鬱熱)이 생긴다. 특히 영유아는 울열성 이질이 생길 수도 있다.

3) 열흡수성(heat absorption)

백색 100, 황색 102, 암황색 140, 녹색 152, 암녹색 161, 적색 168, 쥐색 198, 흑색 208 이다.

4) 흡수성(water absorption)

피복 재료가 흡수하면 기공이 막히고 함기성, 통기성 등이 감소되며 열전도가 증대하고 수분 증발이 일어나 체온 손실이 일어난다. 특히 양말이나 내의는 흡수성이 좋은 목면을 이용하는 것이 좋다.

6. 방서 및 방한복의 구비 조건

방서 및 방한복의 구비 조건을 들어 보면 다음과 같다(권, 1997 ; 김, 1980).

1) 방서복

① 노출 부위를 크게 할 것
② 의복 아래 공기의 배제가 용이할 것
③ 일사의 방지가 용이할 것
④ 땀의 증발에 도움이 될 것 등이다.

2) 방한복

① 의복의 개구부를 적게 할 것
② 의복지는 통기성이 적은 것을 이용할 것
③ 열전도율이 적을 것
④ 통기성이 적은 의복은 최외층에 입을 것 등이다.

두꺼운 옷 하나보다는 비록 얇더라도 중복(重服, layer clothing), 즉 겹쳐 입는 것이 방한의 효과가 크다. 외부기온이 5℃일 때 내의, shirts, 외투를 착용하였다면, 피부와 내의 사이 33℃, 내의와 shirts 사이 27℃, shirts와 동복 사이 23℃, 동복과 외투 사이 16℃, 외투 표면이 10℃이므로 온도의 경사가 적어 전도에 의한 열손실이 적다. 그러나 중량이 너무 무거우면 여러가지 장애가 생긴다. 남자 성인은 겨울철 6~7kg, 여름철 3~4kg, 여자는 1kg 정도 낮은 것이 좋다(정・박, 1987).

7. 피복류(被服類)

의복에 준한 것을 말한다. 침구, 신발, 모자, 목도리 등이 있다(심, 1970).

1) 침구

우리 생활의 약 1/3은 침구 내에서 지낸다. 잠옷을 입지 않은 상태에서 침구 내의 쾌감 평균 기온은 33±1.0℃이며 평균 기습 60±10%이다. 평균 기온이 3 4℃ 이상이면 무덥고 32℃ 이하이면 춥다. 잠옷을 입었을 때에는 평균기온이 2~3℃가 낮다.

2) 기타

신발은 기후와 습관을 고려하여야 하며 모자는 가벼워야 하고 방서용은 열선의 방어와 환기에 중점을 두고 방한용은 보온에 중점을 둔다. 목도리는 열전도성이 적은 것을 이용하여 경부의 보온에 힘써야 한다. 그리고 지나친 피부압이 없도록 한다. 즉 여자의 corset, 치마끈, 넥타이, 구두끈 등의 지나친 압박을 피한다.

2-12. 색채(color)

1. 색채(色彩, color)

색채는 우리의 일상생활에서 차지하는 비중은 대단히 크다. 색채는 산업장에 응용하여 생산성을 높이고 각종 사고를 예방하며 정신 보건에까지 이용하고 있다. 이와 같이 주택 내외의 색채는 우리의 건강과 직・간접적으로 밀접한 관계가 있으므로 색채 선택에 세심한 주의가 요망된다. 색채는 색깔의 종류, 즉 색상(色相), 명암 혹은 명도, 즉 밝기, 색깔이 가진 힘, 즉 채도(彩度)에 따라 다르다(백, 1980).

1) 온・냉감(warm & cool)

명도는 밝을수록 냉감을 주며 흰색은 한색(cool colors)이고 검은색은 난색(warm colors)이다(권, 1997, 정, 1996).

① 난색(warm colors) : 빨강, 다홍, 주홍, 산호색, 주황, 꽈리색, 귤색, 살구색, 노랑색 등이 있다.

② 한색(cool colors) : 풀색, 녹색, 초록, 청록, 녹청, 파랑, 감청, 청자, 가지색, 보라색 등이 있다.

③ 중간색 : 창포색, 자주색, 연두색, 황록색 등이 있다.

2) 중압감

검은색은 중압감을 느끼며 흰색일수록 가볍게 느껴진다.

3) 팽창 및 수축감

난색은 후퇴·수축감을 느끼며 한색은 진출·팽창감을 준다.

4) 쾌·불쾌감

난색은 자극이 심하여 피로가 빨리오며 명도(明度)가 너무 높거나 낮을 때에도 피로가 빨리 나타난다. 방의 종류별 내장 색채 및 무늬 선택의 유의점을 들어 보면 다음과 같다(정, 1996).

① 좁은 방 : 난색을 사용하면 답답한 감을 주므로 한색이 좋다.
② 큰 방 : 난색을 사용하면 아늑한 감을 준다.
③ 밝은 방 : 한색으로서 명도(明度)가 낮은 것이 좋다.
④ 내장색과 가구 : 벽·천정 및 바닥을 모두 한색으로 하였을 경우에는 가구는 난색으로 하는 것이 조화를 위해서 좋다.
⑤ 선과 무늬 :
㉠ 세로선은 높이를 상징(symbol)하는 것이므로 천정이 얕거나 협소한 방에 좋다.
㉡ 가로선은 좌우선을 연상케 하므로 천정이 높은 곳에 사용하면 천정이 낮고 넓게 보인다.
㉢ 사선은 운동감을 주므로 피로감을 준다. 그러므로 일반 가정에는 좋지 않으며 잠깐 들리는 다방이나 호텔 등에 적합하다.
㉣ 무늬는 잔잔한 것이 온화감을 준다.
㉤ 방이 좁고 어두운 방에 큰 무늬를 사용하면 더욱 복잡하고 지저분하게 보여 피로감을 준다

2. 의복의 색깔(clothing & color)

의복의 색깔은 우리 인체의 건강에 직·간접적으로 많은 영향을 미친다. 각종 색깔에 대한 감각을 살펴보면 다음과 같다(김, 1980 ; 정, 1996).

① 백색 : 청결, 순진, 담백한 느낌
② 회색 : 음울, 소극적인 감각

③ 흑색 : 엄숙, 중압감
④ 적색 : 정열, 혁명적, 공격적, 흥분감
⑤ 등색 : 온난함
⑥ 황색 : 쾌활, 질병, 신전적(伸展的)인 감각
⑦ 녹색 : 온화, 안전, 고매, 순결, 평화스러움
⑧ 청색 : 한냉, 정숙, 정직, 구심적(求心的)인 감각
⑨ 자색 : 고귀, 우아, 신비, 소극적인 감각 등이다.

의복의 색깔 선택 시 유의할 점을 들어 보면 다음과 같다(정, 1996).

① 여름에는 열 흡수성이 적은 색깔을 선택하며 반대로 겨울에는 열 흡수성이 큰 색깔을 선택하는 것이 좋다(본장, 2-12 의복 보건, 5. 의복의 보건학적 성질, 3) 열흡수성편 참조).
② 유아에게는 원색 계통은 좋지 않다. 이는 강한 자극을 느끼게 하여 피로감을 준다.
③ 6~7세 이후에는 명랑하고 활기 있는 원색 계통이 좋다.
④ 일반적으로 난색(warm color)은 마른 사람에게 좋으며, 한색(cool color)은 뚱뚱한 사람에게 좋다.
⑤ 키가 크고 뚱뚱한 사람은 길이 선이 좋고 무늬가 큰 것이 좋으며, 키가 크고 마른 사람은 가로 선과 무늬가 작은 것이 어울린다.
⑥ 원색은 쾌활하고 박력이 있으며 밝고 따뜻한 색깔은 명랑한 감을 준다.

참 고 문 헌

최홍식 외 : 공중보건학. 서울, (주)탑메디오피아, 2010.
구성회 외 : 공중보건학. 서울, 고문사, 2010.
국립보건원 : 환경위생학. 1966.
권숙표 : 환경위생학. 서울, 집현사, 1998
권이혁 : 최신보건학. 서울, 신광출판사, 1997
김병우 : 피복위생학. 서울, 유신문화사, 1980.
백영한 : 위생곤충학. 서울, 수문사, 1968.
보건복지부 : 보건통계연보. 1999.
심상황 : 최신환경위생학. 서울. 집현사, 1970.
양재모 : 공중보건학 강의. 서울, 수문사, 1986.
예방의학과 공중보건편집위원회 : 예방의학과 공중보건. 서울, 계축문화사, 2001
대한예방의학회 : 예방의학과 공중보건. 서울, 계축문화사, 2011
이재구・이종태・장재철・정희곤 : 식품위생학. 서울, 고문사, 1985.
정규철 : 지역사회보건학. 서울, 수문사, 1982.
정문식・구성회 : 환경위생학. 서울, 신광출판사, 2001
정희곤 : 식품위생학. 서울, 광문각, 2002
정희곤 : 최신보건학. 서울, 세진사, 1996.
정희곤 : 산업장의 후생시설에 대한 환경조사연구. 공중보건잡지, 6 : 1, 178~185, 1969.
정희곤 : 일부도시의 주거와 유병률에 관한 연구. 광주실전 논문집, 3, 116~124, 1977.
정희곤・박재림 : 보건과학. 서울, 세진사, 1987.
김동석 외 , 핵심중보건학,서원미디어,2011.
황병덕・김민호 외 : 새로 쓴 공중보건학. 서울, 수문사, 2011.
田中正四 : 公衆衛生學入門. 東京, 南山堂, 1965.
田中正四 : 都市衛生學. 東京, 南山堂, 1964.
安信三史・高桑榮松 : 新衛生公衆衛生學. 東京, 南山堂, 1972.
日本環境衛生協會 : 淸掃事業の 實際. 1959.
福井英一郎 : 氣候學. 東京, 古今書院, 1939.
入鹿山勝郎 : 氣候衛生學. 東京, 南山堂, 1950.
APHA : Basic principles of healthful housing. 2nd ed., New York, 1950.
Ehlers & Steel : Municipal and rural sanitation. McGraw-Hill, New York, 1965.
Herms, William B. & James, Maurice T. : Medical entomology. Mcmillan Co., New York, 1961.
Holden : Water treatment and examination. Churchill, London, 1970.
Hopkins・Bingley・Schucker : The practice of sanitation. The Williams Co., Baltimore, 1970.
Hopkins, Edward Scott & Bean, Elwood L. : Water purification control. Williams & Coilkins Co., Baltimore, 1966.

Last, John M.(ed.) : Maxcy-Rosenau public health and preventive medicine. 11th ed., Appleton-Century-Crofts, New York, 1980.
Sybil, P. Parker(ed.) : Encyclopedia of environmental science. 2nd ed., McGraw-Hill Book Co., New York, St. Louis, San Francisco, 1980.

제3장

환경보전

Environmental Protection

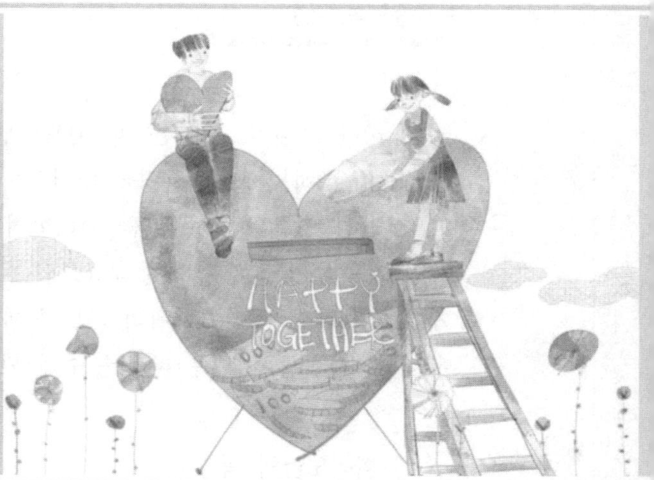

3-1. 개요

지구의 역사는 약 40~50억 년으로 알려지고 있다. 18세기 산업혁명 이전까지는 인간이 환경에 미치는 영향이 지구의 자생 능력에 부담이 되지 않았다. 산업혁명으로 각종 자원의 대량 소비와 도시화가 이루어지면서 인간의 활동 결과가 환경에 부담이 되기 시작 하였으며, 현재는 지구가 인간의 활동 능력을 수요할 수 없는 단계에 오지 않았나 의구심을 가지게 한다(김외, 2011).

1950년대 일본에서 주로 공업 발달로 인하여 환경오염 문제가 거론되어 public nuisance를 '공해(公害)'라고 번역하여 사용하기 시작하였으며, 우리나라는 1960년대 공업 발달로 환경오염을 공해(公害)라는 용어를 사용하기 시작하였으며, 현재에는 환경오염(環境汚染) 또는 환경보전(環境保全, environmental pollution or environmental protection)이라는 용어로 대치하는 경향을 보여주고 있다.

환경오염은 대기오염(air pollution), 수질오염(water pollution), 소음(noise), 진동(vibration) 등으로 나누어 볼 수 있다.

3-2. 환경오염

환경오염은 일반적으로 "특정 또는 비특정 원인에 의하여 일반인에게 혹은 공중, 비특정 다수에게 생명과 안전, 재산에 위해를 끼치고 공중의 공통 권리행사를 방해하는 것을 말한다."라고 한다.

생물 군집과 그 군집을 둘러싸고 있는 환경과의 상호작용을 생태계(生態系, ecosystem)라고 한다. 인간은 약 100만 년이라는 생태계 속에서 진화(evolution)와 적응(adaptation)하며 또한, 환경에 대처하여 왔으며 우리의 생명 현상을 유지·발전시켜 왔다. 이러한 인류의 생존은 곧 생태학적 체계를 손상하고 파괴시켜 왔다고 볼 수 있다. 농업 기술의 발달로 인하여 대규모의 토양 침식과 공업 발달로 인하여 폐기물이 급격하게 증가하였으며, 자연자원의 과도한 파괴와 소비 등으로 인하여 환경이 파괴되어 환경은 다시 사람들에게 큰 피해를 주게 되는 것이다.

(1) 환경오염의 특성

① 불특정 다수인에게 연속적인 피해를 준다.
② 인과관계가 대개 명확하지 않다.
③ 피해는 특징이 없다.
④ 모든 향상·발전에 수반되어 나타난다.
⑤ 생태학적 질서를 파괴한다.

(2) 환경오염의 가속 인자

환경오염의 가속 인자는 인구 증가, 경제성장, 산업 발달과 인구 도시 집중, 기술의 발전 등이 있다.

① 인구의 증가

인구의 증가와 비례하여 환경은 파괴된다.
환경 파손 = 인구 × 1인당 소비 × 소비단위당 손실

② 경제성장

GNP의 성장은 활발한 경제활동의 물량 증가를 통한 환경 자원 고갈과 폐기물의 증가로 말미암아 환경오염을 초래하게 되며 물량 증가는 교통량을 증가시키고, 개인 소득의 증가는 관광·휴양·오락 활동의 증가로 인하여 환경오염을 가속화시키게 된다.

③ 산업 발달과 인구 도시 집중

근대 산업의 특징은 고도의 공업화와 이의 관련 산업의 집중 현상으로 인한 능률의 극대화이다. 이로 인하여 공장이 집결된 산업도시에서는 공장에서 배출된 매연과 폐수와 함께 다량의 대기 및 수질 오염물질을 배출함으로써 환경오염을 초래하게 된다.

④ 기술의 발전

기술의 혁신으로 인하여 새로운 화학약품, 금속류의 새로운 용도, 새로운 수송 수단, 플라스틱과 같은 새로운 소비품, 새로운 공정 및 새로운 의약품 등은 우리에게 직·간접적으로 여러 가지 위해를 일으킨다.

현대의 환경오염은 과거와 비교하여 볼 때, 다양화·누적화·다발화·광역화의 경향이 있으며 현대를 3P의 시대라고 한다. 즉 오염(pollution), 인구(population), 경제적 생산성(productivity) 등이다.

이와 같이 근대적인 기술 혁명의 가속화와 공업화, 도시화 및 기계화의 촉진은 생태계에 크게 위해를 끼치고 있기 때문에 단 하나밖에 없는 지구(only one earth)를 보호하자는 공동 관심사 하에 1972년 6월 '스톡홀름'에서 국제 인간환경회의를 개최하여 다음과 같은 4대 '인간 환경 선언' 원칙을 발표하였다(정·박, 1987).

① 인간은 좋은 환경에서 쾌적한 생활을 영위할 기본적인 권리가 있다.
② 현재와 미래에 있어서 공기, 물 등의 자연생태계를 포함하여 지구의 천연자원이 적절히 계획·관리되어야 한다.
③ 유해물질의 배출 등으로 생태계가 회복될 수 없는 상태로 되어서는 안 된다.
④ 경제 개발, 사회 개발, 도시화 계획 등의 모든 계획은 환경의 보호와 향상이 고려되어야 한다.

또한, 1991년 10월 막스 바우커스 상원의원(美)은 환경 문제를 범세계적으로 논의할 시기라고 그린 라운드(환경 문제 다자 간 협상)를 주장하였으며, 프레온 가스(CFC), 할로겐 등 오존층 파괴 물질과 이를 원자재로 사용하는 냉장고, 에어컨, 자동차의 수입 규제를 인정하는 의정서(몬트리올의정서) 및 구리, 납 등 중금속 산업폐기물의 수출입을 규제하는 협약(바젤협약), 그리고 CO_2가스, 메탄가스 등의 배출량을 규제하는 협약(세계기후협약) 등을 만들었다.

동식물의 유전 자원 및 자연 서식지의 보호를 위한 협약(생물다양성 협약), 멸종 위기에 처한 야생동식물의 국제 교역에 관한 협약(CITES), 폐기물 및 기타 물질의 투기에 의한 해양 오염 방지에 관한 협약(런던협약) 등 150여 개의 국제 환경 협약을 만들었다.

1992년 4월 뉴욕 유엔본부에서 개최된 유엔환경개발회의(UNCED)에서 '리우선언' 초안이 마련되었으며 1992년 6월(6월 3일~6월 14일) 브라질의 리우데자네이루에서 개최된 각국 환경 정상회담(지구 정상회담)에서 채택되었다(178개국 참가). '리우선언'이라고 하는 이 환경선언은 전문과 27개 조항으로 구성되어 있는데, 주요 내용은 인간이 환경의 중심임을 선언하고 현대나 미래 세대의 필요성에 의해서 지구는 개발되어야 하며 그 개발권은 각국의 필요성에 따라 행사될 수 있으나, 환경오염이 인정되어서는 안 되고 각국의 사정을 감안하여 환경보호의 차등 책임을 부여하며 환경보호가 무역 장벽의 구실이 되어서는 안 된다고 하였다. 그리고 21세기 지구 환경보호를 위한 실천 강령인 의제 21(어젠다 21, 32개 항목)은 대기권, 산림 자원보호(삼림 보전원칙), 사막화 확대 방지, 멸종되어 가는 생물 보호, 산업 및 각종 쓰레기 처리 방안, 방사능, 화학물질 등의 안전 처리 등에 관해서 구체적인 대책 등을 다루고 있다(정, 1996).

또한, 지구 정상회담과 동시에 민간 환경보호단체인 글로벌 포럼이 개최되었으며, 환경보호를 위한 차관공여기관인 지구환경기구(GEF)회의도 개최되었다.

우리나라는 1992년 6월 5일 유엔 인간환경선언 20주년을 맞이하여 '환경보전을 위한 국가 선언'을 선포하였는데, 그 전문과 14개 항의 환경보전 기본원칙은 다음과 같다(정, 1996).

전 문

자연은 인간 존재의 모체이며 삶의 터전이다. 인간은 공기와 물과 흙과 같은 환경의 은혜 없이는 하루도 살 수 없다. 환경에 대한 인간의 의존성을 똑바로 인식하고 환경 용량의 범위 내에서 자제하는 것은 오늘을 사는 우리의 윤리규범이다. 이를 어기는 사람의 행위와 무관심이 우리의 환경을 파괴하고 인류와 지구의 존속마저 위협하고 있다. 다 위협을 극복하기 위한 노력이다 무엇보다도 절실하다. 1960년대 이래 급속히 진전되어 온 산업화와 도시화로 우리의 자연환경과 생활환경은 이제 더 이상 방치도 수 없을 정도로 악화되었다. 지금 적절히 대처하지 아니하면 우리의 환경은 더욱 오염되어 품위 있고 건강한 삶의 유지는 물론 지속적인 국가 발전도 어렵게 될 것이 분명하다. 환경오염이 몰고 올 재앙을 막기 위하여 우리의 모든 슬기를 총집결하고 국민 한사람 한사람이 환경보전을 행동으로 옮겨야 할 때가 왔다. 쾌적한 환경에서 건강한 삶을 누릴 권리와 환경을 보전하여야할 의무가 우리에게 있음을 확인하고 오늘의 세대와 미래의 후손들까지 복된 삶을 누릴 수 있도록 하기 위하여 다음과 같이 국가의 환경보전 기본 원칙을 겨레의 의지로 선언한다(정, 1996).

환경보전 기본 원칙

① 깨끗한 물과 맑은 공기, 그리고 살기 좋은 자연환경은 반드시 보전되어야 하며, 안전하면서도 생산적으로 유지·관리되어야 한다. 이를 위해서 국민과 정부는 보다 나은 환경을 창출하기 위하여 공동의 노력을 기울여야 한다.

② 모든 정책 수립이나 개발 활동은 그 결정과 시행에 앞서 환경에 미치게 될 영향을

사전에 예측하고 이에 따른 대책을 구체적으로 마련하여야 한다. 개발은 환경보전과 조화를 이루도록 힘써야 한다.

③ 국가는 환경에 영향을 미치는 경제 및 사회활동을 분석하여 환경오염을 사전에 근원적으로 예방하는 계획과 이미 발생된 오염물질을 적절하게 정화하는 방안을 강구하여야 한다. 이를 위하여 종합적인 환경 행정체제하에 관계 부처 간의 효과적인 상호 협조를 유지하여야 한다.

④ 중앙정부와 지방자치단체는 환경보전 우선의 시각에서 국토 이용 계획을 수립하고 우리 사회가 지속적으로 발전할 수 있는 기반 조성을 위해 이미 훼손된 자연자원과 파괴된 생태계를 복원하는 사업을 추진하여야 한다.

⑤ 중앙정부와 지방자치단체는 환경에 관계되는 정책이나 계획을 수립함에 있어서 국민이 참여할 수 있는 기회를 제공하며 이를 위하여 적절한 제도를 확립하고 정보와 자료를 최대한 공개하여야 한다.

⑥ 기업은 환경오염을 사전에 원칙적으로 막기 위한 사회적 책임과 의무를 진다. 기업활동으로 인한 환경오염이 발생하였을 때에 기업인은 즉각 이를 해결하는 노력을 기울여야 하며 이러한 실천이 기업 윤리의 기초가 된다는 사실을 항상 명심하여야 한다.

⑦ 산업 활동에서 환경보전을 위한 근본적인 방법의 하나는 자원을 절약하는 데 있다. 따라서 생산으로부터 유통·소비에 이르는 우리의 산업 구조를 자원이 절약되는 형태로 하루 빨리 개편하여야 한다. 이는 국제사회에서의 산업 경쟁력 강화에도 필요함을 유의하여야 한다.

⑧ 정부와 기업은 환경보전과 개선을 위한 과학기술을 연구개발하고 그 결과가 실제에 응용되도록 지원을 아끼지 말아야 한다. 그리고 새로이 개발된 모든 과학기술은 그 실용에 앞서 환경 영향을 평가하고 이로 인한 피해를 최소화하는 노력을 아끼지 않아야 한다.

⑨ 민간 단체와 언론기관은 공정한 환경보전 활동을 적극 전개할 것이며, 정부는 이를 최대한 지원하여야 한다.

⑩ 국민 각자는 환경보전을 위하여 물자와 에너지를 아껴 쓰는 건전한 소비 풍토를 확립해야 하며, 무관심으로 인해 환경을 파괴하는 일이 없도록 항상 진지하게 성찰하여야 한다.

⑪ 우리 모두가 지구촌의 일원이다. 하나뿐인 지구를 보전하기 위하여 국제적으로 펼치는 노력에 우리는 적극 참여하여야 한다.

⑫ 우리는 이제 물질적 성장만을 추구하는 사고에서 벗어나 정신생활을 향상시킴으로써 삶의 질을 높이는 성장 개념과 마음가짐을 정착시키고 이를 행동으로 실천해 나가야 한다.

⑬ 이와 같은 제반 노력을 우리의 윤리규범으로 자리 잡게 하기 위해서는 지속적인 환경교육이 필요하다. 환경교육은 학교교육에서는 물론 미래 지향적인 평생교육을 통하여 환경보전이 생활화될 수 있도록 국민 모두가 합심 협력하여야 한다.
⑭ 앞에서 천명한 환경보전과 창조의 기본 원칙을 성실히 준수하기 위하여 국가는 확고한 목표를 설정하고 중·장기 종합 대책의 수립과 실천에 총력 경주해야 한다. 우리 모두가 이 선언을 실천에 옮김으로써 자자손손 쾌적한 환경에서 번영을 누릴 수 있도록 최선을 다하여야 한다.

일본에서 후지산 중턱을 가로지르는 도로를 개설한 결과, 이 산 밑의 수백 m 아래에 군생하던 소나무 숲이 고사하였다. 또한, 미국의 포트실대초원에 가로, 세로 폭 30cm의 철조망을 수백 km 설치한 결과, 5년 후 철조망 양편에 서식하는 메뚜기의 종류가 달라졌으며 자생하는 잡초의 종류가 달라졌다. 그리고 근래 핵실험이나 원자력 이용에 따른 폐기물에 의하여 분열 생성물 및 유도방사능에 의한 대기와 물 등이 오염되고 있다.

한국전력공사에 의하면(1991년말 현재), 우리나라도 원자력에 의한 발전량이 총발전량(1,186억 kwh)의 47.5%(563억 kwh, 1997년 34.3%)나 되므로 여기에서 파생되는 여러 가지 오염 문제를 고려하여야겠다. 1996년 7월 1일부터 국제환경인증제도(ISO 14000)를 실시하였다. 이는 1993년 1월 국제표준화기구 기술위원회가 도입한 것으로 모든 생산 활동에 환경 경영이 이루어졌는지, 그 여부를 평가하는 제도로 제품 생산 활동 시 환경오염을 발생시키지 않아야 한다. 또한, 일정 수 이상의 환경 관련 전문가가 경영 조직에 참여하여야 한다.

현재 지구 환경의 중요한 문제는 온난화 현상, 오존층 파괴, 산성비, 해양오염, 열대우림의 벌채, 사막화, 야생 생물의 감소, 유해 폐기물의 국경 이동, 개발도상국의 환경오염 등이다.

이를 구체적으로 들어보면 다음과 같다(보사부 환경위생과, 1967 ; 국립환경연구소, 1985 ; 정, 1996).

① 온난화 현상 : 근래 매년 기온 상승이 가속화되어 엘니뇨(el nino)현상이 나타나고 있는데, 이는 석유, 석탄, 가스 등 화학연료의 증가에 의해서 CO_2 농도가 증가하여 온난화 현상이 나타나는 것이다. 또한, 메탄가스, 자동차 배기가스 등의 질소산화물, 프레온가스, 할로겐 등도 온난화현상을 가속화시키고 있다. 21세기 중반에는 지구 온도가 2.5~5도가 높아질 것으로 예상하고 있다.
② 오존층 파괴 : 남극 상공의 오존층에 미대륙 크기의 구멍이 뚫려 있는 것이 확인되었는데(1985), 그 원인 물질은 프레온가스(염화불화탄소, CFC)와 할로겐 등이다.

③ 산성비 : pH 5.6 이하의 산도를 가진 비인데, 공장과 자동차에서 나오는 질소화합물과 유황산화물이 빗물 속에 섞여 산성화가 일어난다. 북유럽과 아메리카 등지에서 큰 피해가 나타나고 있으며 우리나라도 문제가 일어나고 있다.

④ 해양 오염 : 폐기물의 해양 투기와 원유 유출 사고 등에 의해서 해양이 오염되고 있다.

⑤ 열대우림의 벌채 : 지구의 허파라고 칭하는 동남아시아와 남미의 열대우림이 매년 1,700만 ha가 감소되고 있다. 특히 지구 산소의 3/4이 아마존 강 원시림에서 생산되고 있으므로 이 지역의 대대적인 개발은 우려가 된다.

⑥ 사막화 현상 : 매년 약 600만 ha가 사막화되고 있다.

⑦ 야생생물 감소 : 1980년 지구 2,000년 보고서(미국환경평가위원회)에 의하면, 21세기말까지 지구상의 동식물 중 50만~200만 종이 멸종될 것이며 근래 매년 2만 5,000~5만 종의 생물이 멸종되고 있다고 하였다.

⑧ 유해 폐기물의 국경 이동 : 선진국이 후진국에 폐기물을 처리하고 있는데, 특히 아프리카에서 피해가 크다.

⑨ 개발도상국의 환경오염 : 개발도상국의 공업화에 의해서 환경오염이 확산되고 있다.

3-3. 대기오염(air pollution)

그리스의 철학자 히포크라테스(BC 460~377)는 "대기는 인간의 생활의 근원이나 악역(惡疫)의 원천이 되기도 한다."고 하였으며 시저 시대 로마에서는 "폐기물은 멀리 버려라, 그렇지 않으면 처벌한다."라는 경고를 한 일도 있다. 그 후 영국과 독일에서 난방연료로 석탄을 사용하기 시작하여 런던이나 베를린의 하늘은 검은 매연으로 덮이게 되어 사회적인 물의를 일으켰다(강, 1972 ; 국립환경연구소, 1985 ; 정, 1996).

미국의 Engineers Joint Council에서는 대기오염을 다음과 같이 정의를 내렸다(정, 1996).

"Air pollution means the presence in the outdoor atmosphere of one or more contaminants, such as dust, fumes, gas, mist, oder, smoke, or vapor, in quantities of characteristics, and of duration such as to be injurious to human, plant, or animal life or the property, or which unreasonably interfere with the comfortable enjoyment of life and property"

즉 "대기오염이란 먼지, 퓸, 가스, 안개, 냄새, 연기 및 증기 등의 오염물질 한 가지 또는 그 이상이 인체, 식물, 동물 또는 재산에 피해를 주거나 또는 인간의 쾌적한 생활과 재산에 위해가 될 정도의 오염과 오염 기간이 나타났을 때를 말한다."

대기오염의 지배 요인을 들어 보면 다음과 같다(권, 1998 ; 심, 1970 ; 정・구, 1974 ; 권, 1997).

① 생활의 요인 : 인구가 많고 산업이 확대되며 주민의 관심이 낮을수록 오염도가 높다.

② 시간적 요인 : 겨울에는 매연, 아황산가스, 질소, 일산화탄소의 오염도가 높으며 여름에는 알데히드, 옥시탄트, 오존 등의 오염도가 높은데, 정오에 극대치가 된다.

③ 기상적 요인 : 풍력이 낮을수록 오염도가 낮고, 기온이 높을수록 오염도가 높으며 풍향은 오염 지역을 결정한다.

④ 지리적 요인 : 산간에는 골짜기에, 평야에는 저지에, 대도시에는 고층 빌딩 사이에 오염원이 집결한다.

그리고 대기오염의 4가지형을 들어 보면 다음과 같다(구외 , 2010 ; 정・박, 1987 ; 정, 1996).

① 매연, 분진이 주가 되는 도시형 : 석탄을 주로 사용하는 공업도시, 소비도시

② 황산화물이 주가 되는 도시형 : 석유를 주로 사용하는 도시

③ 매연, 분진, 황산화물이 주가 되는 도시형 : 석탄과 석유를 함께 사용하는 도시

④ 매연, 분진, 황산화물, 자동차 배기가스가 주가 되는 도시형 : 과밀 공업도시

1. 대기오염 물질의 형태

대기오염 물질은 다음과 같이 입자상 물질과 가스상 물질로 나누어진다(권, 1998 ; 田中, 1976).

① 분진(dust) : 크기 1μ 이상의 고체상 입자로서 연소, 제조, 가공 과정에서 물질의 붕괴에 의해서 생긴다(매연, 회분, 철분, 연, 비소, 마그네슘 등).

② 증기상 물질 : 크기 1μ 이하의 고체상 입자로서 승화, 증류, 화학반응 등으로 생긴다(ZnO, MgO, NH_4Cl, Pb).

③ 가스상 물질 : 연료의 연소나 화학반응 과정에서 각종 가스가 생긴다.

중요한 대기오염 물질(air pollutants)을 들어보면 다음과 같다(Salvato, 1958 ; Hopkins et al., 1970 ; WHO, 1972 ; 정・박, 1987).

1) 부유 입자(aerosol)

(1) 먼지(粉塵, dust)

일반적으로 5μ 이하의 입자는 부유 상태를 유지한다. 굴뚝으로부터 날으는 재는 80~3μ, bacteria는 15~1μ, cement는 150~10μ, 식물의 포자는 30~10μ, 주물의 먼지는 200~1μ, 꽃가루는 60~20μ이다.

(2) 연기·매연(smoke)

보통 1μ이하의 탄소 입자이다. 기름 연기의 입자는 1.0~0.03μ, 석탄 연기는 0.2~0.01μ의 크기이다. 0.1μ 이하의 입자는 낙하하지 않는다. 매연 배출량의 측정은 1898년 M. Ringelmann이 고안 발표한 링겔만 매연농도계(ringelmann smog chart)가 사용되는데, 그 기준은 2도 이하이다(그림 3-1 및 표 3-1 참조)(심, 1970 ; 정, 1996).

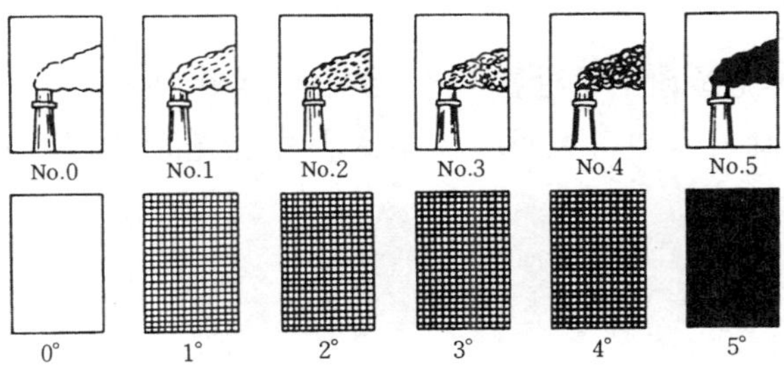

흑색의 폭 : 전백	1.0mm	2.3mm	3.7mm	5.5mm	전흑
백색의 폭 :	9.0mm	7.7mm	6.3mm	4.5mm	–
백색의 부분 : 100%	80%	60%	40%	20%	0%
매연농도 : 0%	20%	40%	60%	80%	100%

【그림 3-2】 The ringelmann smoke-inspection chart (observe from a distance of 10 ft smoke density)

【표 3-1】 Ringelmann smoke chart

Carb 농도번호(No.)	흑색 폭(㎜)	백색 폭(㎜)	백색 분포(%)
0	0.0	전 백	100
1	1.0	9.0	80
2	2.3	7.7	60
3	3.7	6.3	40

4	5.5	4.5	20
5	전 흑	0.0	0

- 측정 : 배출구로부터 200m 이내의 지점에서 비탁표를 측정자와 16mm 앞에 놓고, 굴뚝 배출구로부터 30~45cm에서 매연의 색을 비탁표와 비교한다.

(3) 노을(mist)

가스나 증기가 응축하여 액체 상태로 된 것인데, 분무(噴霧), 발포(發泡) 과정에서 액체의 분산에 의해서 생성된다. 대기 중의 수증기로부터 형성된 노을은 500~40µ이다. 자연 안개의 크기는 40~1µ이다.

(4) 퓸(fume)

보통 공정 중 광물질이 증발한 가스 상태나, 화학 반응으로부터 응축되어 생성되는 고체 입자이다. 대기 중의 입자량은 강하분진량(dustfall)과 공기 중 입자의 농도로 표시된다.

2) 가스(gas)

가솔린과 같은 액체나 고체 물질이 기화(氣化)하여 증기 상태로 된 것이다.

【표 3-2】 주요 도시별 대기오염 현황

	아황산가스 (SO_2) (ppm)	오존 (ppm)	이산화질소 (NO_2) (ppm)	미세 먼지 (PM-10) µg/m³
서울 2002	0.005	0.014	0.036	76
1997	0.011	0.016	0.032	68
1992	0.035	0.014	0.031	-
부산 2002	0.007	0.024	0.029	69
1997	0.018	0.019	0.028	68
1992	0.033	0.015	0.023	-
대구 2002	0.006	0.018	0.023	71
1997	0.016	0.015	0.024	72

1992	0.040	0.013	0.030	-
인천 2002	0.006	0.019	0.027	57
1997	0.013	0.016	0.026	70
1992	0.036	0.016	0.034	-
광주 2002	0.004	0.016	0.021	52
1997	0.009	0.021	0.021	49
1992	0.017	0.017	0.012	-
대전 2002	0.004	0.019	0.020	53
1997	0.011	0.018	0.022	69
1992	0.022	0.010	0.014	-
울산 2002	0.010	0.021	0.019	54
1997	0.019	0.015	0.023	43
1992	0.031	0.013	0.026	-

출처 : 환경부, 2003

【표 3-3】 주요 도시 미세먼지 오염도

통계표명 : 미세먼지(PM-10)[단위 : ㎍/㎥]

미세먼지(PM-10) 통계표

	2002	2003	2004	2005	2006	2007	2008	2009	2010
서울	76	69	61	58	60	61	55	54	49
부산	69	55	60	58	59	57	51	49	49
대구	71	59	58	55	54	53	57	48	51
인천	57	61	62	61	68	64	57	60	55
광주	52	36	46	49	55	52	50	46	45
대전	53	43	49	48	49	49	45	43	44
울산	54	40	50	50	52	53	54	49	48

출처 : 환경부 〈대기환경연보〉

(1) 아황산가스(sulfur dioxide)

주요한 발생원은 석탄의 연소이다. 2002년 서울 지역의 연간 평균 아황산가스 농도는 0.005ppm.

(2) 황화수소 및 유기화합물(hydrogen sulfide & an organic compound)

코오크스 제조, 타아르 증류, 석유 정제, 가스 정제, 비스코스 레이온 제조, 펄프공장 등 각종 화학공업 등에서 황화수소(H_2S)와 mercaptan이 발생한다.

(3) 불화수소 및 염화수소(HF&HCl)

제철, 인산비료의 제조, alumium 제조, 도자기 제조, 벽돌공장 등이 불화수소의 중요한 발생원이다.

(4) 질소 화합물(nitrogenous compound)

연소에 의해서 주로 발생된다.

(5) 알데히드(aldehyde)

가솔린, 연료유, 천연가스, 디젤유 등의 연소에 의하여 발생되는 알코올산화물이다.

(6) 일산화탄소(CO)

우리나라 대기오염 물질의 약 36%를 차지하고 있는 것이 일산화탄소이다. 일산화탄소는 혈색소(Hb)와 친화력이 산소보다 약 250~300배나 높아서 중독의 위험이 대단히 크다.

(7) 유기물 증기

Paraffin계, olefin계, acetylene계, 방향족계 탄화수소, 염소를 함유한 탄화수소 등 대단히 많다. 이는 연소 과정, 정유공정 등에서 발생한다.

3) 광합성에 의한 오염 물질

일광의 광화학작용(photochemical action)에 의하여 대기 중의 불순물로부터 오존이나 산화물 등이 생성된다. 광화학작용에 의하여 생성된 부유 입자(aerosol)는 연기와 먼지 등의 입자와 함께 smog를 형성한다. smog는 연기(smoke)와 안개(fog)가 결합하거나, 대기 중의 안개와 같은 대기오염을 칭하는 경우가 있다(표 3-2 참조).

※ 스모그(Smog) : 스모그란 도시의 매연을 비롯하여 대기 속의 오염물질이 안개 모양의 기체가 된 것을 말한다. 스모그가 도시나 공업 지대에서 발생하면 시계(視界)가 나빠지고 인체에 해를 준다. 스모그 현상이란 SOx, NOx, 알레히드 등 대기 오염물질이 자외선과 산소의 반응으로 활성화되어 대기 속에 사라지지 못하고 안개에 쌓인 채 지상 300m 내외의 공기 중에 부유하고 있는 상태를 말하는데, 일정 지역에서 오랫동안 머무는 것은 기상 조건 때문이다. 대기 중의 오염물은 그 자체로 정화 능력이 없기 때문에 비가 와서 씻어내리거나 바람이 불어 희석하게 될 때까지 공중에 떠 있게 된다.

【표 3-4】 smog의 형

구분	London형	Los Angeles형
발생시 온도	-1~4℃	24~32℃
발생시 습도	85% 이상	70% 이하
역전의 종류	방사성 역전*	침강성 역전**
풍속	무풍	5m 이하
smog 최성시의 시계	10m 이하	1.6~0.8km 이하
최빈발 가능 시기	12월, 1월	8월, 9월
주사용 연료	석탄 및 석유계	석유계
주성분	황화물, CO, 입자상 물질	O_3, N_2O, CO, 유기물
반응의 형	열적	광화학적, 열적
화학반응	환원	산화
최빈발 시간	이른 아침	낮
인체에 대한 영향	기침, 가래, 호흡기계환자의 사망률 증가	눈의 자극

* 야간의 방사냉각으로 인하여 지표면이 식고, 이어서 접지기층의 기온이 저하되므로 생긴다.

** 고기압권 내의 기층 전체에 침강 현상이 있을 때, 공기는 침강에 의해서 건조, 단열, 승온되기 때문에 지상 약 1,000m 높이로, 200~300m의 두께로 역전층이 나타난다.

2. 주요 대기오염 사건

세계적으로 대표적인 대기오염 사건을 들어 보면 다음과 같다(보사부 환경위생과, 1967 ; 대한보건협회 · 서울대학 보건대학원, 1976).

1) 런던의 스모그

1952년 12월 5일~동년 동월 9일까지 5일간 스모그가 계속되어 주로 노인, 병약자 및 호흡기계 환자 등 4,000명이 사망하였다. 또한, Smithfield의 가축 전시소에서는 많은 축우가 호흡장애를 일으켜 60두는 수의사의 진료를 받았으며, 12두는 진료 불능으로 도살되었고, 1두는 폐사하였다. 이의 원인은 불명이다.

2) 뮤즈 계곡(Meuse Valley)

1930년 12월 1일 Belgium의 뮤즈 계곡은 안개와 기온 역전[1]이 동년 12월 5일까지 계속되었다. 이 계곡에는 제강공장, 코크스공장, 유리공장, 황산공장, 비료공장, 발전소 등 많은 공장이 있었다. 이 계곡에는 주로 유황의 산화물과 무기산, 금속산화물 등이 충만하였다. 이로 인하여 노약자 63명이 사망하였으며 수백 명이 이환되었다. 이 사건의 원인은 유황의 산화물이나 불화수소산의 영향으로 생각되나 치명적인 물질은 불명이다.

3) 도로나(Donora)의 스모그

1948년 10월 거의 무풍 상태와 기온 역전을 동반하는 고기압이 공업도시 도로나를 포함하여 펜실베니아 주 북서부를 덮었다. Donora는 Monongahela 강 입구 안쪽에 있으며, 강 양쪽은 경사가 급한 언덕으로 되어 있다. 여기는 제철공장, 아연제련공장, 유황제조공장 등이 있었다. 4일 동안에 많은 호흡기계 환자가 발생하였으며 17명의 사망자가 나타났다.

4) 독타운 시

19세기 초 테니시 주와 조지아 주의 경계에 있는 두 개의 동제련공장의 짧은 연돌에서 배출된 가스에 의하여 이 부근 일대의 식물에 피해가 일어났다. 이 결과 연돌을 높였는데, 그 피해가 30리에 이르러 조지아 주의 삼림에 큰 피해를 입혔다. 이 원인 물질은

1) 기온 역전(氣溫逆轉, temperature inversion) : 대기층의 온도는 100m 상승 때마다 1℃ 정도 낮아지는데, 이를 기온 감률이라고 하며, 상부 기온이 하부 기온보다 더 높을 때를 기온 역전이라고 한다.

이산화유황이었는데, 이의 회수공장 건설로 인해서 해결되었다.

5) 도레이루 시

1930년경 영(英)령 Columbia의 도레이루에 있는 캐나다 동아연제련공장에서 19세기 초 미국 테네시 주 독타운 시 사건과 같은 사고가 발생하였다.

6) 세인트루이스 시

고형 연료에 의한 대기오염을 효과적으로 대처한 지역은 미조리 주의 세인트루이스이다. 대기오염방지법이 제정·공포된 1940년 이전에는 세인트루이스시에는 낮에도 가로등이 점화되었으며 차량은 헤드라이트를 켜지 않으면 주행이 어려울 정도로 대기가 오염되었다.

7) 로스앤젤레스 시

캘리포니아 주의 로스앤젤레스는 여러 공업의 발달로 인하여 인구의 급증 현상이 일어나 미국 내에서 제일가는 스모그 도시가 되었다. 로스앤젤레스 시 당국자에 의하면, 대기오염의 70~80%는 자동차가 원인이었다.

8) 피츠버그 시

펜실바니아 주 피츠버그시는 연기의 거리(smoky city)라는 별명이 붙었다. 매연 때문에 낮에도 거리는 어두웠으며 건물은 흑색으로 변화되었다. 당국에서는 적절한 보일러 장치와 휘발성연료의 사용 등 적극적인 노력을 경주한 결과, 1945년부터 1953년까지 매연의 양이 70% 정도 감소되었다.

9) 오존층 파괴

Ozone이란, 용어는 그리스어 'ozein(냄새가 난다)'에서 유래되었는데, 이는 메탄(CH_4), 일산화질소(NO), 이산화질소(NO_2) 등에 자외선이 쬐이면 형성된다. 오존층은 고도 20~30km에 있는데, 이 층은 지구를 완전히 둘러싸고 있기 때문에 인체 및 생태계에 유해한 태양의 자외선을 차단하여 지구에 도달하는 것을 막아주는 역할을 한다. 오존층이 파괴되고 있다는 사실이 처음으로 알려진 것은 1970년대 말 영국의 남극 기지에서 매년 10월이 되면 남극 상공의 오존량이 감소한다는 사실을 확인하면서부터였다. 또한, NASA는 1986년 노르웨이 스피츠베르겐 상공에서 오존층의 구멍을 발견하였다. (그림 3-3 참조)오존층이 파괴되면 유해 자외선이 직접 지구에 도달하게 되어 생명체의 유전자(DNA)를 파괴하므로 피부암이나 백내장 등을 유발한다. 오존의 농도가 5%만 감소하더라도 자외선 투과율은 10%가 증가하여 피부암 발생률이 10%가 증가한다. 그리고 바다 속에 있는 플랑크톤이 멸종하여 먹이 연쇄에 영향을 미치며 결국 생태계의 균형을 깨트린다.

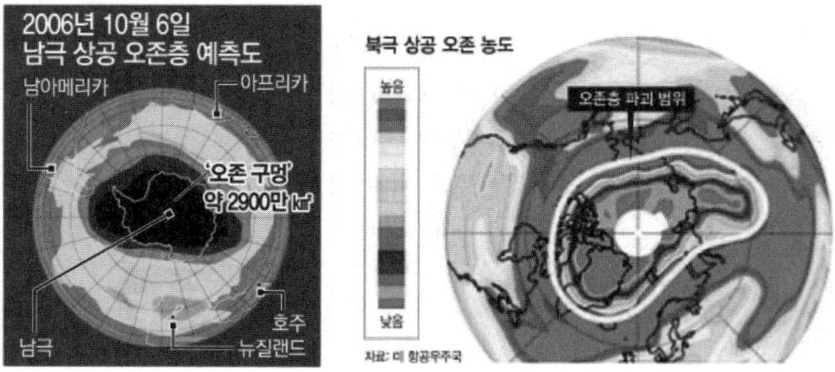

【그림 3-3】 남 · 북극 오존층

오존층 파괴의 유력한 원인은 에어졸(스프레이어)의 충전제, 냉장고나 에어콘의 냉동재 등으로 사용하는 프레온가스(CFC, 염화불화탄소) 및 할로겐(Cl, F, Br, I의 총칭) 등으로 알려져 있다. 프레온가스는 화학적으로 안정하기 때문에 분해되지 않고 성층권에 도달하여 태양 빛이 조사되면 염소분자가 유리되어 오존과 반응함으로써 오존층이 파괴된다. 프레온가스는 반도체칩 생산이나, 발포스티롤 제조 등 첨단산업에도 이용된다. 근래, 전 세계 소비량은 연간 약 100만톤 정도이다. 근래 남극과 가장 가까운 칠레에서는 자외선 과다 조사에 의해서 카우보이의 실명, 피부암(DNA 변이), 피부 화상, 폐기능 저하 등이 평소보다 4배나 많이 발생하고 있다(정, 1996).

10) 산성비(酸性雨)

산성비란, pH 5.6 이하의 산도를 가진 비인데, 이는 콘크리트, 철 등을 부식시키며 삼림(森林)뿐만 아니라 호수의 물고기를 죽이고 토양을 오염시켜 죽음의 땅을 만든다. 원인은 화석연료인 자동차의 배기가스와 공장 지대의 연기 속에 들어 있는 질소산화물(이산화질소 등)과 유황산화물(아황산가스) 등 때문이다. 초록의 흑사병이라고도 하는데, 전 지구촌이 이미 위험 수위를 넘어서고 있다. 북미와 캐나다 접경 지역의 경우 20~

30%의 호수가 산성비 때문에 생물체가 살 수 없으며 노르웨이, 스웨덴 등 북유럽과 우리나라, 일본 등 아시아의 여러 대도시에서도 강산성비가 내리고 있다(정, 1996).

특히 독일의 괴팅겐 시 교외의 울창한 숲이 불과 10년도 못되어 산성비 때문에 삼림이 고사되어 황무지로 변하여 버렸다. 일본국립공해연구소의 스가하라(管原 淳)는 한 그루의 포플러가 하루 512mg의 이산화질소를 흡수한다고 보고하였다. 우리나라 국립환경연구원의 김은식은 1 ha의 숲은 1년간 약 50명이 호흡할 수 있는 산소를 만들어 내므로 녹지 보존은 국민 건강을 위해서 필요하다고 하였다. 서울대학 김준호 교수는 국내의 수목(樹木)도 아황산가스 등 대기 오염물질의 영향으로 황화 현상이 일어나 고사율이 증가하였고, 서울 지역의 빗물의 산도는 1990년 현재 pH 4.17~4.68이며 대전 등 지방 도시도 pH 4.5의 산성비가 내리고 있으므로 연료 개선 등 대책이 시급하다고 하였다(정, 1996).

3. 대기오염의 피해

대기오염의 피해를 요약하여 보면 다음과 같다(권, 1997 ; 예방의학과 공중보건편집위원회, 2001).

1) 인체에 대한 피해

대기오염의 피해는 오염물질의 물리·화학적 성상, 오염물질의 농도, 폭로 시간, 환경적 요인 및 인적 요인 등에 따라서 차이가 있다.

대기오염에 의한 장애는

① 만성기관지염

② 기관지천식

③ 천식성기관지염

④ 폐기종

⑤ 인후두염

⑥ 호흡기계 질병 등의 건강장애와 시야 방해, 악취, 불쾌감, 심리적 영향 등이다.

2) 식물에 대한 피해

농작물의 생장장애, 식물의 조직 파괴 및 대사장애 등을 일으킨다.

3) 재산 및 경제적 피해

세탁물, 금속 제품의 부식, 피혁 제품의 손상, 페인트의 변질, 건축물의 손상, 가축의 피해, 항공운항의 피해 등을 들 수 있다.

4. 대기오염 방지 대책

대기오염은 오염원과 오염물질의 종류가 지역에 따라 다르기 때문에 그 대책을 일률적으로 수립한다는 것은 곤란하다. 일반적으로 대기오염 방지법의 강화, 자동차 배기가스의 저하, 광학 스모그 저하, 감시 체제의 효율적인 운영, 연료의 대기오염 물질 함량 저하, 대기오염 방지시설의 강화, 공업 입지 대책 등을 들 수 있다(정 · 박, 1987).

1) 공장 측의 대책

① 입지 대책 : 지형, 풍향, 인구밀도, 대류 능력, 안개 발생의 빈도, 오염물질의 배출량, 오염물질의 종류 등의 대책을 세워야 한다.
② 연료 대책 : 석탄은 회분, 유황 및 휘발 성분이 적으며 석유는 유황 성분이 적은 것을 사용한다.

2) 공공기관의 대책

① 도시계획의 합리화를 기한다.
② 대기오염의 정확한 실태를 파악한다.
③ 대기오염의 측정 기술을 발전시킨다.
④ 대기오염 방지의 강력한 법적 규제와 적극적인 계몽 등이 요망된다.

3-4. 수질오염(water pollution)

수질오염에 대한 인류의 관심은 대단히 장구하여 고대 로마시대로부터 찾아볼 수 있는데, 당시 벌써 폐수처리 시설이 설치되어 지금도 그 유적을 찾아 볼 수 있다. 그러나 물의 실제적인 위생관리는 19세기 산업혁명 이후부터라고 할 수 있다. 영국은 조직적으로 하수도를 정비하였으며 하수처리장을 설치한 최초의 국가로서 1889년 런던 시에서는 하수를 처음으로 침전 처리를 실시하였고 1935년에는 생물학적 처리를 실시하였다(구 외, 2010 ; 정 · 박, 1987).

또한, 1865~1867년 영국 하천오염방지 왕실위원회(River Pollution Prevention Royal Commission)는 여러 연구기관에 수질보호제도에 대하여 연구 · 조사하도록 함으로써 1876년에는 하천오염방지법(river pollution prevention act)이 공포되었으며 1930년에는 하수도조례, 1936년에는 공장폐수조례가 공포되었다. 우리나라에서는 1963년 11월 공해방지법이 법률 제1436호로 제정·공포되었으며 1977년 7월 1일 제정·공포된 환경보전법은 환경 기준에 따라 오염물질의 배출을 규제하고 있다.

- 현대 수질오염의 특성

① 대도시와 공업도시의 하천 오염이 심하다.
② 전국적인 광역화 경향이 있다.
③ 수질 오염물질의 종류가 다양화되어 가고 있다.

- 수질오염의 오염원

① 농업에 의한 오염(화학비료 및 농약 등)
② 광업에 의한 오염(쇄석, 채석, 채탄 시의 미분탄 등)
③ 도시 하수에 의한 오염, 특히 분해가 잘되지 않는 경성세제(ABS, 알킬벤젠설폰산염)의 사용을 금하고 분해가 되기 쉬운 연성세제(LAS, 리니어 알킬벤젠설폰산염)를 사용하여야 한다. 그리고 계면활성제보다 심각한 오염원인 인산염보강제(빌더)의 사용을 금지해야 한다.
④ 공업에 의한 오염(공장의 종류 등에 의한 차이) 등을 들 수 있다.

1. 수질오염의 지표

수질오염은 수질과 오염물질 사이의 생물학적, 물리학적 및 화학적 작용의 복합적인 작용에 의하므로 어떠한 단일 관측으로 전체적인 오염의 정도를 표시하기는 곤란하다. 일반적으로 오염 현상을 측정하는 항목은 다음과 같다(정, 1996).

1) 냄새와 색(oder & color)

냄새와 색의 원인은 오염물질 자체에 의하여 유래되는 경우가 많으며 유기물질의 부패로 아민화합물과 황화물이 생긴다. 이러한 취미 물질이 많이 생기면 악취는 방산되어 공기오염의 원인이 되며 하천의 어류에 흡수되어 식용하기에 부적당한 경우가 된다.

2) 용존산소(dissolved oxygen, DO)

물에 대한 산소의 용해도를 좌우하는 자연적 인자는 주로 용질에 의해서 좌우되나, 오염수에 있어서는 산소를 소비하는 물질, 주로 유기물질의 부패성 물질이 용존산소를 소비한다. 따라서 용존산소의 다소로 물의 오염 상태의 일단을 알 수 있다. 그러나 오염을 받아서 오래되지 않은 물은 용존산소량이 많은 것이 보통이며 이것은 산소 공급이 충분하지 못한 경우에는 점차 소비된다. 폐수에 있어서 DO의 측정은 BOD의 측정과 불가분의 관계가 있으며 양자는 항상 병행하여 검토하여야 한다.

3) 생물화학적 산소 요구량(biochemical oxygen demand, BOD)

BOD는 물속에 산화·환원성 물질, 즉 오염될 수 있는 물질이 생물학적인 산화를 받아 주로 무기성의 산화물과 가스가 되기 위해 소비되는 산소량을 ppm으로 표시한 것이다. BOD가 큰 것은 물속에 부패성 물질이 많다는 것을 의미하며 이것이 하천, 호수, 해수에 방류되었을 때는 물속의 용존산소를 소비하고 그 결과 하천 및 해수의 부패, 생물의 사멸, 보건상 또는 농수산물에 큰 피해를 준다. 위생 하수의 서한도는 DO 4 ppm 이상, BOD 20ppm 이하이다. 또한, 산업 폐수의 인구당량(population equivalent of individual waste, PEIW)은 폐수가 표준 가정 하수의 몇 사람 분에 상당하는가를 나타낸 수치이다. 이는 각종 산업 폐수의 오염도의 비교, 일반 하수와 합동 처리를 설계할 경우, 참고가 되는 수치이다. 5일간의 BOD(ppm) 및 물의 양 Q(cm^3)를 기준으로 하여 다음 식에 의해서 산출한다.

$$\text{산업 폐수의 인구당량(PEIW)} = \frac{Q \times BOD}{S}$$

S는 가정 하수에 있어서 1인 1일의 산소 요구량을 g단위로 표시한 것이다. 국가에 따라서 다르나 보통 50~56g 정도이다.

4) 화학적 산소 요구량(chemical oxygen demand, COD)

화학적 산소 요구량은 물속의 산화 가능성 물질, 즉 오염원이 될 수 있는 물질이 산화되어 주로 무기성 산화물과 가스로 되기 위해 소비되는 산화제(주로 $KMnO_4$, $K_2Cr_2O_7$)에 대응하는 산소량을 ppm으로 나타낸 것이다. $KMnO_4$ 또는 $K_2Cr_2O_7$을 가하여 20℃에서 산화하였을 때, 그 소비량에 의해 피산화물의 양, 주로 하수의 유기물량을 추정하는 방법이다. 산화물에 대한 선택적 화학반응에 의한 산화작용이므로 자연계에 있어서의 하수의 산화 현상과는 일치하지 않는다. $K_2Cr_2O_7$에 의한 COD값은 $KMnO_4$의 COD값보다 0.253배 크게 나타난다.

5) 부유 물질(suspended solid, SS)

폐수의 혼탁은 부유 물질에 의하며 이것은 부상질, 침전질, colloid성 물질, 부상성막의 4종류로 분류할 수 있다. 부유 물질은 하천의 바닥에 침전되어 남아 있어서 서서히 분해되어 물속의 용존산소를 소비하며 하천을 오염시켜 환경오염의 원인이 된다.

6) 용해성 물질(soluble matter)

물속에 용해되어 있는 물질은 눈에 보이지 않으나 생물과 유사한 것이 있다. 식품공업과 화학약품공업 등의 폐수 중의 용해성 물질이 직접적인 피해를 줄 경우도 많으며 유기물, 특히 알코올, 유기산이 많은 것은 어류 등에 큰 피해를 준다.

7) 유지류(grease)

식품공업의 폐수에는 유지를 함유하는 경우가 많다. 유지류로서 흔히 유지, wax, 유리지방산, 비누류, 광유 및 용제에 녹은 그 밖의 물질 등이 함유되어 있다. 유지류가 다량으로 방출되면 생물이 유지박막으로 덮여 사멸·부패의 원인이 되며 생물학적 정화를 어렵게 한다.

8) pH

물은 여러 가지 염류, 유리탄소, 유기산 등을 함유하고 있는데, 그 함유 비율에 따라서 산성, 중성, 알칼리성 등을 나타낸다. 기준은 pH 5.8~8.0이다.

2. 주요 수질오염 사건

수질오염에 의한 사건은 세계적으로 대단히 많으나, 대표적인 사건 몇 가지를 들어보면 다음과 같다(정·박, 1987).

1) 미나마타병(水俣病)

공장 폐수에 함유된 유기수은에 오염되어 있는 농작물이나 어패류를 섭취함으로써 발생하는 미나마타병(水俣病, minamata disease)은 1952년 말부터 일본 구마모토현(態本縣) 미나마타시의 미나마타만 주변의 어촌에서 처음 발병하였다. 공장 폐수에서 나오는 유기수은은 하천이나 호수 등의 plankton을 통하여 어패류에 축적되는데, 이러한 어패류를 사람이 섭취하였을 경우, 유기수은이 인체에 축적되어 발병한다. 임상 증상은 손의 지각 이상, 언어장애(aphasia), 시청각 기능장애, 구내염, 보행 곤란, 중심성시야협착, 광종(狂踪) 상태 등을 나타내며, 심하면 사망한다.

2) 가도가와 유역(神通川 流域)

1945년 일본 도야마현(富山縣) 가도가와(神通川) 유역에서는 이타이이타이병(痛心痛心病, itai-itai disease)이라는 괴질환자 258명이 발생하여 128명이 사망하였다. 이 질병은 주로 갱년기 이후의 여성에게 호발하는 골연화증(osteomalacia)으로서 전신 동통을 호소하며 보행 곤란(ataxia)하고 경미한 충격에도 골절이 일어나며, 골절 때문에 신장이 작아지고 기침을 하면 통증이 있다. 장기간 이러한 증상을 나타내면서 '이타이이타이'라고 신음(groaning)하면서 죽어가는 비참한 질병이다. 이 질병은 가도가와 상류의 아연·납광산으로부터 나오는 배출물 중에 들어있는 카드뮴에 의해서 일어난다는 사실이 밝혀졌다.

3) Poly chlorinated biphenyl(PCB) 중독(기타큐슈)

P.C.Bs.(polychlorobiphenyls)에 의한 중독 사고 예로서는 1954년 J.K. Meigs 등이 처음으로 arochlor 1254에 의한 중등도의 염소좌창(chloracne)을 발견하였다. 이어서 영국의 Monk Wood 연구소에서는 1960~1965년에 걸쳐 해조의 알을 분석하여 염소계의 농약이 아닌 불명 물질을 발견하였으며, S.J. Jensen은 1966년에 물까마귀와 흰꼬리수리의 장기와 날개를 분석하여 P.C.Bs.를 처음으로 확인하였다.

1968년 2월에 일본에서 약 70마리의 닭이 중독사고를 일으켰는데, 그 후에 제휴 회사에서 나온 폐유인 통칭 '다크유'에 원인이 있음이 밝혀졌다. 그리고 1968년 10월에 기타큐슈대학 부속병원 피부과에서 기타큐슈 가네미창고주식회사에서 만든 미강유를 식용한 사람에게서 좌창양피진을 주증상으로 하는 중독증(油症, 쌀겨유 중독)이 집단적으로 발생하여 많은 관심을 모았으며, 그 후 이 환자 수는 총 14,320명에 달하였다.

유증의 임상증상은 안지의 증가, 손톱이나 발톱의 변색, 좌창양피진 등을 주증으로 하며 일반 증상으로는 식욕부진, 오심, 구토, 사지탈력감, 관절통, 월경이상, 체중감소 등이다. 이는 미강유 제조 시에 탈취 공정에서 가열 매체로 사용하는 P.C.Bs.가 누출되어 기름에 혼입됨으로써 일어난 중독사고임이 밝혀졌다.

3. 수질오염의 피해

① 인체에 대한 피해로서는 메틸수은, 카드뮴, P.C.Bs. 비소, 납 등 각종 유해·유독 물질에 의한 피해가 있다(건강장애).
② 농작물의 고사, 곡물의 오염 등 농업 피해가 있다.
③ plankton, 어패류 등의 사멸 및 중독, 선체, 어망의 손상 등 어업 피해가 있다.
④ 상수 및 공업용수의 오염 등이 있다.

⑤ 자연환경계의 파손 등이 있다.

4. 수질오염 방지 대책

① 수질오염 방지 계획의 정비 : 국토계획, 도시계획, 공업입지계획, 하수도 정비, 폐수처리장의 확충 등이 있어야 한다.
② 계속적인 감시 · 측정 · 관리 및 법적 규제가 있어야 한다.

3-5. 소음(騷音, noise)

소음이란, '듣기 싫은 음', '불쾌한 음', '일상생활을 방해하는 음', '생리적 기능에 변화를 주는 음', '청력을 방해하는 음' 등을 말하나, 일반적으로 소음이란 원하지 않는 불유쾌한 소리를 말한다. 소음의 주 발생원은 ① 공장, ② 건설 작업장, ③ 자동차, 기차, 전차, 항공기 등, ④ 선전, 전파사, TV, 악기, 발전기, 냉난방기, 영업장 및 시장 등이다(정 · 박 1987).

1) 소음에 의한 장애 및 피해

① 불쾌감, 수면장애
② 생리적 장애(교감신경에 작용하면 흥분, 불안, 두통 및 위장기능 저하)
③ 맥박수 증가, 호흡곤란 및 신진대사 항진
④ 체중 증가 및 발육장애, 청력장애
⑤ 회화 방해 및 작업 능률 저하 등이 있다.

2) 소음 방지 대책

① 소음원을 제거(공장, 건설장 및 교통 소음의 발생을 방지)한다.
② 도시계획을 정비하며 소음의 확산을 방지한다.
③ 소음 피해자의 대책 수립 및 소음 방지의 지도 · 교육을 실시한다.
④ 법적 규제 등이다.

3-6. 진동(振動, vibration)

진동이란, 어떤 물체가 좌우 및 전후의 방향으로 주기적인 운동을 하는 것을 말한다.

진동의 주 발생원은 ① 착암기, ② 분쇄기, ③ 병타기, ④ 전기톱 공장, ⑤ 자동차, 기차, 전차 등의 교통기관 등을 들 수 있다(정 · 박, 1987).

1) 진동에 의한 건강장애

(1) 전신장애

① 동요감, 압박감, 동통감, 공포감 및 오한을 느낀다.
② 시력, 청력장애, 신장, 심장, 폐, 뇌, 장, 기타 복부 장기의 기계적 손상(위장장애)을 일으킨다.
③ 불쾌감, 요천부의 동통(sacroiliac pain), 운동지각(perception of motion), 자세반사(postural reflexes) 등의 장애가 있다.

(2) 국소장애

① Raynaud's phenomenon : 손가락에 있는 말초혈관 운동의 장애로, 혈액순환이 저하되어 손가락이 창백하여지며 동통을 일으킨다.
② 뼈 및 관절장애 : 심한 진동을 받으면 뼈, 관절, 신경, 근육, 건, 인대, 혈관 등 연부 조직에 장애가 나타난다.

2) 진동 방지 대책

① 진동원을 제거한다.
② 진동의 전파 경로의 차단 및 완충물을 설치한다.
③ 보호용 장갑 및 의복을 착용한다.
④ 작업시간의 단축 등이 있다.

3-7. 환경호르몬(내분비 교란 물질)

1. 개요

1992년 Colborn은 《환경독성학의 진보》라는 저서에서 자연환경에서 관찰된 동물 세계의 이상한 현상을 처음으로 소개하였으며, 1996년 미국에서 출판된 《우리의 빼앗긴 미래

(our stolen future)》가 소개되면서 환경호르몬이 세계적인 관심을 일으켰다. 또한, 1997년 Cadbury는 《생태계의 여성화》라는 저서에서 자연생태계는 기이한 현상이 소리없이 진행되고 있다고 하였다.

2. 정의

환경호르몬에 대한 정의는 학자에 따라서 여러 가지로 내려지고 있으나, 미국환경부(EPA)에 의하면 환경호르몬이란, 항상성의 유지와 발달 과정의 조절을 담당하는 체내의 자연 호르몬의 생산, 방출, 이동, 대사, 결합, 작용, 배설 등을 간섭하는 체외 물질이라고 하였다. 일반적으로 환경호르몬이란, 생체의 항상성, 생식, 발생, 행동에 관여하는 여러 가지 생체 내 호르몬의 합성과 저장, 분비, 체내 수송, 결합, 호르몬 작용 등의 여러 가지 과정을 저해하는 외래성 물질이라고 정의한다. 즉 정상적인 인체의 호르몬 작용을 저해하는 물질이다.

3. 원인 물질

환경호르몬은 각종 화학물질과 중금속 등이 주요 원인 물질인데, 현재 지구상에 있는 화학물질은 1,000만 종 이상이다. 이 중 세계적으로 현재 사용하고 있는 화학물질은 약 10만 종이며, 상업적으로 사용하고 있는 화학물질만 하더라도 약 5만 종이고 매년 약 1,000종의 화학물질이 새로 등록되고 있다.

이 중 환경호르몬으로 지정된 것은 세계 야생보호기금(WWP)의 경우 67개 화학물질과 중금속을 지정하였으며, 일본 후생성의 경우 142개 화학물질과 중금속을 지정하였다. 근래 사회 문제가 되고 있는 환경호르몬은 농약, 살충제, 식품 첨가물, 공업용 염료, 플라스틱 원료, 페인트, 생물 특수 생성 물질, 전자제품(휴대폰), 스트레스 등인데, 특히 비닐 소각 시 다량 발생되는 다이옥신, P.C. Bs, 쓰레기 소각 시 다량 발생되는 질소화합물, 주석 화합물로서 PVC 안정제, 플라스틱 첨가제, 산업용 촉진제, 살충제, 살균제, 목제 보존제, 오염방지용 선박페인트 등으로 사용하는 tributyltin(TBT), trycyclohexyltin, 농약, 살충제로 사용하는 BHC, DDT, 빈클로졸린, 언도설폰, 클로르타로닐, 펜빌러레이트, 그리고 라면 용기로 사용하는 stylene trimer, stylene dimer 등이다.

4. 피해 현황

1997년 Cadbury에 의하면, 물고기의 암컷화 현상, 암컷끼리 둥지를 트는 갈매기, 생식불능의 악어와 표범, 생후 7일 미만 초생아의 성기 이상, 자궁내막증의 증가, 정자 숫자 감소, 사산, 기형아 출산, 성조숙증, 성기 퇴화 등이 일어나고 있다. 덴마크 국립대병원에 의하면, 1938년 1억 1,000정자/㎖가 1990년에는 6,000정자/㎖로 감소되었으며, 프랑스 파리정자은행에 의하면 매년 정자 숫자가 2%씩 감소되어 21세기 중엽에는 남성의 50%가 불임환자가 될 것으로 추정하였다.

또한, 1998년 3월 일본 도쿄에서 개최된 일본 수산학회에서 발표된 보고에 의하면, 일본 다마강에 서식하고 있는 수컷 잉어 30%가 수정 불가능하다고 하였다. 우리나라에서도 1999년 11월 경상대 유병오 교수와 일본 나가사키대학 다카오 류지 교수의 공동 조사 발표에 의하면, 낙동강 하류 취수원 등 5곳을 조사한 결과, 정자 숫자를 감소시키는 비스페놀 A가 검출되었다. 이 영향으로 낙동강에 서식하는 수컷 잉어의 암컷화 현상이 진행된 것으로 나타났다. 이 비스페놀 A는 발암성이 강할 뿐만 아니라 1조분의 1(ppt) 이하일지라도 인체에 유해를 끼친다. 또한, 랩에서도 환경호르몬인 노닐페놀 등이 한국과 일본에서 검출되었다.

5. 보건 대책

1966년부터 일본에서는 환경청 산하에 다이옥신위험평가검토회를 설치 운영하고 있으며, 미·영 등 서구 선진국에서는 환경호르몬에 대한 각종 예방대책기구를 설치 운영하고 있다. 그러나 우리나라는 아직 이렇다 할 대책을 세우지 못하고 있다. 근본적인 예방대책은 강력한 환경호르몬의 작용을 하는 각종 화학물질의 생산을 세계적으로 제한하고 이의 사용을 금지시키는 것이 이상적이겠으나, 이는 쉽지 않은 일이다. 그러므로 우선 시급한 보건대책을 제시하여 보면, 채소는 흐르는 물에 잘 씻어 먹어야 하겠으며, 과실은 껍질을 잘 벗겨 먹고 기타 식품은 끓여서 먹으며 플라스틱 용기와 랩의 사용을 삼가하고 어린이용 장갑은 PVC제품을 사용하지 말고 강한 세제인 노닐페놀 에톡시 레이트류의 사용을 삼가해야 하겠다.

현대의 환경오염은 다양화 경향이 있기 때문에 악취, 방사능, 일조 방해 등 대단히 많다(정, 2004).

3-8 환경 영향평가

우리의 생활환경이 아무 제한 없이 계속해서 개발될 경우, 우리의 생활환경은 회복될 수 없을 정도로 파괴될 가능성이 있다. 그러므로 근래 개발된 환경 관리기술이 환경 영향평가(environmental impact assessment)의 제도이다. 환경 영향평가제도는 각종 개발 사업으로 인해서 파생될 자연 및 생활환경의 파괴를 미연에 예측 및 평가하여 환경에 대한 악영향과 피해를 예방함으로써 그 피해를 최소화하거나 방지하자는 것이다. 환경 영향평가는 1970년 1월 1일 미국에서 국가환경정책법(National Environmental Policy Act, NEPA)을 제정·공포함으로써 세계에서 가장 먼저 법적으로 제도화하였다(정, 1996).

1. 대상 사업

우리나라의 환경 영향평가 사업은 환경정책기본법 제26조에 법적인 근거를 두고 실시하고 있다.

① 도시의 개발
② 산업 입지 및 공단 조성
③ 에너지 개발
④ 항만 건설
⑤ 도로 개설
⑥ 수자원 개발
⑦ 기타 대통령령이 정하는 사업

대통령령이 정하는 환경보전에 미치는 사업으로서는 철도 건설, 공항 건설, 하천의 이용 및 개발, 매립 및 개간 사업, 관광단지 개발, 체육시설 설치, 산지 개발, 특정 지역 개발, 폐기물 처리시설의 설치 등이다.

2. 환경 영향평가 방법

환경 영향평가 방법은 다음과 같다(정, 1996).

(1) 환경 영향평가 과정의 기본 요소

적절한 환경 영향평가가 이루어지기 위해서는 다음과 같은 조건이 필요하다.

① 관련 지침에 대한 지식
② 종합적인 과학팀의 구성
③ 연구 지식 등이다.

(2) 주위 환경에 대한 지식

주위 환경에 대한 기준 자료를 들어 보면 다음과 같다.

① 당해 사업과 관련된 영향의 종류에 대한 환경 영향평가에 대한 지식
② 환경 요소를 구체적으로 기술하는 데 필요한 각종 지침
③ 다른 기관이 작성해 놓은 환경 영향 평가서

④ 각종 환경 영향분석 방법론 등이다.

(3) 영향 예측과 평가

과거의 추세 변화를 근거로 해서 현재의 환경이 앞으로 어떻게 변화하여 갈 것인가를 예측하고 평가하여야 한다. 이는 문화, 사회, 경제, 환경, 보건 등 광범위한 예측과 평가가 요구된다.

참 고 문 헌

강영선 : 대기오염의 개황. 공해문제 학술세미나, 중앙대 의대, 19~27, 1972

구성회 · 외 : 공중보건학. 서울, 고문사, 2010

국립환경연구소 : 환경분야. 연구논문 초록집. 제2집, 1985

권숙표 : 환경위생학. 서울, 집현사, 1998

권이혁 : 최신보건학. 서울, 신광출판사, 1997

대한보건협회 · 서울대 보건대학원 : 보건학개론. 서울, 신광출판사, 1976

심상황 : 최신환경위생학. 서울. 집현사, 1970

예방의학과 공중보건편집위원회 : 예방의학과 공중보건.서울,계축문화사, 2011

정문식 · 구성회 : 환경위생학. 서울, 신광출판사, 2001

정희곤 : 최신보건학. 서울, 세진사, 1996

정희곤 : 최신 식품위성학. 서울, 광문각 2004

정희곤 : 환경호르몬(내분비교란물질)에 대한 보건대책, 송대학보, 207호, 2000

정희곤 · 박재림 : 보건과학. 서울, 세진사, 1987

김동석 외 ; 공중보건학, 수문사, 2011

차철환 : 공해와 질병. 서울, 최신의학사, 1974

통계청 : 국제통계연감. 2000

田中正四 : 公衆衛生學入門 ; 都市衛生學. 14板, 東京, 南山堂, 1976

Hopkins, E. S. · Bingley, M. & Schucker, G. W. : The practice of sanitation in its relation to the environments. The williams & Wilkins Co., Baltimore, 1970

Salvato, Jr, J. A. : Enviromental sanitation. John Wiley Inc., New York, 1958

W.H.O. : Health hazards of the human environment, prepared by 100 specialists in 15 countries. 1972

제4장

산업보건

Industrial Health

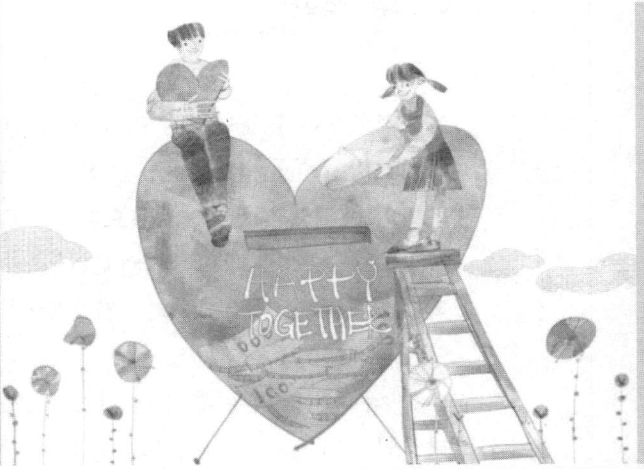

4-1. 개요

산업보건(産業保健, industrial health)은 모든 산업장의 근로자들이 건강한 심신으로 고도의 작업 능률을 유지하면서 작업을 계속할 수 있으며, 생산성을 향상시킬 수 있도록 근로자의 근로 환경, 생활 조건을 정비 · 개선 · 관리하기 위하여 연구하는 과학 및 기술인데, 이는 근로자의 건강과 행복을 전제로 하고 있다. 국제노동기구(ILO)와 세계보건기구(WHO)는 산업보건의 정의를 다음과 같이 내렸다(Patty, 1962 ; 대한산업보건협회, 1970a ; 野村, 1974 ; 권, 1997).

"The promotion and maintenance of the highest degree of physical, mental, and social well-being of workers in all occupation."

즉 "산업보건이란, 모든 직업인들이 육체적, 정신적, 나아가서는 사회적인 안녕이 최고도로 증진 · 유지되도록 하는 데 있다."

요컨대 산업보건은 근로자의 건강과 생명을 위협하는 여러 인자를 탐구하며 그 제거를 도모하거나, 예방책을 강구하여 생산 능력을 높이고 근로에서 기인된 체력의 소모나 피로를 합리적으로 회복시키고자 하는 과학 및 기술이다. 직업이 인간의 건강에 미치는 영향에 대해서는 이미 Hippocrates(BC 460~377)나 Galenus, Claudius(130~200)가 지적한 일이 있다(Jchnstone & Miller, 1960 ; 정 · 박, 1987).

이탈리아의 G. Agricola는 16세기(1566)에 오늘날의 규폐에 관한 과학적 기술을 하였다. 특히 1713년 Bernardio Ramazzini(1633~1714)의 직업병, 《de morbis artificum diatriba》는 산업보건에 관한 체계적 저서로서 세계 최초의 것이다. 20세기에 들어와서는 R. Cabolt, I. Cannon이 성냥에서의 인(燐)의 중독을, A. Hamilton은 납(鉛)의 중독을 보고하였으며 1918년에는 미국 하버드대학에 산업보건 분야의 학위 과정이 신설되었다. 산업보건(industrial health)은 산업의 종류에 따라서 생기는 근로자 집단의 건강장애를 예방하는 데 중점을 두고 있으며, 산업장의 근로환경 대책이 그 주요 내용이다. 이와 유사한 용어가 있는데, 즉 직업보건(occupational health)은 그 직업의 성질, 종류, 형태에 따라서 생기는 특정군의 건강장애를 주로 취급한다(대한산업보건협회, 1970a ; Schilling, 1973).

한 나라의 국력은 경제력, 인력 그리고 정신력의 총화로서 표시하고 있다. 공업 및 첨단산업 입국으로서 급속도의 경제 발전을 이루고 있는 우리나라는 훌륭한 정신력과 기술을 가진 훌륭한 숙련 인력의 확보가 시급한 문제로 대두되고 있다. 산업보건은 이러한 훌륭한 숙련 인력을 확보하는 데 있어서 이들의 노동으로 인한 질병 문제뿐만 아니라 인간 능력의 한계와 노동 조건의 적응을 과학적으로 연구하며 산업기술이 요구하는 노동 조건이 되도록 하고 인간에게 적합하도록 그 대책을 강구하여 근로자의 건강을 보호·증진시키며 나아가서는 노동력을 확보·향상·발전시키는 데 그 목적이 있다(심, 1970 ; 日本産業衛生學會, 1976).

4-2. 산업환경의 정비

근로자의 건강 유지나 생산성을 높이기 위해 다음과 같은 산업 환경의 정비가 필요하다(정·박, 1987).

1. 공장의 입지 조건

① 안전 및 위생적 조건 : 폭발, 화재, 오수, 폐기물 처리, 환경오염, 각종 산업 사고 요인 등이 없어야 한다.
② 근로 능률 : 주거, 교통, 오락 및 위생시설 등이 좋아야 한다.
③ 생산 능률 : 부지, 용수, 운반, 기후, 풍토 등이 적합하여야 한다.

2. 작업 환경 조건

① 채광 및 조명설비
② 난방, 냉방 및 온·습도 조절
③ 환기설비 및 공기 조정 설비
④ 소음 및 진동 방지 설비
⑤ 제진, 유해가스 및 악취 배제 설비

⑥ 방수 및 방습 설비
⑦ 재해예방 및 사고 발생 시 피신 설비 등이다.

3. 폐기물 처리 시설

① 폐기물 정리 및 적치장
② 폐기물 처리장
③ 폐기물 이용 시설 및 배수처리 시설 등이다.

4. 근로자 복지후생 시설

① 탈의실
② 휴게실 및 식당
③ 세면장 및 욕실
④ 세탁실 및 화장실
⑤ 진료실
⑥ 필수품 보급소 등이다.

4-3. 산업의 합리화

산업의 합리적인 운영을 기하기 위해서는 여러 가지가 고려되어야 하겠으나, 근로자를 중심으로 하여 살펴보면, 일반적으로 다음과 같은 점을 들 수 있다(산업보건협회, 1970b ; 대한산업보건협회, 1970c ; 정 · 구, 2001 ; 권, 1997 ; 구 외, 2010 ; 양, 1986 ; 대한예방의학회, 2011).

1. 근로자의 적정 배치

신체계측, 기능검사, 건강진단 및 정신적인 적성검사 등을 실시하여, 이를 종합 검토하여 적재적소에 배치한다.

① 신체계측 : 신장. 체중, 앉은 키, 가슴둘레, 상완위 등
② 기능검사 : 시력, 색맹, 청력, 평형감각, 배근력, 악력 등
③ 건강진단 : 결핵, 고혈압, 간질 등
④ 정신적 적성검사 : 지능검사, 체격검사, 적성검사 등

2. 작업 동작의 합리화

① 자세의 안정도
② 동작의 안정도
③ 동작의 경제도
④ 동작의 능률성 등을 조사·배치한다.

3. 작업 시간 배분의 합리화

근로 시간과 통근 시간, 몸차림 시간, 식사 시간, 휴식 시간, 오락 시간 및 수면 시간 등의 생활 시간을 고려하여 작업 시간을 합리적으로 배분한다.

4. 작업 강도(labour intensity)별 작업관리의 합리화

육체적인 작업의 강도를 나타내는 지표로서 에너지대사율(relative metabolic rate, R.M.R.)을 이용한다(표 4-1 참조)(권, 1978 ; 조외, 1982).

$$\text{R.M.R.} = \frac{\text{작업 시 소비에너지} - \text{동시간의 안정 시 소비에너지}}{\text{기초대사량}} = \frac{\text{근로대사량}}{\text{기초대사량}}$$

R. M. R. = 0~1(경노동), 1~2(중등노동), 2~4(강노동), 4~7(중노동), 7이상(격노동)

【표 4-1】 R. M. R.에 의한 작업 강도와 분류

구분	노동 강도	실효율 (%)	주작업의 R.M.R.	근무시간중의 R.M.R.	근무시간중의 소비열량(kcal)	소비열량 (kcal)/일	비 고
A	경노동	80 이상	0~1	0~0.8	남 : 920 이하 여 : 720 이하	2,200 이하 1,920 이하	의자에 앉아서 손으로 하는 작업
B	중등 노동	80~76	1~2	0.8~1.5	남 : 920~1,250 여 : 720~1,020	2,200~2,550 1,970~2,220	6시간 이상 쉬지않고 지속하는 작업
C	강노동	76~67	2~4	1.5~2.7	남 : 1,250~1,750 여 : 1.020~1,420	2,550~3,050 2,220~2,620	전형적인 지속 작업
D	중노동	67~50	4~7	2.7~3.5	남 : 1,750~2,170 여 : 1,420~2,920	3.050~3,500 2.620~2.920	휴식의 필요가 있는 작업
E	격노동	50 이하	7 이상	3.5 이상	남 : 2,170 이상 여 : 1,780 이상	3.500 이상 2.980 이상	중근적(重筋的) 작업

5. 작업 조건의 합리화

① 작업 자세를 편리하며 알맞도록 한다.
② 작업 속도를 경제적 속도에서 생리적 속도에 접근시킨다.
③ 운반 방법을 개선한다.
④ 공장시설의 설계, 조작, 운반 등에 인간공학을 고려한다.
⑤ 작업 시간, 휴식 시간, 교대제, 휴일 등을 적정 조정한다

6. 기술훈련 및 보수교육

신규 채용자, 일반 근로자, 작업반장 및 감독관 등에게 책임별 기술교육을 실시하여 작업의 효율화를 기한다.

【표 4-2】 제조업 주당 평균 근로시간

(단위 : 시간)

국가명	1996년	1997년	1998년	1999년	2000년
한국	48.4	47.8	46.1	50.1	49.3
일본	43.3	42.7	42.5	42.7	43.7
미국	41.6	42.0	41.7	41.7	41.6
캐나다	38.4	39.3	38.6	38.7	38.9
노르웨이	36.8	36.7	36.6	36.6	36.6
호주	38.7	38.5	38.6	38.9	38.6

출처 : 노동부, ILO 《Yearbook of Labour Statistics》 2000
OECD 《Main Economic Indicator》2001. 6. 일본 《노동력조사연보》 2000

4-4. 근로와 영양

근로자의 영양은 근로자의 건강과 작업 능률에 크게 영향을 미치기 때문에 철저히 영양관리를 하여야 한다. 근육 노동자의 에너지 공급은 당질을 주로 하며 그 일부를 지방질로 보충한다. 중노동자는 단백질의 공급이 필요하며 근육 내의 에너지 공급을 원활하게 하기 위해서 비타민 B_1의 공급이 필요하다. 근로자의 근로 강도별 소요 열량 및 영양소는 [표 4-3]과 같다. 작업 종류별 소요 영양소를 들어 보면 다음과 같다(정 · 박, 1987).

① 고온 작업 : 식염, 비타민 A, 비타민 B_1, 비타민 C
② 저온 작업 : 지방질, 비타민 A, 비타민 B_1, 비타민 C, 비타민 D
③ 강 노동자 : 비타민류, Ca 강화식품
④ 소음 작업 : 비타민 B_1

【표 4-3】 근로 강도별 소요 영양소

노동	열량 (kcal)	단백질 (g)	Ca (g)	철 (mg)	식염 (g)	V.A (IU)	$V.B_1$ (mg)	$V.B_2$ (mg)	Niacin (mg)	V.C (mg)	V.D (IU)
경노동	남 2,200	80	0.6	10	15	2,000	1.1	1.1	11	65	400
	여 1,700	65	0.6	10	15	2,000	0.9	0.9	9	60	400
중등 노동	남 2,500	85	0.6	10	15	2,000	1.3	1.3	13	65	400
	여 2,000	70	0.6	10	15	2,000	1.1	1.1	11	60	400
강 노동	남 2,800	90	0.6	10	20	2,000	1.5	1.5	15	65	400
	여 2,000	75	0.6	10	20	2,000	1.2	1.2	12	60	400
중 노동	남 3,100	95	0.6	10	20	2,000	1.8	1.8	18	65	400
	여 2,000	80	0.6	10	20	2,000	1.4	1.4	14	60	400
격 노동	남 3,450	100	0.6	10	20	2,000	2.0	2.0	20	65	400
	여 -	-	-	-	-	-	-	-	-	-	-

출처 : 노동부, ILO 《Yearbook of Labour Statistics》, 2000

직업성 중독별 소요 영양소를 들어 보면 다음과 같다(정 · 박, 1987).
① 벤젠중독 : 급성 시 비타민 B_1, 만성 시는 비타민 B_6
② 암모니아 중독 : 비타민 C
③ 일산화탄소 중독 : 비타민 B_1
④ 4염화탄소 중독 : 비타민 E
⑤ 염화탄소 중독 : 비타민 B_2
⑥ 아연 중독 : 대두단백질

4-5. 여성 및 연소 근로자

여성 근로자의 수는 날로 증가 추세에 있기 때문에 건강한 근로자가 되도록 보호 육성하여야 하겠으며, 우리나라 근로 기준법에는 13세 미만자는 근로자로 채용하지 못하도록 규제하고 있고, 여자와 18세 미만자는 도덕상 또는 보건상 유해하거나, 위험한 사업에 종사시키지 못하도록 규제하고 있다. 다음과 같은 조건의 작업일 때에는 작업 시간을 단축하여야 한다(정 · 박, 1987).

① 작업 내용이 심히 어려울 때
② 작업이 야간업무일 때
③ 작업환경이 극히 불량할 때
④ 의 · 식 · 주의 조건이 극히 불량할 때
⑤ 약년자와 여성 근로일 때
⑥ 저임금 근로일 때
⑦ 신규 채용자 및 심신이상자일 때 등이다.

1. 여성 근로자의 특성

여성 근로자의 특성을 들어 보면 다음과 같다(정 · 박, 1987).

① 가벼운 수기적(手技的)인 근로자가 많으며 수기적 근로는 여성이 남성보다 우수하다.
② 젊고 미숙련 근로자가 많으며 결혼으로 인한 퇴직자가 많다.
③ 여성은 생리현상에 의하여 작업 능률이 저하된다.
④ 기혼여성은 아내로서의 가사 노동, 어머니로서 육아 및 직장 근로 등 3중 부담을 가지고 있다.

2. 여성 근로자의 보호

여성 근로자의 보호 대책을 요약하여 보면 다음과 같다(권, 1997).

① 여성 직종에 알맞은 부서에 적정 배치를 한다.
② 무거운 물건의 취급 작업은 중량의 제한을 한다.
③ 기립 작업의 시간과 휴식 시간을 조정한다.
④ 정밀 작업 시에는 조명을 고려한다.
⑤ 손의 과도 이용 시에는 적정 배치를 하여 작업관리를 고려한다.
⑥ 고 · 저온 작업 시에는 작업 조건 및 냉 · 난방을 고려한다.
⑦ 공업 중독물의 취급 시에는 유 · 조 · 사산의 우려가 있으므로 이를 고려한다.

⑧ 생리 휴가, 산전 · 산후 휴가 및 작업 시간 내 육아 시간 등을 고려한다.
⑨ 주 작업의 근로 강도를 R.M.R. 2.0 이하로 한다.

3. 연소 근로자의 특성

연소 근로자의 특성을 들어 보면 다음과 같다(김, 1978).

① 연소자는 발육 과정기이므로 중노동 시 성장발육 저하, 추진력, 통찰력, 신경작용 및 운동 조절능력 등의 저하가 올 수 있다.
② 직업병 및 공업 중독 등에 대한 감수성이 예민하다.
③ 인격 형성이 왜곡되기 쉽다.

4. 연소 근로자의 보호

연소 근로자의 보호 대책을 들어 보면 다음과 같다(정 · 박, 1987).

① 유해 · 위험 근로의 제한
② 심야 작업 및 근로 시간의 제한
③ 취급물의 중량 제한
④ 근로기준법상 취업 최저 연령 및 보호 연령자에 대한 보호 대책 이행 여부의 감시와 감독의 철저 등이다.

4-6. 산업재해(industrial accidents)

산업장에서 예기치 않은 일이 돌발적으로 발생한 사건을 산업재해라고 한다. 산업재해는 우선 공장 계획이나 설비 공정, 작업 환경 및 작업 수단에 일차적인 원인이 있기 때문에 발생하는 사태이므로 공학적인 대책이 중요하다. 그러나 재해 발생에는 부차적으로 개체 요인이 개입되어서 발생하는 경우가 많으며 산업 심리학적인 연구가 요망된다(조 외, 1982).

1. 재해지표(incidence rate)

$$①\text{건수율} = \frac{\text{재해 건수}}{\text{평균 실근로일수}} \times 1,000$$

$$②\text{도수율} = \frac{\text{재해 건수}}{\text{연 근로 시간 수}} \times 1,000,000 = \frac{\text{재해 건수}}{\text{연 근로일 수}} \times 100,000$$

③ 강도율(强度率, 重篤率) = $\frac{\text{근로손실일수}}{\text{연근로시간수}} \times 1,000$

단 사망과 영구폐질의 경우에는 손실일수를 7,500일로 계산한다.

2. 각종 작업 동태지수

① 결근 도수율 = $\frac{\text{총결근건수}}{\text{평균제적인원수}} \times 1,000$

② 결근 일수율 = $\frac{\text{연결근일수}}{\text{평균제적인원수}}$

③ 질병 결근 발생률 = $\frac{\text{질병별총건수}}{\text{평균제적인원수}}$

④ 결근 손실률 = $\frac{\text{연결근인원수}}{\text{평균제적인원수}}$

⑤ 결근 손실 시간율 = $\frac{\text{총결근시간}}{\text{소정연노동시간}}$

3. 재해로 인한 상병의 분류

1) 재해 정도별 분류

① 사망
② 중상 : 휴업 14일 이상
③ 중등상 : 휴업 8~13일
④ 경상 : 휴업 3~7일
⑤ 미상 : 휴업 1~2일
⑥ 불휴재해 : 휴업무

2) 상해명별 분류

① 절단상
② 화상, 열상, 탕상, 동상
③ 절상, 열상, 자상, 찰과상
④ 골절, 탈구, 염좌
⑤ 좌상, 파쇄상
⑥ 흉부, 복부, 골반부의 내부 손상
⑦ 신경, 척추의 손상
⑧ 중독
⑨ 기타

3) 부위별 분류

① 두부
② 안부
③ 안면, 경부
④ 복부
⑤ 흉부
⑥ 요부
⑦ 팔
⑧ 손

⑨ 손가락　⑩ 대퇴부, 하퇴부　⑪ 발　⑫ 발가락
⑬ 기타

4. 재해의 원인 분류

재해의 원인은 다음과 같이 인적 원인과 물적 원인(환경적 원인)으로 나누어 생각할 수 있다(예방의학과 공중보건편집위원회, 2001).

1) 인적 원인(personal factors)

① 관리상 원인 : 작업 지식 부족, 작업 미숙, 인원 부족 또는 과잉, 작업 진행의 혼란, 작업 방법 불량, 연락 불충분, 작업 속도의 부적합, 산업 피로 등
② 생리적 원인 : 체력 부족, 신체적 결함, 수면 부족, 여성 생리 및 임신, 음주, 약물복용 등
③ 심리적 원인 : 정신 집중력 부족, 부주의, 경솔 및 무기력, 착오 및 심로(心勞), 규칙 및 명령 불이행 등

2) 물적 원인(환경적 원인, environmental factors)

시설물 불량, 작업장의 불량, 정돈 불량, 공구의 불량, 취급품의 부적, 복장의 불량 등

5. 재해 발생의 특징

재해 발생의 특징을 요약하여 보면 다음과 같다(정・박, 1987).
① 계절 : 7~9월(더운 여름)과 12~2월(추운 겨울)에 다발한다.
② 주일 : 목・금요일에 많이 발생하며 토요일에는 감소한다.
③ 시각 : 오전은 취업 3시간 경과 시기와 오후는 업무 시작 2시간 경과 시기에 많이 발생한다.

6. 재해 방지 대책

재해 방지 대책은 다음과 같다(조 외, 1990).
① 재해를 정확히 관찰 분석하며 대책을 세운다.
Heinrich에 의하면, 현성 재해 : 불현성 재해 : 잠재성 재해=1 : 29 : 300이다.
② 재해의 정확한 사례를 조사한다.
③ 안전관리를 충분히 실시한다.

4-7. 직업병(occupational diseases)

직업병이란, 어떠한 직업에 종사함으로써 일어나는 질병을 말한다. 근대 사회는 직업의 종류가 복잡·다양화되어 있기 때문에, 이로 인한 직업병의 종류 역시 다양화되었다. 직업병의 다양화로 갈미암아 직업병의 특징이 모호한 경우도 많으나, 특정 환경에서 특정 조건이나 특정 물질의 종류에 따라서 발생하는 질병을 직업병이라고 하는 경향이 많다(대한산업보건협회, 1970c).

1. 직업병의 발생 원인

직업병의 발생 원인은 불량 환경이나 부적당한 근로 조건에 의해서 일어난다(정·박, 1987).

1) 불량한 환경 조건

온도, 습도, 환기, 광선, 소음, 기압, 분진, 증기 및 유해가스 등이다.

2) 부적당한 근로 조건

근로 강도, 근로 밀도, 작업 자세, 작업 속도, 근로시간 및 휴식시간의 배분 등이다.

2. 직업병의 분류

직업병은 여러 가지로 분류할 수 있겠으나, 직업병의 발생 기인별로 분류하여 보면 다음과 같다(정·박, 1987).

1) 작업 환경에 기인하는 직업병

(1) 이상고온 조건

열중증(熱中症, heat attack)에는 열경련(heat cramp), 열사병(heat stroke), 열허탈증(heat exhaustion) 및 열쇠약증(heat prostration) 등이 있다(김, 1978).

① 열경련(heat cramp) : 고온 환경에서 심한 근육 노동을 하여 발한량이 증가하면 탈수와 함께 염분의 현저한 감소를 초래하게 되며 이로 인해서 노폐물의 축적, 중추신경 및 간기능 장애를 초래하는 것이 원인이다. 전구 증상으로서는 현기증, 이명, 두통, 구역질, 구토, 호흡곤란 등을 호소하나, 주증상은 일상 작업 때에 가

장 많이 사용되는 수의근에 경련이 나타나는 것이 특징이며 가끔 여러 근육에 확산된다. 체온은 정상이거나 약간 상승하나, 38℃ 이상이 되지는 않는다. 혈압의 변화는 현저하지 않으며 혈액 농축, 요량의 감소, 혈중 및 요중의 염소량의 감소와 혈당치에는 별로 변화가 없다. 쾌적한 곳에 환자를 안정시키고 작업복을 벗기며 체온 발산을 촉진시키는 동시에 생리적 식염수를 정맥에 주사한다. 증상이 가벼울 때에는 생리적 식염수를 먹도록 한다.

② 열사병 및 일사병(heat stroke & sun stroke) : 주로 체온조절 중추의 기능장애에 의한 것인데, 혈액 중의 염분량과는 관계가 없다. 고온다습한 환경에서 격심한 육체노동을 하면 발한에 의한 체온 방산이 장애를 일으켜 체내에 열이 축적되며 뇌막혈관의 충혈과 뇌의 온도가 상승하여 생기는 중추성 체온조절기능 장애이다. 전구 증상으로 두통, 현기증, 이명 등을 호소하며 무관심 상태가 되고 졸음이 온다. 체온 41~43℃까지 상승하며 혼수상태에 빠진다. 혈액소견은 보통 정상이며 피부는 발한이 되지 않으므로 건조하게 된다.

③ 열허탈증(heat exhaustion) : 고온 환경에 장시간 폭로되면 말초혈관신경의 조절장애 및 심박출량의 부족으로 인해서 순환장애가 주원인이다. 피부혈관의 확장 및 탈수 상태가 요인이 된다. 고온 작업에서 중노동에 종사하는 사람 특히 미숙련공에게 많이 발생한다. 전구 증상으로 전신의 권태감, 탈력감을 느끼며 두통, 현기증, 이명, 구역질 등을 호소하고 허탈 상태에 빠져 의식을 잃는다. 쾌적한 환경에서 휴식시키며 탈수가 심하면 5% 포도당을 정맥주사하며 강심제를 투여한다.

④ 열쇠약증(heat prostration) : 만성적 소모로 인하여 발생하므로 만성열중증이라고 한다. 전신 권태, 식욕부진, 위장장애, 빈혈 등이 있다. 비타민 B_1의 투여와 영양 공급 및 쾌적한 곳에서 휴식시켜야 한다. 열중증의 대책을 들어 보면 다음과 같다(권, 1997).

㉠ 시설물과 작업 공정 중 열차단의 보건공학적인 개선이 필요하며 환기 및 냉송풍기의 설치가 필요하다.

㉡ 적정 배치, 근로와 휴식시간의 적정 배분 및 고온 부적격자, 즉 비만자, 순환기장애자 등의 제외, 그리고 충분한 휴식과 수면이 필요하다.

㉢ 혈액의 농축을 방지하기 위해서 음용수를 충분히 공급하며 발한 방지를 위해 보호크림 등의 도포가 필요하다.

㉣ 식염, 소다, 비타민 B complex, 비타민 C 등의 투여가 필요하다.

※ TGE 지수 : 기온, 복사열(특수온도), 에너지대사율로 산출되며 이 지수는 발한량과 병행한다. 적정범위 지수는 4,000이며 허용한계 지수는 6,000이다.

(2) 이상저온 조건

① 참호족염(塹壕足炎, trench foot) : 한냉한 습기 또는 발이 물에 오랫동안 잠기면 잠호족 또는 침수족(immersion foot)이라고 하는 증후군을 나타낸다. 이것은 국소조직의 산소결핍과 한냉에 의하여 모세혈관벽이 손상을 입는다. 종창, 소양감, 심한 동통이 있으며 수포형성, 표재성 피부괴사, 궤양 등이 나타난다(권, 1997).

② 동상(frost bite) : 피부의 동결점은 0~2℃이나, 실제적으로 동상은 -5~-10℃ 이하의 한랭한 공기에 폭로되므로 일어난다. 동상은 단순한 피부의 홍조와 일시적인 지각마비, 표재성수포 형성 등을 일으키는 것으로부터 혈행장애, 혈전증, 청색증(cyanosis) 및 괴저를 일으키는 등 여러 가지가 있다(김, 1978).

(3) 불량 조명에 의한 직업병

불량 조명에 의한 직업병을 들어 보면 다음과 같다(정 · 박, 1987).

① 안정피로(asthenopia) : 조도 불량, 현휘가 심한 장소에서 작업함으로써 발생한다. 증상은 눈, 전안부의 압박감, 통증, 두통 및 시력 감퇴가 있다. 대책은 적정 조명을 실시하여야 한다.

② 근시(myopia) : 주로 불량 조명 아래 근접 작업을 함으로써 발생한다. 그러므로 조명을 알맞게 하여야 하며 올바른 작업 자세, 휴식 등이 필요하다.

③ 안구진탕증(nystagmus) : 원인은 여러 가지 학설이 있으나 조명 불량과 CO중독에 기인되는 것으로 알려져 있다. 탄광부에서 발생 증례 보고가 있어 직업병으로 인정되었다.

(4) 자외선과 적외선에 의한 장애

자외선의 피부 투과력은 체표에서 약 0.1~0.2mm이며 적외선은 1.5~4cm이다. 자외선과 적외선에 의한 장애는 다음과 같다(권, 1978).

① 피부장애 : 자외선과 적외선은 피부에 홍반을 일으킨다. 심하면 동통, 수포가 생기며 흑변한다. 적외선은 심하면 화상을 입게 되며 자외선은 300mμ과 250mμ일 때 각각 최고점을 나타낸다.

② 눈의 장애 : 자외선은 얼음 위에서 작업하는 사람에게 설안염(雪眼炎), 용접 작업자에 전기안염(電氣眼炎)이 발생될 수 있으며 자외선의 과도한 장기간의 조사는 백내장(cataract)을 일으킨다.

(5) 방사선에 의한 장애

조혈기능의 장애, 피부점막의 궤양과 암의 형성, 생식기능 장애, 백내장 등을 일으킨다. 사람의 LD_{50} = 400±100 rem인데, 0.1 rem/주를 최대 허용량으로 하나, 이러한 양이 일생동안 계속되어도 무해한 것은 아니므로 차폐물의 이용 및 포켓선량계 등을 휴대하며 주의하여야 한다(정 · 박, 1987).

(6) 이상기압에 의한 장애

① 고압 작업장애 : 바다 밑에서 작업하는 잠수부에서 흔히 볼 수 있다. 기압은 수중 10.36m에 대하여 1기압씩 상승하는데, 1.6기압 이상이 되면 잠함병(潛函病, Caisson's disease)의 위험이 있다. Heller씨 등에 의하면, 4대 증상으로서는 ㉠ 피부소양감, 관절통, ㉡ 척추장애에 의한 마비, ㉡ 내이 및 미로의 장애, ㉢ 뇌성혈액 및 호흡기계의 장애 등이 있다. 대책으로는 ㉠ 단계적감압, ㉡ 고압 작업시간의 단축, ㉢ 감압 후, 적당한 운동으로 혈액순환 촉진, ㉣ 감압 후, 산소의 공급, ㉤ 고지방 및 알코올 섭취를 금한다, ㉥ 비만자 및 순환기계 장애자 등 부적자를 제외시킨다(양, 1986).

② 저압 작업장애 : 저압에 의한 장애는 고지대 농업, 고산지대 작업 및 등산, 고공비행 시 발생한다. 이는 수면장애, 흥분, 호흡촉진, 식욕감퇴, 이명, 현휘, 두통, 난청 등이 있다(정 · 박, 1987).

(7) 소음에 의한 장애

소음성 난청은 감음계의 장애 현상으로서 골지체나 청신경말초의 세포적 변성을 일으킨다(제3장 환경보전, 3-5 소음편 참조)(권, 1997).

(8) 진동에 의한 장애

제3장 환경보전, 3-6 진동편 참조.

(9) 진애(塵埃, dust)에 의한 장애

1924년 Gibbs, W. E.는 공기 중의 부유물질을 aersol이라고 하였으며 그 크기에 따라서 분진(dust), 구름(cloud) 및 연기(smoke)로 분류하였다. Thomson, Fichet는 분진(dust)은 크기가 10μ 이상, 구름(cloud)은 0.1~10μ, 연기(smoke)는 0.001~0.1μ으로 분류하였다. 일반적으로 분진에 의하여 일어나는 폐질환을 진폐(塵肺, pneumoconiosis)라고 한다. 1909년 Wilson은 진폐란, 폐의 범발성 섬유증식이라고 정의를 내렸다. 진폐는 분진의 종류에 따라서 다음과 같이 분류할 수 있다(정 · 박, 1987).

① 무기 분진에 의한 진폐증

㉠ 비활성 분진에 의한 진폐증

흑연폐증, 철폐증, 바륨폐증, 칼슘폐증, 주석폐증

㉡ 섬유화 분진에 의한 진폐증

석탄 광부의 진폐증, 규폐증, 석면폐증, shaver씨병, 바륨폐증

② 유기 분진에 의한 진폐증

㉠ 외인성 천식 : Miller's 천식, 인쇄공 천식

㉡ 지연성 과민증 : 농부폐증, 사탕수수깡 폐증(baggasosis), 버섯채취자 폐증, 조류사육자 폐증

㉢ 직접적인 생화학적 작용 : 면폐증

진폐증은 산업장에서 발생하는 각종 분진을 흡입함으로써 폐에 불가역적인 병리학적 변화, 즉 분진에 의한 섬유조직의 증식 및 망상형성(reticulation)이 생기는 것을 주요소견으로 한다(정 · 박, 1987).

① 규폐(珪肺, silicosis) : 규폐는 진폐증에서 대표적인 것이다. 이는 유리규산(free silica, SiO_2)이 흡입되어 폐에 만성섬유 증식을 일으키는 직업병이다. 유리규산에는 결정형, 미세결정형 및 부정형결정형 등 3종이 있는데, 이중 결정형이 가장 문제이며 미세결정형도 규폐를 일으킨다. 부정형은 체내에 장기간 체재함으로써 진폐를 일으키며 그대로는 fibrosis를 일으키지 않고 가열에 의하여 변성이 되었을 때 생긴다. 규폐 발생의 우려가 있는 직업은 금속광산, 금속제련소, 탄광, 토석채취업, 주물업, 기계업, 요업 등이다. 규폐 발생 기전은 규산분진이 호흡기를 통하여 폐포에 도달하면 간질 내에 흡수되어 섬유증식을 일으키게 된다. 증상은 일반적으로 결절 형성이 심하지 않은 경우에는 자각증상이 없으며 심하면 호흡곤란, 기침 및 흉통 등을 호소한다. 진단은 직력(職歷), X선-소견 및 임상 증상에 의한다. 직력은 보통 3년 이상에서 볼 수 있다. 예방대책으로서는, ㉠ 설비 및 시설의 개선 즉, 발진 원인의 공학적 제거, 확산 방지, 분진 흡입량의 감소이며, ㉡ 노무관리철저 즉, 작업시간 조정, 작업 강도의 경감, 흡입 경감, 작업 자세 유지이고, ㉢ 의무관리 즉 채용 신체검사 시 호흡기계 질환자 및 폐결핵 기왕력자 등의 제외와 정기적인 건강진단 등이 필요하다(조 외, 1990 ; 구 외 ; 2010. 양, 1986).

② 석면폐(石綿肺) : 석면은 마그네슘(Mg)과의 복합 섬유성 규산염이다. 주요산지는 남아프리카와 캐나다이다. 석면에는 6가지가 있으나, 산업장에서 많이 이용하는 것은 다음의 3가지이다(정 · 박, 1987).

㉠ chrysotile : 희고 섬유가 짧다.

㉡ amosite : 갈색이며 철분이 많고 섬유가 길다.

㉢ crocidolite : 청색 석면이다.

석면은 소화용제, 절연제 및 내화직물 등에 사용하는데, 이를 취급하는 근로자가 위험하다. 특히 발암성이 강하므로 주의가 요망된다. 근무 연한은 보통 4~5년이면 발생한다. 분진의 크기는 2~5μ이 가장 유해하며 세소기관지(細小氣管枝)에 부착하여 섬유증식이 생긴다. 증상은 규폐증과 비슷하며 심하면 호흡곤란, 객담, 기침 및 흉통이 있고 초기에 체중감소가 나타난다(정・박, 1987).

③ 활석폐(滑石肺) : 활석은 석면과 같이 규산의 마그네슘(Mg)염이나 섬유상이 아니다. 활석 채취, 도료, 리놀륨, 고무 및 화장품 제조 등의 활석분 사용 작업장의 근로자에 발생한다. 증상은 석면폐와 유사하다(조외, 1990).

④ 면폐증(綿肺症, byssinosis) : 원면 또는 고면을 방적하는 공장의 면저장실, 혼면실, 소면실에서 수년 동안 근무한 근로자에게 발생하는 만성 호흡기질환이다. 이 질환은 면섬유와 이물이 섞인 분진을 흡입함으로써 알레르기성 반응이 반복되는 결과 생긴다. 폐는 만성기관지염과 폐기종 시와 같이 비특이적 변화를 한다. 증상은 진행성 및 천식성 호흡곤란과 기침 등이 있으며 처음에는 약간의 가래를 배출한다. X-선상에는 아무 변화가 없다(정・박, 1987).

⑤ 농부폐증(farmer's lung) : 농부 및 농장 근로자들이 곰팡이가 발생한 마른 풀이나 식물성 분진을 흡입함으로써 생기는 폐질환으로서, 1~3월 사이에 다발(多發)하며 이는 기관지 말초로부터의 이상반응으로 인하여 가스교환에 장애를 일으킨다. 증상은 급성인 경우에는 오한, 발열, 심한 호흡곤란 등이 곰팡이가 발생한 건초에 폭로된 지 몇 시간 후에 나타난다. 가래는 적으나 혈액이 섞여 나오는 경우도 있다. 경우에 따라서는 안정 상태에서도 청색증이 심하게 나타난다. 또한, 경우에 따라서는 며칠, 몇 주일 또는 몇 달 후에 나타나기도 한다. X-선 변화는 비특이적이어서 불규칙한 음영 또는 蜂窩肺(honey comb lung)의 소견이 나타난다(권, 1997).

⑥ beryllium 폐・철폐・시멘트폐・탄폐・석회폐 : Beryllium 및 그 화합물의 흡입은 만성 육아종과 섬유증식이 있으나, 이외에는 인체에 심한 장애가 나타나지 않는다(심, 1970).

⑦ 금속열(metal fume fever) : 금속산화물의 증기를 다량 흡입하였을 때 일시적인 발열이 생기는데, 이러한 발열 현상을 금속열이라고 한다. 금속열은 Zn, ZnO에서 잘 생기기 때문에 아연열이라고도 한다. Cu, Mg, Pb, Mn등의 산화물에서도 생긴다. 보통 흡입 2~8시간 후에 발열이 나타나며 오한과 백혈구증가증

(leucocytosis)이 생겨서 해열 시까지도 계속된다. 이것은 금속에 의한 변성단백의 흡수에 의하서 발열이 나타난다(김, 1978).

2) 공업 중독(중금속 중독)

중금속 중독은 공업 분야에서 주로 사용하는 각종 원료, 제품, 제조공정 중에 발생되는데, 고체·액체·기체 및 이의 혼합물에 의해서 생기는 건강장애를 말한다. 중금속 중독의 일반적인 대책을 들어 보면 다음과 같다(정·구, 2001).

① 시설 개선 : 발생원의 시설 개선 및 환기·국소 배기가 필요하다.

② 작업 방법의 개선 : 중금속 중독에 폭로되는 방법을 개선한다.

③ 후생시설의 설비 : 세면장, 목욕탕 및 탈의장 등의 설비와 식당 및 휴게실 등의 설비를 한다.

④ 보호구의 착용 : 방독 및 방진마스크, 장갑 및 장화, 보호복 등을 착용하며 보호크림을 사용한다.

⑤ 예방약제 및 영양제의 투여 : 해독 및 배설 촉진제나 무기염류 및 비타민 등을 투여한다.

⑥ 정기 건강진단 실시 : 조기 발견하여 전직, 휴양, 치료 등을 실시한다.

중금속 중독의 종류

① 연중독 : 연은 fume이나 분진상으로서 호흡기 및 경구적으로 체내에 침입한다. 장애 우려가 있는 직업으로서는 연의 소결, 용관 및 소성하는 작업, 연을 용해하거나 주입시키는 작업, 연을 분쇄하는 작업, 축전지의 연도포 작업, 활자의 문선이나 식자 또는 조판 작업, 연안료를 취급하는 작업 및 연용접을 하는 작업에 종사하는 직종 등이다. 연중독의 증상은 권태, 체중감소, 연산통, 치은연에 암자색의 착색이 생기는 연연(鉛緣, lead line, gingival pigmentation), 요중 coproporphyrin 출현(150~500㎍/ℓ), 염기성 과립적혈구 수의 증가, 요독증, 구강염, 운동장애, 심박동이상 및 호흡장애 등이다. 예방 대책으로서는 첫째, 작업장 공기 중의 연농도를 허용 농도인 0.15㎎/m^3 이하로 줄여야 한다. 이를 위해서는 작업 공정의 개선, 문제가 되는 공정의 자동화, 국소배기장치 등을 이용한 환기방법의 개선 등 작업환경의 개선이다. 둘째, 개인보호구, 즉 분진마스크를 착용하여 체내 흡입을 방지한다. 셋째, 작업 후에는 깨끗한 옷으로 갈아입는 등 개인위생(personal hygiene)을 철저히 지켜야 한다.

② 수은 중독 : 수은은 다른 금속과는 달리 실온에서 은백색의 액체 상태이며, 이 화합물의 종류는 여러 가지이나, 무기수은 화합물과 유기수은 화합물로 나눌 수

있다. 무기수은은 각종 전기기구, 즉 전기계기, 스위치, 건전지 등 각종 계기, 화학공업에서는 가성소다, 염소, 초산제조용 전기분해장치의 음극 등에 사용되며 사진, 안료 및 색소, 약품, 소독제 및 화학 시약 등의 제조에 사용된다. 수은 중독의 위험성이 가장 높은 직종은 수은 광산, 수은 추출작업이다. 근래에는 농약에 의한 유기수은 중독이 문제가 되고 있다. 이는 1952년 일본 구마모토현(態本縣) 미나마타시(市)의 미나마타만(灣) 주변에서 발생한 minamata disease(水俣病)의 원인 물질이다. 증상은 일반적으로 피로, 기억력 감퇴, 두통, 구내염, 설사, 지각이상, 언어장애이며 진행되면 공포, 격노의 상태가 혼합되어 사소한 일로 홍분하고 걱정하며 당황하는 소위 홍독성홍분(汞毒性興奮)을 일으킨다. 심하면 사망한다(제3장 환경보전, 3-4 수질오염, 2. 주요 수질오염사건편 참조).

③ 크롬 중독 : 크롬증기 또는 분진의 흡입에 의해서 장애를 일으킨다. 보통 금속크롬은 무해하나 산화물 및 그의 염이 문제가 된다. 장애 우려가 있는 직종으로서는 크롬 도금 작업과 크롬산염을 촉매로 취급하는 작업 등이다. 증상은 호흡기계로 흡입하면, 코·인두·기관에 영향을 끼쳐 비염, 인두염, 기관지염, 특히 비중격천공을 일으킨다. 피부에는 심한 궤양을 일으킨다.

④ 카드뮴 중독 : 카드뮴은 독성이 매우 강하며 1945년 일본 도야마현(富山縣) 가도가와(神通川) 유역에서 발생한 이타이이타이병(痛心痛心病, it-ai-itai disease)이라는 괴질을 일으킨 원인 물질이다. 장애를 일으킬 우려가 있는 직종은 카드뮴 정련 가공, 도금 작업, 카드뮴 합금제조 및 가공작업, 카드뮴전지, 화합물 제조, 합성수지, 도료 및 안료제조 공정작업 등이다. 증상은 보통 두통, 발한, 구토, 요부통증 및 경련, 배통, 동요성 보행, 설사, 신장장애, 골연화(osteomalacia), 혈변, 의식장애(clouding of consciousness) 등이다. 만성 3대 중독 증상은 폐기종, 신장애, 단백뇨 등이다(제3장 환경보전, 3-4 수질오염, 2. 주요 수질오염 사건편 참조).

⑤ 망간 중독 : 망간이나 그 산화물의 흡입에 의해서 만성신경장애를 일으키는데, 망간광의 채굴 작업이나 분쇄 작업의 종사자가 중독의 위험성이 높다. 증상은 보행장애, 안면의 무표정, 악력 및 배근력의 저하 등이다.

⑥ 이황화탄소중독(CS_2) : 1991년 4월 26일 경기도 미금시 원진레이온(인조견사공장)에서 중독환자가 자살하는 등 사회적인 물의를 일으켰다. 이황화탄소의 허용기준치는 10ppm 이하인데, 이 공장에서는 32.7ppm으로 나타났다. 증상은 정신질환, 하반신마비, 뇌신경마비 등인데, 불치병이다.

⑦ 기타 : 유기인제제중독, 벤젠중독, trichloethylene중독, 아황산가스중독(SO_2), 인중독 등이 있다.

4-8. 안전보호구

안전보호구의 사용자는 보호구의 사용 및 보관 등에 대한 지식을 가지고 있어야 하며 경영자는 근로자에게 이에 대한 교육을 철저히 실시하여야 한다. 안전보호구를 들어 보면 다음과 같다(심, 1970 ; 정・박, 1987).

(1) 방진마스크(mask)

방진마스크는 분진의 포집 효율이 높고 흡기 저항이 적으며 중량이 가볍고, 시야의 방해가 없어야 한다. 그리고 분진의 종류와 크기에 적합하며 안면에 밀착되어 사강(死腔)이 적고 작업 강도에 적합하여야 한다.

(2) 호스마스크(hose mask)

호스를 통하여 마스크에 신선한 공기를 공급하며 작업자가 유해 분진이나 가스를 흡입하지 않도록 한다.

(3) 방독마스크(gas mask)

보통 가스용, 산성가스용, 유기가스용, CO가스용, 소방용, 연기용, 아황산가스용, 청산가스용, 황화수소용, 암모니아가스용 등이 있다.

(4) 일산화탄소 자기구명기

CO 0.5~1.0% 갱내에서 2km를 탈출할 수 있다.

(5) 산소호흡기

고도의 산소 결핍 시 고농도의 유해가스나 연기가 있을 경우, 방독면을 착용할 수 없을 때에 사용한다.

(6) 방열면・방열의

복사열이 높은 작업장에서 사용한다.

(7) 안보호구(goggle)

유해광선을 차단하는 보호구와 먼지와 이물을 막아주는 두 가지 종류가 있다.

(8) 귀마개(ear plug)

귀마개는 외이도에 삽입하여 소음을 차단하는 것이므로 외이에 잘 맞아야 한다.

(9) 귀덮개(ear muff)

보통 저음의 차음 효과는 20dB, 고음의 차음 효과는 45dB 정도이다.

(10) 보호의

보호의는 무기산류, 알칼리류, 광물 및 식물류, 방향족탄화수소류, 알코올류, 에테르류, 아세톤류, 염소화탄화수소류, 에스테르류, 유기산류 등의 작업에 필요하다. 이외에도 보호장갑, 보호장화, 산업용 피부 보호크림 등이 있다.

4-9. 산업 보건관리

근로자의 모든 질병과 장애를 예방하여 근로자의 행복과 안전을 도모하며 노동인력을 보전하여 생산성을 향상·발전시키는 데에 산업 보건관리의 목표가 있다. 산업 보건관리의 주 임무는 다음과 같다(김, 1978 ; 조 외, 1990).

(1) 건강관리

건강진단, 폐결핵관리, 성인병관리, 직업병관리, 건강상담 등을 한다.

(2) 환경관리

환경점검, 작업환경의 조사·분석·개선, 보호구의 점검 및 정비, 생산시설의 개선, 급식시설의 위생지도 및 구충·구서 그리고 소독 등을 실시한다.

(3) 보건교육

산업장의 보건관리를 위한 교육자료의 수집·정리·분석·제작 등을 하며 일반 근로자, 특수 근로자, 간부 및 근로자 가족들에게 보건교육을 실시한다.

참 고 문 헌

구성회 외 : 공중보건학. 서울, 고문사, 2010
권이혁 : 최신보건학. 서울, 신광출판사, 1997
김두희 : 공중보건학개요. 대구, 배양출판사, 1978.
대한산업보건협회 : 산업보건학. 1970.
대한산업보건협회 : 작업환경관리. 1970.
대한산업보건협회 : 산업인을 위한 직업병 해설. 1970.
심상황 : 최신 환경위생학. 서울, 집현사, 1970.
양재모 : 공중보건학강의. 서울, 수문사, 1986.
예방의학과 공중보건편집위원회 : 예방의학과 공중보건. 서울, 계축문화사, 2001
대한예방의학회 ; 예방의학과 공중보건, 계축문화사, 2011
정문식 · 구성회 : 환경위생학. 서울, 신광출판사, 2001
정희곤 · 박재림 : 보건과학. 서울, 세진사, 1987.
조규상 · 이승한 · 이광묵 : 산업보건학. 서울, 수문사, 1990
日本産業衛生學會 : 産業保健. 東京, 篠原出版社, 1976.
野村茂 : 産業醫學. 東京, 朝倉書店, 1974.
Johnstone, R. T & Miller, S. E. : Occupational diseases and industrial medicine. Saunders, Philadelphia, 1960.
Patty, F. A. : Industrial hygiene & toxicology. Interscience, New York, 1962.
Schilling, R. S. F. : Occupational health practice. Butterworth, London, 1973.

제5장

식품위생

Food Hygiene

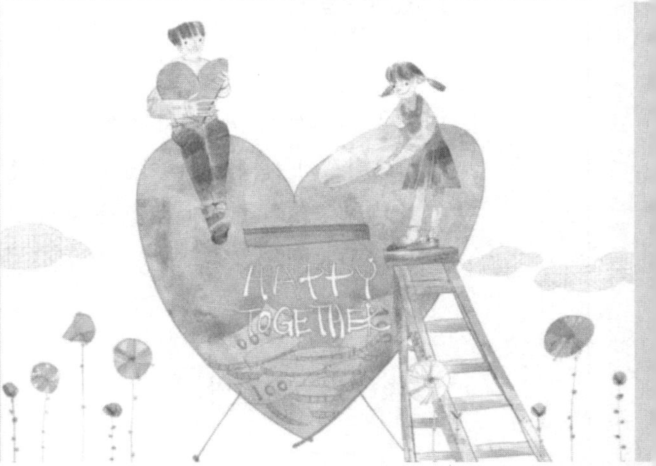

5-1. 개요

인간 생활의 3대 기본 요소는 의 · 식 · 주인데, 이 중에서 특히 식품은 인체의 생명 및 건강과 가장 밀접한 관계가 있으므로 식품위생이 갖는 의의는 대단히 크다. 또한 보건 3대 악은 ① 부정 식품, ② 부정 의료, ③ 부정 의약품인데, 역시 이 중 부정 식품이 우리에게 끼치는 위해(危害)가 가장 크다고 하겠다.

Food hygiene은 WHO와 영국에서 흔히 사용하는데, 이는 건강장애를 일으키는 원인 추구에 중점을 두고 있으며 food sanitation & food control은 미국에서 주로 사용하는데, 이는 시설 · 설비 · 기구 · 기계 등을 위생적으로 관리하는데 중점을 두고 있다(정, 1987). 우리나라 식품위생법(1962. 1. 20, 법률 제 1007호로 공포)에 의하면, "식품위생이란 식품, 첨가물, 기구 · 용기 및 포장을 대상으로 하는 음식에 관한 위생을 말한다."라고 정의를 내렸다(정, 1988). 또한, WHO 환경위생전문위원회(1955)에서는 식품위생의 정의를 다음과 같이 내렸다(柳澤, 1967 ; 정, 2002).

"Food hygiene means all measures necessary for ensuring the safety, wholesomeness, and soundness of food at all stages from its growth, production or manufacture untill its final consumption."

즉 "식품위생이란, 식품의 재배, 생산, 제조로부터 최종적으로 사람에게 섭취될 때까지의 모든 단계에 있어서 식품의 안전성, 건전성(보전성) 및 완전부결성(악화 방지)을 확보하기 위한 모든 수단을 말한다."라고 정의를 내렸다.

그리고 우리나라 식품위생법에 의하면, "식품위생법의 목적은 식품으로 인한 위생상의 위해의 방지와 식품영양의 질적 향상을 도모함으로써 국민보건의 향상과 증진에 기여함을 목적으로 한다."라고 되어 있다(정, 1988).

식품위생의 내용은 ① 식품과 건강장애와의 관계 및 그 예방, ② 식품을 취급하는 장소의 보건 및 취급자의 보건 문제와 그 대책, ③ 행정상의 문제(보건교육 포함)로 요약할 수 있다(柳澤, 1967 ; 정, 2002).

5-2. 식품과 질병

1. 식품과 감염병

식품으로 인해서 전파될 수 있는 감염병으로서는 경구감염병과 인축공통감염병을 들 수 있다. 중요한 경구감염병중 세균성인 것으로서는 세균성 이질, 장티푸스, 파라티푸스, 콜레라 등이며 virus성인 것으로서는 급성회백수염(소아마비), 전염성설사증, 유행성간염 등이고 인축공통감염병으로서는 폐결핵, 탄저, 부루셀라증, 야토병, 돈단독, Q열 등이다. 경구감염병의 특징을 들어보면 다음과 같다(권 · 우, 1977).

① 경구감염병은 2차 감염이 빈번히 일어나는데, 세균성식중독은 2차 감염이 빈번히 일어나지 않는다.

② 경구감염병에는 극히, 미량의 균량이라도 감염을 일으키는데 반해서, 세균성식중독은 다량의 균량이 필요하다. 예를 들면, *Salmonella*에서는 적어도 1,000만 균주 이상의 균이 필요하다. 그러므로 경구감염병에 비하여 식중독은 잠복기가 짧다. 일반적으로 병소와 침입 부위가 가까울수록 잠복기는 짧으며, 침입 균량이 많을수록 역시 잠복기가 짧다.

③ 경구감염병의 계절별 발생을 보면 거의 여름철에 많으며 겨울철에 적다. 그러나 계절에 따른 변동은 불변인 것은 아니다. 예를 들면, 세균성 이질의 경우는 근래에 이 진폭이 차차로 좁아져 겨울철에도 상당한 환자가 발생하고 있다. 경구감염병이 여름철에 많이 발생하는 원인으로서는 감염의 기회가 여름에 많은 점, 음식물에 부착한 병원체가 증식하기 쉬운 점, 파리 등이 많이 발생한 점, 숙주소화기 점막의 저항력이 저하되기 쉬운 점 등을 들 수 있다.

④ 경구감염병의 지역별 발생 상황을 보면, 매년 많이 발생하는 지역이 인정되는 경우가 있다. 또한 도시와 농촌에 따라서 발생이 다른 경우도 있다. 예를 들면, 세균성 이질은 농촌에서 많이 발생하는 경향을 인정할 수 있다.

⑤ 경구감염병의 연령별 발생을 보면, 세균성 이질과 같이 약년층(若年層)에 많이 발생하는 것과 반대로 장티푸스와 같이 장년층(壯年層)에 많이 발생하는 것이 있다. 이것은 감염의 폭로 기회의 다소 및 숙주의 병원체에 대한 감수성이 연령에

따라서 다르기 때문이라고 생각된다. 즉 장티푸스의 공통 전파체(共通傳播體, common vehicle)에 의한 집단 발생을 보면, 약년층에는 환자가 적고 발병하더라도 증상이 가벼운 경우가 많다. 그리고 과거의 소아마비의 환자는 유유아(乳幼兒), 특히 1~3세에 많이 발생하여 마치 이 연령층이 감수성이 높은 것처럼 보이나, 고연령은 대부분 면역을 가지고 있기 때문이다.

⑥ 성별 발생 상황은 차이가 없는 경우도 있으며 다소의 차이가 인정되는 경우도 있다. 예를 들면, 장티푸스의 경우는 남성 쪽이 약간 더 많다(남성 55 : 여성 45), 이것은 감염 폭로 기회의 다소에 의한 것으로 생각되고 있다. 그러나 장티푸스 보균자(carrier)[1]의 경우는 반대로 여성 쪽이 더 많다. 그 이유는 확실치 않으나, 담석증(cholelithiasis)이 여성에게 많은 것과 어떤 관계가 있는 것으로 생각된다.

⑦ 경구감염병은 폭발적으로 발생하거나 집단적으로 발생(explosive & point onset)한다.

⑧ 세균성 이질이나 장티푸스는 가족 집적성(家族集積性, familial aggre- gation)이 있다.

우리나라의 주요한 경구감염병의 발생 상황을 보면, 장티푸스의 발생률이 수위이며 다음은 세균성 이질, 콜레라, 급성 회백수염 등의 순위이다. 경구감염병의 예방 대책을 요약하여 보면 다음과 같다(정, 1987).

① 감염원 대책 : 환자의 조기 발견, 격리 특히 식품 취급자(식품업소의 영양사, 조리사, 종업원 등)의 정기적 건강진단 및 검변

② 감염 경로 대책 : 수도 및 우물물의 위생적 관리와 소독, 하수 및 변소의 위생적 관리, 식육 및 우유의 위생적 관리, 식품 취급자의 신체 청결, 식기구 및 용기의 소독, 위생해충 및 쥐의 구제

③ 숙주 대책 : 건강관리, 위생적 식생활, 예방접종

2. 식품과 기생충질환

식품을 통하여 감염되는 기생충은 동물성 식품을 경유하는 것과 채소 및 기타 식품을

---

1) 보균자(保菌者, carrier) : 인지할만한 임상증상이 없이 체내에 병원체를 보유하며 항시 또는 때때로 이를 배출하여 전염시킬 수 있는 사람을 말한다.

① 회복기 보균자(convalescent carrier) : 병후 보균자라고도 하며 감염병이 경과하고 임상증상이 소실되었으나, 병원체를 배출하는 사람을 말한다. 장티푸스, 세균성 이질 등

② 잠복기 보균자(incubatory carrier) : 발병전 보균자라고도 하며 잠복 기간 중에 전염성을 가지고 있는 사람을 말한다. 디프테리아, 마진, 백일해, 유행성 이하선염, 유행성 뇌척수막염 등

③ 건강 보균자(healthy carrier) : 병원체에 감염되었으나, 전혀 증상을 나타내지 않는 사람을 말한다. 이는 영구 보균자(chronic or permanent carrier)와 일시적 보균자(transientcarrier)로 나누어진다. 디프테리아, 유행성 뇌척수막염 등

경유하는 것이 있다(정, 1996).

① 수육과 관계가 깊은 기생충 : 무구조충(쇠고기), 유구조충, 선모충(돼지고기)
② 민물고기와 관계가 깊은 기생충 : 폐디스토마(담수산 게, 참게, 가재), 간디스토마(담수산 참붕어), 요꼬가와흡충, 이형흡충(은어, 숭어)
③ 바다생선과 관계가 깊은 기생충 : 아니사키스증(대구, 고등어, 오징어, 조기, 명태)
④ 채소와 관계가 깊은 기생충 : 회충, 구충, 편충, 동양모양선충, 유구낭충, 이질아메바, 람블편모충

기생충질환의 예방대책은 다음과 같다(이 외 , 1985).

㉠ 식육 검사를 철저히 하고 식육을 잘 익혀서 먹는다.
㉡ 생선회를 금하고 조리 후 칼, 도마 및 식기구 등을 청결히 한다.
㉢ 채소는 흐르는 물에 3회 이상 잘 씻는다.
㉣ 분변, 위생해충을 잘 관리한다.
㉤ 생수의 음용을 삼가한다.

5-3. 식중독(food poisoning)

식중독이란 오염된 식품, 첨가물, 기구, 용기 및 포장 등에 의하여 급성위장장애(acute gastro-intestinal trouble)를 일으키는 질병이다. 1953년 Myer는 식중독을 세균성 식중독에 국한시켰다. WHO에 의하면, 음식 감염은 병원성세균 및 기생충에 오염된 음식으로부터 기인된 것으로서 독혈증(toxemia) 여부에 관계없이 급성위장염을 일으키는 것이라고 정의를 내렸으며, 이미 세균에 의해서 생성된 독소를 함유한 식품을 섭취함으로써 일어나는 중독을 진성중독증이라하고 확학물질이나 중금속에 오염된 식품에 의한 중독을 단순히 toxic symptoms로 구별하여 취급하고 있다. 식중독을 분류하여 보면 [그림 5-1]과 같다(Riemann & Bryan, 1979 ; 정, 2002).

1. 세균성 식중독(bacterial food poisoning)

세균성 식중독은 감염형과 독소형으로 분류한다(정, 2002).

① 감염형(bacterial infections) : 살모넬라균, 장염비브리오균, 병원대장균, 웰치균 등에 의한 경우와 같이 음식물과 함께 섭취된 세균이 체내에서 증식하거나, 식품 내에서 증식한 다량의 세균이 장관점막에 위해를 끼쳐 일어나는 식중독이다.
② 독소형(bacterial toxins) : 보투리너스균이나 포도상구균에 의한 경우와 같이 식품 중에서 세균이 증식할 때 생기는 독소에 의해서 일어나는 식중독이다.

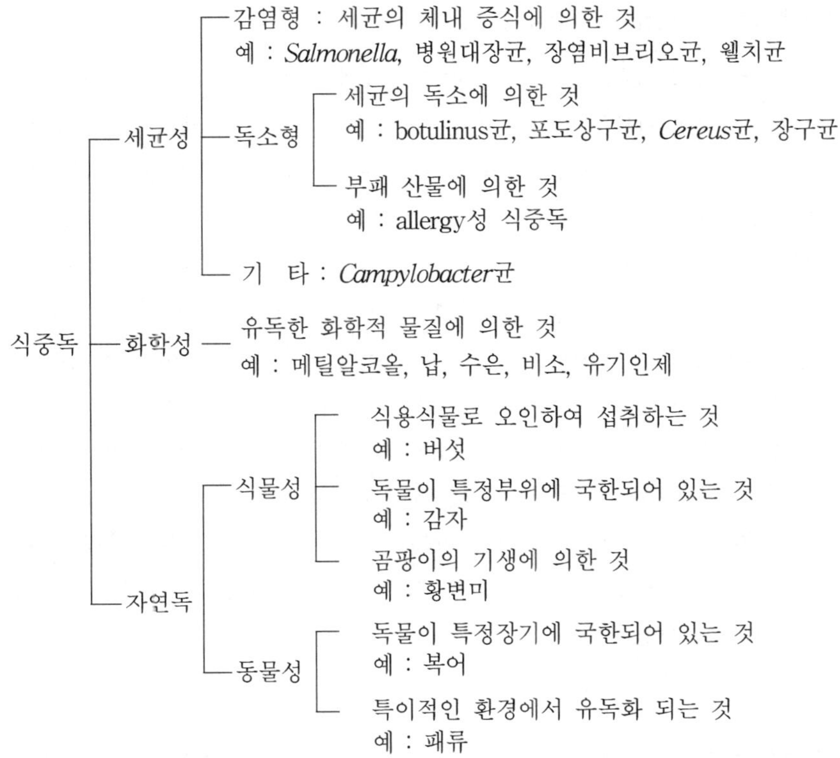

【그림 5-1】 식중독의 분류

세균성 식중독의 특징을 들어보면 다음과 같다(권 · 우, 1977).

① 소화기계감염병은 비교적 소량의 균으로서 발병되는데 반해서, 세균성 식중독은 많은 양의 세균이나, 세균이 생산한 독소에 의해서 발병된다.

② 소화기계 감염병은 2차감염(secondary infection)이 이루어지는데 반해서, 세균성 식중독은 1차감염(primary infection)만이 이루어진다.

③ 세균성 식중독은 소화기계 감염병보다 잠복기(incubation period)가 짧다. 일반적으로 잠복기는 침입 균량이 많을수록 짧으며 침입 부위와 발병 병소가 가까울수록 짧다.

④ 소화기계 감염병은 대부분 발병 후 면역이 획득되나, 세균성 식중독은 면역이 획득되지 않는다.

1) 감염형 식중독

감염형 식중독을 들어보면 다음과 같다(정, 2002).

(1) 살모넬라식중독(salmonellosis)

① 원인균 : 원인균은 대단히 많은데, 우리나라에서 약 30종이 검출되었다. 대표적인 것으로서는 장염균(*Sal. enteritidis*), 장티푸스균(*Sal. typhi*), 돼지콜레라균(*Sal. cholerae suis*), 추백리균(*Sal. pullorum*) 등이 있다. 일명 Gärtner균이라고 한다(그림 5-2 참조)(정, 박, 1987).

② 잠복기, 임상 증상 및 원인 식품 : 5~10월에 다발하고 보통 6~48시간, 보통 12~24시간 정도의 잠복기를 거쳐 오심, 구토, 설사, 복통, 발열(38~40℃) 등이 있다. 원인 식품은 구미에서는 식육, 우유, 알 및 그 가공품이며 일본에서는 어패류 및 그 가공품, 도시락, 튀김, 어육연제품 등이다. 우리나라에서는 어패류, 어육연제품, 생선요리, 불고기, 샐러드, 마요네즈, 우유 및 유제품 등인데, 일반적으로 원인 식품은 동물성 식품이다. 치명률은 0.3~1.0%이다.

③ 예방 : 저온 저장을 하여 균증식을 방지하고 본균은 60℃ 20분 가열에 의해서 사멸되므로 먹기 전에 가열하며 식품은 뚜껑을 잘 닫아 오염을 방지하고 방충·방서를 철저히 하여야 한다.

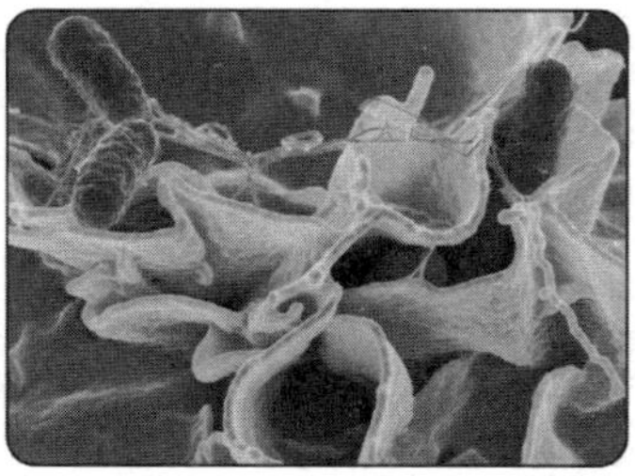

【그림 5-2】 *Sal. enteritidis*(Gärtner균)

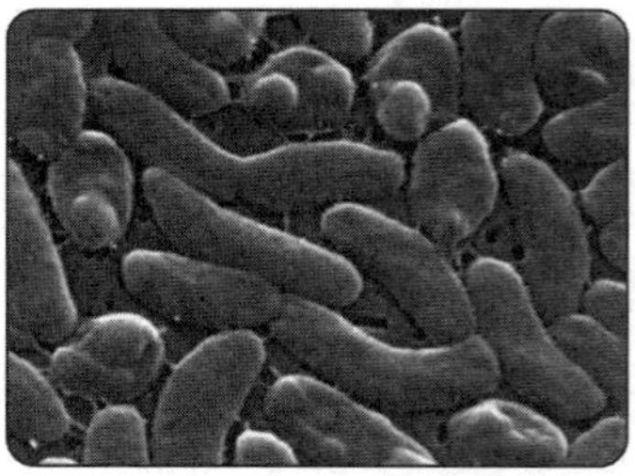

【그림 5-3】 **장염비브리오균**

(2) 장염비브리오식중독(호염균식중독, halophilism)

① 원인균 : 장염비브리오균(*Vibrio parahaemolyticus*)이다. 이는 호염균으로서 3~5%의 염도에서 잘 발육·증식한다(그림 5-3 참조)(이 외, 1985).

② 잠복기, 임상 증상 및 원인 식품 : 잠복기는 보통 4~96시간으로서 평균 15시간이며, 주증상은 설사, 복통, 두통, 오심 등이고 구토는 드물며 이급후증(tenesmus)은 거의 볼 수 없다. 원인 식품은 근해산 어패류인데, 기타 오염 식품에 의해서도 감염될 수 있다. 중증인 경우에는 허탈, 사망 사례도 있으나, 예후는

양호하여 2~5일에 회복된다.

③ 예방 : 7~9월에는 어패류의 생식을 삼가하여야 한다.

2) 독소형 식중독

독소형 식중독은 다음과 같다(정 · 박, 1987).

(1) 포도상구균식중독(Staphylococcal food poisoning)

① 원인균 : 포도상구균은 황색포도상구균(*Staphylococcus aureus*)과 표피포도상구균(*Staphylococcus epidermidis*)으로 나누는데, 황색포도상구균은 화농의 원인균으로서 식중독의 원인균이다. 표피포도상구균은 영아 및 유아에서 화농의 원인은 될 수 있으나, 보통 비병원성으로서 식중독의 원인균은 아니다. 식중독의 원인물질은 본균이 생산하는 장독소(위장독, enterotoxin)인데, 이는 면역학적으로 A, B, C, D, E, F 등 6형으로 나누어진다. 이 독소는 내열성이 강하기 때문에 120℃에서 20분 동안 가열하여도 파괴되지 않는다. 그러므로 보통 조리법으로는 독소가 파괴되지 않는다(그림 5-4 참조)(정, 2002).

② 잠복기, 임상 증상 및 원인 식품 : 잠복기는 1~6시간, 보통 2~4시간이고 주요 증상은 유연, 오심, 구토, 복통, 설사 등인데, 심하면 탈수, 쇠약, 허탈, 의식장애, 혈압하강 등이 나타나며 발열 증상은 없다. 그러나 어린이나 노인의 경우에는 미열이 나기도 한다. 원인식품은 본균으로 오염된 우유, 크림, 버터, 치즈, 과자 등 유제품과 김밥, 도시락, 떡류 등이다. 예후는 양호하여 사망한 예는 거의 볼 수 없다(권, 1997).

③ 예방 : 기구, 식품의 멸균, 오염 방지, 저온 보존 등인데, 특히 손에 화농소가 있는 사람은 식품 취급을 삼가야 한다.

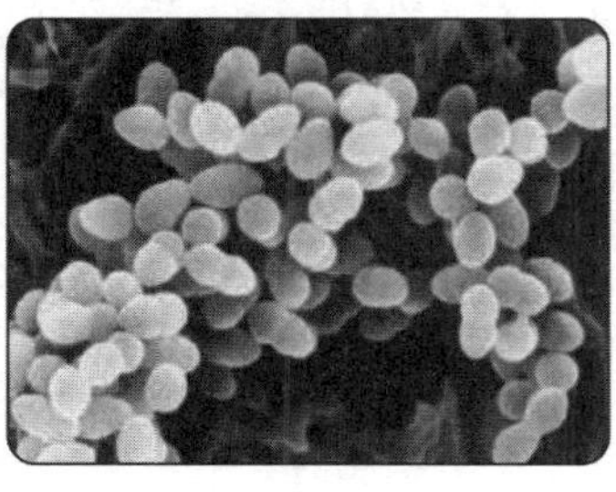

【그림 5-4】 포도상구균

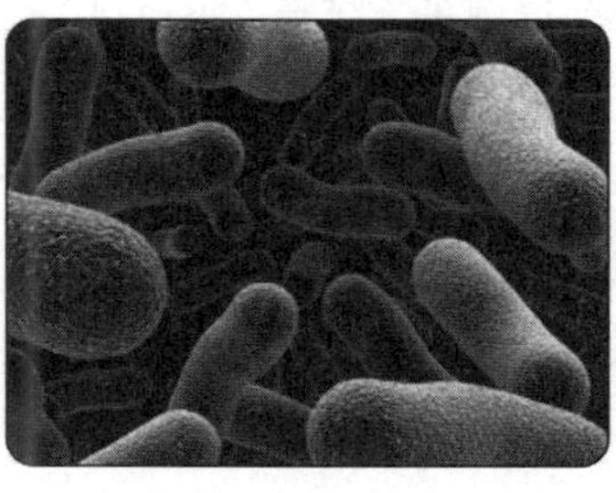

【그림 5-5】 botulinus A(K7B), (×20,000)

(2) 보투리너스식중독(botulism)

*Clostridium botulinum*이 생산하는 균체외 독소(exotoxin)에 의해서 식중독이 일어나는데, 이 독소는 신경독(neurotoxin)이다(그림 5-5 참조)(정, 1996). 이 독소는 A, B, C($C_α$, $C_β$), D, E, F, G 등 7형이 있는데, 사람에게 식중독을 일으키는 것은 주로 A, B, E의 3형이다(이 외, 1985).

① 잠복기, 임상 증상 및 원인 식품 : 잠복기는 보통 12~36시간이나 2~4시간에 신경증상이 나타나기도 하며 72시간 후에 나타나기도 한다. 주증상은 오심, 구토, 복통, 설사, 시력장애, 안검하수, 복시, 두통, 연하곤란, 쉰 목소리, 언어곤란, 핍뇨, 변비, 신경장애, 운동장애 등이 나타나며 발열은 없다. 심하면 호흡부전에 의해서 사망한다. 원인 식품은 통조림, 소시지 등과 채소, 과일, 식육, 어육, 유제품 등이 혐기적 조건이 되면 문제가 된다. 치명률은 일본 26%, 미국 64.7%(E형 44%), 유럽 15~40%, 캐나다(E형) 75% 등이다.

② 예방 : A형아포는 100℃ 6시간 이하 가열로는 파괴되지 않으나, E형아포는 100℃ 5분간 가열로 파괴되므로 충분히 가열하고 식품을 4℃ 이하로 보관하여야 한다.

3) 세균성 식중독의 예방 대책

세균성 식중독의 일반적인 예방 대책을 요약하여 보면 다음과 같다(정, 2002).

① 원인균의 식품오염을 방지한다.

② 오염된 균의 발육·증식을 방지한다(냉장 및 냉동보관).

③ 오염균을 사멸시킨다(가열, 자외선조사 등).

④ 위장장애자, 화농성질환자, 감염병환자 및 보균자는 식품의 제조·가공·조리 및 취급을 금지한다.

⑤ 식품의 재료는 신선한 것을 사용하고 위생적으로 관리하도록 지도·감독을 철저히 한다.

⑥ 식품의 제조·가공·조리에 종사하는 사람은 정기건강진단 및 검변을 받아야 한다.

⑦ 식품 제조·가공·조리 및 취급자는 손이나 신체를 청결하게 유지한다.

⑧ 구충·구서 관리를 철저히 한다.

⑨ 식품 제조, 가공, 조리장의 청결 유지, 조리기구 및 식기구 등의 소독을 철저히 한다.

⑩ 진개(부엌 쓰레기)를 위생적으로 관리·처리한다.

⑪ 식품위생법을 준수한다.

⑫ 세균성 식중독의 원인, 성상, 임상상 및 예방에 대한 보건교육을 철저히 실시한다.

그리고 세균성 식중독환자가 발생하였을 때에는 환자의 치료·관리를 철저히 하고, 그 원인을 구명하며 환자 측이 식중독으로 의심될 때에는 조기 진단을 받아서 당국에 신고하고 당국은 환자에게 적절한 처치를 취하며 신속·정확한 보고, 원인식품을 검사기관에 검사의뢰하고 역학조사를 실시하며 주민에게 주지시켜 예방하도록 조치를 취하여야 한다.

2. 화학성 식중독(chemical food poisoning)

인체에 유해한 화학물질을 오용 또는 고의적으로 식품에 혼용하거나, 자연적으로 식품 자체에 함유, 혼입되어 일어나는 중독을 화학성 식중독이라고 하는데, 감염형 식중독을 제외한 모든 식중독 원인 물질은 화학물질에 의한 것이라고 할 수 있다. 화학성 식중독의 원인 물질은 식품 중에 존재하는 과정에 따라서 다음과 같이 분류할 수 있다(이 외, 1985).

① 고의 또는 오용으로 첨가되는 유해물질(유해성 감미료, 인공 착색료, 보존료, 표백료, 증량제 등)
② 재배·생산, 제조·가공 및 저장 중에 본의 아니게 잔류·혼입되는 유해물질(농약)
③ 색·맛이 식품과 비슷하여 식품으로 오인되는 유해물질(4에틸납, 바륨, 메틸알코올)
④ 기구·용기·포장재 등으로부터 용출, 이행되는 유해물질(납, 카드뮴, 비소, 아연 등)
⑤ 제조·가공 및 저장 중에 생성되는 유해물질(지방산, nitrosamine)
⑥ 환경오염 물질에 의한 유해물질(수은, P.C.Bs)
⑦ 기타 원인에 의하여 식품을 오염시키는 유해물질(방사능 오염 등)

1) 유해 감미료

① cyclamate(sod. cyclamate, cal. cyclamate) : 설탕보다 약 40~50배의 감미가 있어, 근래까지 가장 많이 사용된 인공 감미료이다. 발암성 때문에 각국에서 사용이 금지되었으며 우리나라에서도 1970년부터 사용이 금지되었다(권·우, 1977).
② *p*-nitro-*o*-toluidine : 설탕보다 약 200배의 감미가 있어 설탕이 부족하였던 시기에 일본에서 사용하였는데, 많은 중독 사고가 발생하여 살인당 또는 원폭당이라는 별명이 있다(권, 1978).
③ dulcin : 설탕보다 약 250배의 감미가 있으나, 독성이 강하고 발암성 때문에 사용이 금지되었다. 우리나라에서는 1966년 11월 이후 사용이 금지되었다(이 외, 1985).

④ ethyline glycol : 원래 엔진의 부동액으로 사용하였는데, 감미료로 사용되기도 하였다. 치사량은 약 100㎖ 정도이다(정 · 박, 1987).

2) 유해 인공 착색료

식품의 미화, 상품의 가치를 향상시키기 위해서 착색료를 첨가한다. 유해색소로는 auramine, rhodamine B, 피크린산, r-nitroaniline, yellow AB, yellow OB, butter yellow, ponceau R, ponceau 3R, oil orange SS 등이 있다(정, 1987).

3) 유해 보존료(살균료)

붕산, 포름알데히드, 불소화합물, 승홍, β-naphthol 등이 있다(정, 2002).

4) 유해 표백료

Rongalite, 삼염화질소, 형광표백제 등이 있다(정, 1987).

5) 농약

곡류, 과실, 채소 등에 사용하는 농약에는 비소화합물, 유기인제(parathion, methylparathion, malathion, diaxinon, TEPP, EPN, DDVP, metasystox, diphtherex, thimeton, smithion, naled(상명, dibrom), 유기염소제(DDT, DDD, methoxychlor, r-BHC, propoxar (baygon), 유기수은제(PMA) 등이 있다(이 외 3인, 1985).

6) 유해 금속물

유해한 중금속염으로서는 Pb, Cd, As, Zn, Sn, Hg, Ag, Sb, Cu 등이 있다(권 · 우, 1977).

7) 화학성 식중독의 예방 대책

화학성 식중독의 예방 대책을 요약하여 보면 다음과 같다(정, 2002).

① 식품재료, 기구, 용기, 포장 등은 항상 청결하고 위생적으로 관리하여야 한다.
② 부정, 불량품의 구입과 사용을 삼가야 한다.
③ 식품첨가물을 사용하지 않는 식품 가공법을 개발해야 한다.
④ 가급적 식품첨가물을 사용하지 않아야 한다.

⑤ 독성과 잔류성이 적은 농약을 개발하여야 한다.

⑥ 공업약품이나 농약 등은 식품, 첨가물, 기구, 용기, 포장등과 별도의 장소에 보관하여야 한다.

⑦ 식품, 첨가물, 기구, 용기, 포장 등은 위해물질에 오염되지 않도록 하여야 한다.

⑧ 식기나 완구 등은 색깔이 아름다운 것은 구입과 사용을 삼가야 한다.

⑨ 식품위생법을 준수하여야 한다.

3. 자연독에 의한 식중독

자연독에 의한 식중독을 요약하여 보면 다음과 같다(정,2002)

1) 식물성 식중독

독성 물질에 의한 식중독 중에서 식물에 오염된 유독 물질이 아닌, 즉 자연적으로 식물에 존재하는 유독 성분에 의한 식중독을 식물성 자연독(toxic constituents of plant)에 의한 식중독이라고 한다. 식물 중에는 항상 유독 성분을 함유하거나, 또는 특정 부위 및 특정 시기에 유독 성분을 함유하고 있는데, 이를 식용으로 오인하거나, 식용 식물에 혼입되는 등 부주의 및 이에 대한 지식 부족으로 식중독을 일으킨다. 유독 성분에 따라 분류하여 보면 다음과 같다(권 · 우, 1977).

① 청산 배당체를 함유하는 것(오색두, 청매, 은행 등)

② alkaloid를 함유하는 것(hyoscyamine)

③ 기타 배당체를 함유하는 것(감자, 수지 배당체 등)

④ 불명인 것(phytolaccation)으로 나눌 수 있다.

그리고 중독의 기회에 따라 분류하여 보면 다음과 같다(이 외, 1979).

① 식용식물 중 유독한 부분이 있거나, 유독 성분이 함유된 것을 섭취하는 경우(감자, 청매, 은행, 오색두 등)

② 유독 성분이 많이 함유되어 식용으로 하지 않지만 식품에 혼입되거나, 오인으로 섭취하는 경우(독맥, 독미나리, 붓순나무, 오색두 등)로 나누어 볼수 있다.

(1) 독버섯

버섯의 종류는 5,000~6,000종에 달하는데, 이 중에는 식용으로 이용되는 싸리버섯, 송이버섯, 표고버섯, 느타리버섯 등이 있으며 독버섯으로서는 외대버섯(*Rhodophyllus sinuatus*), 화경버섯(*Lampteromyces japonicus*), 미치광이버섯(*Gymnopilus spectabilis*), 깔때기버섯(*Clitocybe infundibuliformis*), 광대버섯(*Amanita muscaria*), 노란다발

버섯(*Hypholoma fasciculre*), 무당버섯(*Russula emetica*), 굴털이버섯(*Lactarius piperatus*), 큰붉은젖버섯(*Lactarius toruminosus*), 땀버섯(*Inocybe rimosa*), 애광대버섯(*Amanita citrina*), 독청버섯(*Stropharia aeruginosa*) 등이 있다(권 · 우, 1977).

독버섯의 유독 성분에 대하여는 아직 충분한 연구가 되어 있지 않으나, 지금까지 알려진 것으로는 muscarine, muscaridine, neurine, choline, phaline, amanitatoxine, agaricic acid, 균독소(pilztoxin) 등이 있다. 식용버섯과 독버섯을 정확하게 감별하기는 곤란하며 대개 경험적으로 구별하는데, 일반적인 버섯의 감별법을 보면 다음과 같다(정, 1987).

① 버섯의 살(莖)이 세로로 쪼개지는 것은 무독하다.
② 색이 아름답고 선명한 것은 유독하다.
③ 악취가 나는 것은 유독하다.
④ 쓴맛 · 신맛을 가진 것은 유독하다.
⑤ 유즙(乳汁)을 분비하거나, 점성의 액이 나오거나, 또는 공기 중에서 변색되는 것은 유독하다.
⑥ 버섯을 끓였을 때 나오는 증기에 은수저를 넣으면 흑변이 되는 것은 유독하다.

증상은 위장형(주로 위장카타르[2], 구토, 복통, 설사, 흉내고민, 허탈), 콜레라성(위장카타르, 허탈, 경련, 헛소리, 혼수, 용혈현상, 황달, 청색증), 뇌증형(유연, 발한, 지맥, 축동, 산동, 소광상태) 등이 있다.

(2) 감자

감자는 0.005~0.1%의 solanine(solatunine)을 함유하고 있으나, 이 정도의 양은 해가 없다. 중독의 위험 부위는 저장 중에 생기는 녹색 부위와 발아한 새로운 싹인데, 0.1% 이상의 solanine을 함유하고 있다. Solanine은 solanidine이라는 스테로이드계 알칼로이드인 glucose, galactose, rhammnose가 결합한 배당체이다. 동물의 증상은 구토, 설사, 혈뇨, 체온저하, 경련, 동공확대, 호흡중추마비로 질식사한다. 사람은 구토, 두통, 혀의 경직, 언어장애, 발한, 안면창백, 전신권태, 복통, 불안감, 시력장애, 서맥, 환각, 의식장애 등을 일으킨다.

(3) 맥각

맥류의 개화기에 맥각균(*Claviceps purpurea*)의 기생에 의하여 균핵이 생기는데, 이것이 교감신경에 작용하여 위장 및 신경계증상을 일으킨다. 유독 성분은 ergotamine, ergotoxin, ergometrine 등이 있다.

2) 위장카타르(catarrh) : 위장조직의 파괴를 일으키지 않는 점막의 염증

(4) 기타

청매(amygdaline), 은행(청산함유물), 오색두(버마콩, phaseolunatine), 수수류(dhurrin, zieren), senecio 잡초씨(retrosine), 면실유(gossypol), 피마자씨(ricin, ricinin), 콩류(kunitz inhibitor, saponin, sapogenin), 독미나리(cicutoxin), 독보리(temuline), 바곳(부자, aconitine), 미치광이풀(hyoscyamine), 흰독말풀(hyoscyamine, scopolamine, atropine), 붓순나무(shikimic acid,shikimitoxin, hananomin), 독공목(tutin, coriamyrtin), 꽃무릇(lycorine), 고사리(brack fern toxin), 소철(cycasin), 고추(capsaicin), 참외의 꼭지(melotoxin, dicumarin) 등이 있다(정, 1996).

2) 동물성 식중독

동물성 식중독은 다음과 같다(정, 2002).

(1) 복어

우리나라 근해에는 약 40종이 분포되어 있는데, 10여 종을 식용으로 사용하고 있다(그림 5-6 참조). 우리나라, 일본, 호주(토인)만이 식용으로 이용하고 있다. 보통 봄에 독력이 강해지기 시작하여 5~6월에 최고에 달한다. 근래 일본 東北大 安元健은 먹이사슬(eco-chain)에 의하여 tetrodotoxin을 생산하는 *Arthermonas*균을 발견하여 보고하였다(그림 5-7 참조)(정, 2002). 증상은 유독 성분(tetrodotoxin)이 함유된 복어를 섭취한 후, 30분~5시간 이내에 일어나고 심한 경우에는 발증 후 10분 이내에 사망한다. 중독을 일으킨 후 8시간이 경과하여도 사망하지 않으면 보통 회복되나, 근육마비 등 후유증이 며칠동안 계속된다. 주증상은 위장장애(오심, 구토, 위통), 지각이상, 운동장애, 혈압하강, 호흡장애 등인데 호흡마비에 의해서 사망한다.

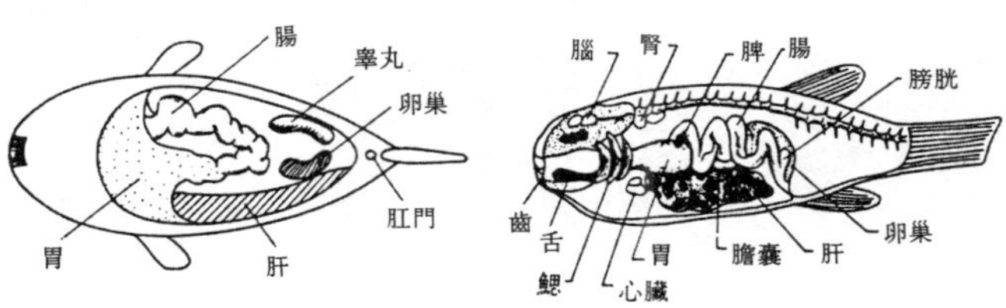

【그림 5-6】 복어의 해부도

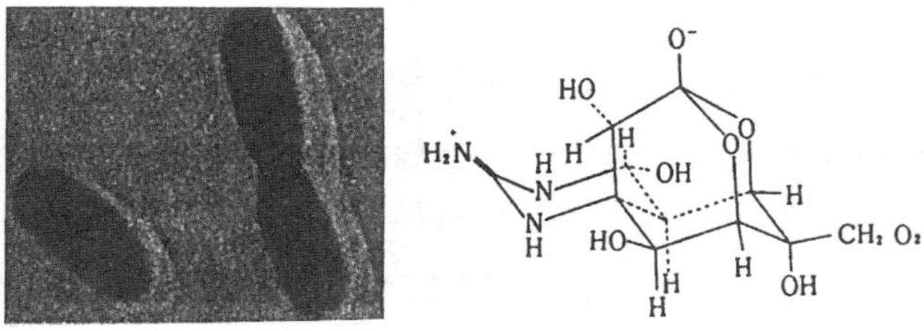

【그림 5-7】 아르테로모나스균(전자현미경 10,000×로 촬영)

(2) 독꼬치

태평양의 열대 지역, 인도양, 대서양의 열대 지역 또는 아열대 지역에 분포하고 있다. 가벼운 마비로 시작하여 얼굴 전체로 확산되며 전신마비로 탈력감이 있고 심하면 언어장애, 운동장애 등을 일으킨다.

(3) 모시조개

굴, 바지락, 모시조개 등에 의하여 venerupin 중독을 일으킨다. 잠복기는 1~2일이고 임상상은 불쾌감, 전신권태, 오심, 구토, 변비, 두통, 배·목·다리 등에 피하출혈반이 나타나며 황달도 나타난다. 뇌증상은 의식혼탁, 치하출혈, 토혈, 혈변 등이 있으며 심하면 10시간~7일 이내에 사망한다.

(4) 섭조개

처음에는 마비성 조개중독이라고 하였으며 유독 성분은 mytilotoxin인데, Rappoport(美)가 이 유독 성분을 순수 분리하여 saxitoxin이라고 명명하였다. 복어독과 비슷한 맹독성이다. 증상은 30분~3시간의 잠복기를 거쳐 마비 증상이 나타나 사지마비, 언어장애, 유연, 두통, 오심, 구토, 호흡곤란, 호흡마비로 사망한다.

(5) 벌꿀

벌꿀 중에는 andromedotoxin(asebotoxin)이 함유되어 있다.

3) mycotoxin

Mycotoxin은 곰팡이독(진균독)인데, 곰팡이의 대사산물로서 기능 및 기질적 장애를 일으킨다. 진균독증 또는 곰팡이독증(mycotoxicosis)이라고 한다. Forgacs & Carll은 그 특징을 다음과 같이 들고 있다(이 외, 1985).

① mycotoxin은 쌀·땅콩 또는 목초 등의 특정 식품이나 사료의 섭식과 관련이 있다. 과거의 중독 사례를 보면, 탄수화물이 풍부한 농산물이나 곡류에서 압도적으로 그 발생이 많다.

② 과거의 중독 사례를 보면, mycotoxin은 계절과 관련이 있다. 예를 들면, *Aspergillus*속이 생산하는 mycotoxin에 의한 사고는 봄철에서 여름철(또는 열대지방)에 많고 fusarium 독소군에 의한 사고는 추울 때(또는 한대지방)에 많이 발생한다.

③ mycotoxicosis는 직접 동물로부터 동물로 또는 사람에서 사람에게 직접 이행되지 않는다. 즉 감염형(infection type)이 아니다.

④ 발증이 일어난 동물에 항생물질 투여나 약제요법을 실시하여도 별효과가 없다.

Conveney 등은 생체 내에 있어서 장애가 일어나는 장기(臟器)에 따라 mycotoxin을 다음과 같이 분류하였다(정·박, 1987).

① 간장독(肝臟毒, hepatotoxin) : 간경변(肝硬變, 간종양 또는 간세포의 괴사를 일으키는 물질군으로서 원발성 간암을 일으키는 aflatoxin이 대표적인 것이다. 이밖에도 rubratoxin A., sterigmatocystin, luteoskyrin, ochratoxin, islanditoxin 등이 있다.

② 신장독(腎臟毒, nephrotoxin) : 신장에 급성 또는 만성의 신장(neph-rosis)을 일으키는 물질군으로서 citrinin, citremycetin, kojic acid을 장기간 실험 동물에 투여하면 만성적 신장장애를 일으키는 것으로 알려졌다.

③ 신경독(神經毒, neurotoxin) : 뇌와 중추신경계에 장애를 일으키는 것으로서 patulin, maltoryzine, citreoviridin, cyclopiazonic acid, tremorgen 등이 알려졌다.

④ 과민증피부염물질(過敏症皮膚炎物質, photodynamic dermatoxic meta-bolites) : Sporidesmin, psoralen 등이 보고되었다.

⑤ 기타 : 유연물질(誘延物質)로서 slaframine, 발정유인물질(發精誘因物質)인 zearalenone, 방사장애양병변(放射障碍樣病變 : 조혈기능장애물질, 조직출혈요인물질)을 일으키는 fusarium 등이 알려졌다.

5-4. 식품의 변질과 보존

식품 보존의 의의는 두가지 관점으로 나누어 생각할 수 있다. 즉, 경제적관점(economic view points)에서는 식품의 질 저하를 방지하여 식량손실을 방지하며, 공중보건적 관점(public health view points)에서는 식품의 변질을 방지하여 각종 질병, 위해 및 사고를 예방하는 데 있다. 식품이 본래의 성질, 즉 영양소가 파괴되고 향미가 손상되어 식용에 부적합하게 된 것을 변질(spoilage)이라고 한다. 미생물의 작용에 의하여 질소를 함유한 단백질이 혐기적 상태에서 변질된 것을 부패(putrefaction)라고 하고, 호기성세균에 의하여 단백질이 변질된 것을 후란(decay)이라고 한다. 또한, 탄수화물이 세균의 호흡과 발효에 의하여 변질된 것을 변패(deterioration)라고 하며, 지질이 산화되어 변질된 것을 산패(rancidity)라고 한다(정, 1987). 식품의 보존 방법을 요약하여 보면 다음과 같다(정, 1996).

1) 수분이 적은 식품

수분이 적은 식품의 대표적인 것은 곡류와 콩류이다. 미생물의 발육을 억제시키기 위해서 수분활성(water activity, Aw)을 0.7 이하로 하여야 한다. 쌀을 너무 건조하면 쇄미가 되고 빨리 묵은쌀로 되기 때문에 14~14.5%의 수분이 함유되어야 한다. 쌀은 경질미와 연질미로 나누는데, 경질미의 수분 함량은 14~14.5%이며 연질미는 15% 이상이다. 쌀을 건조시키면 미생물의 피해는 막을 수 있으나 벌레의 피해는 막을 수 없다. 벌레는 15℃ 이하에서는 번식이 저하되며 50℃ 이상에서는 죽기 때문에 온도를 조절하여 피해를 막아야 한다(권 · 우, 1977).

2) 수분이 많은 식품

수분이 많은 식품은 우유, 채소 및 과일 등이다. 우유는 냉각(4~5℃)시켜 수송하고 유통시키는 것이 가장 이상적이다. 채소나 과실에는 효소류가 많이 함유되어 있기 때문에 저온 보존은 효소류의 작용을 억제시킬 수 있으나, 이들을 동결하거나 건조시키면 여러 가지 장해가 생기므로 이를 제거하기 위하여 가열 방법이 이용된다. 이를 blanching이라고 하는데, 이는 효소를 불활성화함으로써 품질이 안전하게 보존된다. 육류는 0~5℃, 어류는 -4~-6℃에서 보존하는 것이 가장 이상적이다. 사과는 CO_2 3~15%, O_2 3~10%의 혼합 기체에서 5℃로, 토마토는 CO_2 5%, O_2 5%에서 12℃로 저장하는 것이 좋다(CA 저장법). 시금치는 O_2 10%, CO_2 10%, 0℃로, 배추는 film포장하여 0℃에서 보존하는 것이 좋다(정, 2002).

3) 식품조사

우리나라에서도 1987년 7월부터 방사선으로 처리한 식품이 실용화되고 있다. 방사선을 이용한 살균처리법에는 다음과 같은 것이 있다(정, 1987).

① 완전살균(radappertization) : 포자를 만드는 세균 특히 *Cl. botulinum*의 살균을

목표로 한 살균 처리법이다. 햄·베이컨 등 육제품에 실용화되고 있다.

② 식중독균살균(radicidation) : 특정의 무아포병원균의 생균수를 줄이는데 충분한 전리방사선으로 처리하는 방법이다.

③ 불완전살균(radurization) : 특정 부패 미생물의 생균 수를 감소시켜 보존성을 높이는 처리법이다.

4) 기타

① 훈연 : 연기에 포함되어 있는 creosote, formaldehyde, phenol, ketone, aldehyde, methyl alcohol, acetone, acetic acid, cresol 등을 이용하여 보존성을 높여 준다.

② 염건 : 소금의 첨가와 탈수에 의해서 보존성을 높여 준다.

③ 추출 : 유용 성분만을 추출하여 보존성을 높여 준다.

5-5. 우유 위생(milk sanitation)

우유는 단일 식품으로서는 가장 완전한 식품이다. 우유의 화학적 조성은 대개 수분 87%, 유지방 3.9%, 유단백질 3.2%, 유당 5.1%, 기타(광물질) 0.7% 정도이다. 우유의 위생적인 관리 대책은 다음과 같다(정, 1996).

1) 병원미생물 오염 방지

병원미생물의 오염은 1차오염과 2차오염으로 나누어 볼 수 있다. 1차오염은 젖소로부터 이루어지며 2차오염은 우유의 취급자, 토양, 주위 환경으로부터 이루어진다. 1차오염 가능균으로서는 폐결핵균, 부루셀라균, 포도상구균, 연쇄상구균, 살모넬라균 등이며, 2차오염 가능균으로서는 장티푸스균, 파라티푸스균, 세균성이질균, 유행성간염 바이러스, 소아마비 바이러스 등이다.

2) 우유의 살균

우유의 살균법에는 여러 가지가 있으나 근래 가장 많이 이용되는 방법이 가열살균법이다. 이에는 다음과 같은 방법이 있다(이 외, 1985).

① 저온살균법(low temperature holding method, LTH) : 61~65℃, 30분간 가열

② 고온살균법(high temperature method, HTST) : 71.1℃, 15초간 가열

③ 초고온살균법(ultra high temperature heating method, UHT) : 130~150℃(평균

140℃), 1~3초간 가열(원칙적으로 0.75초).

우유 매개성 감염병(milk borne disease)의 특징은 다음과 같다(정, 1987).

① 환자 발생이 폭발적이다.
② 원인 식품인 우유를 먹은 사람에게 발생한다.
③ 환자의 지리적 발생 분포가 원인이 된 우유나 유제품의 판로(販路)와 일치한다.
④ 우유에 의한 유행의 경우, 환자의 분포가 생활수준이 높은 층과 어린이에게 많다. 즉 우유 소비량과 관계가 깊다.
⑤ 우유 영업자 중에 환자 또는 보균자가 있거나, 젖소가 이환 또는 보균하고 있다.
⑥ 우유에서 문제의 병원균이 분리된다.

3) 기타

젖소의 건강관리, 착유 시 유방의 청결, 우사 및 착유장의 청결 및 소독, 우유 취급 기구·용기 청결 및 소독, 우유 취급자의 건강관리 철저, 우유 처리장의 위생관리 철저, 서족 및 위생해충관리 철저 등이다.

5-6. 식육 위생(meat sanitation)

식육은 양질의 영양소를 많이 함유하고 있기 때문에 병원균이 오염되면 발육·증식하여 인간에게 각종 질병을 일으킬 수 있으므로 철저한 위생관리가 요망된다. 식육의 위생적인 관리 대책을 요약하여 보면 다음과 같다(Libby, 1975 ; 정, 1987).

① 식육 검사(meat inspection) 철저 : 생체 검사(antemortem inspection), 도체 검사(해부검사, postmortem inspection), 매육 검사(재검사) 등을 철저히 하여야 한다.
② 도축장, 식육 시장의 위생관리 철저 : 병원균의 2차오염을 철저히 방지하여야 한다.
③ 식육 공장, 식육 점포, 식육 수송의 위생적 관리 철저 : 병원균의 2차오염, 위해물질 혼입 및 첨가 등을 방지하여야 한다.

식육으로서 식품위생상 주의하여야 할 점을 요약하여 보면 다음과 같다(정, 2002).

① 인축공통감염병균의 오염
② 식육을 중간숙주로 하는 기생충
③ 식중독 원인균의 오염
④ 소화기계 감염병균의 오염
⑤ 식육의 변질로 인한 위해 관리 등 식육기인성 질병(meat borne disease)의 예방관리를 철저히 하여야 한다.

참 고 문 헌

권숙표, 우세홍 : 식품위생학. 서울, 교학사, 1977.

권이혁 : 최신보건학. 서울, 신광출판사, 1997

이성관외 17인 : 예방의학과 공중보건. 서울, 계축문화사, 1979

이재구 · 이종태 · 장재철 · 정희곤 : 식품위생학. 서울, 고문사, 1985.

정희곤 : 최신 식품위생학. 서울, 광문각, 2002

정희곤 : 식품위생관계법규. 서울, 세진사, 1988.

정희곤 · 박재림 : 보건과학. 서울, 세진사, 1987.

柳澤文德 : 食品衛生學. 東京, 續文堂, 1967.

Libby, James A. : Meat hygiene. 4th ed., Lea & Febiger, Phila- delphia, 1975.

Riemann, Hans & Bryan, Frank L. : Food-borne infections and intoxications. Academic Press, New York, 1979.

제6장

보건행정

Public Health Administration

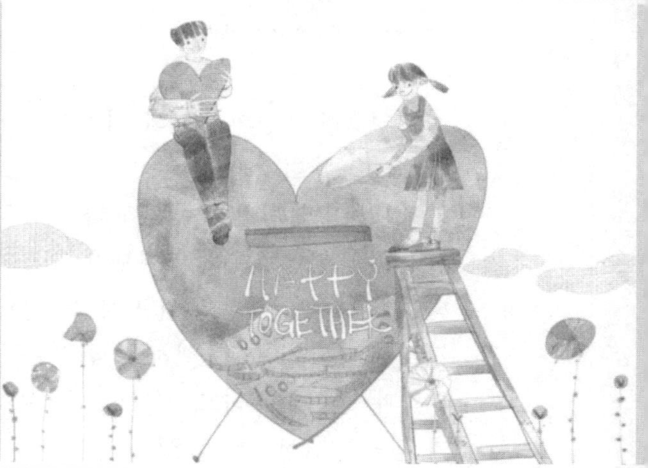

6-1. 개요

공중보건학은 인류의 건강을 증진하고 생명의 연장을 도모하는 것을 목적으로 하기 때문에, 이는 대중을 대상으로 하는 학문이다. 미국에서는 public health administration 이라는 용어 외에 public health practice라는 말이 애용되며 보건행정(保健行政)은 이의 일 분야라고 하기도 한다.

이것은 보건과학에서 보건행정이 차지하는 위치를 말하는 것인데, 우리나라에서는 공중보건 중에서 행정이 차지하는 비중이 대단히 크다. W. G. Smillie(1947)는 보건행정이란, "공적 또는 사회적인 기관에 의해서 사회복지를 위하여 공중보건의 원리와 기법을 응용하는 것이다."라고 정의를 내렸다.

일반적으로 보건행정은 공중보건의 학리(學理)와 기술을 행정조직을 통하여 민중의 생활 속으로 도입하는 사회적 과정이라고 정의한다(Hanlon, 1964 ; 권, 1978 ; 양, 1986 ; 예방의학과 공중보건편집위원회, 2001). 보건행정의 건전한 발전을 위해서는 일반적으로 다음과 같은 인자가 중요하다(정 · 박, 1987).

① 확고한 법적인 근거가 있어야 한다.
② 잘 교육 · 훈련된 전문가 · 기술자 · 사무 직원이 있어야 한다.
③ 근대적인 시설과 설비가 있어야 한다.
④ 재정적인 뒷받침이 있어야 한다.
⑤ 건전한 행정조직과 공정한 인사조치가 필요하다.
⑥ 사업을 합리적으로 전개하여야 한다.
⑦ 실시 가능한 효과적인 학리와 기술의 뒷받침이 있어야 한다.

⑧ 강력한 공중의 지지와 참여가 있어야 한다.

보건행정의 범위는 학자에 따라서 차이가 있는데, WHO에서는 보건통계, 보건교육, 환경위생, 감염병관리, 모자보건, 의료제공, 보건간호 등을 보건행정의 범위로 하고 있다. 그리고 보건행정은 일반 보건행정과 근로 보건행정으로 나누어지는데, 일반 보건행정은 보건복지부가 주관하고, 환경보건은 환경부가 주관하며, 학교보건은 교육부 의무교육과가 중심이 되고, 지방의 공중보건은 보건소가 담당하며, 근로보건행정은 노동부가 담당한다(정 · 박, 1987).

6-2. 보건행정의 원리

보건행정은 국민보건의 향상 · 발전을 위한 행정적인 활동인데, 이를 수행하기 위해서는 다음과 같은 보건 문제의 해결 과정, 보건행정의 기술적인 원칙, 보건행정의 행정적인 원칙 등이 고려되어야 한다(허, 1997 ; 박, 1988 , 이, 1985).

1. 보건 문제의 해결 과정

1) 보건상의 문제점 발견 및 제기

① 신고, 통보, 감시, 방문, 실시조사 및 검진
② 보도, 발표, 국회의 결의
③ 각종 단체나 지역사회의 건의 및 진정
④ 연구기관이나 연구자의 문제 제기 등이다.

2) 보건상의 문제점 조사 및 파악

① 역학적 조사
② 행정적 조사
③ 사회적 조사 및 토론회 등을 통하여 문제점의 실태 파악과 그 대책 수립에 필요한 기초 자료를 수집한다.

3) 보건상의 문제점에 대한 해결책 검토

조사 결과 얻어진 자료에 대하여 자연과학적, 사회과학적, 및 기술적인 검토를 통하여 이의 해결책에 필요한 조직, 예산, 인원, 시설 및 법률의 제정 등을 검토한다.

4) 재정 및 법적조치

보건 문제의 해결을 위한 검토를 토대로 하여 행정 수행에 필요한 법적조치와 재정확보를 위한 계획을 수립한다.

5) 실시 계획의 작성

보건 문제의 해결을 위한 예산 및 행정 수행에 필요한 조직, 인원, 시설, 장비 등의 실시계획을 마련한다.

6) 행정의 조정

행정 조정의 횡·종적인 상호관계에 대한 책임과 권한의 한계 등을 조정하여, 최대의 실적을 얻을 수 있도록 한다.

7) 담당 기관에 대한 의사전달

행정 조직을 통해서 실시 담당 기관에 정확히 의사가 전달되도록 지시, 통지 및 시달한다.

8) 공보 및 교육

보건 활동의 성공을 위해서는 유관기관과 국민의 이해와 협조가 크게 요망되므로, 홍보 및 교육활동 등이 필요하다.

9) 사회적 유대 강화

유관기관, 단체와의 유대를 강화하며 주민 스스로가 문제점에 적극적으로 참여하여 해결해 나아갈 수 있도록 유도한다.

10) 실시 보고 및 조치

계획의 중간 및 결과에 대하여 기록·보고하며 문제점에 대해서 조치를 취한다.

11) 평가 및 검토

평가는 평가로서 끝나서는 안 되며, 그 결과가 다음 계획수립에 이용될 수 있도록 검토한다.

2. 보건행정의 기술적인 원칙

공중보건의 목적을 달성하기 위해서는 과학적인 기술을 행정활동에 도입시켜야 하기 때문에, 이를 위해서는 다음과 같은 기초 자료가 확립되어야 한다(Dimock & Dimock, 1953 ; 이, 1963 ; 권, 1997).

1) 인구집단에 대한 생태학적 특성의 파악

인구집단의 성별, 연령별 구성, 인구의 분포 및 그들의 문화·사회적 특성 등을 조사·파악하여 기초 자료로 삼아야 한다.

2) 역학적 기초조사의 실시

역학은 인간집단에 대한 보건학적인 생태학이라고 할 수 있는데, 질병의 발생은 숙주·병인·환경의 균형이 파괴되었을 때 일어난다. 역학조사 방법에는 기술역학적 방법, 분석역학적 방법, 실험역학적 방법, 이론역학적 방법 등이 있다(제15장 역학, 15-5 역학조사의 종류편 참고).

3) 의학적 기초의 확립

병원소 및 감염원 대책의 일환책 및 주민 건강의 향상을 위해서, 치료의학적인 기초를 확립하여야 한다.

4) 환경위생학적 기초의 확립

질병의 발생은 병인·인간·환경과 밀접한 관계가 있기 때문에, 환경위생학은 인간환경학 또는 인간생태학이라고도 한다. 따라서 인간·환경·병인에 대한 환경위생학적 기초가 확립되어야 한다.

5) 사회적 관계의 기초 확립

보건행정은 인간으로 구성된 조직을 통하여 이루어지기 때문에, 그 지역사회의 기관, 단체 및 주민들과의 유대를 강화하여야 한다.

3. 보건행정의 행정적인 원칙

행정이란, 국가 통치권에 의하여 행정권을 부여받은 사람이 법에 따라서 국가 목적의 실현을 목적으로 하는 작용이다. 또한, 행정은 국가나 행정권을 부여받은 지방자치단체가 공권력의 주체로서 행사하는 권력 행정과 공공복지를 실현하기 위하여 행하는 관리 행정으로 나누어진다(정 · 박, 1987).

1) 보건 행정의 성격과 체계

우리나라의 보건 행정은 거의가 보건 관계 법규에 의하여 행하여지며 그 법규는 국가사무, 단체 위임 사무 및 기관 위임 사무이다. 우리나라의 행정은 다음과 같이 나누어 볼 수 있다(박, 1984).

(1) 국가 행정

국가 행정은 대통령을 최고 행정기관으로 하며 그 밑에 중앙 행정기관과 지방 행정기관을 두어 행정사무를 분장 · 수행한다.

(2) 지방 행정

일정한 지역을 단위로 하여 즉 특별시, 광역시, 도, 군, 읍, 면 등의 지방자치단체의 기관에 의하여 자율적인 책임하에 행정을 수행한다.

(3) 위임 행정

지방자치단체인 특별시, 광역시, 도, 시, 군 면 등에 국가행정을 위임하여 행하도록 하는 단체 위임 행정과 지방자치단체의 장에게 위임하여 행하도록 하는 기관 위임 행정이 있다.

2) 행정의 관리 과정

행정의 일반적인 관리는 Gulick(1937)가 제시한 POSDCoRB 및 POAC의 절차를 들 수가 있다(이, 1973).

(1) 기획(planning)

기획은 장기 및 단기 계획을 세워야 하며 학자에 따라서는 police making 이나 program making을 포함시켜야 한다고 주장한다.

(2) 조직(organization)

조직은 두 사람 이상이 공동 목적을 달성하기 위해서, 기능과 책임의 분배에 의한 요원의 배치이다. 조직의 중요한 기능은 관리인데, 이는 주어진 목적을 효율적으로 달성하기 위하여 인적 · 물적 자원을 능률적으로 사용하는 행위이다. 인적 · 물적 자원이란, 6Ms (man, material, method, money, machine, market)를 들 수 있고 능률적인 행위로서는 3S(표준화 : standardization, 전문화 : specialization, 단순화 : simplification)를 들 수 있다. 또한, 일반적인 관리의 순서는 기획(planning), 조직(organization), 실행(actuating), 관리(controlling), 즉 POAC 등의 순환 과정이라고 할 수 있다. 그리고 C_3I 체계는 1991년 걸프전에서 이용하였는데, 지휘(command), 통제(control), 통신(communication), 정보(information)의 머리글자를 따서 만들었다. 이는 computer에 동시 입력하여 관리하는 지휘통제의 자동화 체계를 말한다(정 · 박, 1987 ; 정, 1996). 조직에는 다음과 같은 원칙이 있다(권, 1997).

① 조정의 원칙(principle of co-ordination) : 조직은 조직 운영의 중요한 요소로서, 조직원의 집단 노력을 질서정연하게 배정하여 공동 목표 달성을 위한 행동 통일을 기하는 수단 및 과정이다. 조정을 통하여 조직원의 업무 능률을 향상시켜야 한다.

② 목적의 원칙(principle of objective) : 모든 사업(project)은 명확한 목적이 있어야 하며 선명한 목적하에 치밀한 계획이 수립되어야 한다.

③ 분업의 원칙(principle of the division to work) : 조직원 개인이나 하부조직에 업무 내용을 분담시키는 것이다. 분업의 원칙은 전문화, 기능화 및 동질화이다. 1776년 아담 스미스(Smith, Adam : 영국의 근대 경제학자)는 모든 경제 활동은 국가나 정부가 가능한 한 간섭을 피하고 자연의 추세에 맡겨야 한다는 자유 방임의 이론서인 국부론(國富論)에서 분업을 함으로써 나라의 부(富)가 이루어진다고 주장하였다(정 · 박, 1987).

④ 명령 통일의 원칙(principle of the unity to command) : 모든 명령은 한 사람의 직속상관에 의해서 나와야 하며 이중으로 명령 체계가 이루어져서는 안 된다.

⑤ 계층제의 원칙(principle of hierarchy) : 명령이 하부 조직까지 잘 전달될 수 있도록 계층 간의 체계를 확립하고 권한을 하부 조직에 위임하여 업무가 능률적으로 수행되도록 한다.

⑥ 일치의 원칙(principle of correspondence) : 권한과 책임은 일치되어야 한다. 권한은 없이 책임만이 있다든지, 책임은 없고 권한만을 남용할 수 있도록 해서는 안 된다.

⑦ 통솔 범위의 원칙(principle of the span to control) : 일반적으로 상부 관리층은 1명의 장 밑에 4~8명, 하부 관리 층에서는 8~15명이 적당하다.

(3) 인사(staffing)

인사행정은 행정관리의 중추적 기능이다. 그러므로 인사행정의 전문화, 인사행정기관의 독립, 직원의 근무평정 및 연수 등의 과학화와 제도적장치의 운영의 합리화, 직원의 신분 보장 및 징계의 공정한 관리 등을 기하여야 한다.

(4) 지휘(directing)

지휘는 명령 체계의 일관성의 원칙을 지켜야 한다. 어떠한 명령이나 직속 상위직 이외에서 나와서는 안 된다. 책임 직원의 한계를 넘어서도 안 된다.

(5) 조정(co-ordination)

공동 목표를 달성하기 위하여 회의 및 토의 등을 통하여, 행동 통일을 기할 수 있도록 집단 노력을 유도하는 행정 활동이다.

(6) 보고(reporting)

조직체의 모든 사업을 효율적으로 관리하기 위해서는, 철저한 보고 체계가 이루어져야 한다.

(7) 예산(budgeting)

모든 사업 수행의 원동력은 예산이며 사업의 성패는 예산의 효율적인 관리에 있다.

3) 행정 계획의 평가

보건행정의 효율적인 관리를 위해서는 계획과 평가는 불가분의 필수 요소이다(박, 1984).

(1) 계획(plan)

① 계획-사업-예산 체계(planning-programming-budgeting system, PPBS) : 미 국방성에서 제정한 용어인데, 1965년부터 많은 행정부서에 적용하였다. 이는 사업목표를 달성하기 위해서 자원 배정을 효율적으로 이용하는 것이다.

② 운영 연구(operation research, OR) : 제2차 세계대전시 군사작전 문제를 해결하기 위해서 고안되었다. 이것은 당해 환경하에서 생존하는 생물체와 함께 체계,

사업, 봉사, 집행, 운영 등의 전부 또는 일부를 조사하는 것이라고 할 수 있다. S. Anderson은 OR의 순서를 다음과 같이 제안하였다(정 · 박, 1987).

㉠ 목적 · 규정 등의 문제 파악
㉡ 관련 자료의 수집
㉢ 가정과 수학적 모델을 만들기 위한 자료의 분석
㉢ 모델로부터 해결책의 유도
㉣ 적절한 해결책의 유도
㉤ 대책의 타당성 시험 및 검토
㉥ 해결책의 실시를 위한 건의안 작성

③ 체계 분석(system analysis) : 정책 결정권자에게 사업의 경비와 그 가치에 대한 정확한 정보를 제공하는 것이다. 정책 결정의 수립 과정을 향상시키는데 목적이 있다.

④ 사업 평가 및 검열 기술(programming-evaluation and review technique) : 집행 계획을 일목요연하게 하는 것인데, 사업의 실천단계를 계획할 때 필요하다.

(2) 평가(evaluation)

미국공중보건협회에 의하면, "평가는 설정된 목표를 달성하는 데 있어서 그 성공의 정도 및 가치를 파악하는 수단이다."라고 하였다.

6-3. 사회보장(社會保障, social security)

사회보장(social security)은 사회 구성원에게 각종 사고와 위험이 발생하였을 때 사회적으로 보호하기 위한 체계이다.

국민의 소득 및 생산력 등의 증가에도 불구하고 실업자, 불구자, 노령자, 고아, 불량자 등이 생긴다. 그러므로 이들을 구제하여야 하는데, 이들의 생활보장을 위한 제도가 사회보장이라 할 수 있다. 보통 사회보장 제도에는 사회보험(social insurance)과 공적(사회)부조(social assistance)가 있다(예방의학과 공중보건편집위원회, 2001).

① 사회보험(社會保險, social insurance) : 국민에게 공통된 질병, 부상, 분만, 사망, 폐질, 노령, 실업 등에 대한 경제 및 보건상의 불안으로부터 보호할 목적으로, 국가나 공공단체의 보조금을 주는 사회공제 제도이다. 이는 소요 자금을 보험에 의존하거나 보험료와 일반 재정 수입에 의존한다.

② 공적부조(公的扶助, social assistance) : 자력으로 자립이 불가능한 사람을 구제하는 제도로서, 부조는 국민의 책임을 중핵으로 하며 이에 일부분을 지방공공단체가 책임 분담하는 것이 보통이다. 이는 조세를 중심으로 하는 일반 재정 수입에 의존한다.

6-4. 건강보험

의료보험(medical care cost insurance)은 불확실한 위험으로 발생한 경제적 어려움을 덜어주기 위함이며, 의료 이용의 접근성을 주어 균등한 의료혜택을 위한 제도이다.

의료보험은 의료비용을 보장하는데만 주력하는 것이 아니며, 예방 및 건강 증진까지 포함하는 적극적 의미의 건강보험(health insurance)인 것이다.

6-5. 보건의료 전달 체계

보건의료 전달 체계의 개념은 복합적이고 다양하며 그 범위를 분명하게 선을 긋기가 어려워, 관점에 따라서 여러 가지로 달라질 수 있다. 일반적으로 보건의료 전달 체계는 보건의료를 필요로 하는 사람에게 질적으로나 양적으로 적정한 보건의료를 효과적으로, 그리고 효율적으로 제공하는 체계 또는 제도라고 한다. 근래 지역주민의 보건의료 수요(health needs)의 확대 및 다양화, 그리고 주민의식의 신장으로 이를 충족하려는 욕구가 증가하고 있다. 각국마다 제한된 보건의료 인력과 시설 및 예산으로 어떻게 이를 해결할 것인가 하는 것이 당면과제이다. 각국의 보건의료 전달 체계를 살펴보면 다음과 같다(정, 1977 ; 정 · 박, 1987).

(1) 영국

영국의 보건의료 제도는 사회주의 체제를 채택하고 있으므로 모든 보건의료 서비스는 무료로 제공되고 있다. 1948년 채택한 national health service는 세 가지로 나누어지는데, 첫째 국민 전체에게 일반 의사에 의한 가족 단위의 의료 서비스가 제공되고, 둘째 고도의 기술을 요하는 진료는 병원에서 전문 의사에 의한 서비스가 제공되고 있으며, 셋째 전국 지방자치단체에서 보건사업을 제공하고 있다. 일반의가 아니면 개업을 할 수 없으며 전문의는 병원 근무를 원칙으로 하고 있다.

(2) 미국

미국의 보건의료제도는 현재의 우리나라 보건의료제도와 비슷하여 완전 자유체제이다. 의료 행위의 지역적인 제한이 없기 때문에 도시에 의료기관이 집중되어 있으므로 무의 지역이 나타나고 있다. 일반의나 전문의 모두 개업을 할 수 있으며 환자는 자기의 선호에 따라서 처음부터 일반의를 찾아갈 수도 있고, 전문의를 찾아 종합병원에 갈 수도 있다. 국가가 운영하는 보험제도는 겨우 극빈자를 대상으로 하는 medicaid와 노령자에 대한 medicare만이 법으로 제정되어 의료 서비스를 받고 있을 뿐이다.

(3) 독립국가연합

독립국가연합의 보건의료제도는 사회주의 체제를 채택하고 있다. 특히 러시아의 의과대학에서는 임상의와 예방의로 구분하여 양성하고 있으며, 특정 지역이나 오지에 배치할 준의(feldsher) 양성기관이 있다. 의사는 자유롭게 의료 지역을 선택할 수 없으며 환자도 자기 지역의 의사 이외에는 자유롭게 찾아갈 수 없다.

6-6. 외국의 의료보험(medical insurance)

근래 선진국에는 국민들의 의료보장은 사회보장 제도에 속하는 의료보험에 의해서 해결하고 있다. 1935년 미국에서 사회보장법이 제정되어 사용되기 시작하였다. 보장(security)의 어원은 se(=without)+cura(=care)에서 비롯된 것인데, 이는 '불안을 없도록 한다'를 의미한다. 옛날에는 구빈 정책이나 상호부조 제도에 의해서 어느 정도 최저 생활이 보장되었는데, 물질문명의 발달, 인구의 격증, 그리고 개인주의 사상의 팽배 등으로 말미암아 전통적인 부조 제도가 붕괴되기 시작하였다. 1942년 국제노동기구(ILO)는 국가는 국민의 일반 복지를 위하여 존재하는 국민의 결사(結社)이며 사회 보장을 촉진하는 것이 본래의 기능이라고 규정하였다. 제2차 세계대전 이후, 1948년 세계인권선언문을 비롯하여, 세계 각국은 국민 생존권의 확립을 헌법에 보장하게 되어 사회보장에 대한 책임을 국가가 받아들이게 되었다. 세계 각국의 의료보험 현황을 살펴보면 다음과 같다(양, 1986 ; 정 · 박, 1987).

(1) 독일

오늘날의 의료보험은 1883년 독일의 수상 Bismark 시대의 사회보장 제도의 일환으로 출발한 것이다. 당시 독일은 산업혁명으로 인해서 근로자의 생활불안이 증대되었으며 Marx, Rassel 등의 영도하에 있는 노동자의 정치적 단결이 우려되었다. Bismark는 국가주의사상을 사회주의적 사상과 결부시켜 노동자 보호를 위한 질병보험을 제정하여 Marx주의를 억제하였으며, 노동자의 집결력을 기본 국가정책인 부국강병책에 이용하였다. 의료보험의 발상지인 독일은 전 인구의 92%가 의료보험의 혜택을 받고 있다. 보험료는 근로자 중에서 월수입 65마르크 이하는 보험료의 전액을 사업주가 부담하며, 자영자인 농업 경영자는 일부를 국고에서 부담하고, 노령 은퇴자에게는 전액을 국가에서 부담하고 있다.

(2) 영국

'요람에서 무덤까지'라는 구호와 같이 세계 각국에서 이상형으로 생각하는 national health service를 채택하여 1910년대의 국민건강보험과는 크게 다르다. 의료제도가 사회주의 체제이기 때문에 전 국민 100%가 혜택을 받고 있다. 보험료는 국가에서 전액을 부담하였으나, 피보험자의 가수요를 억제하기 위해서 현재는 91%는 정부가, 5%는 개인의 보험료, 4%는 수익자 부담으로 하고 있다.

(3) 미국

미국의 의료보험 제도는 역대 대통령들의 시도에도 불구하고 의사협회의 압력에 의해서 좌절되어 후진성을 면치 못하고 있다. 1935년 이후, 노인들의 의료보험인 medicare와 빈민에 대한 medicaid를 정부에서 관장하고 있을 뿐이다. 한편 민간 운영의 의료보험 제도는 크게 발달하여 1928년 입원비만 급여받는 보험인 blue cross와 1932년 외과수술비만 보조받는 보험인 blue shield가 실시되었다. 상업 보험회사 등에 의해서 blue cross는 전 국민의 80%가, blue shield는 75% 정도가 가입하고 있으므로 극소수의 국민을 제외하고는 어떤 형태의 보험이든 가입하고 있다.

(4) 일본

일본은 12개의 의료보험법이 있으나, 대표적인 것은 건강보험과 국민건강보험 등의 2가지이다. 건강보험은 1927년부터 실시되었으며, 이는 5인 이상의 근로자를 가진 사업장을 대상으로 한 보험으로서 전 인구의 50%를 차지하고 있다. 이는 보험료를 노사 간에 각각 50%씩 부담하고 있다. 한편 4인 이하의 사업장의 노동자와 자영자, 그리고 일반 국민들 49%는 국민건강보험에 가입하고 있다. 이는 보험료의 35%를 국가에서 부담하고 있다. 그러므로 전 국민의 99%가 의료보험의 혜택을 받고 있다.

(5) 한국

우리나라는 1963년 11월 사회보장법과 산업재해 보상보험법이 동시에 공포되었으며 동년 12월 의료보험법이 공포되었다. 1965년 호남비료공장에서 시범 사업으로 시행하였으며, 1977년 7월 1일부터 500명 이상 근로자를 고용한 사업장과 공단 입주자에 대한 제1종보험이 실시되었다(우리나라의 1986년 이환율은 12.5%). 제1종 피보험자는 116만 명이었으며 피보험 부양가족이 194만 명으로서 전 인구의 8.6%를 차지하였다.

보험료는 고용주와 근로자가 각각 50%씩 부담하게 되었다. 다른 하나의 보험제도는 제2종 보험 조직으로서 30인 이상의 발기인 또는 의료기관 개설자가 시, 군, 구를 단위로 500명 이상의 가입을 받아서 보건사회부장관 인가를 얻어 조합을 설립한 것이다. 이는 제1종산업에 종사하는 근로자와 직장에 근무하지 않는 일반 국민이 그 대상이 되며 국가에서 보험료의 일부를 부담하였다. 그리고 산업재해보상보험법에 의하여 1964년 500명 이상의 근로자를 고용하고 있는 광업, 제조업, 전기업, 가스업, 운수, 창고업종 등의 기업체에 적용하였다. 산재보험법이 규정한 급여에는 요양급여, 휴식급여, 장애급여, 유족급여, 장례비급여, 유족특별급여, 일시급여 등이 있었다.

국민건강보험법 시행령이 제정(2000. 6.23 ; 대통령령 제16853호)되고, 16회에 걸쳐 개정되었으며, 최근 개정(2012. 1. 6. 대통령령 제23488호 ; 민감정보 및 고유식별정보 처리 근거 마련을 위한 과세자료의 제출 및 관리에 관한 법률 시행령 등 일부개정령)을 거쳐 (개정 2012. 1.20. 대통령령 제23526호)되었다.

「국민건강보험법」(이하 "법"이라 한다) 제3조 제2호 나목에서 "대통령령이 정하는 자"라 함은 별표 1에서 정하는 기관장을 말한다. 다만, 법 제12조의 규정에 의한 건강보험의 보험자인 국민건강보험공단(이하 "공단"이라 한다)은 건강보험 업무처리의 능률을 위하여 필요하다고 인정하는 때에는 기관의 소재지, 인원 기타 사정을 참작하여 별표 1에 규정된 기관장에게 소속되어 있는 기관 중에서 따로 기관의 장을 지정할 수 있다. <개정 2005.6.30.> 출처 국민건강보험시행령

6-7. 우리나라의 보건행정 조직

보건행정을 담당하는 행정기구로서 중앙에는 보건복지부가 있고 중앙보건 조직, 지방보건 조직으로 나뉜다. 보건행정의 중앙 조직은 대통령, 국무총리, 보건복지부로 이루어지고 있다. 중앙 보건 조직은 보건복지부가 담당한다. 보건복지부가 일반 보건 행정, 교육과학기술부가 학교 보건 행정, 노동부가 산업 보건 행정, 환경청이 환경 보건 행정 등을 담당한다.

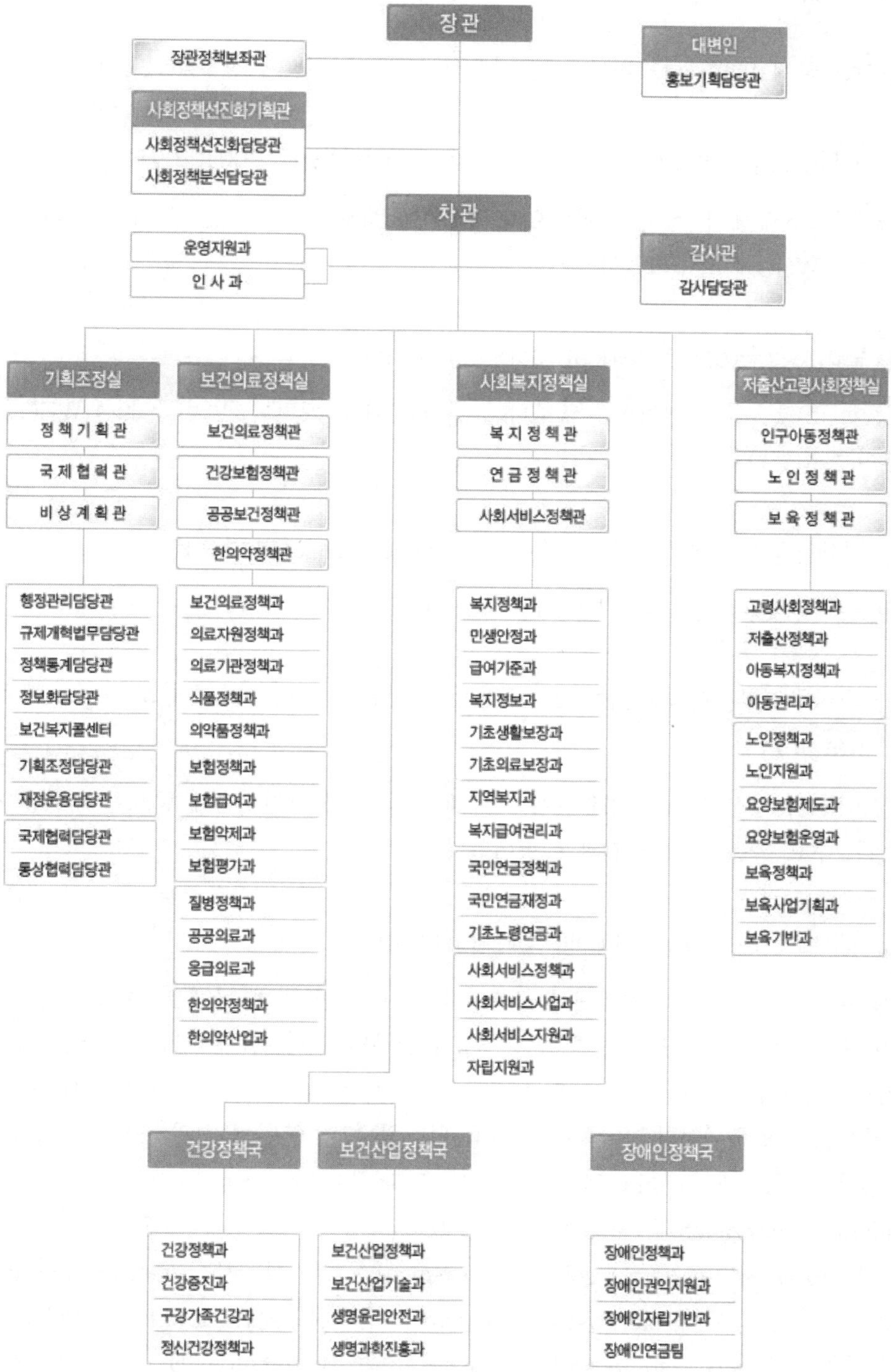

【그림 6-1】 보건복지부 조직표

6-8. 국제보건기구

주요한 국제보건기구를 들어 보면 다음과 같다(양, 1986 ; 정·박, 1987).

1. 국제공중위생처(l'office internationale d hygiene publique)

1907년 Rome에서 회의가 열렸으며, 1909년 Paris에 사무처를 두기로 결의하였다. 1947년에 WHO에 흡수되었다.

2. 범미보건국(pan american sanitary bureau)

1889년 최초 미주국제회의가 Washington, D.C.에서 개최되었으며 1949년 WHO 지역 사무처로 되었다.

3. 국제연맹보건부(health section of the league of nations)

1923년 국제총회에서 보건부(health section)의 설치가 가결되었다.

4. 국제구호부흥행정처(united nations relief and rehabilitation administration)

UNRRA가 중심이 되어 1946년에는 WHO의 기초가 마련되는데 중요한 역할을 하게 되었다. 주요 활동은 질병 전파 예방이었다.

5. 세계보건기구(world health organization)

1945년 San Francisco 회의에서 국제연합헌장이 기초될 때 국제보건기구가 설치되어야 한다는 것이 인식되었으며, 다음 해 6월 19일부터 7월 22일까지 New York에서 61개 국가대표가 WHO헌장을 기초하고 서명하였다. 그 후 각국의 인준을 받아 1948년 4월 7일 정식으로 발족되었다. 우리나라는 1949년 8월 17일 65번째 회원국으로 가입하였다. WHO의 본부는 Switzerland의 Geneva에 있다. 그리고 다음과 같은 6개 지역기구(regional organization)를 두고 있다(이, 1963).

① 동지중해 지역(eastern mediterranean region) : 지역 사무처는 Alexan- dria, Egypt
② 동남아시아 지역(southeast asia region) : 지역 사무처는 New Delhi, India
③ 미주 지역(american region) : 지역 사무처는 Washington, D.C., U.S.A., 범미보건기구(pan american health organization)
④ 아프리카 지역(african region) : 지역 사무처는 Brazzaville, Congo

⑤ 서태평양 지역(western pacific) : 지역 사무처는 Manila, Philippines
⑥ 유럽 지역(european region) : 지역 사무처는 Copenhagen, Denmark

WHO의 기능은 다음과 같다(정・박, 1987).
① 국제 검역 대책
② 국제회의 개최 : 각종 보건문제의 협의, 규제 및 권고안 제정
③ 식품, 약품 및 생물학적 제제에 대한 국제적 표준화
④ 비정치 단체로서 과학자 및 전문가들 사이의 협력을 도모하며 과학 발전에 기여
⑤ 조사 연구 사업
⑥ 공중보건과 의료 및 사회보장
⑦ 의료봉사 : 정부의 요청에 의하여 의료 봉사를 지원
⑧ 모자보건의 향상
⑨ 감염병, 지방병, 그 밖의 질병 퇴치
⑩ 진단 기준의 확립
⑪ 영양, 주택, 위생, 오락, 경제 상태, 작업 조건 및 그밖의 환경위생의 개선으로 생활조건을 향상
⑫ 재해 예방
⑬ 정신보건 향상
⑭ 보건 요원의 훈련 등이다.

또한, WHO은 다른 유엔기관, 즉 국제인구활동기금(UN fund for population activities), 국제아동긴급기금(UN international children's emergency fund, UNICEF), 식량 및 농업기구(food and agricultural organization, FAO), 국제연합교육과학문화기구(UN educational, scientific and cultural organization, UNESCO), 국제노동기구(international labour organization, ILO) 등과도 긴밀한 연락을 가지고 보건 문제를 해결하고 있다(권, 1978 ; 정・박, 1987).

참 고 문 헌

권이혁 : 최신보건학. 서울, 신광출판사, 1997.
보건복지부 : 보건통계연보. 2011
박남영 : 보건행정학. 서울, 고문사, 1988.
양재모 : 공중보건학 강의. 서울, 수문사, 1986.
대한예방의학회, 예방의학과 공중보건, 계축문화사, 2011
이영복 : 간호행정. 서울, 수문사, 1985.
이종학 : 보건행정과 보건소활동. 서울, 탐구당, 1963.
정희곤 · 박재림 : 보건과학. 서울, 세진사, 1987.
정희곤 : 최신 보건학. 서울, 세진사, 1996.
허 정 : 보건행정학원론, 서울, 1997
Dimock, M. E. · Dimock, G. O. · Koenig, L. W. : Public administration. Rinehart, & Co., New York, 1953.
Gulick, L. : Notes on the theory of organization. In Gulick, L., & Urwick, L.(eds.) : Papers on the science of administration. Institute of Public Administration, New York, 1937.
Hanlon, John J. : Principles of public health administration. C. V. Mosby, Saint Louis, 1964.
Smillie, W. G. : Public health administration in the United States. Macmillian Co., New York, 1947.

제7장

보건교육

Health Education

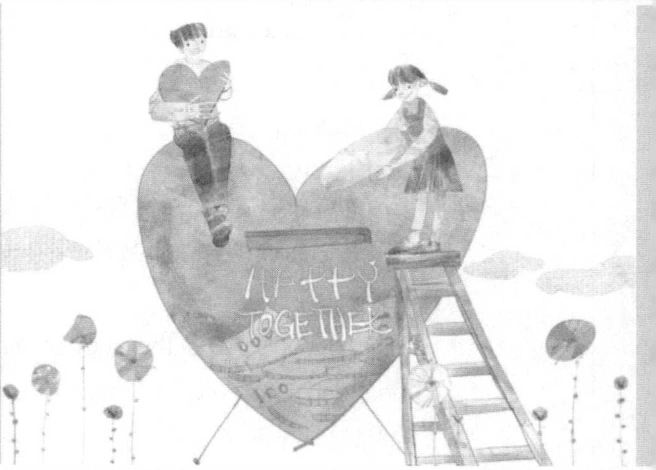

7-1. 개요

교육의 어원을 살펴보면, 그리스어로는 pedagogy 즉, paidagōgos(= paidos+agōgos : 어린이를 기른다), Latin어로는 educo (=e+duco,=bring up, train, draw out : 속에 있는 것을 밖으로 꺼낸다)에서 유래되었다. Immanuel Kant(獨, 1724~1804, 철학자, 1938)[1]는 "사람은 교육을 통해서만이 인간이 되며 교육이란, 현실적 존재(sein)를 이상적 당위(當爲, sollen)로 한 것이다."라고 하였다. 이와 같은 이상적 인간상은 전일적(全一的, wholeness), 전인적(全人的, wholeminded), 조화적(調和的, all-rounded) 인간을 말하나, 구체적으로는 지(知), 덕(德), 체(體) 혹자는 성(聖)을 더한다. 즉 소위 3H(head, hand, health)를 의미한다(대학교재연구회, 1982 ; 정, 1988).

보건교육(保健敎育)은 단순히 교육(education)이라는 명사와 보건(health)이라는 형용사적인 역할을 하는 단어의 결합만이 아니라 개인이나 집단이 건강에 관여하는 지식(knowledge), 태도(attitude), 행동(behavior)에 영향을 미치게 할 목적으로 학습 경험을 베풀어 주는 과정 다시 말하면, 건강에 관한 지식을 교육이라는 과정(process)을 통해서 개인 또는 집단을 건강한 행동 양상으로 바꾸어 놓는 실천과학(實踐科學, practical science)이다. 그러므로 보건교육은 공중보건학의 일분과로서 조직적인 사회교육(social education)인 동시에 문화운동(cultural movement)이다(Turner et al., 1970 ; Diguam & Carr, 1984 ; 정 · 박, 1987).

1) I. Kant : Uber padagogik : 本場深定譯, 敎育學, 東京, 岩波書店, 1938.

7-2. 정의 및 목적

미국 학교보건교육용어제정위원회(A Joint Committee on Terminology in School Health Education)에서는 보건교육(health education)을 다음과 같이 정의를 내렸다 (Mumm, 1966).

"Health education is the sum of all experience which favorable influential habits, attitude, and knowledge relating to individual, community, and racial health."

즉 "보건교육은 개인 또는 집단 및 국민의 건강에 대한 습관, 태도, 지식을 향상시키는 모든 경험의 총합이다."

미(美), 미네소타대학 Ruth Grout(1958)에 의하면,

"Health education is the translation of what is known about health(1) into disirable individual and community behavior patterns(3) by means of education process(2)."

즉 "보건교육이란, 건강에 관한 지식을 교육과정을 통해서 개인 또는 지역사회를 건강한 행동 양상으로 바꾸어 놓는 것을 말한다."라고 하였으며, 보건행정학자 Gaylord W. Anderson은 공중보건을 봉사(service), 법 및 규범(law & regulation), 교육(education)으로 3대 별하고 이 중 가장 중요한 것이 교육이라고 하였다(정 · 박, 1987).

또한, C.E.Turner(1970)에 의하면, "보건교육이란, 건강보존(health protection), 결함의 교정(correction of defects), 건강증진(health pro-motion)을 하는 것이다."라고 하였다. 혹자는 "공중보건은 곧 보건교육이다."라고 한다(Hanlon & Pickett, 1984).

이와 같이 보건교육은 대단히 중요하며 꼭 필요하다는 것은 누구나 잘 알고 있으나, 어떻게 하는 것이 좋을지를 잘 모르고 있다. WHO 주최 제1차 보건교육전문위원회에 의하면, 보건교육의 목적은 다음과 같다(정 · 박, 1987).

① 세계보건기구헌장에 규정된 건강을 완전히 구현하기 위하여 개인이나 집단의 구성원으로서 자기 스스로 해야 할 일을 수행할 수 있는 능력을 갖도록 돕는다.

② 건강은 지역사회의 중요한 자산임을 인식시킨다.

③ "보건사업의 발전을 이룩하고 이것을 활용토록 하는 것이다."라고 규정하였다.

7-3. 보건교육의 기회

보건교육은 대상의 특성, 시기 및 장소 등 여러가지 여건에 따라서 이를 적절하게 이용하여야 한다. 일반적으로 당뇨병에 걸려 있을 때 당뇨병에 관해서 알고 싶어하며, 결핵에 걸려 있을 때 결핵에 관해서 알고 싶어진다. 그러므로 이와 같은 여러 가지 여건과 특성을 고려하여 보건교육을 실시하여야 소기의 목적을 달성할 수 있다. 보건교육에 대

한 태도와 실천에 영향을 줄 수 있는 장소와 요소를 들어 보면 다음과 같다(정, 2009).

1. 가정(home)

가정은 사회생활의 최소단위이며 여기에서 태어나고 성장하며 발달되므로 그 사람의 인격(personality) 형성에 중요한 영향을 미칠 뿐만 아니라 기초교육이 이루어지는 곳이다(정, 1988).

2. 교육시설(educational facilities, school)

학교의 역사는 문자가 발생된 기원전 4000년 전후이다. 학교는 인위적인 사회집단이며 교육집단이고 조직체로서 학생들의 바람직한 학습활동을 도와주는 곳이다. 학교의 정의를 들어보면, 학교란, 일정한 발달수준에 있는 학생들의 집단에게 일정한 건물에서, 일정한 과정을, 일정한 계획 하에, 조직적으로 교직원이 교육을 실시하는 기관이다. 모든 문화유산이 학교에서만 전달된다고 단정하기는 어려우나, 배우고 싶어 모인 집단이므로 특히, 가장 질서있고 정확하며, 다량으로 효과있게 지식을 전달할 수 있는 기관이다(Susser, 1971 ; 정, 1988).

3. 지역사회(community)

지역사회 보건문제의 해결을 위해서는 사회학적인 측면에서 그 지역사회를 이해하여야 한다. 사회적인 행위의 기초가 되는 것은 욕구와 의지의 해석이 선행되어야 하며 인격 또는 최빈적 인격으로서의 사회적 성격을 이해하여야 한다. 사회적인 측면에서 사회구조를 보면 다음과 같다(권, 1997 : 정 · 박, 1987).

1) 주민의 사회적 성격

자연 및 지리적 환경과 함께 사회 · 경제적 환경 및 역사적인 사실을 이해한다.

2) 지역의 문화

일반적으로 모든 문화는 핵(核)을 가지고 있는데, 우리나라는 효(孝)이며 일본은 충(忠)이다. 우리나라의 농촌은 유교 및 불교문화 또는 농경문화이다. Cole Luella에 의하면, 교육적인 측면에서 본 도시의 사회구조는 다음과 같다(정 · 박, 1987).

① 상가 : 이익의 중심체이다.

② 공장지대 : 지식 및 교양수준이 낮다. 대부분의 공장주는 주거지역에 거주한다.

③ 외인주택지대 : 이사가 잦아서 이웃간에 친밀도가 낮다.
④ 주택지대 : 교육적으로 바람직한 지대이다.

3) 지역의 사회관계

지역주민의 활동양상, 문제, 흥미와 포부, 희망, 가치관과 이상, 교육적인 필요 즉, 개선해야 할 점, 교육수준, 보건습관, 전통과 풍습, 종교와 미신, 교통과 통신 등을 파악하여야 한다(예방의학과공중보건편집위원회, 2001).

4) 지역의 각종 단체

부인회, 종교단체, 4-H club, 대학생회, YWCA, YMCA 등의 사회단체, 결핵협회, 나협회, 암협회, 맹아협회 등의 민간단체, 의사협회, 간호사협회, 병원협회, 약사협회 등의 전문가단체, 미용사협회, 이용사협회, 요식업자연합회, 여관연합회 등의 기술자협회, 매스컴 관계기관, 각급 학교 및 학원, 각 관공서 등과의 관계를 잘 유지·발전시켜 나아가야 한다.

5) 기타

인구, 가족 구성, 계층 구조, 지배관계 등을 파악하여야 한다. 건강한 습관에 영향을 주는 지역사회에서의 경험을 들어 보면 다음과 같다(정, 1988).

① 보건 요원에게 얻는 혜택과 충고
② 보건사업의 참여
③ 공사적(公私的)구락부의 가입 또는 관여
④ 농장, 공장 또는 사업장 등에서의 경험
⑤ 여가 선용
⑥ 종교적인 의식 및 관습 등이다.

7-4. 보건교육가와 보건요원(health educator & health worker)

보건교육가는 항상 보건교육에 대한 확고한 신념과 투철한 사명감 그리고 계속적인 탐구심을 가지고 피교육자의 영혼을 각성시키는데 필요한 교육심리학적인 감각이 있어야 하고, 문화재를 도야재로 바꾸는 교육내용의 선택기술과 공동체 내에서 도덕의 수호자로서 책임을 자각하며 교육의 목표와 도야의 이상을 유지·발전시키고 인간의 가능성에 대한 무한한 교육애를 가져야 한다. 보건사업을 성공적으로 수행하기 위해서는 보건교육가(health educator)와 각종 보건요원(health worker) 간의 협조가 잘 이루어져야 한다(정・박, 1987).

보건교육은 보건교육가 혼자 하는 것이 아니라 전 보건 요원이 자기가 맡고 있는 분야에서 실시하여야 하며 보건 교육가는 안내자로서 보건교육의 총체적인 기획, 조정, 평가를 주관한다. 또한, 보건교육가는 항상 치밀한 관찰력과 판단력을 가져야 한다. 지역사회의 흥미, 능력, 가치, 자원 등을 정확히 파악하고 교육적 의미를 발견하며 종합하고 반성하며 평가하는 등 그 활동 범위가 무한대이다. 보건사업을 성공적으로 수행하기 위해서는 예산, 조직, 전문요원 등이 모두 하나 같이 중요하나, 그중에서도 가장 중요한 것은 모든 일은 사람이 하기 때문에 잘 훈련된 전문요원(well trained person)이 종사하여야 한다(정・박, 1987 ; 정, 1988).

1. 보건 교육가의 자질(the nature health educator)

보건 교육가의 자질을 요약하여 보면 다음과 같다(권, 1997, 정, 1988).

① 선천적으로 개성에 맞아야 한다.
② 사업에 대한 흥미와 열의가 있어야 한다.
③ 인내력이 있어야 한다.
④ 진심으로 남을 도울 수 있는 인격자라야 한다.
⑤ 남의 어려운 일을 내일 같이 생각할 수 있어야 한다.
⑥ 누구나 따를 수 있는 명랑하고 쾌활한 성격이어야 한다.
⑦ 유머감각이 있어야 한다.
⑧ 모든 일에 신중하면서 난관에 부딪쳤을 때, 낙관할 수 있는 마음의 여유가 있어야 한다.
⑨ 너무 감정의 변화가 심해서는 안 된다.
⑩ 대인관계가 원만해야 한다.

2. 대인관계(personal relationship)

항상 좋은 인상을 주어야 한다. 대중 앞에 나타날 때에는 항상 깨끗하고 단정한 외모로 미소를 띠우며, 말은 항상 친절하고 겸손해야 한다. 필리핀 National Media Production Center에서 제정한 인화관계를 위한 십계명(the ten commandments of human relations)을 보면 다음과 같다.

① 말은 항상 친절하게 하여라(speak graciously to people).

② 사람을 대할 때에는 미소를 지어라(smile at people).
③ 사람을 부를 때에는 이름을 불러라(call people by name).
④ 항상 다정하고 협조하여라(by friendly and helpful).
⑤ 진심으로 대하라(be cordial).
⑥ 사람들에게 진심으로 흥미를 가지고 대하라(be genuinely interested in people).
⑦ 남을 칭찬하는데 인색하지 말고 비판하는데 신중하여라(be generous with praise-cautious with criticism).
⑧ 상대의 기분을 맞추어 주어라(be considerate of the feelings of others).
⑨ 상대의 의견을 존중하여라(be thoughtful of the opinion of others).
⑩ 남의 일을 돕는 일에 게을리하지 마라(be alert to give service).

7-5. 학습과 교육(learning and teaching)

학습과 교육의 원리 및 과정은 다음과 같다(정 · 박, 1987 ; 정, 2009).

1. 학습 원리와 학습 과정(learning principles and process)

학습은 언제나 피교육자 자신이 필요성을 느끼고 배우려는 의욕이 있어야 효과를 올릴 수 있다. 필요성을 느끼지 못하거나, 필요성이 어디에서 기인된 것인지 분명치 않으면 학습의 효과를 올릴 수 없다. 사람은 누구나 의식주에 대한 기본욕망이 있으며 성(sex)과 지식을 갈망하는 자기 영속에 대한 욕망이 있다. 그리고 명예와 출세를 위한 본능도 있다. 그러나 이에 못지않은 강한 욕구가 건강 보존 욕망이다. 이와 같은 인간의 건강 보존 욕망을 적절한 학습 원리와 과정을 통해서 충족시켜 주어야 한다. 학습은 어디까지나 경험에 의한 행동의 변화라고 정의한다. (정, 2009)

1) 학습 원리(principles of learning)

학습의 원리를 들어 보면 다음과 같다
① 학습은 5각(five senses)을 통해서 이루어진다.
② 실제로 행동(doing)해 보고 반복 연습(repeat)을 통해서 이루어진다.
"learn by doing", "learning is understanding", "teaching is not telling but doing" 이란 말이 있다.
③ 새로운 지식을 재래의 사상이나 습관과 연관시켜 학습하면 빨리 이해한다(association).

④ 내용이 흥미가 있으며 유익하다고 생각할 때 잘 배운다(interest).
⑤ 학습환경이 자유스러워야 한다(good climate).
⑥ 교육가와 대인관계가 좋을 때 학습 효과가 크다(human relationship).
⑦ 상을 받기 위해서 또는 벌을 면하기 위해서 잘 배운다(reward and punishment).

2) 학습 과정(learning process)

학습의 과정을 들어보면 다음과 같다.

① 자극(stimuli)에 의해 배운다. 청각(hearing), 시각(seeing), 촉각(feeling & touching), 미각(tasting), 후각(smelling) 등 5각을 통해서 자극을 받는다.
② 받은 자극에 대해서 해석(interpret)하고 결단(decision making)을 내리며 반응(responds)을 갖는다. 예를 들면, 손가락에서 흐르는 피를 보고 통증을 느끼며 처치를 해야겠다고 생각한다(interpret & decision making). 그리고 처치를 한다(responds).
③ 자기가 보인 반응에 대해서 즉, 자기의 행동에 대하여 평가(evaluation)를 하게 된다. 그 평가결과가 옳고 가치 있는 일이었다고 생각될 때, 습관으로 옮기게 된다. 즉 행동의 변화(changing attitudes)를 갖게 된다.

3) 성인 학습(learning of adult)

성인 학습의 조건을 요약하여 보면 다음과 같다

① 강한 의욕(strong desire)이 있어야 한다. 배우고 싶은 강한 의욕이 있어야 한다.
② 선명한 목적(clear goals)이 있어야 한다. 예를 들면, 우리나라의 38도선 비무장지대에 들어가면 금덩어리가 많이 묻혀 있어 돈을 벌 수 있다는 등 선명한 목적이 있어야 한다.
③ 독려(putforce)가 있어야 한다. 위와 같이 비무장지대에 들어가면 돈을 벌 수 있으나, 옆에서 독려를 하지 않으면 들어가지 않는다.
④ 만족(receive satisfaction)을 얻을 수 있어야 한다. 비무장지대에 들어가면 돈을 벌 수 있으나, 안전이라는 만족감이 결여되어 있으면 들어가지 않게 된다.

4) 학습 요건(necessary factors in learning)

학습의 요건을 들어 보면 다음과 같다

① 주의가 집중(attention)되고 이해관계(interest)가 있어야 배우려고 한다. 즉 무관심한 사람은 학습 효과를 기대할 수 없다.

② 배울만한 가치(value)가 있어야 한다.
③ 대상(audience)이 배우려는 준비(readness)가 되어 있어야 한다.
④ 적절한 시기(timeliness)를 잘 포착하여야 한다.
⑤ 받아들일 동기(동기유발, motivation)가 있어야 한다.
⑥ 피교육자 자신이 배우려고 하는 목적이 정립되어 있어야 한다.

2. 교육 원리와 교육 과정(teaching principles and process)

교육이란, 경험을 통하여 인간의 행동에 바람직한 행동변화를 가져오도록 하는 것이다. 교육과정은 심리적으로 학습과정을 말하며, 학습과정이란, 행동의 변화를 일으키는 것을 말한다. 바람직한 행동변화란 가치기준이 문제가 되겠으나 개인이나, 가족, 나아가서는 그 사회에 위해를 끼치지 않는 행동변화이다. 이러한 바람직한 행동변화를 위한 교육원리와 과정을 들어 보면 다음과 같다(정, 1988).

1) 교육 원리(principles of teaching)

교육의 원리는 설명(tell)하고 시범(show)을 보여주며 관찰(watch)을 반복(repeating)함으로써 배우도록 하는 것이다. 중국의 격언에 "듣는 것은 잊어버리고 보는 것은 기억하며 해본 것은 체득한다."는 말이 있듯이 체득할 수 있도록 지도한다(정, 1988). Louis Leon Thurstone(1946)의 주요 지능요인설을 들어 보면 다음과 같다(정・박, 1987).

① 공간적 요인(space factor) : 어떤 기계적인 사상을 이해하는 데 도움이 되는 대상물이나, 입체나 평면 등을 시각화하는 능력이다.
② 수적 요인(number factor) : 수리적인 능력을 말한다.
③ 언어적 요인(verbal & word fluency) : Verbal factor는 말을 많이 하는 즉, 수다스러운 요인이며 word fluency는 말은 적으나 능변요인을 말한다.
④ 기억 요인(memory factor) : 기억력의 요인을 말한다.
⑤ 귀납적 요인(歸納的要因, induction factor) : 현실 개개의 사상 뒤에 공통적으로 지배하는 법칙을 자연과학적으로 구하는 요인이다(특수한 법칙→보편적 법칙).
⑥ 연역적 요인(演繹的要因, deduction factor) : 형식 논리로 정립한 보편적 법칙 또는 일반적인 주장에서 특수한 법칙을 꺼내는 요인을 말한다(보편적 법칙→특수한 법칙).
⑦ 감각의 속도 요인(perception factor) : 주어진 사태를 얼마나 빨리 이해하느냐 하는 요인이다.

2) 교육 과정(process of teaching)

교육의 과정은 다음과 같다(정, 2009).

① 피교육자(learner)의 주의(attention)를 집중시킨다(get the attention of the learner). 청중의 주의를 집중시키기 위해서는 청중의 요구(needs)에 부응하는 내용을 선택하여야 한다.

② 피교육자가 흥미(interest)를 갖도록 한다(hold the interest of the learner).

③ 의욕(desire)을 북돋아 주어야 한다(creating a desire in the learner).

④ 배운 결과가 유익하다는 확신(conviction)을 경험하도록 한다(convice the learner be should act).

⑤ 행동의 변화(action)를 가져오도록 한다.

⑥ 만족(satisfaction)을 느끼도록 한다.

3) 동기(動機, 刺戟誘發, motivation)

인간의 행동을 환기시키고 행동의 방향을 정해 주며 통합시키는 내적요인을 동기라고 한다. 동기는 그것을 직접 관찰할 수는 없으나, 행동에 의해서 추측할 수 있다. 이와 같은 점에서 동기는 행동을 설명하기 위해서 존재한다고 가정하기도 한다. J. A McCeoch에 의하면, 동기는 "개체로 하여금 주어진 일을 하게하며 적당한 활동을 통해서 그것을 끝맺게 하는 그 개체의 어떤 조건이다."라고 정의를 내렸다. 동기의 종류를 들어 보면 다음과 같다(김, 1997 ; 정 · 박, 1987).

① 생존 동기(1차적 또는 생리적 동기, primary or physiological moti- vation) : 신체 및 심리적으로 자기 유지를 꾀하려는 동기이다. 극단적으로 위협을 느끼거나 궁핍한 상황 하에서는 생성 동기에 우선한다.

② 생성 동기(2차적 또는 사회적 동기, secondary or social motivation) : 성장, 자기실현, 보다 풍부한 만족 등을 위해서 자신과 자신의 주위를 향상시키고자 하는 동기이다. 비교적 여유가 있을 때에는 생존 동기에 우선한다.

A. H. Maslow(1955)에 의하면, 인간의 기본 욕망은 ① 신체적 욕구, ② 안전 욕구, ③ 사랑과 구속의 욕구, ④ 자존과 향상의 욕구, ⑤ 자아실현의 욕구가 있다. 이러한 인간의 기본 욕망을 고려하여 보건교육을 실시하여야 한다.(김, 1967b ; 김, 1972 ; 김, 1973).

동기의 4대 요건(four major needs to motivation)을 들어보면, 안전(security), 새로운 지식(new experience), 정감(companionship, a feeling of belonging), 그리고 인정(recognition, they want to be)이다. Lewin(1951)에 의하면, 힘의 성질(nature of force)은 다음과 같다(김, 1997).

① 방향(direction)

② 강도(intensity)

③ 적용점(applied point)인데, ①과 ②는 수학적 개념(vector)이다.

예를 들면, 출생 3~4개월의 어린이를 뉘어놓고 P점에서 방울을 흔들면 정신, 머리 그리고 손발이 집중된다(그림 7-1 참조). 즉 방울은 방향을 결정하고 방울과 손발의 거리와 모양은 적극적으로 방향지워지느냐, 그렇지 않으면 소극적으로 방향지워지느냐 하는 것을 결정하는 힘을 가지고 있다. 이것이 방울의 유의성(誘意性, valence)을 지배하는 하나의 요소인 강도이다. 적용점은 개체와 장(場)의 힘과의 관계에서 결정된다. 개인이 집단과 관계되고 집단을 형성하는데에는 2가지 요인이 작용한다(김, 1997). 보건교육은 다음과 같은 행동과정(behavior accept process)를 지도하고 인도하는 것이다(이, 1966 ; 정, 1988).

① 인지(awareness)

② 흥미 또는 이해관계(interest)

③ 평가(evaluation)

④ 시행 및 오차(trial-and error)

⑤ 적용(adaption) 등이다.

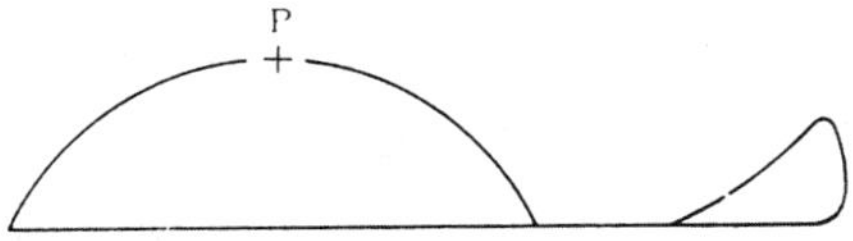

【그림 7-1】 힘의 성질

7-6. 교육 방법 및 매체(educational methods and media)

교육 방법에는 강의식 교육(one-way process or diadactic method)과 토의식 교육(two-way process or saratic method)으로 나누어진다. 근대과학은 그 고유한 대상에 알맞도록 다음 3가지 방법 중에서 하나를 선택하나, 보건교육은 그 대상과 영역이 광범위하기 때문에 이 3가지 방법을 모두 포용한다(김, 1973).

① 귀납법(inductive method) : 현실 개개의 사상 뒤에 공통적으로 지배하는 법칙을 자연과학적으로 구하는 방법이다(특수의 일반화).

② 연역법(deductive method) : 형식 논리로 정립한 보편적 법칙 또는 일반적 주장에

서 특수한 법칙을 꺼내는 방법이다(일반의 특수화).

③ 환원법(還元法,reductive method) : 현실적 사상(事象)을 계기로 그 근저(根底)에 있는 것을 사색의 도움으로 탐구하는 방법이다.

좋은 교육이 이루어지려면, S(source), M(message), C(channel), E(effect)가 있어야 하며 교육내용(what is studied-the 'content' or 'subject matter' of instruction), 교수방법(how the study and teaching are done-the 'method' of instruction ; modern educational methodo- logy), 교수순서(when the various subject are presented-the 'order' of instruction) 등을 고려하여야 한다. 그리고 성공적인 보건교육을 위해서는 교육방법이나, 매체가 매력적(charming)이고 간단명료(simple & clearly)하며 논리적(logically)이어야 하고 그 교육전반에 걸친 syllabus가 작성되어야 한다. 일반적으로 포함시켜야할 syllabus는 다음과 같다(경기공업개방대학 부속공업교육연구소, 1983).

① 교과목
② 대상
③ 교과목표
④ 교과내용의 선택과 조직
⑤ 교육의 전개방법
⑥ 과제물
⑦ 평가
⑧ 매체 및 참고문헌
⑨ 기타

1. 교육 방법(educational methods)

1) 개인지도(individual approach)

개인지도 또는 개인면담(individual guidance or individual contact)은 직접 얼굴을 맞대고(face to face) 지도하기 때문에 가장 효과적인 방법이나 많은 시간과 노력 및 인원이 소요되는 결점이 있다. 지도라기보다는 counelling인 경우가 많으며 case work라고 생각하는 것이 오히려 타당하다(정, 2009).

2) 집단지도(group contact)

집단 또는 집회지도라고 하며 이는 다수인을 대상으로 하여 교육하는 방법을 말하는데, 경제 및 보건요원의 부족 등 여러 가지 여건 때문에 가장 많이 이용하는 방법이다.

집단지도를 그 대상에 따라서 구분하여 보면 다음과 같다(정 · 박, 1987, 정, 2009).

① 생활중심집단 : 각종 시설 내 아동, 학교, 회사 및 공장 내 기숙사생 등이 있다.

② 조직중심집단 : 지역집단, 청년단체, 부인회, 직업별 조직단체등이 있다.

③ 임의임시집단 : 전람회나 강연회의 집단 등이 있다.

집단지도는 일시에 많은 사람에게 어떤 교육내용을 전달할 수 있는 능률적인 면과 개인을 대상으로 할 때는 볼 수없는 체면이나 참여의식 등 군중심리를 이용할 수 있는 이점이 있다. 한편, 집단이기 때문에 제약을 받고 능률이 저하되는 단점도 있다. 집단지도의 종류를 들어 보면 다음과 같다(정 · 박, 1987).

(1) 강의식 토의(lecture forum)

집단지도 중에서 가장 많이 이용하는 방법이다. 강의식으로 강사만이 일방적으로 말을 하는 것은 좋은 보건교육이 될 수 없다. 강의 사이사이나 또는 강의가 끝난 후에 질의응답 및 토의 등을 실시하여, 참가자가 충분히 이해하고 관심을 갖도록 하는 것이 좋다. 강의식 토의 때에도 도해나 slide, flannel graph 등의 매체를 사용하는 것이 좋다(한 · 이, 1982).

(2) 좌담회(원탁식 토의, round table discussion)

원탁식 대화를 말하는데, 인원수는 대개 20명 정도가 좋다. 운영방법은 좌장에 의해서 통제되고 서기가 기록한다. 좌장의 사회로 논제에 따라서 각자가 체험이나 지식을 발표하고 도중에 요점을 정리해 가는데, 서기는 발언의 요점을 칠판에 적거나 기록부에 기록을 해서 진행을 순조롭게 한다. 발언순서는 [그림 7-2]와 같이 성형(星形)으로 하는 것이 좋다(한 · 이, 1982).

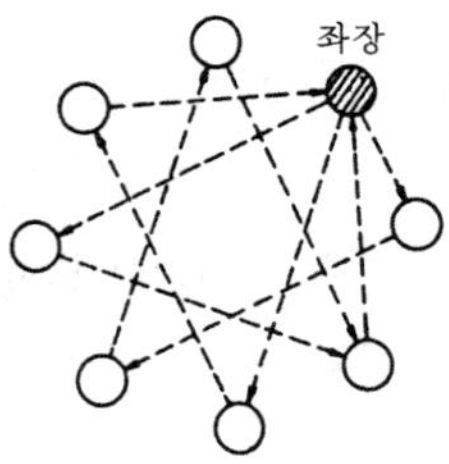

【그림 7-2】 성형 발언

(3) 6.6식 토의 및 분분식 토의법(six-six method & buzz session)

6.6식 토의법은 분분식 토의법과 같다. 하나의 큰 문제에 대해서 각 group이 각각 주제를 택하여 토의하고 그 결과를 보고하면, 그에 대해서 질문과 추가 토의를 한다. Buzz session이라는 말은 벌(bee)이 웅웅거린다는 말에서 유래되었다. 비록 참가인원이 많은 집회일지라도 적은 인원수의 좌담회와 똑같은 효과를 얻을 수 있으며 전원에게 의견을 발표할 수 있도록 하는 토의방법이다. 이는 6명씩의 작은 group으로 나누고 한사람이 1분씩 6분간의 토의를 한다고 하여 6.6식이라는 명칭을 붙였다. 그러나 꼭 6사람이나 6분 등으로 한정되어 있는 것은 아니며 6~8명 정도로 10분 정도라도 상관없다. 끝으로 각 group에서 토의한 작은 결론을 종합하여 결론을 내려서 참가자 전원에게 알려주고 앞으로의 약속 같은 것을 할 수 있도록 유도하는 것이 좋다(정 · 박, 1987).

(4) 강단식 토의(symposium)

공통적인 연구를 하는 사람들의 집회로서 어떤 문제에 대해서 몇 명의 연사가 짧게 강연을 한 다음, 청중과 질의 토의하는 형식이다. 연사간에는 토론을 하지 않는 것이 보통이다. 연사가 바뀌어지고 강의의 변화가 있기 때문에 지루하지 않다. 라디오나 TV를 통해서도 이와 같은 교육방법이 시연된다. 1사람이 15분 정도, 4사람이면 1시간 정도가 좋다. 연사의 강연만이 오래도록 계속되면 토론을 싫증을 느끼기 때문에 일정한 시간으로 한 차례 끝낸 다음, 다시 추가발언을 4~5분 정도 더하게 하는 방법도 있다. 참가자들이 많은 발언을 할 수 있도록 한다(정 · 박, 1987).

(5) 배석식 토의(panel discussion)

수명의 전문가가 청중 앞 단상에서 자유스럽게 토의하는 방법으로 강사간의 대화가 중심이 되는 점이 symposium과 다르다. 집회의 종류에 따라서는 외부에서 강사를 초빙하지 않고 참가자 중에서 선정한다. 사회자는 끝으로 논점을 전체적으로 정리를 하여야 한다(정, 2009).

(6) 연구집회(work shop)

워크숍은 비교적 수준이 높은 특정 직종에 있는 사람들이 주로 이용하는 집회이다. 이는 공통적으로 필요한 문제를 가지고 서로 경험하고 연구하고 있는 것을 발표하여 의논하는 것이다. 이는 일정한 형식은 있으나, 꼭 형식에 맞추어서 진행할 필요는 없다. 논제를 깊이 구명하여 연구효과를 올리려면 2~3일 정도의 일정이 필요하나, 하루 정도로

끝내는 경우가 많다(정, 2009).

(7) 두뇌 충격법(brain storming)

아이디어(idea)나 문제해결의 방법을 찾기 위한 일종의 회의이다. 어떠한 생각이나 의견을 제시하도록 하여 거기에서 아이디어(idea)를 발견한다. 참가 인원수는 보통 10명 정도로 하며 시간은 30분 정도로 2~3번 반복 실시하는 것이 효과적이다. 사회자와 서기가 있어야 한다. 두뇌 충격법의 효과를 들어 보면 다음과 같다(한 · 이, 1982).

① 짧은 시간에 많은 아이디어(idea)가 나온다.
② 아이디어(idea)를 내는 방법이 좋아진다.
③ 발언이 활발하여진다.
④ 실천이 잘된다.
⑤ 사기가 높아진다.
⑥ 단결이 잘된다.

(8) 역할 연기법(role playing)

참가자 중 몇 사람이 단상에서 연기를 하도록 하여 그것을 토의재료로 삼는 교육방법이다. 연기는 하나의 panel에 지나지 않으며 토의가 목적이다. 토의가 끝난 후에는 사회자가 결론을 내린다. 토의가 끝난 후에 그 토의에 대한 반성 즉 feed back test를 한다

(9) 콩쿠르(concours)

콩쿠르는 문서나 요리실습등의 연기에 대한 경기 등이 있다. 이에는 개인 경기인 것도 있으며 참가자를 몇 사람씩 group으로 나누어 실시하는 경우도 있다. 그 내용이나 결과에 대해서 서로 토의하고 강평해서 개선하여 나아갈 수 있도록 한다. 단순히 채점을 해서 잘한 사람에게 상을 주는 것만으로는 보건교육의 성과를 달성할 수 없다

(10) 정기 강좌(periodical lecture)

동일한 대상에 대해서 월 1회 또는 주 1회와 같이 정기적으로 계속해서 강의식으로 실시하는 집회활동으로 다음과 같은 것이 있다

① 공장이나 사업장의 종업원에 대한 정기 강습
② 지역주민을 대상으로 하는 정기 강습
③ 교직원, 의사, 영양사 등 특정직종을 대상으로 하는 정기 강습 등이 있다.

(11) 공론식 토의법(debate forum)

일종의 공청회와 같은 토의형식으로 한 가지 주제에 대하여 서로 의견이 다른 2~3명의 강사가 먼저 자기들의 의견을 발표한다. 발표자의 의견제시가 끝나면 청중이 질문을 하는 것이 관례이며 청중의 질문을 받은 후, 강사는 다시 간추린 토의를 실시한다. 이 방법은 각 발표자의 의견 제시는 충분히 들을 수 있으나, 일정한 결론을 내리기가 어려운 결점이 있다. 사회자는 먼저 강사와 발표제목을 소개하고 의견이 서로 다른 강사간의 발표내용을 요약해서 최종적인 결론을 내려야 한다(정, 2009).

(12) film forum

영화필름을 영사하여 그것을 중심으로 하여 토의하는 방법이다. Slide를 사용해도 좋은데, 이는 slide forum이라고 한다. 특히 단순한 영화관람이 아니고 영화를 재료로 하여 토의한다는 것을 인식시킨다. 영사는 너무 길어서는 좋지 않으며, 15~30분 정도가 적당하다. 사회자는 미리 film 및 slide의 내용을 파악하고 있어야 한다. 대화의 내용이나 문제가 될만한 점을 찾아둔다

(13) 시범회(demonstration meeting)

소독법이나 붕대감는법 및 요리법 등에 대해서 이론과 동시에 실제 물건이나 자료를 가지고 시범을 실시한다. 이에는 다음과 같은 2가지 방법이 있다(한·이, 1982).

① 방법시범교수법(method demonstration) : 참가자의 이해여부를 확인하면서 천천히, 정확하게, 단계적으로 교육을 실시하는 방법이다.

② 결과시범교수법(result demonstration) : 교육지도자나 지역사회 주민의 실제의 활동, 경험 등을 보여주며 설명하고 토의하는 방법이다.

(14) 대중 계몽(홍보활동)

많은 일반인에게 알려주고 생각하도록 하는 등의 방법을 말하는데, 인쇄물, 방송, 전시(exhibition), 영사 및 현상 등을 이용하여 실시한다

(15) 실습 및 견학(practice & field trip)

실습은 보통 3~4명 또는 10명 정도를 한 group으로 해서 실시한다. 실연은 연습보다는 각자가 체험할 수 있도록 한다. 견학은 실제로 시설이나 상황, 운영방법 및 내용 등을 직접보고 들으며 이야기를 나누도록 한다(한·이, 1982).

2. 교육 매체(educational media)

매체는 의지의 전달을 하기위한 매개체역할을 하는 것이다. 이에는, 언어, 문자, 방송, 인쇄물, 도표와 같은 것 등이 있다. 사람은 여러 가지 경험을 통해서 시각적 상징을 거쳐 언어학적 상징에 이른다고 생각한다. 즉 구체적인 체험에서 추상적인 개념이 형성되고, 그 경험과 추상의 중간에 시각이 있다고 생각하는 것이 Edgar Dale의 이론이다. 보건교육에는 여러 가지 방법과 매체(media)가 이용되는데, 그 효과 면에서 생각할 때 Edgar Dale의 경험의 원추형(cone of experience)은 많은 참고가 된다. 그는 교육에 있어서 직접경험이 가장 효과적이며 간접경험에서는 고안교육(contrived education), 연극화경험(dramatized experience), 실험 및 실습, 현지답사(observation experience) 그리고 가장 효과적인 경험으로 언어(verbal)를 들었다. 모든 매체 중에서 말은 가장 기본적이고 보편화된 전달매체이나, 효과면을 항상 고려하여 말의 보조물을 사용하도록 하여야 한다(그림 7-3 참조)(한 · 이, 1982 ; 정 · 박, 1987).(정, 2009 ; 서, 2011)

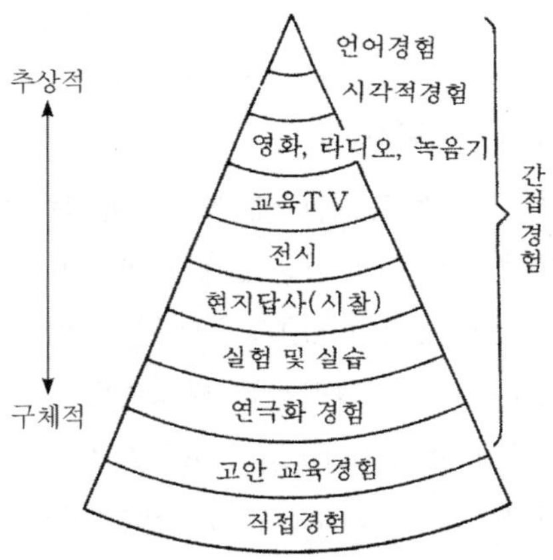

【그림 7-3】 경험의 원추형(Edgar Dale)

1) 소책자(pamphlet, booklet)

보통 20×13cm정도의 크기로서 20page 이상을 초과하지 않는 것이 보통이다.

2) 유인물(leaflet)

20×30cm 정도의 크기로서 한 장으로 되어 접혀진 것이 많다. 특히 내용을 집약해서 글자를 적게 쓰며 도해를 넣어 보기 쉽고 아름답게 만들어야 한다.

3) 광고지(handbill)

Pamphlet이나 leaflet과 다른 점은 오래도록 보존하지 않아도 된다. 그리고 일반대중을 광고 대상으로 한다. 회람이나 홍보활동차에 의해서 배포되는 1장으로 된 간단한 광고문을 게재한 것을 말한다

4) 포스터(poster)

보건교육의 매체로서의 효과는 크게 기대할 수 없다. 그러나 제작방법이나 내용 및 장소에 따라서는 효과가 없는 것은 아니다. 크기는 38×50㎝~50×75㎝ 정도가 많이 쓰인다. 게시할 때에는 포스터의 바탕 색깔과 붙이는 장소의 색조를 고려하여 눈에 잘 보이도록 하여야 한다

5) 벽신문(wall chart)

보통 poster와 같은 형태인데, 내용을 간단한 신문같이 설계하고 읽는데 약간 시간이 걸리도록 만든 것이다. 반드시 인쇄를 할 필요는 없으며 손으로 써서 사용하는 경우도 많다

6) sticker

전봇대, 식당, 대합실 및 학교의 복도 등에 붙여 놓는 것으로서 간단한 슬로건 등을 1~2줄 정도로 쓴 것이다

7) 신문 및 잡지(newspaper & magazine)

신문이나 잡지는 발행 부수가 많기 때문에 상당한 효과가 있다

8) 부락 통신

광의로는 일종의 신문이라고 할 수 있으나, 대상이 극히 제한되어 있으며 지역 조직 활동에 이용되므로 다음과 같은 점이 고려되어야 한다

① 보통 반지의 크기로 하여 둘로 접을 수 있도록 한다.
② 가능하면 2~3색을 넣어 공판인쇄를 하거나, 컴퓨터로 프린트하여 사용한다.
③ 내용은 신변에 가까운 것이어야 한다.
④ 정기적으로 간행한다.

9) 괘도 및 도판

모두 도해의 일종인데, 괘도는 강습회나 토의 도중에 설명의 보조재나 토의 자료로 쓰이며 도판은 주로 전시회장 같은 곳에 게시한다

10) 통계도포

통계도표는 단순한 도해나 괘도와는 달라서 하나의 교재로서 큰 역할을 하는데, 이를 요약하여 보면 다음과 같다

(1) 점도

① 점의 수효로 수량을 비교한다.
② 점의 크기는 반드시 같아야 한다.
③ 하나의 점이 대표하는 수치를 명시하여야 한다.

(2) 막대도표(bar chart)

통계량이 연속적인 사항이 아닐 때에 이용한다
① 막대의 굵기를 일정하게 한다.
② 기선은 반드시 0에서 시작한다.
③ 눈금의 단위는 일정하게 한다.
④ 막대의 간격은 막대 넓이의 1/2로 한다.
⑤ 막대를 꺾는 것은 잘못이다.
⑥ 막대를 포개지 않도록 한다.
⑦ 동일성질의 것으로서 시간적인 변화를 나타내는 것 이외에는 끝을 선으로 연결시켜서는 안 된다.
⑧ 보통 수치는 많은 것부터 배열한다.
⑨ 막대 속에 눈금을 그려서는 안 된다.
⑩ 막대를 방사상으로 배열하면 비교가 어렵다.

(3) pie도표(pie chart)

① 원을 분할해서 백분비를 나타나는 것이므로 1%를 360도의 비율로 한다.
② 시계의 12시 위치를 기점으로 하며, 시계방향으로 우회하여 표시한다.
③ percent가 큰 순서대로 한다.

④ 색깔이나 기호로 표시한다.

(4) 절선(折線) graph (polygon)

계측치가 연속적일 때 이용한다

① 기선은 반드시 0으로 한다.

② 횡축은 횡축에, 종축은 종축에 각각 간격과 수치가 같아야 한다.

③ 파선(破線) 등을 사용하여 도중에 수치의 일부분을 생략하는 것은 좋지 않다.

(5) 대수도표(semilog paper)

표시하고자 하는 수치가 서로 너무 큰 차이가 있을 때 이용한다(정, 2009).

① 상용대수의 비율로 눈금을 만든 좌표위에 절선 graph를 나타낸 것이다. 보통 가로 눈금만 대수로 하므로 이것을 반대수도표라고 한다.

② 절대수가 아무리 커져도 같은 비율로 오르내리면 평행선으로 나타낼 수 있다.

③ 기선의 단위에 주의해야 한다.

④ 대수눈금에 막대그림을 그려 넣어서는 안 된다.

(6) isotype(pictograph)

수와 양을 그림으로 표시한 것이다

① 표현하려는 그림을 단순화시키고, 적합한 그림을 연구하여야 한다.

② 동일형이어야 하며 크기가 같도록 한다.

③ 단수(端數)의 표시가 어렵다.

(7) 도수분포도(주상도, histogram)

도수를 그림으로 표시한 것이다(정, 1988).

① 기둥과 기둥 사이를 붙인다.

② 기선은 반드시 0으로 한다.

(8) 다각형도

한 점을 중심점으로 해서 방사상의 선을 그은 위에 체력이나 영양 섭취량 등의 요건을 나타내는 수치를 쓰며 이러한 점을 잇는 것이 다각형도이다. 기호를 색깔로 구분하는 경우에는 반드시 등차배색(等差配色)을 써야 한다.

(9) 상관도

상관관계를 보통 점의 빈도로 나타내는데, 점의 크기를 같도록 한다.

(10) 방안도표

정방형을 바둑판 모양으로 나누어서 백분비를 나타낸다.

(11) 방형(方形)도표

정방형의 면적 비율로 수를 비교하는 것으로 한 변이 각각의 수의 제곱근으로 되므로 눈으로 보아서 비교하기가 어렵다.

(12) 원형도표

원형의 면적을 가지고 수를 비교하는 것으로 방형도표와 같이 비교하기가 어렵다.

(13) 삼각형도표

닮은 삼각형의 면적으로 수를 나타내는 것으로 방형도표와 같이 비교하기가 어렵다.

(14) stereogram

상관관계를 각각의 수에 따른 길이의 주형(柱形)의 입체도형을 세우고 그것을 비스듬히 옆에서 본 상태로 그린 것이다

11) flannel graph

Flannel이나 우단(veludo)을 이용하여 미리 준비한 그림을 자유로이 벽면에 붙이거나, 이동시키면서 토의나 해설에 맞추어서 이용한다. 90×120cm정도의 veludo천을 벽에 pin으로 고정시키고 필요에 따라서 미리 준비한 그림을 손으로 눌러 고정시킨 것이다. 그러므로 마음대로 떼었다 붙였다 할수 있다(정, 2009).

12) 표본 및 모형(sample & model)

표본이나 모형은 먼지 등이 끼어 더러워지지 않도록 관리해야 한다.

13) 사진(photograph)

사진은 사실의 기록이기 때문에, 진실성이 있어서 좋다(정, 1988).

14) 환등기(slide)

Slide의 장점은 다음과 같다
① 주의를 집중시킬 수 있다.
② 해설자의 얼굴이 잘 보이지 않으므로 좋은 점이 있다.
③ 시간적으로 예정된 속도로 진행할 수 있다.
④ 사진의 경우는 진실성이 있다.
⑤ 상대방에 따라서 설명의 변화를 기할 수 있다.

Slide의 단점은 다음과 같다
① 무거우므로 휴대하기가 곤란하다.
② 어두워야 한다.
③ 전기가 있어야 한다.

15) 영화(film)

영화는 움직이는 매체로서 호소력을 가지고 있으나, group work의 panel로 이용하지 않으면 교육의 효과는 별로 없다.

16) 흑판

흑판은 가장 많이 이용되는 매체의 일종이다. 말만으로는 이해하기 곤란한 것을 요점을 흑판에 써가면서 이야기를 하면 효과적이다.

17) record tape

녹음 tape나 record판은 청각매체로서 간단한 홍보적 역할을 할뿐만 아니라 보건교육면에도 이용가치가 있다.

18) radio 및 television

가장 일반적인 mass media의 일종으로 그 주지력은 크지만 보건교육에는 반드시 효과가 크다고는 볼 수 없다.

19) 완구 및 달력

풍선, 부채, 성냥, card, 엽서, 달력 등을 이용할 수 있다. 이는 간단한 보건 지식이나 보건주간 등을 알리기 위해서 이용된다.

20) 동물사육 시험(animal feeding experiment)

동물의 성장실험 등을 하여 성장과 건강 증진에 영양이 얼마나 중요한가를 인식시킨다.

21) 연속 만화(strip cartoon)

재미있는 말로 표현된 연속 그림을 이용한다

7-7. 보건교육의 계획과 평가(the program planning and evaluation of health education)

보건교육을 실시하는데 있어서, 계획·실시·평가는 항상 공존되어야 한다. 계획은 반드시 평가기준을 고려하여 계획되어야 하며 계획을 세운 다음에는 이를 실시하고 곧이어 평가가 뒤따라야 하며 그 평가결과는 다시 후일의 계획에 적용하여야 한다. 평가는 계획할 때 설정해 놓은 목적을 어느 정도 달성하였으며 앞으로 목적달성을 위해서 어떻게 활동을 전개해야 할 것인가를 반성하고 측정하며 분석한다(정·박, 1987).

1. 계획과 평가의 원리(the principles of program and evaluation)

계획과 평가의 원리는 다음과 같다(정·박, 1987).

1) 계획의 원리(the principles of program planning)

① 주민들이 절실히 요구하는 문제 중에서 실현성이 있는 가장 작은 부분에서부터 착수한다.
② 계획은 시작 전, 즉 과거에는 어떤 일을 했으며 어떤 일이 요구되는가, 그리고 어떤 방법으로 이를 해결하여 나아갈 것인가를 충분히 검토하여야 한다.
③ 실천할 사람과 보건교육에 관계가 있는 사람, 즉 전원이 계획에 참여하여야 한다.
④ 다른 보건계획과 관계가 있으며 통합된 보건교육의 일부분으로서, 다른 보건요원들의 활동과 밀접한 team work이 되도록 한다.
⑤ 계획은 사람들을 위한 단순한 봉사활동(service)이 되어서는 안 되며 사람들의 행동을 일으키는데(working together) 중점을 두어야 한다.
⑥ 대상자의 요구량과 보건 요원의 수용 능력을 조사하여야 한다.

2) 평가의 원리(the principles of evaluation)

① 평가는 처음부터 목적이 분명한 것만이 측정될 수 있다.
② 계획하고 참가한 사람 전원에 의해서 평가되어야 한다.
③ 시작부터 끝까지 수시로 또는 주기적으로 계속적인 것이어야 한다.
④ 평가는 여러 가지 형식(form)에 의해서 행해져야 한다.
⑤ 평가결과가 학습에 이바지할 수 있어야 한다.
⑥ 가장 세밀한 부분부터 큰 부분까지 전부 포함시켜 평가하여야 한다.

2. 계획과 평가의 과정(the process of program planning and evaluation)

계획을 세울 때에는 교육목적을 명백히 규정하고 그 규정된 목적을 다시 세분해서 교육내용과 행동양상에 관해 명시하여야 한다. 또한 행동양상에 요구되는 자료나 물품, 경비조달에 관해서 검토하여야 한다. 설정된 목표를 달성하기 위해서 행동을 전개할 때에는 시작부터 끝까지 주기적으로 진행과정을 평가함과 동시에 평가의 결과를 위한 자료를 수집한다. 수집된 자료는 통계학적으로 종합분석·정리하여, 후일의 계획에 공헌할 수 있도록 한다(정, 2009).

3. 평가의 대상(the object of evaluation)

평가의 대상은 다음과 같다(정·박, 1987).
① 각종자료(materials) : 경비, 자료의 질, 자료의 내용과 효과
② 활동(activities) : 논제, 활동방법, 직원 또는 타기관의 협력
③ 결과(result) : 사업량, 프로그램의 질, 행동의 변화, 습관의 변화, 건강상태의 변화

4. 평가방법(the methods of evaluation)

보건교육의 평가는 다음방법에 의해서 이루어진다.
① 관찰을 통해서 평가한다.
② 개인면접 및 집담회 등을 통해서 여론을 듣는다.
③ 질문지를 통해서 평가한다.
④ 기초 조사를 통해서 평가한다.
⑤ 사업의 진행에 관한 사진을 통해서 평가한다.
⑥ 건강진단을 통해서 평가한다.
⑦ 통계자료를 통해서 평가한다.

참 고 문 헌

서광석 : 신공중보건학, 서울, 대학서림, 2011.

경기공업개방대 부속공업교육연구소 : 교육과정개발기술, 1983.

권이혁 : 최신보건학. 서울, 신광출판사, 1997

김명호 : 학교보건 및 실습. 서울, 수문사, 1997

김정환 : 교육의 본질과 과제. 서울, 경지사, 1973.

대학교재연구회 : 교육원리, 서울, 창학사, 1982.

예방의학과 공중보건편집위원회 : 예방의학과 공중보건. 서울, 계축문화사 , 2001

이규환(역) : 사회·경제와 교육 ; 교육과정의 개혁방향. 서울, 연세대출판사, 1966.

정희곤 : 영양교육. 서울, 형설출판사,2009

정희곤·박재림 : 보건과학. 서울, 세진사, 1987.

한양일·이강자 : 영양교육. 서울, 수학사, 1982.

Diguam, Mark B., & Carr, Patricia A. : Introduction to program planning ; A basic text for community health education. Lea & Febiger, Philadelphia, 1984.

Grout, Ruth E. : Health teaching in schools. Saunders Co., Philadelphia, 1958.

Hanlon·Pickett : Public health administration and practice. Times mirror/Mosby, St. Louis·Toronto·Santa Clara, 1984.

Lewin,Kurt : Field theory in school science. 258,1951.

Maslow, A.H. : Motivation and personality. Harper & Row, New York, 1955.

Mumm, Elixabeth : Suggestion on content, Lesson plans and teaching guides for health education courses at Seoul National University. School of Public Health and National Institute of Health, 1966.

Susser : Sociology in medicine. Oxford Univ. Press, London, 1971.

Thurstone, Louis Leon : Theories of intelligence, Sci., Mon., 62 : 101-112, 1946.

Turner, C. E.·Randall, Harriett B.· Smith, Sara Louise : School health & health education. The C. V. Mosby Co. Saint Louis, 1970.

제8장

지역사회 보건

Community Health

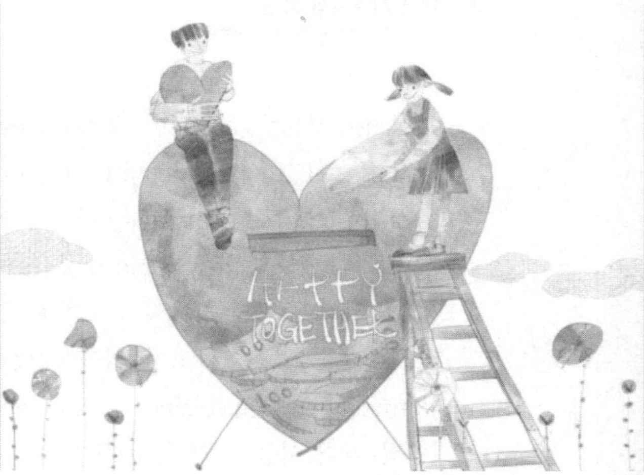

8-1. 개요

Community의 어원을 살펴보면, 라틴어에서 유래되었는데, con은 '함께', munus는 정서적 구조로서 '선물', 기능적 구조로서 '짐, 책임'을 의미한다. 즉 모든 사람이 기쁨을 함께 나누며 분배된 공통의 업무(짐)에 책임을 다한다는 의미이다. 지역사회(community)란, 공동 소유(common), 공동체(community), 공동 운명체(communication)의 테두리 내에서 공동 이해관계(common interest)를 가진 어떤 지역의 인간 집단(a localized grouping of people)을 말한다. 그러므로 그 크기(size)나 지역(area)에는 일정한 규정을 내릴 수 없으며 리(village), 읍(town), 시(city) 등의 명칭을 생각할 수 있다. 지역사회 보건(community health)이라는 용어는 Denschele(美)이 처음으로 사용하였다(서울대 의대, 1977 ; 정 · 박, 1987).

J. Tapp 등(1969)에 의하면, Community health is the academic discipline that deals with the identification and solution of the health problems of communities or human population groups. 즉 지역사회 보건이란, 지역사회 또는 인간 집단의 건강문제에 대한 인식과 해결에 관여하는 학술이다(한국의학교육협회, 1972). 지역사회 보건(地域社會保健)은 일반적으로 다음과 같이 정의되고 있다(대한예방의학회, 1973).

Science and art of giving comprehensive health services ; curative(1st phase), preventive and promotive(2nd phase) and rehabilitative(3rd phase) to the people in a community by health team approach. 즉 치료(제1계제), 예방 및 증진(제2계제) 및 재활(제3계제)을 보건팀-어프로치에 의하여 지역사회 주민에게 포괄적인 보건 서비스를 베푸는 과학이며 예술(기술)이다(정 · 박, 1987).

Science which aims to develop and provide comprehensive health care for the members of the community, through the voluntary interaction of health care providers and the community. 즉 지역사회보건은 보건사업의 제공자와 지역사회 주민 사이의 역동적 과정(dynamic process)이라고 할 수 있으며 구체적으로는 보건요원 및 그 지역사회 주민의 자발적 상호작용을 통해서 그 지역사회 주민에게 포괄적 보건 서비스를 베푸는 과학이라고 정의를 내릴 수 있다. 미국의 의과대학에서는 1~2학년에게 〈introduction to medicine〉 이라는 제목으로 강의를 하고 있는데, 그 주요 내용을 보면 다음과 같다(서울대 의대, 1977 ; 정·박, 1987).

① 질병의 특성과 자연사
② 아동의 발달과 성장
③ 개인과 질병의 관계 즉 개인의 질병에 대한 적응
④ 보건문제와 지역사회와의 연관성
⑤ 특수질병의 원인, 과정, 결과와 이에 대한 성공적인 치료를 위한 성격 및 범위 사이의 연관성 등이다.

질병 발생에 영향을 미치는 주요한 요소를 들어 보면 다음과 같다(이외, 1979).

① 인구밀도(density)
② 생활수준(living standard)
③ 교통 및 커뮤니케이션(transportation & communication)
④ 위치(location : urban, rurban, rural)
⑤ 산업 및 고용(industries & employment)
⑥ 연령(aging problem)
⑦ 보건혜택(availability of medical facilities & health insurance)
⑧ 풍습 및 미신(fashion & superstition) 등이다.

8-2. 지역사회의 형태

1. 감정적 지역사회(emotional community)

감정적 지역사회를 한마디로 정의하기는 어려우나, 지역사회의 감각이나 감성(感性)이 중심이 되어 모인 집단이다

① 소속 공동체(belonging community) : 자기가 속해 있는 장소가 어디인가 하는 관

점에서 구분되는 것이다. 즉 출신 지역이 어디인가 하는 것이다. 출신 지역이란, 얼핏 생각하면 장소라는 구조를 의미한 것같이 보이나 사실은 눈에 보이지 않는 고향과 같은 의미를 가지고 있다. 고향을 중심으로 한 공동체는 감정적인 측면에서의 집단을 뜻한다.

② 특수 이해집단(special interest community) : 이 집단은 특수 분야에서 서로 같은 요구와 흥미를 가지고 모인 공동체이다. 그러므로 특별한 화제나 논제가 생겼을 때에는 이러한 집단이 더욱 부각된다. 예를 들면 낚시회, 독서회, 산악회 등이 있다.

2. 구조적 지역사회(structural community)

구조적 지역사회는 지역사회 주민들 간에 시간적 · 공간적 관계에 의해서 모여진 공동체이다. 대부분의 기능적 지역사회가 사람들이 생활하고 있는 구조적 지역사회로 발전된 것이다(정 · 박, 1987).

① 집합체(aggregate) : 일반적으로 구조적 지역사회는 이유에 관계없이 사람들이 모인 인간집단. 이 집단은 일반군중으로부터 어느 나라의 국민 등의 집단을 들 수 있다.

② 대면 공동체(face-to-face community) : 대면 공동체는 가족, 이웃, 교구민과 같은 기본적인 집단이다. 대면 공동체는 소식이 서로 쉽게 전달되고 모든 사람들은 서로의 직업에 대하여 잘 알고 있다. 이러한 종류의 지역사회는 농어촌 지역에서 흔히 볼 수 있으며 지역사회 주민들 간에 공동의식과 친밀감이 있어 서로 돕고 의지한다.

③ 생태학적 공동체(community of problem ecology) : 지리적인 면을 내포하고 있으며 생태학적인 여러 가지 문제에 의하여 영향을 받는다. 또한 기후 및 환경 등의 영향을 받는다.

④ 지정학적 공동체(geopolitical community) : 지정학적 공동체는 정치적 구획 단위이며 합법적인 지리적 경계이다. 예를 들면 법적 시, 군, 읍, 면, 리 등이다. 이는 법적 · 정치적 통제를 받으며 지역사회 주민중심의 대변 활동이 이루어진다. 여기에서는 지역적인 갈등, 타협의 갈등, 부적절한 계획, 수행 및 평가 등이 생길 수가 있다.

⑤ 조직(organization) : 이것은 보건소, 병원, 교회, 노총 등의 공동체를 말한다.

⑥ 해결 공동체(community of solution) : 이는 문제점이 확인되고 다루어져 해결될 수 있는 범위 내의 공동체를 말한다.

3. 기능적 지역사회(functional community)

기능적 지역사회란, 어떠한 것을 성취하는 데에 도움이 될 수 있는 지역의 공통적인 감각을 기반으로 한 집합체이다. 기능적 지역사회는 단순한 지리적인 위치의 집단이라

기보다는 성취라는 과업의 의미를 가지고 있는 집단이다. 그러므로 지역사회 주민의 관심이나 목표에 따라서 차이가 있다(연세대 의대, 1971).

① 공동 요구체(community of identifiable need) : 공통의 문제나 요구에 기초를 둔 집단이다. 예를 들면 유산 상담 집단, 불구아동 집단 등이다.

② 자원 공동체(critical mass community) : 자원에는 경제력, 인력, 소비자, 영향력, 물자 등이 있는데, 이러한 자원을 문제해결, 욕구충족 등에 제공한다.

8-3. 지역사회 연구(community study)

1. 연구 대상(the objective of study)

연구 대상은 인간의 신체적, 정신적 건강에 작용하는 모든 사회 요인이 광범위하게 포함된다(정 · 박, 1987).

(1) 사회생활면(social living patterns)

지역 주민의 활동양식, 문제, 흥미와 희망, 포부, 가치관과 이상, 개선해야 될 점, 교육수준, 위생습관 등이다.

(2) 지역사회 자원(community resources)

① 매스컴기관, 각종 관공서, 각급 학교 및 학원, 민간단체, 사회단체, 종교단체, 전문가단체, 기업단체, 여성단체 등이 있다.

② 자연자원(natural resources) : 천연자원, 기후, 풍토, 지질, 역사, 유물 등이 있다.

③ 인적자원(human resources) : 각 단체의 지도자, 지방 유지들의 협동성, 가치판단, 생활이념, 개성 등을 파악한다.

(3) 인구동태 및 지역사회 보건과 관계되는 여러 문제

총 인구, 연령, 성별, 생산연령층의 분포, 가임연령, 영유아, 소득, 직업별 분포, 주택, 환경위생, 감염병 및 비감염병의 발생양상, 성인병 및 풍토병 등을 파악한다.

2. 연구 방법(methods of community diagnosis)

지역사회의 연구 방법에는 기초조사법, 질문지법, 개인 또는 집단접촉법, 관찰법, 문헌 또는 기록의 조사분석법 등이 있다(정 · 박, 1987).

3. 지역사회 보건사업에 장애가 되는 요인(the obstructed factors in community health)

일반적으로 지역사회 보건사업에 장애가 되는 요인을 들어 보면 다음과 같다(연세대 의대, 1971).

① 식량문제(food)
② 주택문제(house)
③ 실업문제(unemployment)
④ 무지 또는 교육 부족(ignorance or lack of education)
⑤ 경제력 부족(lack of economic power)
⑥ 미신 또는 습관과 전통(superstitious beliefs, customs and traditions)
⑦ 편견(prejudice) 등이다.

4. 지역사회의 조직(community organization)

성공적인 지역사회 보건활동을 전개하려면, 지역사회 내의 조직 활동이 필수불가결하다. 조직(組織)이란, Gaus White Dimock에 의하면, "소기의 목적 달성을 위하여 기능과 책임의 분배에 따른 요원의 배치를 의미하며 업무수행에 관여된 사람과 업무를 수행하는 요원 사이에 최소의 마찰과 최대의 만족을 주면서 소기의 목적을 달성하기 위하여 공동목표를 가진 개인과 집단의 노력과 능력을 관련짓는 것이다."라고 정의를 내렸다. 이와 같은 조직의 목적은 '요원을 업무 단위로 배치한 뒤 비슷한 기능이나 목적에 따라서 이들을 종합하고 집단 활동에 의하여 소기의 목적을 보다 능률적으로 수행함에 있다'(정 · 박, 1987). 그룹을 조직하고 그룹 활동을 계속 유지시키며 그룹 조정인으로서 알아두어야 할 점을 요약하여 보면 다음과 같다(정 · 박, 1987).

(1) group을 조직하는 법(the way of group organization)

① 흥미를 일으킨다.
② 생활에 유익해야 한다.
③ group leader에게 혜택을 준다.
④ 다른 group을 흡수한다.
⑤ 영향력이 있는 사람에게 명예를 준다.
⑥ group 요원에게 물질적인 혜택을 준다.

(2) group 활동을 계속 유지시키는 법(the way of group maintaining)

① 목표가 뚜렷하여야 한다.
② 협동정신이 길러져야 한다.
③ 결의방법은 민주적이어야 한다.
④ 책임을 분담한다.
⑤ 사전계획이 잘 되어야 한다.
⑥ 집회는 주기적으로 한다.

(3) group 조정인으로서 알아두어야 할 점(suggestion for group controler)

① 요원들의 개성을 이해한다.
② 지나친 간섭은 피한다.
③ 칭찬을 아끼지 않는다.
④ 모든 사무처리는 신속하고 정확해야 한다.
⑤ 문제 회원과의 대인관계를 원만히 한다.
⑥ group 내의 논쟁을 원만히 해결한다.

참 고 문 헌

남철현 : 보건교육 실무. 서울, 신광출판사, 1998
김화중 : 지역사회간호학. 서울, 수문사, 2010
대한예방의학회 : 지역사회의학 및 예방의학 교육세미나. 1973.
서울대 의대 : 지역사회보건학. 1977.
양재모 : 공중보건학 강의. 서울, 수문사, 1986.
연세대 의대 : 지역사회의학. 서울, 중앙의학사, 1971.
이성관외 17인 : 예방의학과 공중보건. 서울, 계축문화사, 1979.
정규철 : 지역사회보건학. 서울, 수문사, 1982
정희곤 · 박재림 : 보건과학. 서울, 세진사, 1987.
한국의학교육협회 : 지역사회 의학교육. 제2회 의학교육세미나, 1972.
Tapp, J & Deuschle, K. : The community medicine. Clerk-A guide for teachers and students of community medicine. Milbank Memorial Fund Quarterly, 1969.

제9장

학교보건

School Health

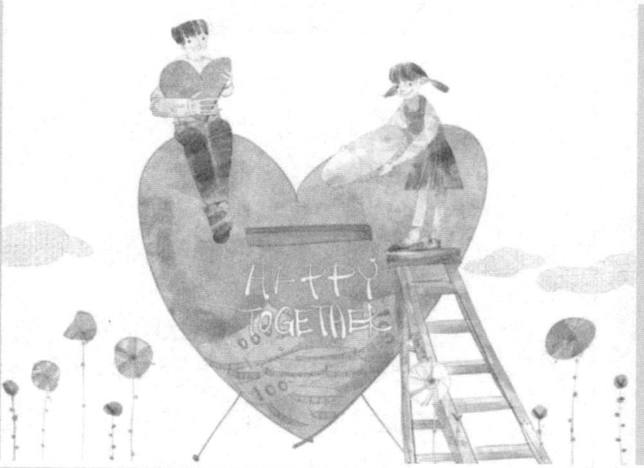

9-1. 개요

학교의 어원을 살펴보면, 그리스어의 schole(閑暇, schule, school)에서 유래되었다. 학교는 인위적인 사회 집단이며 교육 집단이고, 조직체로서 학생들의 바람직한 학습활동을 도와주는 곳이다. 학교의 정의를 들어 보면, 학교란, 일정한 발달 수준에 있는 학생들의 집단에게 일정한 건물에서, 일정한 과정을, 일정한 계획하에 조직적으로 교직원이 교육을 실시하는 기관이다. 모든 문화유산이 학교에서만 전달된다고 단정하기는 어려우나, 배우고 싶어 모인 집단이므로 가장 질서 있고 정확하며 다량으로, 효과 있게 전달할 수 있는 기관이다. 이와같은 학교에서 학생들의 건강을 유지·증진시켜 심신이 건강한 국민으로 육성하는 것은 대단히 중요한 과제이다. 특히 학생은 심신이 발육기에 있기 때문에 질병에 대한 저항력이 약하며 정신적으로도 미성숙기이므로 이들의 건강관리 문제는 공중보건상 차지하는 비중이 대단히 크다고 하겠다. 학교보건은 초등학생은 물론이지만, 중·고·대학생 및 교직원도 그 대상이 된다. 요컨대 학교보건(學校保健)은 학생의 발육을 조장하고 건강을 증진시키며 건강에 필요한 실천력을 양성하는 데 있다(정·박, 1987). 학교보건은 공중보건의 일환으로서 그 의의(학교보건의 중요성)는 다음과 같다(川烟, 1968 ; 정·박, 1987).

① 학생 인구가 전 인구의 약 30%(1/4)나 된다.

② 학교는 그 지역사회의 중심이며 학생을 통해서 학부모, 가족 및 지역사회 주민에게 보건교육이 이루어진다.

③ 학생은 배우려는 의욕이 높기 때문에 단시간에 많은 지식(내용)을, 많은 학생에게 효율적으로 보건교육을 시킬 수가 있으며 장래의 생활화를 기할 수 있다.

④ 학생은 심신이 미성숙된 시기이므로 각종 심신의 장애가 다발한 시기이다.

9-2. 학교보건사업의 내용

학교보건의 원활한 운영을 위해서는 학교보건사업 관계자 전원의 협력체제가 이루어져야 하며 학교보건사업의 내용은 연간계획과 월간계획을 수립하여 실시하여야 한다. 학교보건계획의 내용을 들어 보면 다음과 같다.

① 정기 및 수시 건강평가와 결과조치
② 감염병 및 기타 질병예방조치
③ 환경위생관리와 교내청소
④ 학교시설 및 교구의 위생적개선
⑤ 방학 중 보건생활의 지도
⑥ 기타 보건관계 사항 등을 들 수 있다.

1. 학교보건봉사(school health service)

학교보건봉사를 요약하여 보면 다음과 같다(김,1997).

1) 건강평가(health evaluation)

① 정기건강평가 : 매년 1회를 실시하는데, 5~6월사이에 실시하며 학생과 교직원을 함께 실시한다.

② 수시건강평가(간이건강평가) : 일정한 기간을 설정하지 않고 필요시마다 수시로 실시한다. 건강평가의 목적으로서는, ㉠ 감염병 발견, ㉡ 비감염병 발견, ㉢ 보건교육의 기초자료수집, ㉣ 적성검사, ㉤ 감염병 등으로 휴학한 학생의 등교적합 여부 등의 판정이다.

③ 건강평가결과 처리

㉠ 발견된 감염병 환자의 등교정지 및 건강한 학생의 예방접종
㉡ 요양조치
㉢ 좌석, 의자의 조정 및 변경
㉣ 특수학교 편입지도
㉤ 작업 및 운동의 경감
㉥ 정밀작업지도
㉦ 전교생의 휴교조치 등이다.

다음과 같은 경우에는 학교장은 휴교를 명할 수 있다(정 · 박, 1987).

① 감염병 유행시 교내접촉이 전염원이 될 우려가 있을 때
② 각종 조치에도 불구하고 감염병환자가 계속 발생하였을 때
③ 휴교를 명함으로써 환자발생의 감소요인의 이유가 충분할 때 등이다.

2) 건강상담(health consultation)

주로 보건(양호)교사(school nurse)가 맡아서 실시한다.

① 정기건강상담 : 허약, 폐결핵, 문제아 등에 대해서 실시하며 필요시 지정 의사에게 넘긴다.
② 수시건강상담 : 학부모, 담임교사나 학생자신이 직접 수시로 상담한다. 특히, 여학교에서는 생리적 문제에 대하여 보건(양호)교사에게 문의한다.

3) 건강관찰(health observation)

주로 담임교사가 맡아서 한다.

2. 학교환경(school environment)

학생은 많은 시간을 학교에서 생활하기 때문에 학교환경이 학생에게 미치는 영향은 지대하다(권, 1997).

1) 교지의 선정

① 충분한 면적이어야 한다.
② 통학에 편리하고 조용한 곳이어야 한다.
③ 위험성이 없는 안전한 곳이어야 한다.
④ 공기가 깨끗하고 일광조사가 충분한 곳이어야 한다.
⑤ 수질이 좋은 물을 풍부하게 얻을 수 있고 배수가 잘되는 곳이어야 한다.
⑥ 주변에 극장, 교도소, 주점, 도살장, 묘지 및 철도 등이 없는 곳이 좋다.

2) 교사와 교실

채광, 환기, 방한, 방서 및 방음이 잘 되어야 한다. 교실의 구비조건을 들어보면 다음과 같다(김, 1997).

(1) 교실의 크기

길이는 흑판에 쓴 4cm 각(角)의 글자를 명시할 수 있는 거리여야 한다. 이는 약 9m 거리이다.

(2) 흑판

아동의 하퇴장(下腿長)에서 앉은 키를 가한 높이를 하단으로 한다. 이는 약 70~90cm이다.

(3) 책상과 의자

의자의 높이는 하퇴장(下腿長)에서 5분(分)을 제한 높이가 표준이다. 그리고 책상의 높이는 〔의자의 높이+肘下尺(팔꿈치 밑 길이)〕 + (7~13分)이 적당하다. 일반적으로 경작업용으로서 좋은 의자는 다음과 같다(교육자료사편집부, 1962 ; 김, 1997 ; 정 · 박, 1987).

① 등받이 높이는 어깨뼈 바로 밑까지 받쳐주면서 각도는 연직선에서 8~10도 정도 기울어질 것
② 등받이의 중심점이 척추의 약간 튀어나온 제13요추와 일치하여 편안하게 받쳐줄 것
③ 팔걸이는 필수적이며 각도는 좌판과 평행할 것
④ 좌판의 경사는 뒤쪽으로 2~5도, 깊이는 엉덩이에서 무릎 뒤까지의 길이보다 4~5cm 정도 짧으며 높이는 발바닥에서 오금까지의 높이와 비슷하되 상하로 각각 2.5cm 이상의 차이가 있어서는 안다.
⑤ 다리는 안전감이 있을 것 등이다.

(4) 채광

교실은 50~100lux가 적당하며 강당이나 체조실은 40~60lux가 적당하다.

(5) 온도, 습도 및 환기

온도는 10~18도, 습도 50~70%, 환기는 CO_2 0.03%가 유지되도록 하는 것이 좋다.

3. 학교급식(school feeding)

학교급식은 보건 및 교육의 2대 목적이 있다. 즉 보건적인 면으로는 빈부를 막론하고 모든 아동들이 건강하게 성장하도록 영양을 평등하게 공급하는 것이며 교육적인 면으로서는 영양교육, 기호교육, 편식교정 등을 시킨다. 또한 학교급식의 목표를 들어 보면 다음과 같다(권, 1997 ; 정 · 박, 1987).

① 식사에 대한 올바른 이해와 좋은 식습관 형성
② 학교생활을 원간히 하고 사회성을 양성
③ 식생활의 합리화와 영양개선 등 건강증진 도모
④ 식량의 생산, 분배 및 소비에 대한 올바른 이해 도모

그리고 학교급식의 종류는 다음과 같다(정 · 박, 1987).

① 완전급식 : 주식, 부식, 음료수 공급
② 부분급식 : 주식, 부식 제공
③ 보조(특별)식 : 사과, 감자, 우유 등 제공(농어촌의 오지에서 실시)

학교급식의 효과를 들어 보면 다음과 같(양, 1986 ; 정 · 박, 1987).

① 체위와 체력이 향상된다.
② 편식이 교정되며 식사에 대한 좋은 태도와 습관이 길러진다.
③ 비굴감이 없어지며 명랑해진다.
④ 학교생활을 즐거워하며 출석률이 향상된다.
⑤ 자기의 건강이나 영양에 주의하게 된다.
⑥ 가정과 지역사회의 식생활이 개선된다.
⑦ 가정의 경제적 부담이 감소되며 주부의 노력이 적어진다.
⑧ 쌀의 소비가 감소된다.
⑨ 영양장애에 의한 질병이 감소된다.
⑩ 기생충의 감염률이 저하된다.
⑪ 공동책임정신이 향상된다.

4. 보건교육(health education)

학교보건교육은 교과목을 통한 보건교육과 특별활동 및 학교생활을 통해서 실시한다. 학교보건교육의 곡적은 다음과 같다(예방의학과공중 보건편집위원회, 2001).

① 보건에 대한 올바른 태도를 가지며 실천하도록 한다.
② 학교를 통한 가정과 지역사회 주민의 건강을 증진시키도록 한다.
③ 완전히 건강한 미래의 세대를 이룩하도록 한다.

특히 학생에 대해서 다음과 같은 점에 중점을 둔다(정 · 박, 1987).

① 건강생활에 필요한 식사, 수면, 운동, 의복 등에 관한 습관과 태도를 육성한다.
② 교통사고, 화재, 운동장애 등에 관한 안전생활을 실천토록 한다.
③ 감염병의 예방생활을 실천할 수 있는 습관과 태도를 육성한다.
④ 가족의 건강에 관한 이해와 지식을 갖도록 한다.
⑤ 가정과 사회의 건강한 생활개선에 협력하는 태도를 육성하는 것 등이다.

참 고 문 헌

권이혁 : 최신보건학. 서울, 신광출판사, 1997
김명호 : 학교보건 및 실습. 서울, 수문사, 1997
김사달 : 건강교육. 서울, 문호사, 1962.
양재모 : 공중보건학강의. 서울, 수문사, 1986.
예방의학과 공중보건편집위원회 : 예방의학과 공중보건. 서울, 계축문화사, 2001
정희곤 · 박재림 : 보건과학. 서울, 세진사, 1987.
川烟愛義 : 學校保健. 東京, 南山堂, 1968.
Grout, Ruth E. : Health teaching in schools. W. B. Saunders Co., Philadelphia, 1963.
Turner, Clair E. : School health and health education. C. V. Mosby Co., St. Louis, 1952.

제10장

보건영양

Public Health Nutrition

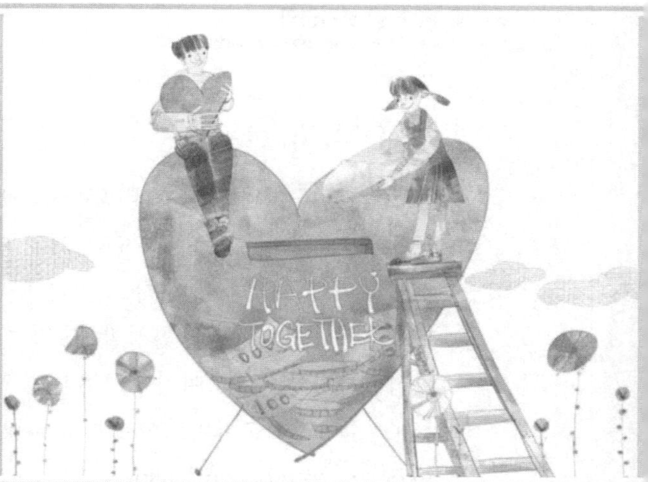

10-1. 개요

영양학은 음식물을 중심으로 하는 식품과학과 인체를 중심으로 하는 영양과학으로 나누어 볼 수 있다. 영양과학의 영역은 기초영양학, 임상영양학, 보건영양학으로 나누어진다. 보건영양은 지역사회 주민의 건강을 위하여 음식물과 인간과의 관계를 연구하는 학문이다. 그 연구방향은 개인을 중심으로 하는 것이 아니며 지역사회 주민의 식생활의 문제점을 제거하고 개선하여 영양부족이나 결핍이 일어나지 않도록 연구하여야 한다. 보건영양관리는 국력 향상 및 경제적 발전의 원동력이 되는 가장 중요한 요소이다. 보건영양사업의 목표는 국가에 따라서 약간의 차이는 있으나, 보통 영양소 결핍으로 인한 질병발생예방, 비만증과 과소체중관리, 임산부, 조산아 및 영아영양관리, 성인병관리, 노인의 영양관리 등이다(정 · 박, 1987).

10-2. 영양소의 작용

영양소(nutrients)란, 인체의 생명유지 및 성장에 필수불가결한 물질로서 열량소와 조절소로 나눌 수 있다. 열량소에는 에너지원이 되는 단백질(protein), 탄수화물(carbohydrate), 지방(fat) 등이 있으며 조절소에는 무기질(minerals)과 비타민(vitamin)이 있다. 이들을 5대 영양소라고 하며 물을 포함시켜 6대 영양소라고도 한다. 영양소는 여러 가지 작용을 하나, 이를 요약하여 보면, 열량공급, 신체의 구성, 생리기능조절 등 3대 작용이다. 인체는 유기물인 단백질(약 16%), 탄수화물(약 1%), 지방(약 14%)과 무기질(약 5%), 수분(약 65%) 등으로 구성되어 있다(정 · 박, 1987).

1. 단백질(protein)

C, H, O, N 이외에 종류에 따라서는 S를 가지고 있는 화합물이다. 단백질은 신체구성 영양소인데, 수백 개로부터 수만 개의 아미노산이 결합되어 있으므로 여러 가지 종류가 있다. 그러나 이것을 구성하고 있는 아미노산의 종류는 25종이다. 아미노산에는 체내에서 합성된 것도 있으나, 합성할 수 없는 것도 있으므로 합성할 수 없는 것은 음식물로부터 섭취하여야 한다. 여기에는 8종이 있다. 이것을 필수아미노산(essential amino acid)이라고 한다. 필수아미노산에는 isoleucine, leucine, lysine, methionine, phenylalanine, threonine, tryptophan, valine등인데, arginine은 체내에서 소량 합성되나, 필요량을 충족시켜 주지 못하기 때문에 준필수이며, histidine은 영유아의 경우 체내에서 합성하지 못하므로 필수이다(이 · 문, 1983). 단백질은 하루에 체중 1kg당 1g이 필요하나, 1.3~1.6 g 정도 섭취하여야 한다(이 · 문, 1983).

2. 탄수화물(carbohydrate)

탄수화물(당질)은 자연계에 널리 존재하는 유기화합물인데, 이는 주로 식물의 광합성(photosynthesis)에 의해서 생성된다. C, H, O의 3원소로 구성되어 있는 화합물로서, H와 O의 구성비는 2 : 1이다. 탄수화물은 중요한 열량원으로서 이용률은 약 98%이다. 산화되면 다량의 에너지를 유리하여 모든 신체활동에 필요한 에너지를 공급한다. 뇌를 제외하고 모든 조직에 저장되어 있으나, 가장 많은 부위는 골격근과 간이다. 소화기관에서 흡수된 탄수화물은 포도당의 형태로 전환되고 혈액을 통해서 간에 들어가 당원질로 합성된 후 간에 저장된다. 혈액내의 포도당농도가 저하되면 간에 저장되어 있는 당원질(glycogen)은 분해되어 포도당이 되어 혈액으로 들어가 이용된다. 그리고 탄수화물의 일부는 지방으로 전환되어 체지방이 되기 때문에 탄수화물을 과잉섭취하게 되면 체중이 증가한다(채외, 1982).

3. 지방(fat)

지방은 탄수화물과 같이 C, H, O의 3원소로 구성되어 있는 화합물이다. 지방 1g은 열량 9kal를 발생하므로 단백질 (4kcal)과 탄수화물(4kcal)보다 2배 이상이다. 식품 속에는 여러 가지 지방이 혼합되어, 함유되어 있기 때문에 그 식물의 특유한 맛과 냄새가 있다. 지방산 중에는 [표 10-1]과 같이 수소원자의 숫자가 탄소원자의 2배가 되는 것이 있는데, 이것을 포화지방산(saturated fatty acid)이라고 하며 수소원자의 숫자가 탄소원자의 2배가 되지 못하는 것이 있는데, 이것을 불포화지방산(unsaturated fatty acid)이라고 한다. 포화지방산을 가지고 있는 지방은 동맥경화증(arteriosclerosis) 발생과 관계가 깊다(이, 1982).

【표 10-1】 주요 지방산

구 분	지 방 산	함유되어 있는 식품
포화지방산	butyric acid($C_4H_8O_2$) caproic acid($C_6H_{12}O_2$) myristic acid($C_{14}H_{28}O_2$) palmitic acid($C_{16}H_{32}O_2$) stearic acid($C_{18}H_{36}O_2$) cerotic acid($C_{26}H_{52}O_2$)	버터 버터 경랍(鯨蠟), 코코넛유 동식물성 물기름 동식물성 굳기름 밀랍, 라놀린(lanolin)
불포화지방산	oleic acid($C_{18}H_{34}O_2$)	동식물성굳기름

지방산중에서 linoleic acid와 linolenic acid는 체내에서 합성되지 않으므로 필수지방산(essential fatty acid)이라고 한다. 종래에는 항피부병인자인 arachidonic acid도 필수지방산으로 포함시켰으나, 생체내에서 합성되기 때문에 제외시켰다. 이와같은 필수지방산이 결핍되면 성장이 중지되고 피부와 신장에 병변이 나타난다(이, 1992).

4. 무기질(광물질, minerals)

무기염(inorganic salts)인데, 뼈와 치아의 구성성분이며 생명유지에 필요한 유기화합물의 구성요소이고 pH 및 삼투압을 조절하며 효소반응을 활성화시키고 신경의 흥분전달이나, 근육의 수축작용 등에 관여한다. 하루에 필요한 최소량은 염소 1.2g, 칼륨 2mg, 나트륨 0.8g, 칼슘 0.7g, 인 1.0g, 철 0.015g, 동 0.001g, 망간 0.0003g, 요오드 0.015g 등이다. 특히 칼슘 부족은 산성체질이 되며 신장이 작아진다. 이러한 산성체질에 의해서 동맥경화증, 당뇨병, 전신쇠약 등을 일으키며 신경통, 고혈압, 질병에 대한 저항력 저하 등을 나타낸다(이외, 1979).

5. 비타민(vitamins)

비타민이라는 용어는 아이크만(네델란드)이 자바에서 백미로 기른 닭이 각기병에 걸렸는데, 쌀겨를 주었더니 치료되었다. 이후 1912년 풍크(1884~1964, 폴란드)가 이를 비타민이라고 명명하였다. 비타민은 체내에서 유기촉매로서 신체의 기능을 조절한다. 비타민은 체내에서는 극히 소량이 필요하기 때문에 편식이나 흡수장애 등이 없는 경우에는 결핍되지 않는다. 비타민은 수용성(water soluble : 비타민 B complex, 비타민 C)과

지용성(fat soluble : 비타민 A, D, E, K)으로 나눈다(정, 2009).

1) 수용성비타민(water soluble vitamins)

(1) 비타민 B 복합체(vitamin B complex)

① 비타민 B_1(thiamin) : 부족시에는 각기병(beri-beri)을 일으키는데, 이 증상은 전신권태, 식욕감퇴, 감각이상, 심장비대, 부종 등이 나타난다. 주된 작용은 탄수화물의 작용을 촉진한다. 곡식의 내피, 배아, 우유, 감자, 배추, 돼지고기, 달걀, 효모 등에 많이 함유되어 있으며 체내에서 대장균의 작용에 의해서 합성된다(권, 1997).

② 비타민 B_2(riboflavin) : 성장인자라고도 하며 생체 내에서 산화과정에 관여한다. 부족시에는 구내염, 설염, 구각염(cheilosis) 등을 일으킨다. 푸른색채소, 육류, 소간 등에 많이 함유되어 있으며 체내에서 대장균의 작용에 의해 합성된다(이외, 1979).

③ 니아신(niacin) : 피부병예방인자 또는 항질병인자(pellagra preventive factor, p-p factor)라고 한다. 니아신은 nicotinic acid와 nicotinamide를 총칭한다. 생체 내 산화과정에 관여하는 비타민으로서 부족하면 pellagra가 생긴다. 이 증상은 손등과 발등의 피부가 검게 변색되고 헐게되며 신경증상이 나타난다. 이는 옥수수를 주식으로 하는 사람들에게 나타났었다. 간, 효모, 땅콩 등에 많이 함유되어 있으며 체내에서 대장균의 작용에 의하여 합성된다(정・박, 1987).

④ 엽산(folic acid) : 조혈기능과 관계가 깊으며 화학구조상 paraaminobenzoic acid 및 비타민 B_{12}와 관련이 깊다. 비타민 B의 일종인데, 임신부는 엽산이 부족하면, 기형아를 출산할 위험이 있다. 다운증후군(몽고증)과 백혈병의 예방효과가 있다. 간, 콩팥, 버섯, 효모, 푸른색채소 등에 들어 있다(정, 1998).

⑤ 비타민 B_6(pyridoxin) : 부족시 성장장애, 비염, 설염, 지방간, 빈혈, 흉선위축, 면역체 생산능력 저하 및 당뇨병 등을 일으킨다(정・박, 1987).

⑥ 비타민 B_{12}(cobalamin) : 코발트원자를 가지고 있는 화합물인데, 악성빈혈을 치료할 수 있는 비타민이다. 동물의 간에 많이 들어 있다(정・박, 1987).

(2) 비타민 C(ascorbic acid)

부족하면 무력증, 구내염, 빈혈 등을 주 증상으로 하는 괴혈병(scurvy, scorbuts)이 나타나며 춘곤증(뇌의 작용에 관여), 질병치유 지연 등이 나타난다. 특히 비타민 A. B. C

등은 뇌를 건강하게 하는 효과가 있다. 성인의 경우, 하루 1g정도 섭취하면 충분한데, 4g 이상 복용하면 요결석, 복통 및 설사 등을 일으킬 수 있다. 귤, 채소 등에 많이 함유되어 있다(한국인구보건연구원, 1989).

2) 지용성비타민(fat soluble vitamins)

(1) 비타민 A(retinol, axerophthol)

녹색식물이나 과일 속에 들어있는 carotene이 섭취되면 체내에서 비타민 A로 전환되기 때문에, 이것을 provitamin A이라고 한다. 비타민 A는 여분이 생기면 간에 저장되며 부족하면, 다음과 같은 장애가 나타난다. 즉, 세균 및 기생충에 대한 저항력이 약화되며, 눈의 망막의 막대세포에 있는 시자홍(visual purple)의 합성에 장애를 일으켜 야맹증(night blindness)이 생기고, 안구건조증이 생기며, 피부가 거칠어져 닭살같이 되고, 항암작용이 약화된다. 임신중 비타민 A를 과량복용하면, 기형아출산의 우려가 있다. 푸른색 채소, 당근, 간유등에 많이 함유되어 있으며 체내에서 대장균의 작용에 의해서 합성된다(정, 1998).

(2) 비타민 D

일광의 작용으로 합성되기 때문에 햇빛을 충분히 쬐면 별도로 섭취할 필요가 없다. 이는 칼슘과 인의 흡수를 촉진한다. 부족시에는 구루병(rickets)을 일으켜 곱추(난쟁이)가 되며 흉곽변형(비둘기 가슴)이 된다. 비타민 D는 D_2 (ergocalciferol, 식물성식품)와 D_3(cholecalciferol, 동물성식품)로 나누어지는데, 그 효율성은 거의 같다. 여분이 생기면 간에 저장되며 간유 및 난황속에 많이 들어 있다(이 · 구, 1978).

(3) 비타민 E(α-tocopherol)

혈액의 총tocopherol 농도를 0.5mg%로 유지시킬 수 있는 섭취량이면 장애가 없다. 부족시에는 유산, 불임을 일으키며 지질대사와도 관계가 깊다. 푸른색 채소, 곡류, 육류, 달걀 등에 많이 함유되어 있다(구 외, 2010)

(4) 비타민 K

비타민 K는 K_1(phylloquinone, 녹색식물성식품)과 K_2(menaquinone, 동물성식품 및 미생물)가 있으며 menadione은 비타민 K 전구체로서 side chain결합에 의해서 생물학적 활성을 갖는다. 부족시에는 혈액응고에 장애가 나타난다. 푸른 잎의 채소에 많이 함유되어 있으며 체내에서 대장균의 작용에 의해서 합성된다(정, 2009).

6. 물(water)

성인의 생리적인 필요량은 하루에 약 1ℓ이다. 인체는 약 60~70%가 물로 구성되어 있는데, 특히 약 40%가 세포 내에 있으며 20%는 조직 내에 있고 5%는 혈액 내에 있다. 인체의 수분 중 10%가 소실되면 병리학적으로 경련(cramp)이 일어나고 정신의학적으로는 불안(unstable)하여지며 20%가 소실되면 사망한다. 절식의 경우에는 60일, 절수의 경우에는 2일만에 사망하였다는 보고가 있다. 물의 체내작용을 요약하여 보면 다음과 같다(정, 1998).

① 체액조성
② 체액의 평형유지 및 조성
③ 피부 및 점막의 마찰방지
④ 혈액, 림프액 및 노폐물 제거의 운반체
⑤ 체온조절 등이다.

10-3. 대사와 소요열량(metabolism & calorie requirement)

열량의 단위는 칼로리(Cal)가 사용되는데, 1칼로리는 물 1g을 14.5℃에서 15.5℃로 올리는데 필요한 열량이다. 인체의 생명현상에 필요한 열량은 성, 연령, 활동량, 신체적조건, 체중 및 기후 등의 영향을 받는다(정 · 박, 1987).

1. 기초대사량(basal metabolism, BMR)

생명유지에 필요한 최소한의 열량을 기초대사량이라고 한다. 그러므로 기초대사량의 측정은 식후 12~15시간이 경과하여 소화작용이 진행되지 않으며 쾌적한 실온에서 누워 있는 상태로 육체적, 정신적으로 안정된 상태에서 소비하는 열량을 측정하여야 한다. 기초대사량에 영향을 미치는 인자로서는 체표면적, 연령, 성, 기온, 호르몬분비량 등인데, 남녀 모두 20~40세가 비슷하며 20℃에서 최저를 나타내고 체중 1kg당 1시간에 1kcal가 소요된다(정 · 박, 1987).

2. 노동대사율(relative metabolic rate, RMR)

근로강도에 따라서 안정시보다 대사량이 증가하는데, 이와같이 근로에 의해서 소비되는 열량을 노동대사율이라고 한다(제4장 산업보건, 4-3 산업의 합리화, 4. 작업강도별 작업관리의 합리화편 참조)(정 · 박, 1987).

$$\text{R.M.R.} = \frac{\text{노동시 소비열량} - \text{안정시 소비열량}}{\text{기초대사량}} = \frac{\text{노동대사량}}{\text{기초대사량}}$$

3. 특이동적작용(specific dynamic action, SDA)

식사를 하면, 대사량이 증가하여 약 2시간 후에 최고치를 나타내며 그 후, 점차 저하된다. 특이동적작용은 음식물을 소화 · 흡수하는데 소비되는 열량을 말한다. 소화 · 흡수보다는 소화기의 운동에 의해서 소비되는 열량이 차지하는 비중이 크다. 특이동적작용에 의한 대사량의 증가는 섭취열량에 비례하는데, 단백질은 섭취열량의 약 30%, 당질은 약 6%, 지질은 약 4%이다(정, 2009).

4. 열량소요량

하루의 열량 소요량은 A = B + 7Bx + A/10이다(정 · 박, 1987).

A : 열량소요량　　B : 기초대사에 필요한 열량

Bx : 일상생활에 필요한 열량　　A/10 : SDA에 필요한 열량

X : 생활활동지수

10-4 영양상태의 판정

1. 주관적 판정

주관적으로 시진, 촉진 등으로 빈혈, 각화증, 부종, 건반사소실, 안색 등을 판정한다(정 · 박, 1987).

2. 객관적 판정

1) 신체계측에 의한 판정

체위, kaup 지수, röhrer 지수, broca 지수, 비만도(%) 등을 산출하여 판정한다(제18장 보건통계, 18-2 각종 보건통계 공식, 6. 각종 영양판정지수 참조)(정 · 박, 1987).

2) 이화학적검사에 의한 판정

혈액검사, 소변검사, 타액검사 등에 의해서 판정한다(정 · 박, 1987).

10-5. 국민영양조사와 한국인의 영양문제

국민영양조사는 1962년 1월 20일 법률 제1007호로 공포된 식품위생법과 1969년 8월 14일 대통령령 제4012호로 공포된 국민영양개선령 및 1970년 1월 8일 보사부령 제344호로 공포된 국민영양개선령 시행규칙에 의해서 1970년부터 실시하였는데, 1995년 1월 5일(법령 제4914호) 국민건강증진법이 제정·공포되어 국민영양개선령과 동시행규칙은 국민건강증진법으로 통폐합되었다. 국민영양조사는 식품섭취량, 건강상태 및 식생활상태 등의 양상을 파악하여 국민영양개선을 위한 정책의 기초자료를 수집하는데, 그 목적이 있다. 식습관에서 초래된 영양상 문제점을 요약하여 보면 다음과 같다(정, 2009).

① 식사내용상 열량구성의 불균형 : 곡류의 과잉섭취에 의하여 단백질(필수아미노산), 지방(필수지방산) 등 필수영양소의 불균형을 초래하고 있다.

② 비타민 및 미네랄 섭취부족 : 식물성식품의 과잉섭취에 의하여 동물성식품이 급원인 칼슘, 철분, 비타민 A, B_2 및 B_{12} 등의 섭취부족을 초래하고 있다.

③ Na 및 capsaicin의 과잉섭취 : 당질섭취의 편중으로 인하여 부식을 짜게하며 계절 및 지역적으로 전통·향토식품인 염지식품, 염지어패류, 침지식품 등은 나트륨섭취를 조장하고 있다. 그리고 고춧가루의 신미성분인 capsaicin의 과잉섭취에 의해서 위장장애를 초래하고 있다.

④ 미래지향적 국가영양보건정책의 빈곤 : 우리나라의 내일을 짊어지고 나갈 어린이와 청소년의 건강과 체위 및 체력향상을 위한 영양정책이 빈곤하다.

참 고 문 헌

구성회 외 : 공중보건학. 서울, 고문사, 2010.
권이혁 : 최신보건학. 서울, 신광출판사, 1997.
이기열 · 문수재 : 기초영양학. 서울, 수학사, 1983.
이기열 : 특수영양학. 서울, 신광출판사, 1992
이명화 · 구성회 : 교양보건학. 서울, 고문사, 1978.
이성관외 17인 : 예방의학과 공중보건. 서울, 계축문화사, 1979.
이혜수 : 영양학. 서울, 고문사, 1982.
정희곤 · 박재림 : 보건과학. 서울, 세진사, 1987.
정희곤 : 영양교육, 대구, 형설출판사, 2009
정희곤 : 생리학. 서울, 세진사, 1998
채례석 · 유정렬 · 한인규 : 영양학, 서울, 신광출판사, 1982.
한국인구보건연구원 : 한국인 영양권장량. 제5개정판, 서울, 고문사, 1989.

제11장

모자보건

Maternal & Child Health

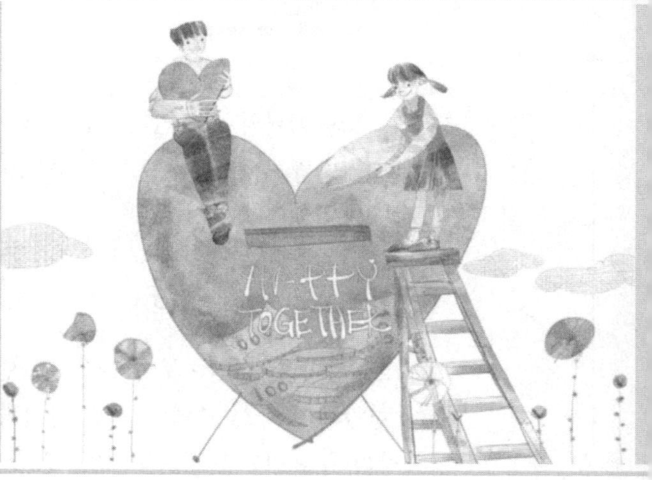

11-1. 개요

모자보건(MCH)은 한 국가의 보건수준을 나타내는 하나의 지표가 된다. 모자보건은 임신 · 분만 · 산욕기(출산 후 6~8주까지) 중 모체의 건강을 유지하며, 출생하는 초생아(생후 7일까지)[1]로부터 성장기를 거쳐 사춘기에 이르는 어린이의 건강을 잘 관리하여 질병을 예방하고 인간으로서의 자질을 함양시켜 이상적인 복지국가건설을 이루는데 그 의의가 있다. 우리나라 모자보건법(1973)에는 "모자보건이란, 모체와 어린이에게 신체적, 정신적 및 정서적 건강을 유지하도록 하며 이를 증진시켜 국민보건 향상에 기여함을 목적으로 한다"고 되어 있다. 모자보건의 내용은 태아, 신생아, 영아(생후 1년까지), 유아, 학동전후기 아동의 소아보건과 성숙기 및 갱년기 여성의 건강을 증진하는 모성보건으로 하고 있다(정 · 박, 1987).

11-2. 모성보건(Maternal Health)

모성이란, 원래 광의로는 전체 여성을 말하나, 일반적으로 여성의 제2차 성징이 나타나는 시기로부터 폐경기에 이르는 시기(15~49세)를 대상으로 한다. 협의의 모성보건의

1) ① 출생전기(prenatal) : 태생기
② 초생아(hebdomadal) : 생후 7일 미만아
③ 신생아(neonatal) : 생후 4주(28일)까지 어린이
④ 영유아(infant) : 생후 1개월부터 1년까지
⑤ 유아기(학동전기, preschool or early chlidhood) : 1~6세
⑥ 사춘기(청년기, adolescence) : 10~20세(여 10~18세, 남 12~20세)

대상은 20~40세의 여성인데, 이 기간 중 일어나는 임신·분만·수유와 연관된 질병과 이상을 예방하는데 있다. 모성보건의 3대 사업은 산전보호, 분만보호 및 산욕보호 등이다(김, 1982).

1. 모성사망(임산부사망)

모성사망이란, 임신·분만·산욕과 연관된 질병 또는 이상 때문에 일어나는 모성 사망에 한정되며 임신 중에 감염된 감염병, 만성질병 및 사고에 의한 사망은 제외한다. 모성사망의 주요원인은 ① 임신중독증(toxemia of pregnancy), ② 출혈(hemorrhage), ③ 산욕열(puerperal fever), ④ 자궁외임신과 유산(ectopic pregnancy & abortion) 등이다(정·박, 1987).

2. 모성의 중요 질병과 이상

1) 임신중독증(toxemia of pregnancy)

임신후반기 특히 임신 8개월 이후에 많이 발생한다. 임산부사망의 3대 원인(임신중독, 출혈, 산욕열)중 하나이며 유산(abortion), 조산(premature delivery), 사산(stillborn), 주산기사망(임신 8개월~출산 1주 이내) 등의 주요원인이다. 임신중독증의 주요증세는 부종, 단백뇨, 고혈압 등이며 중독의 원인은 확실하지 않으나, 일반적으로 다음과 같은 점에 주의해야 한다(김, 1982).

① 단백질과 비타민을 충분히 섭취한다.
② 식염, 당질, 지질의 다량 섭취를 삼가한다.
③ 적당한 휴식을 취한다.
④ 정기적인 건강진단을 받는다.

2) 유산·조산·사산(abortion, premature & stillbirth)

유산(abortion)은 임신 20주 이전에 임신을 유지하지 못하고 분만하는 것을 말하고 조산(premature)은 임신 28~38주 사이의 출산을 말하며, 사산(stillbirth)은 죽은 태아를 분만한 것을 말한다. 정기산(full term)은 임신 39~42주 사이의 4주 사이에 분만한 것을 말하며 임신 42주 이후의 분만을 과기산(postmature)이라고 한다. 그런데 WHO에서는 임신기간에 관계없이 출생시의 체중이 2.5 kg이하이면 조산(premature)으로 규정하고 있다. 임신기간은 평균 278±15일이며 배란부터 분만까지는 265±12일이다. 분만예정일의 산출은 최종월경기의 시작일의 날짜에 7을 더하고 달에 9를 더하거나 3을 뺀다. 예를 들면, 최종 월경기가 9월 10일에 시작했다면 분만예정일은 다음해 6월 17일이 된다(정·박, 1987). 유·조·사산의 원인을 들어 보면 다음과 같다

(1) 분만전 이상

① 모체측 원인 : 임신중독증, 급·만성전신질환, 성기발육부전, 성기위치 이상, 과로, 임부결핵, 임부심장질환, 당뇨병, 성병(매독), 빈혈 등에 의하여 직·간접적인 영향을 받는다.
② 태아측 원인 : 기형, 발육이상, 태반이상, 양수과다 등의 영향을 받는다.

※ 양수검사(羊水, amniotic fluid) : 양수검사가 필요한 경우는 자연유산 경험 여성, 친족 중 기형, 정박아가 있는 경우, 35세 이후 임신시 정박아 여부, 유전성질환 유무, 임신중 약물복용시 등이다. 양수검사의 부작용으로서 성별감별, 태아천자, 모체감염으로 패혈증을 일으킬 수 있다.

(2) 분만시 이상

태위이상, 진통이상, 산도이상, 조기파수 등이 원인이 된다.

(3) 유·조·사산의 예방대책

임신중독의 조기발견 및 치료, 급성전신질환의 예방, 정기적인 진찰, 난산부의 입원분만, 산원증설 및 모성보건교육 실시, 과로주의, 적당한 휴식 등이다.

3) 자궁외임신과 출혈(ectopic pregnancy & hemorrhage)

자궁외임신의 대부분은 난관임신이며 난소 및 복강임신 등이 있다. 자궁외임신의 원인은 임균성 및 결핵성난관염과 인공유산 후의 염증 등이 문제가 된다. 출혈은 임신전반기출혈(임신 5개월 전), 후반기출혈(임신 6개월 후), 산욕기출혈 등이 있는데, 전반기출혈은 자궁외 임신, 포상기태 등에 의한 경우가 많으며 후반기출혈은 전치태반, 태반조기박리 등에 의한 출혈이 많다

4) 산욕열 및 감염

산욕기(출산 6~8주까지)에 감염으로 일어나는데, 자궁내막의 염증, 산도의 국소적 염

증 및 전신감염에 의해서 일어난다. 이는 38℃ 정도의 고열과 오한 등을 나타내는데, 근래 항생제의 사용과 위생적 분만에 의해서 감소 경향을 나타내고 있다(김, 1982).

3. 임신중의 보건관리

1) 영양관리

태아는 모체로부터 영양공급을 받기 때문에 모체뿐만 아니라 태아의 건강을 위해서 충분한 영양소의 공급이 요망된다. 열량은 임신전반기 150kcal, 후반기에는 350kcal, 수유기에는 400kcal를 추가하여야 한다. 또한, 양질의 단백질을 충분히 섭취하여야 하며 특히 칼슘, 인, 철분, 비타민 등을 충분히 섭취하여야 한다. 그리고 편식을 삼가하며 짜고 매운 자극성식품은 피해야 한다(정 · 박, 1987).

2) 신체관리

목욕은 자주하는 것이 좋으나, 열탕이나 해수욕은 삼가하는 것이 좋다. 특히 임신 4개월 이후에는 유두를 온수로 닦은 후, 크림이나 올리브유 등으로 마사지를 하여 단련시키는 것이 좋다(김, 1982).

3) 기타

기타 임신 중의 보건관리를 들어 보면 다음과 같다(정 · 박, 1987).

① 과로를 삼가하고 수면을 충분히 취한다.
② 배변습관을 일정하게 하여 변비를 예방한다(1일 1회).
③ 정신적으로 안정을 취하며 명랑한 생활을 한다.
④ 술이나 담배를 삼가한다.
2000년 2월 13일 영국 보건부장관은 담배에는 담배첨가물이 허용되어 있는데, 이의 종류는 약 600가지이며 이중에는 독극물인 시안화수소, 메타놀, 아세톤, 암모니아 등이 포함되어 있다고 발표하였다.
⑤ 임신 초(임신 6주까지)와 임신 8개월 이후에는 성생활을 삼가한다.
⑥ 임신 중 약물복용은 의사의 지시에 따른다.

4. 불임증(sterility)

여성 불임의 원인을 요약하여 보면 다음과 같다(정, 1992).

① 감염에 의한 난관폐쇄 및 반흔
② 난소발육부전
③ 난소막의 비후
④ 선천성난소기형
⑤ 면역학적 문제로서 여자의 체내에 남자의 정자에 대한 항체가 생겨 정자를 거부하는 경우 등이다.

또한 남성불임의 원인은 다음과 같다(이, 1978).

① 염증
② 전신감염증(유행성이하선염, 장티푸스)
③ 방사선 과량조사
④ 선천성기형정자
⑤ 정자의 숫자 과소 등이다.

11-3. 영유아보건(child health)

생후 1주미만을 초생아(hebdomadal), 생후 4주(28일)까지를 신생아(neonatal), 생후 1개월부터 1년까지를 영유아(infant)라고 한다. 영유아보건의 목적은 영유아의 신체적 발육과 정서적 성장을 도모하며 조산아, 불구아, 심신장애아 등을 조기에 발견하여 치료 및 교정함으로써 건강한 성인으로 성장하도록 하는데 있다. 영유아는 사망과 사고가 가장 많이 일어나는 시기인데, 사망의 원인은 국가에 따라서 약간 차이가 있으나, 일반적으로 출생아의 고유질환, 출생시 손상, 폐렴, 기관지염, 장염, 조산 등이다(차 · 염, 1976).

1. 영유아의 중요 질병과 이상

1) 발육이상

(1) 조산아(low birth)

조산아의 원인은 주로 임신중독, 다태임신, 선천성기형, 성병, 모체의 질병 및 과로 등이 원인이 될 수 있다. WHO에 의하면, 체중 2.5kg이하와 임신 28~38주 사이의 출생아로 규정하고 있다. 정상아의 체중은 보통 3.2~3.5kg인데, 신생아의 체중은 생후 2~3일간은 10% 정도 감소하고 4~5일부터 회복되기 시작하여 10일 후에는 정상화된다. 신장은 출생시 50cm정도이며 1년 후에는 50%, 4년 후에는 100% 정도 성장한다(권, 1997).

조산아의 예방대책으로서는 임신중독예방, 영양관리철저, 유산 및 조산경험부의 지도와 보호, 35세 이후 임신부 및 불임증부의 임신지도 철저 등이다. 조산아의 신체적 결함은 다음과 같다(최, 1984 ; 강 · 박, 1984).

① 체온조절 불능
② 호흡장애
③ 소화장애
④ 조혈능력 부족
⑤ 질병감수성이 높은 점 등이다.

그러므로 조산아는 철저한 관리가 요망되는데, 조산아의 4대 관리원칙은 다음과 같다(이외 17인, 1973).

① 호흡관리
② 체온보호
③ 감염병 예방
④ 영양관리 등이다.

(2) 과숙아 및 비만아

과숙아란, 임신 43주 이후의 출생아와 체중 4kg 이상아로서 재태기간이 길기 때문에 산소부족증이나 난산을 초래할 수 있고 중추신경장애가 나타날 수 있다. 비만의 원인은 보통 유전적, 초과열량섭취, 운동부족, 호르몬분비 이상 등을 들 수 있다(이 · 구, 1978).

2) 선천이상

(1) 선천기형

임신초기 풍진의 감염에 의해서 백내장아, 심기형아, 농아 등을 출산할 수 있으며 임신 중 방사선 과다조사, 화학약물 등의 오용 등에 의해서 출산할 수 있다(권, 1997).

(2) 선천성대사 이상

주로 유전적인 요인으로 나타나므로 근친결혼, 악성 유전인자 보유자와의 결혼 등을 피해야 한다. 비유전적 요인으로서는 주로 임신 3개월 이전에 발생하므로 virus성 질병의 감염, 화학약물 및 방사선 과다조사 등에 유의하여야 한다(김, 1977).

(3) 심신장애

정신박약아, 정서장애아, 시각장애아, 청각장애아, 언어장애아, 지체부자유아, 소아만성질환자 등이 있다(김, 1975).

2. 수유

어린이의 양육은 우유수유(milk)를 지양하고 모유수유(breast milk)를 하는 것이 바람직하다. 모유수유의 이점을 요약하여 보면 다음과 같다(정, 1992).

① 자궁의 수축으로 산모출혈을 감소시킨다.

② 천연적으로 피임이 된다.

③ 초유(colostrum)에는 면역체가 함유되어 있으므로 각종 질병을 예방한다.

④ 경제적이며 편리하다.

⑤ 정서발달에 도움이 된다.

11-4. 모자보건 대책

모자보건 대책을 요약하여 보면 다음과 같다(Christine, 1964 ; 정 · 박, 1987).

1. 혼인기 대책

혼인기의 모자보건대책을 요약하여 보면 다음과 같다(김, 1982).

① 건전한 생활 ② 순결교육과 성교육

③ 성병 예방

2. 임부 대책

① 감염병 예방 ② 당뇨병, 임신중독, 임부빈혈 예방

③ 정기적 검진

3. 주산기(임신 8개월부터 출생 1주 이내) 대책

① 분만 및 영양지도 ② 혈액형 부적합지도(태아적아세포증)

③ 조산아예방 지도

4. 영유아 대책

① 중증심신장애지도

② 선천 및 후천성질환 예방

5. 건강관계 지도

① 등록지도
② 건강진단 관리

6. 의료체제 및 보건교육체제 확립

임신건강상담소(prenatal clinic), 보건소, 산원, 영・유아복지시설 등의 증설과 활성화가 필요하다.

참 고 문 헌

강회양·박선섭 : 현대보건학. 서울, 형설출판사, 1984.

권이혁 : 최신 보건학. 서울, 신광출판사, 1997

김우겸 : 인체의 생리. 서울대학교 출판부, 1977.

김인달 : 공중보건학. 서울, 동명사, 1975.

김초강 : 모자보건. 서울, 수문사, 1982.

이명화·구성회 : 공중보건학. 서울, 고문사, 1978.

이병희 : 생리학. 서울, 신광출판사, 1978.

이성관외 17인 : 예방의학과 공중보건, 서울, 계축문화사, 1979

정희곤 : 생리학. 서울, 세진사, 1998

정희곤·박재림 : 보건과학. 서울, 세진사, 1987.

차철환·염용태 : 공중보건학. 서울, 집현사, 1976.

최현 : 인체의 해부생리학. 서울, 수문사, 1984.

Christine, Spahn Smith : Maternal-child nursing. W. B. Saunders Co., Philadelphia 1964.

제12장

가족계획

Family Planning

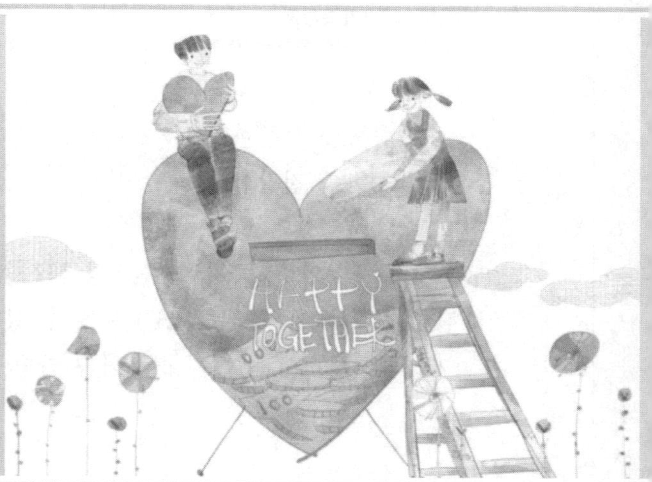

12-1. 개요

가족계획은 부모의 건강, 가정의 경제 및 자녀의 양육능력 등을 고려하여 알맞은 수를, 알맞은 터울(birth space)로, 알맞게 낳아 훌륭하게 길러 명랑하고 행복한 가정을 이루도록 하자는 데에 그 의의가 있다. 가족계획은 인구대책의 일환으로서 직접적인 시간 대책의 방법인데, 다음과 같은 점을 고려하여야 한다

① 국가적인 안목에서 인구문제를 해결한다.

② 개인적인 입장에서는 가정생활의 향상·발전을 도모한다.

가정의 요소 및 기능을 들어 보면 다음과 같다(박·정, 1973 ; 정·박, 1987).

1. 가정의 요소

가정의 요소를 요약하여 보면 다음과 같다(정·박, 1987).

① 인간적 요소 : 가장 가까운 혈족과 애정관계가 있는 보금자리이다.

② 물질적 요소 : 성장과 생명유지에 필요한 의식주의 근거지이다.

③ 윤리적 요소 : 만물의 영장인 인간으로서 생활규범을 닦는 마당이다.

2. 가정의 기능

가정의 기능을 요약하여 보면 다음과 같다(정·박, 1987).

① 노동력을 재생산한다.

② 정신적인 위안을 갖는다.

③ 종족을 보존한다.
④ 문화를 전달한다.

가족계획의 선구자로서는 영국의 Marie Stopes(1880~1958)와 미국의 Margaret Sanger(간호사, 1883~1966)를 들 수 있다. 우리나라의 가족계획사업은 1961년 4월 대한가족계획협회의 발족과 더불어 시작되었다(권, 1997).

12-2. 용어(terminology)

가족계획이라는 용어는 영어의 family planning에서 유래되었는데, 우리나라와 일본에서는 가족계획(家族計劃)으로, 자유중국과 태국에서는 가정계획(家庭計劃), 중국에서는 계획생육(計劃生育)으로 번역하여 사용하고 있다. 가족계획이라는 용어가 사용되기 전에는 산아제한이나, 피임 및 수태조절이라는 용어가 사용되었다.(이 · 권, 1973)

1. 가족계획(family planning)

계획출산(planned parenthood) 또는 책임출산(responsible parenthood)이라고도 한다. 가족계획은 산아제한(birth control)보다 훨씬 광범위한 사회 및 문화적운동이며 그 구체적인 수단으로서 출산의 적정화에 중점을 둔 것으로 운동의 취지와 목적을 잘 표현한 용어이다. 가족계획은 다음과 같은 4가지 조건을 내포하고 있다(양, 1986).

첫째, 출산력의 조절 : 자녀수의 조절, 출산간격의 조정, 출산시기의 선택 및 불임증을 진단하고 치료한다.

둘째, 책임 있는 부모 : 가정형성에서의 부모의 위치와 가치관의 확립과 가족에 대한 책임감을 함양한다.

셋째, 국민의 자발적 행위 : 국가 또는 지방단체의 압력이나, 지시에 의하여 실행하는 것이 아니고 부부 개개인이 자발적으로 참여한다.

넷째, 개인의 환경, 여건 그리고 가치관에 알맞고 나아가서 국가의 이익을 도모한다.

2. 산아제한(birth control)

Margaret Sanger부인이 주창한 용어로서 양친의 재력, 건강 등에 따라서 출산을 조절하고 양자가 공히 육체적, 정신적 및 경제적으로 좋은 생활을 할 수 있도록 하자는 것이 그 목적이다(이 · 권, 1973).

3. 수태조절(contraception, conception control)

피임이라는 용어는 contraception 또는 conception control을 방역(邦譯)한 것이며 주로 피임의 방법과 기술을 의미한다. 수태조절이란 수태를 일으키거나 방지한다는 의미인데, 실제로는 방지하는데 국한시켜 사용한다. 근래에는 conception control 이라는 용어대신에 fertility regulation이라는 용어를 애용하고 있다(박 · 정, 1973).

12-3. 대상 및 목표

2000년말 우리나라 전체 부부의 79.3%가 피임을 실시하였다. 피임방법은 불임시술이 31.3%, 자궁내장치 13.7%, 콘돔 16.5%, 먹는 피임약 2.1% 등이다. 그리고 이상적인 자녀수는 2명인데, 실제로 두기를 원하는 기대 자녀수는 2.48명이다. 가족계획의 대상(target)은 다음과 같다(정 · 박, 1987 ; 보건복지부, 2002).

① 기혼여성으로서 다출산 여자
② 결혼 전후의 여자(산전계획출산 지도)
③ 남성 참여 등이다.

우리나라는 특히 남아선호관(boy preference)이 농후한데, 이는 유교사상에서 기인되었다. 유교사상의 뿌리는 효(孝)인데, 아들이 없으면 다음과 같은 여러 가지 문제점들이 생긴다고 보는 것이다(정 · 박, 1987).

① 혈통상속이 되지 않는다.
② 재산상속에 문제가 있다.
③ 부모봉양이 곤란하다.
④ 조상숭배가 어려워진다.

그러므로 우리나라에서 실시하는 가족계획사업의 선진화를 기하기 위해서는 위와 같은 여러 가지 문제점들을 법적으로나 사회적, 나아가서는 정신 · 문화적으로 남녀간의 차별을 파격적으로 개선하여야 한다. 예를 들면, 혈통상속의 일환책으로 부모의 양 성씨 중 자유선택, 재산상속, 부모봉양 및 조상숭배 등의 완전동등화를 기한다(정 · 박, 1987). 대한가족계획협회의 목표를 들어 보면 다음과 같다.

① 청소년들에게 인구 및 성교육과 가족계획에 대한 지식을 심어준다.
② 인구증가율 둔화의 난제가 되고 있는 초혼연령의 저하를 방지한다.
③ 피임약제 및 기구의 보급망을 확대하여 나간다.

Louis I. Dublin(1949)에 의하면, 인구 1,000명당 생존율, 결혼율 및 수정률을 각각 90%로 볼 때,

$$1{,}000 \times 0.9 \times 0.9 \times 0.9 = 729\text{명}, \frac{2{,}000(♂ + ♀)}{729} = 2.8\text{명}$$

즉, 1쌍의 부부가 2.8명의 자녀를 출산하면 인구의 증감이 없다고 한다.

12-4. 과정 및 실천(process & practice)

1. 과정(process)

가족계획의 과정을 요약하여 보면 다음과 같다(정 · 박, 1987).

① 서서히, 집단적으로, 기초지식부터 진행한다.
② 개인 전파식(구전)으로 진행한다.
③ 부부를 대상으로 진행한다.
④ 개별 지도로 실천토록 한다.
⑤ 의심(반신반의)을 해소한다.

2. 실천(practice)

가족계획의 실천을 요약하여 보면 다음과 같다(정 · 박, 1987).

① 용이하게 실천할 수 있는 방법을 택한다.
② 실천기구나 재료가 구입하기 쉬워야 한다.
③ 부작용이 없고 효과가 확실하여야 한다.
④ 성감에 장애가 없어야 한다.

한 개인이 완전한 가족계획을 하기 위해서는 다음 3가지 요건이 갖추어져야 한다(정 · 박, 1987).

① 정보(information)를 얻어야 한다.
② 동기(motivation)가 있어야 한다.
③ 봉사(service)가 있어야 한다.

12-5. 행복한 결혼생활

가족계획의 궁극적인 목표는 행복한 가정생활을 영유하는데 있으므로 이를 위한 몇 가지 기본적인 요건에 대해서 기술하겠다. 고대 그리스의 철인(哲人) Socrates(BC 470-399)는 "인간은 결혼을 해야 한다."고 하였다. "좋은 여자와 결혼하면 행복한 가정생활을 할 것이며, 나와 같이 악처를 만나면 나와 같이 철인(哲人)이 될 것이다."라고 하였다. 결혼한 사람은 결혼을 하지 않은 사람보다 장수하고 정신적인 고통이 적으며 많은 행복감을 느낀다는 것이 통계학적으로 입증되고 있다. 결혼은 인생의 성공을 좌우하는 조건이 되며 결혼생활을 통해서 우리인간은 이해와 동정, 타협과 협조심, 인내력 등을 스스로 배양하고 체득하여 원만한 인간으로 향상·발전한다. 행복한 결혼으로 이끄는 조건을 들어 보면 다음과 같다(정, 1986).

① 가정과 생활배경 : 교육정도, 종교, 사회 및 경제적인 차이가 심하면 좋지 않다.
② 양육된 가정환경 : 행복한 결혼생활을 하는 부모 밑에서 자라나야 한다. 이미 몸에 배인 행복한 생활은 잊기가 어렵다.
③ 정신적인 안정 : 선천적으로나 후천적으로 정신이 건강하여야 한다.
④ 부모의 자녀에 대한 훈육 : 가정교육이 전 생애교육에서 차지하는 비중이 대단히 크기 때문에 가정교육을 잘 받아야 한다.
⑤ 성에 대한 지식 : 성에 대한 정확한 기본지식을 습득해야 한다.
⑥ 성격표현 : 성격표현(personality complex)은 대단히 복잡한 요소인데, 결혼의 성공은 양자가 공히 쾌활하고 낙천적이며 협조적이어야 한다.
⑦ 취미와 관심 : 취미와 관심에 공통성이 있어야 한다.

Terman은 행복한 결혼생활의 조건을 다음과 같이 제시하였다(정, 1986).

① 행복한 부모 밑에서 자라나야 한다.
② 엄격하나 가혹하지 않은 가정교육을 받아야 한다.
③ 부모에 대해서 강렬한 애착심과 사랑을 갖고 있어야 한다.
④ 부모가 성에 대해서 순결을 지켜야 한다.
⑤ 결혼 전에 불미스러운 성관계가 없어야 한다.

구혼기간(courtship)을 적당히 두는 것은 대단히 중요한데, 남녀의 입장에서 살펴보면 다음과 같다(정, 1986).

① 남자의 입장 : 자기의 직업에 대한 열렬한 야망을 가지고 있으며 일반적으로 여자에 대한 깊은 이해와 아껴 줄 수있는 소양이 있어야 한다.

② 여자의 입장 : 착한 아내로서 내조자(helpmate)의 소양을 갖추어야 한다. 당신의 배우자(mate)는 결혼 후에 절대 새로운 사람이 되지 않는다는 것을 명심해야 한다(만 24세가 되면 뇌의 회로망이 완성).

12-6. 피임방법(contraceptive method)

원치 않는 임신을 피하고자 하는 노력은 오래전부터 있었다. 1850년대 이집트의 의서(醫書)에 피임을 위한 처방이 있으며 그리스, 로마, 중국 등의 옛 문헌에서도 피임법에 대한 기록이 있다. 피임방법은 영구적인 방법과 일시적인 방법으로 나눈다. 영구적인 방법은 더 이상 자녀를 갖지 않으려는 부부를 대상으로 영구히 임신할 수 없도록 시술한 것이며 일시적인 방법은 자녀를 더 갖기를 원하는 부부를 대상으로 수태시기 즉 터울을 조절한 경우이다(강 · 홍, 1973).

1. 영구적인 피임방법(불임시술, surgical sterilization)

영구적인 피임방법의 종류를 들어 보면 다음과 같다(권, 1997 ; 정 · 박, 1987).

① 난관결찰법(tubal ligation) : 여자의 난관을 잘라 묶는 방법인데, 근래 더글라스와 검경(culdoscope), 복강경(laparoscope), 미니랩(mi nilap) 등을 이용하고 있다.

② 정관절제술(vasectomy) : 남자의 정관을 묶어서 잘라 고환으로부터 정자가 정낭 또는 생식기쪽으로 나오는 통로를 차단시킨다.

2. 일시적인 피임방법

일시적인 피임방법의 종류를 들어 보면 다음과 같다(Sauvy, 1963 ; 구외, 2010) (정 · 박, 1987).

1) 정자가 질(vagina)내에 들어가는 것을 방지

(1) 콘돔(condom)

성병의 예방을 목적으로 사용하였으며 초기에는 linen, silk로 만들어졌고, 그 후 동물의 맹장, 산양의 방광, 어류의 부레 등으로 대치되었는데, 실용가치를 나타낸 것은 고무제품이 만들어진 이후이다. 콘돔이 피임으로 이용되기 시작한 것은 1900년 이후이며 프랑스, 영국에서 널리 보급되었다(권, 1997)

(2) 성교중절법(co tus interruption)

성교중단법(coitus reservans), 질외성교법(coitus antepartes), 발거법이라고도 한다. 성행위를 하되 사정을 질외에 하므로 정액이 질내에 들어가지 못하도록 하는 것이다(권, 1997).

2) 정자가 자궁(uterus) 내에 들어가는 것을 방지

(1) 펫사리(pessary, diaphragm)

남자용 콘돔과 같다. 고대 이집트에서 사용되었고 페르시아, 이슬람, 헝가리, 러시아 등에서 사용하였다는 기록이 있다. 다이아프램이 현재의 형태를 갖추게 된 것은 1880년 독일의 의사 Wilhelm P. J. Mensinga가 자궁탈을 방지할 목적으로 사용하였던 에보나이트제 환상펫사리움(ring pessar nach meyer)에다 반구형의 넓은 고무막을 씌워서 이것을 비스듬히 질내에 삽입하여 피임효과를 얻었던 일로부터이다. 1885년 네덜란드의 여의사 Sletta Tacobs가 세계최초의 산아조절상담소를 암스테르담에 개설하고 Mensinga의 다이아프램을 널리 보급시켜 좋은 성과를 거두었다. 그 후 유럽, 미국 및 일본 등에서 널리 이용되었으나, 근래에는 이용률이 낮아지고 있다. 다이아프램의 규격은 외연의 직경이 60.0mm부터 2.5mm의 차이로 12층이 있으며 최대규격은 95.0mm인데, 피임률은 88%이다

(2) sponge(tumpong)

Tumpong이라고도 하는데, gum제품과 vinyl제품이 있다. 약제와 병용한다.

(3) 정제(foarm tablet)

초산페닐수은 중조, 주석산 및 붕산 등이 주성분인데, 살정자제(spermicides)이다.

(4) jelly

Cream상인데, 주입기를 이용하여 질내에 넣는다.

(5) 성교 후 세척(post coital douche)

물이나 1.5~2.0% 붕산수, 2.5~3.0% 초산수 등을 이용하여 질내를 씻어내는 방법이

나, 피임 효과는 낮다(권, 1997).

3) 수태기를 피하는 방법

(1) Ogino법(rhythm method)

1924년 오기노 규우사꾸(荻野久作, 日人)는 황체와 자궁내막의 주기적 변화, 배란의 시기, 여성의 수태기 등을 확정하여 발표하였다. 여성의 수태기는 월경주기 일수에 관계없이 항상 다음 월경 시작 전날부터 12~17일 전의 5일간에 해당된다(14일째 배란)(정・박, 1987).

(2) 기초 체온법(basal body temperature method)

기초체온을 측정하여 피임하는 방법인데, 매일 아침 측정해서 기록하여 두면, 월경주기 중 배란 전 저온기(0.2도 하강) 및 배란함몰기(0.3도 하강), 즉 배란기를 알 수 있다

4) 배란 억제법

황체호르몬의 배란(ovulation)억제작용을 이용하는 방법이다. 먹는피임약(oral pill)은 소퇴성출혈(withdrawal bleeding), 점상출혈(break through bleeding "spotting"), 체중증가, 오심 및 구토 등의 부작용이 있다(정・박, 1987).

5) 착상 방지법

자궁 내 수정란의 착상(implantation)을 방지하는 방법이다. 자궁내 장치법이라고도 한다. 1928년 Ernst Gröfenberg에 의하여 시작되었으며 근래 발달하기 시작하였다. 일반적으로 자궁내 장치(intra uterine contraceptive devies, IUD, IUCD)는 불활성플라스틱(inert plastic)을 사용하지만 형태는 ring, T, loop 등 여러 가지가 있다(Ravenholt, 1976 ; 정・박, 1987).

6) 기타

(1) 수정란 파괴 및 태아조기파괴(Ru 486)

(2) 정자의 생산력 억제(황체호르몬 사용) 등이 있다.

1986년 10월 25~31일 싱가포르에서 열린 제12차 World Congress on Fertility and Sterility에서는 호르몬 함량을 대폭 줄인 먹는 피임약, 피부에 이식하여 5~6년 동안 효력이 지속되도록 하는 피하삽입식 피임약, 목면에서 축출한 남성용 피임약(고시폴) 등이 소개되었다(정 · 박, 1987).

12-7. 평가(evaluation)

일반적으로, 가족계획의 평가는 다음과 같이 실시한다(Notestein, 1970 ; 정 · 박, 1987).

① 출생률의 저하 여부

② 수정률(fertility)의 동향

③ 인구증가율의 동향

④ stix-notestein방법

피임 실시 전후의 임신율을 비교한다.

$$E = \frac{a \times 12}{b} \times 100 \qquad \text{피임실시 전}$$

$$H = \frac{c \times 12}{d} \times 100 \qquad \text{피임실시 후}$$

a : 피임 실시 전의 임신 총수

b : 피임 실시 전의 임신에 폭로된 월수

c : 피임 실시 후의 임신 실패 수

d : 피임 실시 후의 임신에 폭로된 월수

$$\text{효과(effectiveness)} = \frac{E - H}{E} \times 100$$

효과치가 클수록 가족계획의 성과가 크다고 판정한다.

⑤ 피임실패율

100쌍을 기준으로 백부인년(hundred women year)을 이용한다.

$$R = \frac{\text{AP (accidental pregnancy)} \times 1{,}200}{\text{Total couple months of use}}$$

R < 10 : 비교적 실패율 少

R > 30~40 : 비교적 실패율 多

* 사용주기(couple months, 1월에 1회 임신위험)

예 : 100쌍 중 20쌍은 3개월에 피임을 중지하였으며 나머지 80쌍은 12개월을 피임

하였다면 평균주기는 얼마인가?

20쌍의 사용기간 : 20 × 3 = 60주기

80쌍의 사용기간 : 80 × 12 = 960주기

∴ 60 + 90 = 1,020주기(평균주기)

평균주기가 클수록 좋은 효과를 기대할 수 있다(정 · 박, 1987).

참 고 문 헌

강길원 · 홍재웅 : 가족계획과 모성보건. 서울대 보건대학원, 1973.

구성회 외 : 공중보건학. 서울, 고문사, 2010

권이혁 : 최신보건학. 서울, 신광출판사, 1997

박형종 · 정경균 : 가족계획과 커뮤니케이션. 서울대 보건대학원, 1973.

보건복지부 : 보건복지통계연보, 2002.

양재모 : 공중보건학강의. 서울, 수문사, 1986.

이해영 · 권태환 : 인구학입문. 서울대 보건대학원, 1973.

정희곤 · 박재림 : 보건과학. 서울, 세진사, 1987.

정희곤 : 幸福과 結婚. 솔, 7, 82~87, 송원대 학도호국단, 1986.

Dublin. L. I. · Lotka, J., and Spiegelman, M. : Length of life ; Table as a record of progress. Ronald Press Co., New York, 1949.

Notestein, F. W. : Zero population growth : What is it, family planning perspectives. 2 : 20, June, 1970.

Ravenholt, R. T. : World epidemiology and potential fertility impact of voluntary sterilization, Paper presented at the third international conference on voluntary sterilization. Tunis, Tunisia, 1976.

Sauvy, Alfred : Fertility & survival. N. Y. Collier Books, New York, 1963.

제13장

인구론

Demography

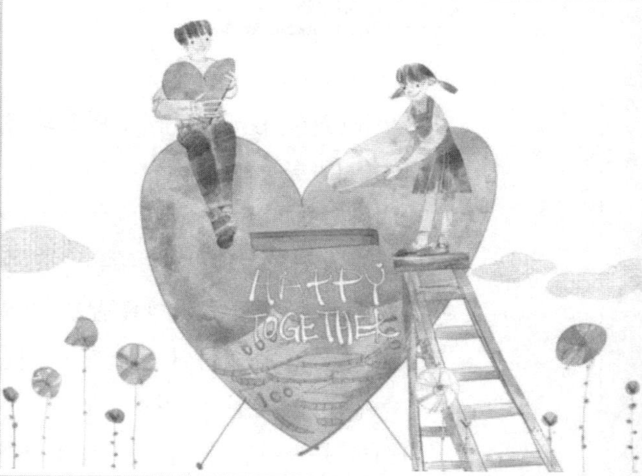

13-1. 개요

인구(population)를 다루는 인구학(demography)이 근대 과학의 위치를 차지하게된 것은 1798년 Thomas Robert Malthus(영, 고전경제학자, 목사, 1776~1834)가 《인구론(人口論, the principle of population)》[1]을 출판하면서부터이다(Malthus et al., 1960). Population은 라틴어 populatio(황폐, 民家)에서 유래되었는데, 이는 원래 전쟁이나 감염병 또는 기근으로 인해서 황폐, 파괴 및 참화 등 비참한 결과를 뜻하였으나, 18세기 후반부터 인구(人口)라는 의미를 갖게 되었다. Demography는 그리스어에서 A. Guillard(1799~1876)가 인구를 서술한다는 뜻으로 처음 사용하였으며 20세기 후반부터 인구에 대한 과학적 연구라는 의미로 사용되고 있다. 인구집단에 사용하는 각종 용어의 개념을 살펴보면 다음과 같다(정 · 박, 1987).

① 인종(人種, human) : 생물학적, 혈연적 즉 유전공동체를 말한다.

② 국민(國民, people) : 법적 즉 국적공동체를 말한다.

③ 민족(民族, race) : 정신 즉 문화공동체를 말한다.

---

1) 초판 : An essay on the principle of population, as it affects the future improvement of society, with remarks on the speculations of Mr. Godwin, Mr. Condorcet, and other writers.
2판 : An essay on the principle of population or view of its past and present on human happiness, with an inquiry into our prospects respecting the future removal or mitigation of the evils which it occasions.
초판은 Godwin과 Condorcet를 논박하기위한 것이었으므로 표현의 과격, 논지의 조잡, 예증의 빈곤을 면할 수가 없었으나, 2판에서는 신중한 학술적 논문의 형태를 취하게 되었다. 거듭 개정 · 증보되었으나 중요한 변경은 없었다.

④ 인구(人口, population) : 인간의 집단이 시간과 공간(space-time)으로 결합되어 있는 시공공동체이다.

인종이나 국민 그리고 민족은 질적으로 관찰(추상)되나, 인구는 양적으로 관찰된다. 인구에 대한 대표적인 정의를 보면 다음과 같다(Rogers, 1960 ; 권, 1997 ; 정 · 박, 1987).

① 어떤 특성에 의하여 구별되는 인간의 집단이다. 예를 들면 세계인구, 한국인구, 노동인구, 남자인구, 여자인구 등이 있다.
② 어떤 특정시간에 일정한 지역 내에 있는 인간의 집단이다. 예를 들면 1990년 한국인구는 43,520,199명 등이다. 대한가족계획협회에 의하면, 1995년 우리나라 인구(남 · 북한)는 총 6,970만 명이다. 요컨대 인구란 일정한 시간에, 일정한 지역에 생존하고 있는 인간의 양적집단이다.

13-2. 인구론

양적 인구 문제의 본질은 인간-토지비(man-land ratio)에 있으며 그 비의 파괴로, 즉 인구 폭발(population explosion)로 인해서 인구 압력(population pressure)이 생기게 되며 그 사회적인 표현으로서 사회적 긴장(social tension)이라는 형태를 취하게 된다. Malthus(1960)의 인구론에서 인간의 생식력과 토지의 생산력을 비교할 때, 인구는 기하급수적으로 증가하며 식량은 산술급수적으로 증가한다고 하였다. 그의 이론을 요약하여 보면 다음과 같다(권, 1997 ; 정 · 박, 1987).

① 규제의 원리 : 인구는 반드시 생존 자료인 식량에 의해서 규제된다.
② 증식의 원리 : 인구는 특별한 방해요인이 없는 한 생존 자료가 증가하면 인구가 증가한다.
③ 인구파동의 원리 : 인구는 증식과 규제의 상호작용에 의하여 균형에서 불균형으로, 불균형에서 균형으로 부단한 파동을 주기적으로 되풀이하게 된다.

인구를 생존 자료와 동일한 수준으로 유지하기 위해서는 도덕적억제(moralrestraint ; 금욕주의, asceticism), 즉 자녀를 부양할 능력이 생길 때까지 결혼을 연장하고 성적으로 순결을 지켜야한다고 주장하였으며, 그렇지 않으면 사회적 빈곤과 사회악을 제거할 수 없다고 하였다. 그러나 이와 같은 멜더스주의(malthusism)는 일반인에게는 너무 무리이기 때문에 강행하면 매음, 성범죄 등 오히려 여러 가지 사회악을 유발시킬 가능성이 있으므로 피임에 의한 산아조절을 하자는 주장이 Francis Place(1771~1854)의 신멜더스주의(ne-omalthusism)이다(이 · 권, 1973 ; 정 · 박, 1987).

13-3. 인구와 경제문제

인구의 문제는 양 및 질적인 면에서 문제가 제기된다. 인구폭발로 야기될 수 있는 문제로서는 소위 3P(population, poverty, pollution)와 식량에 중점을 둔 3M complex(malnutrition, morbidity, mortality)가 있다. 인구가 과대하면 환경위생 악화, 열악 유전인자 및 역도태현상이 출현하며, 과소하면 노동력 부족 및 부담능력 등의 저하로 각종시책을 재검토해야 하므로 경제학자 John Stuart Mill은 건강하게 생활할 수 있는 인구정책이 가능한 적정인구(moderate population)를 유지하여야 한다고 주장하였다. 그러므로 인구 문제는 그 나라의 인구상황, 국민경제발전단계, 그 나라의 자원, 노동시장 등 여러 가지 여건에 따라 다르다. 인구문제가 경제발전에 미치는 각종 영향은 다음과 같다(정・박, 1987).

① 개인소득증가율이 저하된다.

개인소득증가율 = 경제성장률(GNP) - 인구증가율

연세대 한기춘 교수에 의하면, 1962~1973년(12년간)까지 연평균 1.5%의 경제성장률의 효과가 있었고, 1년간 1인당 소득률 약 8,400원(1970년 불변가격기준)의 저하를 방지하였으며, 가족계획에 투자된 총 비용은 123억원이었는데 총수익은 8,736억원으로서 약 70배의 효과가 있었다고 한다.

② 매 인당 소득수준 유지를 위한 투자가 증가한다.

인구성장률 × 한계자본계수

1980~1985년까지 5년간 우리나라의 인구성장률은 평균 1.56%(606,000명)이다. 2001년 11월 7일 유엔인구기금(UNFPA)과 대한가족보건복지협회 공동발표에 의하면, 남・북한 인구증가율은 0.7%이다. 통계청 자료에 의하면 2010년 총조사 인구(48,580천명)는 50년전인 1960년(24,989천명)보다 1.9배 증가하였고, 지난 5년간 연평균 인구증가율은 0.5%이며, 1990년 이후 0.5%내외 수준의 증가율을 보이고 있다.

③ 저축에 대한 압박이 생긴다.

소득 = 소비 + 저축

④ 국가 조세수입이 저하된다. 즉 저소득 인구증가로 면세 인구가 증가된다.

⑤ 노동력 증대에 따른 유지가 곤란하여 실업률이 증가한다.

완전고용성장률 = 노동증가율 × 한계자본계수

우리나라는 2011년 12월 현재 실업률은 3.0%이다. (2006년 3.5%, 2008년 3.2%, 표 13-1 참조)

【표 13-1】 우리나라의 연도별 실업률 (단위 ; 만명, %)

통계표명 : 취업자수, 실업자, 실업률, 청년실업률[단위 : 만명,%]

취업자수, 실업자, 실업률, 청년실업률 통계표

	2006	2007	2008	2009	2010	2011	2011 07월	2011 08월	2011 09월	2011 10월	2011 11월	2011 12월
취업자 증감	29.5	28.2	14.5	-7.2	32.3	41.5	33.5	49	26.4	50.1	47.9	44.1
- 농림어업	-3.2	-5.8	-3.7	-3.8	-8.2	-2.5	-5.5	-3.9	-5.9	-3.3	-1.2	-2.5
- 제조업	-7.3	-4.3	-5.2	-12.6	19.1	6.3	4	-2.8	-4.8	-5.5	-8.5	-8.5
- 건설업	2	1.6	-3.7	-9.1	3.3	-0.2	-5.5	-0.1	-5	4.1	6.6	10.6
- 서비스업	38	36.6	26	17.9	20	38.6	41	57.2	43.4	55.5	52.5	46.2
실업자	82.7	78.3	76.9	88.9	92	85.5	83.7	76.2	75.8	73.6	73	75.4
실업률(%)	3.5	3.2	3.2	3.6	3.7	3.4	3.3	3	3	2.9	2.9	3
청년실업자	36.4	32.8	31.5	34.7	34	32	33.2	26.5	25.6	27.6	27.9	32.1
청년실업률 (%)	7.9	7.2	7.2	8.1	8	7.6	7.6	6.3	6.3	6.7	6.8	7.7

출처 : 통계청「경제활동인구조사」

주)

* 취업자 증감은 전년동기비
* 청년실업자 및 청년실업률 연령 기준 : 15~29세

⑥ 인구밀도가 증가한다.

우리나라의 인구밀도는 도시국가 및 소규모 섬 국가를 제외하면 방글라데시, 대만 다음으로 세계 제3위이다.(표 13-2 참조)

【표 13-2】 주요 국가의 인구 및 인구밀도

(단위 : 천명, 명/㎢)

자료 : UN, 『*World Population Prospects*』 The 2010 Revision, 대만 통계청

국 가 명	인구	인구밀도	국 가 명	인구	인구밀도
방글라데시	148,692	1,033	일 본	126,536	335
대 만	23,162	640	중 국	1,341,335	140

한　국	48,580	486	인도네시아	239,871	126
네덜란드	16,613	400	미　국	310,384	32
인　도	1,224,614	373	브라질	194,946	23

자료 : UN, 『*World Population Prospects*』 The 2010 Revision, 대만 통계청

⑦ 교육투자가 저하된다.

기술교육투자성과 : 물질투자성과 = 7 : 1이다.

13-4. 인구사상(vital events, demographic events)

인구의 구성과 크기의 변화를 일으키게 하는 사상(event)을 인구사상(人口事象)이라고 한다. 인구 진행과정(demographic process)은 인구사상에 의하여 인구의 크기와 구조가 변화하는 과정을 말한다. 인구 진행과정은 인간의 사회생활을 영위하는 과정에서 생기며 인구사상은 대체로 인간의 사회생활을 위한 생물학적 사상이다. 인구사상의 중요한 내용을 들어 보면 다음과 같다(Sauvy, 1963 ; 양, 1986).

1. 분만(delivery)

임신 시의 인구사상과 분만 시의 인구사상으로 나누어진다. 임신기간 중의 사상으로서는 임신과 유산이며 유산은 다시 인공유산과 자연유산으로 구별된다.

2. 사망(death)

사망은 전 연령에서 발생한다. 생후 7일(1주) 미만은 초생아사망(hebdomadal death), 생후 28일(4주) 미만은 신생아사망(neonatal death), 생후 1년 이내의 사망은 영아사망(infant death)이라 한다.

3. 결혼(marriage)

모든 인간사회에서는 결혼이 행하여지고 있으며 UN 통계기구에 의하면, 결혼이란 이성의 합법적 결합이라고 정의하고 있다.

4. 출산주기(birth space)

출산력에 관계된 인간의 생물학적 진행과정은 인구사상의 중요한 사상이다. 여성의 출산력은 초경 시작부터 폐경에 이르기까지 하나의 주기를 형성한다.

5. 인구이동(migration of population)

어떤 지역 내의 인구의 크기는 출산과 사망 이외에는 인구의 이동에 따라 변한다.

6. 사망의 원인과 결과(result & cause of death)

사망이란, 단순 사상이며 최종적인 사상이다. 사망의 정의는 정상출산 이후, 어떤 시점에서 모든 삶의 현상이 영원히 종식하였을 때이다. 사망의 결과로서 결혼 부부 중 남편이나 부인이 사망하였을 때에는 사별이라는 인구사상이 생긴다.

13-5. 인구 구성(composition of population)

개인이 가지고 있는 속성에 따라서 인구 구성을 분류하고 수적으로 추상하는 것이 인구 구성이다(권, 1997).

1. 성별 구성(sex composition)

남녀별 구성비를 표시하는 방법을 성비(sex ratio)라고 하는데, 이는 여자 100에 대하여 남자 인구비를 표시하는 것이다(정 · 박, 1987).

$$\text{성비} = \frac{\text{남자수}}{\text{여자수}} \times 100$$

일반적으로 1차 성비는 여아 100에 대해서 남아 105정도인데, 유산 및 영아사망률이 여아보다 남아가 높아서 15~20세가 되면 남녀성비가 비슷하여지며 노년기에 도달하면 남자의 사망률이 높기 때문에 노년 인구는 여자가 많아지는 경향이 있다. 제1차 성비(primary sex ratio)는 태내성비이고 제2차 성비(secondary sex ratio)는 출생성비이며 제3차 성비(tertiary sex ratio)는 현재 인구의 성비이다(권, 1997).

2. 연령별 구성(age composition)

연령별 인구 구성은 전쟁, 인구이동, 감염병 및 산업구조 등에 의해서 결정된다. 연령

구성은 영아인구(1세 미만), 소년인구(1~14세), 생산연령인구(15~59세) 그리고 노년인구(60세 이상 인구) 등으로 분류한다(양, 1986).

3. 인구구성의 정형

일반적인 인구 구성의 정형은 다음과 같다(그림 13-1 참조)(정 · 박, 1987).

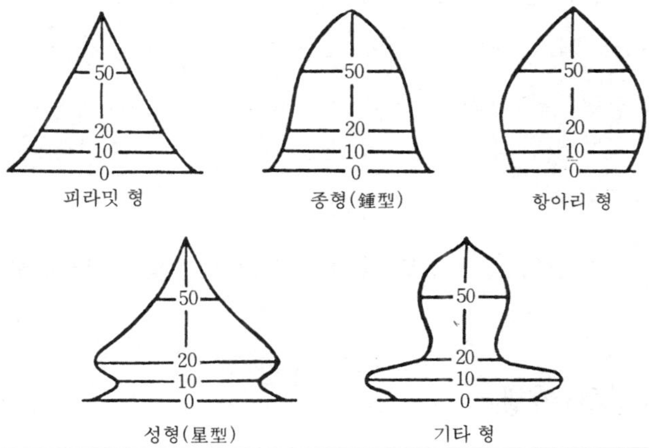

【그림 13-1】 인구 구성의 일반적 정형

1) 피라미드형(pyramid form, progressive form)

인구가 증가하는 형으로서 출생률이 일정하고 사망률이 저하되어 14세 이하 인구가 50세 이상 인구의 2배 이상이 되는 경우이다. 15~49세 인구를 생산인구라고 하며 50세 이상과 14세 이하를 비생산인구라고 한다.

2) 종형(鍾型, bell form, stationary form)

인구정지형으로서 출생률과 사망률이 다 낮고 14세 이하가 50세 이상 인구의 2배 정도인 경우이다.

3) 항아리형(壺型,pot form, regressive form)

평균수명이 높은 선진국에서 볼 수 있는 형으로서 인구가 감퇴하는 형이다. 출생률이 사망률보다 더 낮아 인구가 정체적이며 14세 이하가 50세 이상의 2배 이하일 경우이다.

4) 별형(星型, 都市型, star form, accessive form)

생산연령인구가 유입된 도시지역의 인구구성으로서 유입형이라고도 한다. 생산인구가 전 인구의 1/2 이상인 경우이다.

5) 기타형(호로형, 농촌형, guitar form, secessive form)

별형과는 정반대로 생산층인구가 다수 유출되는 농촌에서 볼 수 있으므로 유출형이라고도 한다. 생산연령인구가 전체인구의 1/2 미만인 경우이다.

4. 기 타

기타 인구 구성형은 산업별, 직업별, 인종별, 국적별, 교육정도별 등으로도 분류한다.

13-6. 인구의 변천(이행)

인구의 증감은 출생, 사망 그리고 이동에 의해서 나타난다. 일반적으로 사회적 요인, 즉 이동을 무시하고 출생과 사망만을 근거로 하는 인구를 봉쇄인구(封鎖人口, closed population)라고 하며, 사회적 요인을 포함시키는 인구를 개방인구(開放人口, open population)라고 한다. 인구이행(人口移行, demographic transition)에서는 경제성장과 병행하여 다음과 같은 3가지 시기를 거친다(이 · 권, 1973 ; 정 · 박, 1987).

(1) 제1단계(고출산, 고사망)

우리 인류 역사가 거쳐온 과정으로 인구성장의 높은 잠재력이 있는 단계(고잠재성 성장단계, stage of high potential growth)이다.

(2) 제2단계(고출산, 저사망)

자연증가율이 높은 단계로서 과도기적 성장단계(stage of transitional growth)이다.

(3) 제3단계(저출산, 저사망)

인구감소의 발단기단계(發端期段階, stage of incipient decline)이다.

그러나 학자에 따라서는 다음과 같이 분류하기도 한다(구외 , 2010 ; 정 · 박, 1987).

1) Notestein & Thompson의 분류

① 인구 감소기의 나라 : 인구의 급속한 증가과정을 거친 이후의 나라로서 인구감소의 경향이 있는 나라
② 과도기적 증가단계의 나라 : 공업화된 나라로서 과도기적으로 증가하지만 안정이 예상되는 나라
③ 고도성장의 잠재력이 있는 나라 : 공업화되지 못한 나라로서 증가가 예상되는 나라

2) C. P. Blacker의 분류

① 제1단계(고위정지기) : 고출생률과 고사망률인 인구정지형(중부아프리카지역)
② 제2단계(초기확장기) : 경제 · 문화수준의 발전에 따라서 저사망률과 고출생률의 나라(한국, 이집트 등)
③ 제3단계(후기확장기) : 산업의 발달과 핵가족화에 따라 저사망률과 저출생률의 경향을 보이는 나라(한국, 스리랑카, 남아프리카, 중앙아메리카 지역)
④ 제4단계(저위정지기) : 사망률과 출생률이 최저에 달한 나라로서 인구는 정지된다(이탈리아, 일본, 러시아, 중동아시아국가 등).
⑤ 제5단계(감퇴기) : 출생률이 사망률보다 낮아서 인구감소 경향을 보이는 나라(스페인, 유럽지역, 북아메리카, 오스트리아, 뉴질랜드 등)

Peterson(1961)은 인구이동(migration of population)의 형태를 다음과 같이 분류하였다(정 · 박, 1987).

① 원시적인 이동(primitive migration) : 원시적인 이동은 생태학적 배출(生態學的 排出, ecological push)이라고도 하는데, 이는 자연이 인간을 이동하도록 만드는 경우이다. 즉 홍수나 가뭄에 의해서 인구가 이동하는 경우를 말한다.
② 강제(강요)이동(forced or impelled migration) : 타의에 의해서 이동하는 경우이다. 즉 국가나 개인이 이동을 유발시키는 경우로서 인구 이동 정책을 들 수 있다.
③ 자유이동(free migration) : 타의에 의하지 않고 자기의 자유의사에 의하여 이동하는 경우이다. 즉, 강제이동과 반대되는 경우이다.
④ 집단이동(mass migration) : 어떠한 원인에 의해서 인구가 집단적으로 이동하는 경우인데, 유태인 집단이동을 들 수 있다.

일반적으로 인구이동은 다음과 같이 분류한다(정 · 박, 1987).

(1) 국내 이동(internal migration)

단위 지역을 한 나라의 행정구역을 기준으로 하면 다음과 같이 나누어진다.

① 전출(out migration) : 특정한 행정구역으로 거주지를 옮겨 나가는 경우이다.
② 전입(in migration) : 특정한 행정구역에서 거주지를 옮겨 들어오는 경우이다.

(2) 국제 또는 해외 이동(international migration)

단위 지역을 국가기준으로 하면 다음과 같이 나누어진다.

① 이입(immigration) : 외국에서 들어온 사람(immigrant)을 말한다.
② 이출(emigration) : 외국으로 나가는 사람(emigrant)을 말한다.

인구가 이동하여 새로운 문화와 역사를 창조하는 경우를 혁신적(innovative)이동이라고 하며, 인구가 이동하여 아무런 변화가 일어나지 않는 경우를 보수적(conservative) 이동이라고 한다.

13-7. 인구의 증가(growth of population)

인구의 크기 결정은 출생과 사망의 차에 의한 자연 증가와 전입, 전출 및 이민 등의 차이에 의한 자연증가 및 사회 증가로 결정된다(정 · 박, 1987).

1. 자연 증가(natural increase)

출생의 사망에 대한 초과 즉 인구가 자기생산순량을 자연증가라고 한다(권, 1997).

① 조자연증가율(crude natural increase rate) : 조출생률 - 조사망률
② 증가지수 또는 동태(動態)지수(vital index) : 출생수와 사망수의 비 또는 조출생률과 조사망률의 비
③ 표준화 자연증가율(standardized natural increase rate) : 표준화 사망률
④ 표준화 증식지수(standard vital index) : 표준화 출생률과 표준화 사망률의 비
⑤ 재생산율(reproduction rate) : 여자가 일생동안 낳은 여자아이의 평균수이며 어머니의 사망률을 무시하는 경우 총재생산율이라 하고, 사망을 고려하는 경우에는 순재생산율이라고 한다.

$$총재생산율 = \sum_{x=0}^{\infty} fx$$

(다만, fx = x세의 여자의 연령별 여아출생률)

$$순재생산율 = \sum_{x=0}^{\infty} fx \cdot \ lx$$

(다만, lx = 여자가 x세까지 생존할수 있는 확률)

순재생산율이 1.0이면 인구의 증감이 없고, 1.0 이하이면 인구가 감소하며, 1.0 이상이면 인구가 증가한다.

2. 사회 증가(social increase)

일정한 지역의 인구 유입에서 유출을 제하면 실제 사회 증가 인구수가 된다. 따라서 인구증가율 = 자연증가 + 사회증가이다.

$$인구증가율 = \frac{자연증가 + 사회증가}{인구} \times 1000$$

【표 13-3】 우리나라의 연령계층별 인구 구성비

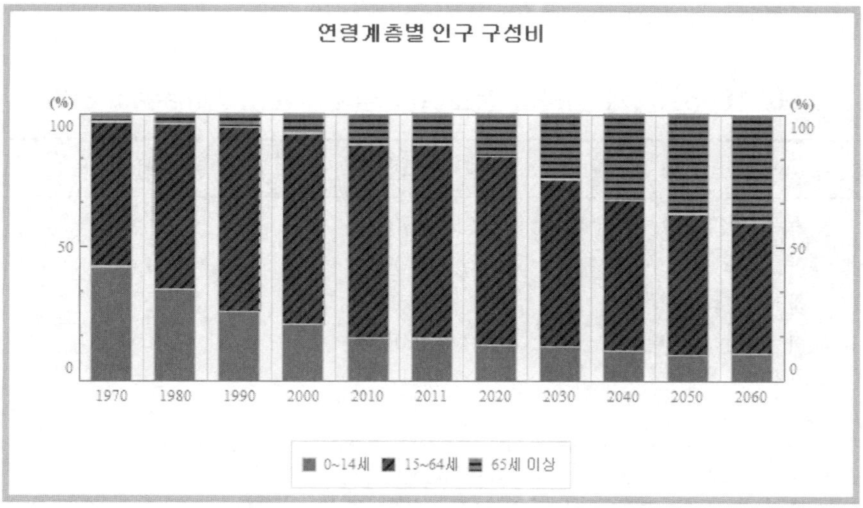

(자료 : 통계청)

1980~1985년까지 5년간 우리나라인구는 평균 606,000명(1.56%)이 증가하였다. 우리나라의 인구 및 세계인구의 증가추세는 다음의 표들과 같다. 몇 가지 다른 수준의 인구성장률을 어떤 인구에 적용시켰을 때, 그 인구의 크기가 두 배로 되는데, 소요되는 기간을 비교하여 보면 [표 13-7]과 같다(UN the Population Division, 1954 ; 정·박, 1987).

【표 13-4】 우리나라 인구의 자연 증가 및 인구 증가율

년도	자연증가율(%)	인구증가율(%)
1910~1915	1.00	0.87
1916~1920	0.74	0.70
1921~1925	1.71	1.54
1926~1930	1.76	1.45
1931~1935	2.08	1.67
1936~1940	2.09	1.18
1941~1945	2.58	1.63
1946~1949	2.58	4.42
1950~1955	1.50	1.02
1956~1960	2.88	2.88
1961~1965	2.70	2.70
1966~1970	1.92	1.92
1980~1985	1.56	1.56
1986~1990	0.98	1.52

【표 13-5】 세계 인구의 분포('85 추계, Word Almanac '86)

지 역	인 구(명)	비율(%)
아 시 아	28억 9,670만	59.8
아 프 리 카	5억 5,100만	11.4
북 아메리카	4억	8.3
남 아메리카	2억 7,100만	5.6
유 럽	7억 230만	14.5
오세아니아	1,580만	0.3
계	48억 4,500만	

【표 13-6】 세계 인구의 증가 추세

년 도	인 구 수(명)
1650	5억 5,000만
1850	12억
1940	22억 5,000만
1960	30억
1973	38억 6,000만
1974	39억
1983	46억 7,700만
1985	48억 4,500만
2000	60억
55년후	$1/feet^2$
110년후	인구무게 = 지구무게

【표 13-7】 연평균 인구 성장률과 인구 배가년수

성장률(%)	배가년수*
0.5	140
1.0	70
1.5	47
2.0	35
3.5	28
3.0	23
3.5	20
4.0	18

※ 배가년수 = $\frac{70}{\text{성장률}}$

일본국 大阪 전기통신대 竹田晴見 교수는 남아선호출산으로 인한 장래인구의 불균형을 컴퓨터로 예측한 결과를 다음과 같이 보고하였다. 1980년 일본국 인구동태통계를 남녀결혼연령, 연령별 출산율, 연령별 사망률 등을 컴퓨터에 입력하여 남녀 선호도 비율에 따른 향후 100여 년 동안의 인구변동추이를 계산하였다. 그 결과, 남녀 출생비 차이가 1% 정도에서는 아무 영향이 없었으나, 10%, 20% 등으로 남자 출산율이 여자를 앞지를 경우에는 2010년부터 총인구가 감소하기 시작한 것으로 나타났다. 특히 20%의 남아선호는 2100년에 가서 전체인구를 정상적인 상태의 절반으로 감소시켰다. 그러나 여아선호도가 10%인 경우에는 오히려 2050년부터 총인구가 급격히 증가하기 시작하여 2100년에는 정상상태보다도 3,000만 명이 많아진 것으로 나타났다. 20%에서는 10% 때보다는 낮아지나 여전히 인구를 증가시켰다. 여아선호도가 30%에 달할 경우에는 오히려 2030년부터 인구가 줄어들어 정상상태와 비슷한 현상을 보였다. 이러한 원인은 상대적으로 남자의 부족현상이 심화되어 미혼여성이 증가되기 때문으로 나타났다(그림 13-2 참조)(정・박, 1987).

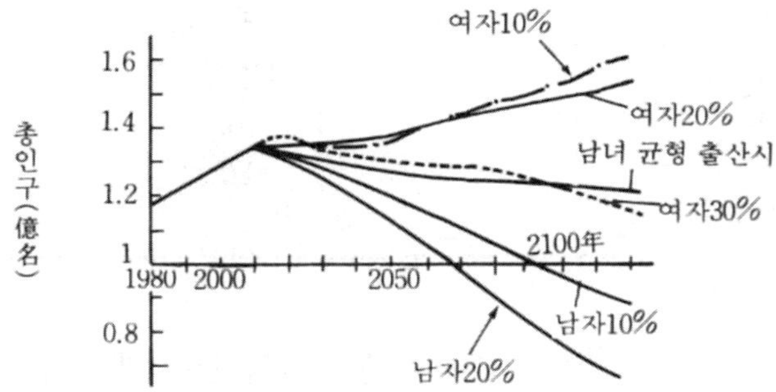

【그림 13-2】 **남녀 선호 출산별 인구변동추이**

13-8. 인구조사

1. 인구정태(人口靜態, state of population)

인구는 크기(size), 구성(composition) 그리고 성질(nature) 등에 의해서 그 상태(state)를 달리하는데, 이 변동하는 인구의 상태가 인구정태이다. 이러한 인구정태를 전국적인 규모로 조사하는 것을 국세조사(國勢調査, national census)라고 한다. 국세조사는 정규적으로 매 10년마다 실시하는 것을 원칙으로 하는데, 그 사이 즉 5년에 간이국세조사를 실시하는 것이 상례이다. 국세조사를 실시한 최초의 국가는 1686년 스웨덴이며 1801년 영・불, 1816년 이태리, 1871년 독일, 1897년 러시아, 1920년 일본 등의 순이다. 그러나 근대적인 국세조사를 실시한 최초의 국가는 1790년 미국이다. 우리나라는 고조선시대에 호구조사를 실시한 것으로 생각되나, 호구조사의 제도화는 삼국시대 이후인 것으로 생각된다. 전국적인 조사기록으로서는 1639년의 기록이 최초인데, 그 당시의 인구는 1,521,165명이다. 근대적 의미의 국세조사는 1920년에 실시할 예정이었으나, 3.1운동으로 인하여 실시하지 못하고 1925년에 실시한 간이국세조사(abridged national census)가 처음이다. 그 당시의 인구는 19,020,000명이었다(정 · 박, 1987).

국세조사방법에는 현재인구조사(present population census)와 상주인구조사(resident population census)가 있다. 관광도시나 항만도시에 있어서는 상주인구조사만으로는 여러 가지 문제점이 있으므로, 현재인구조사를 실시한다. 인구조사의 기준은 1년 중 중앙일인 7월 1일 자정을 기해서 조사한 인구를 그 지역 및 그 국가의 인구로 하며 기타 일에 조사한 인구는 반드시 조사 일을 표시해야 한다. 미국에서 실시한 국세조사는 다음과 같다(정 · 박, 1987).

① de jure census : 1970년 상주인구(original resident population)를 조사할 목적으로 실시하였는데, 이는 세금징수 및 군사적인 목적으로 실시하였다.

② de facto census : 현재인구(happen present population)를 조사할 목적으로 실시하였다.

2. 인구동태(人口動態, movement of population)

출생, 사망, 결혼, 이혼, 전출입, 이민 등의 인자에 의하여 이루어지는 일정기간 내의 인구변화 양상을 말한다(구 외, 2010 ; 정 · 박, 1987).

13-9. 생명표(life table)

인구집단에 있어서 출생과 사망에 의한 생명현상을 표시하는 방법으로 생존 수, 사망 수, 생존율, 사망률, 사력(死力), 평균여명(平均餘命) 등으로 표현하는 것을 생명표라고 한다. 생명표는 생명보험회사에서 최초로 사용하기 시작하였다. 생명표에는 다음과 같은 여러 가지 종류가 있다(권, 1997).

① 완전생명표(complete life table) : 각 연령별(single year age)로 출생과 사망 등 생명현상을 표시한 생명표이다.

② 간이생명표(abridged life table) : 0~5세, 5~10세, 15~20세 등으로 표시한 생명표이다.

③ 경향생명표(current life table)

④ 집단생명표(cohort life table)

완전생명표를 작성하려면, 계산을 하는데 많은 시간과 노력이 소요되기 때문에 보건상으로는 간이생명표가 많이 이용된다. 이에는 다음과 같은 방법이 있다.

① greville법

② reed-merrell법

③ wiesler법

생명표는 다음과 같은 생명현상을 표시한다(정 · 박, 1987).

① 생존수(ℓ_x) : 어느 시점에서 동시에 10만 명이 탄생하였다면, 현재의 연령별 사망률이 계속 변하지 않는다고 할 때 연차적으로 사망률이 진행되면 생존자는 연차적으로 감소해서 영세 인구 ℓ_0 = 10만 명이, ℓ_{100}이 되면 생존자는 0에 가까울 것이다. 따라서 X세에 도달했을 때에 생존수를 ℓ_x로 표시하고 이를 남녀별로 표시할 수 있다. 일반적으로, ℓ_1(1세) 이후에는 남자보다 여자가 많은 것이 각국의 공통된 현상이다.

② 사망수(d_x) : x세의 사람 중 x+1세에 도달하지 못하고 사망한 자의 수를 x세에서의 사망수라고 하며 이를 d_x로 표시하면 $d_x = \ell_{x-} \ell_{x+1}$이 된다.

③ 생존율(px) : x세의 사람 중 x+1세에 도달할 수 있는 사람의 비율을 x세에서의 생존율이라고 하며, 생존율은 x세의 사람이 1년간 생존하는 확률이라고 할 수 있으며 생존율을 px로 표시하면,

$$px = \frac{\ell_{x+1}}{\ell_1} \text{ 이다.}$$

④ 사망률(qx) : x세의 사람중 x+1세에 도달하지 못하고 사망하는 비율을 x세에서의 사망률이라고 하며 qx로 표시하면,

$$qx = \frac{d_x}{\ell_x} = \frac{\ell_x - \ell_{x+1}}{\ell_x} = 1 - px \text{ 가 된다.}$$

⑤ 사력 : x세에 도달한 사람이 그 순간에 사망할 수 있는 확률을 말한다.

⑥ 평균 여명(life expectancy) : x세의 생존자 수가 x세 이후 생존연수의 평균을 x세에의 평균여명이라고 한다. 즉 x세에 도달한 사람이 앞으로 평균 몇 년을 더 살 수 있을 것인가의 기대치이다.

13-10. 우생문제(eugenic problems)

소질이 열악한 사람을 제한 또는 제거하여 사회, 민족 및 국민의 자질을 향상시키는 것을 그 목적으로 한다. 우생학(eugenics)이란 용어는 1883년 Francis Galton(英, Charles Darwin의 종재, 1822~1911)이 처음으로 사용하였다. Francis Galton에 의하면, 우생학은 "지능 및 체질에 있어서 자손의 인종적 가치를 향상 또는 저하시킬 수 있는 여러 가지 원인에 관한 연구를 하는 학문이다."라고 정의하였다. 우생학은 다음과 같이 분류할 수 있다(WHO, 1969 ; 정 · 박, 1987).

① 적극적 우생학(positive eugenics) : 우량성원을 적극적으로 번식시키는 것을 목적으로 한다. 이는 우생결혼이 중요한 방법이 된다.

② 예방적우생학(preventive eugenics) : 현존하는 불량요인을 제한하는 데에 그 목적이 있다.

1. 우생학의 대상이 되는 장애

유전성 장애가 되는 문제는 다음과 같다(권, 1997 ; 정・박, 1987).

1) 정신장애

정신분열증(schizophrenia), 조울병(manic-depressive psychosis), 간질성정신병(epileptic psychosis), 정신박약(mental deficiency) 등이다.

2) 육체적 결함

유전적 맹목(blindness), 농아(deaf & dumb), 강도의 기형 등이 있다.

2. 유전과 몇 가지 문제

1) 쌍생아(twins)

유전형질이 똑같은 1란성 쌍생아(uniovular twins)와 보통 형제자매의 경우와 같은 상이성(相似性)을 띤 2란성 쌍생아(biovular twins)가 있다.

2) 근친결혼(inter marriage)

근친에 대한 견해가 국가에 따라서 다소의 차이가 있다. 열성유전병(recessive hereditary disease)이 생길 수가 있다.

3) 혼혈(mixed blood)

Gates는 혼혈의 정도를 다음과 같이 분류하였다(정・박, 1987).

① 비교적 근연의 이민족간의 혼혈

② 혈연이 먼 이민족간의 혼혈

   ㉠ 2개의 문화민족간의 혼혈 또는 2개의 원시민족간의 혼혈

   ㉡ 하나의 문화민족과 하나의 원시민족간의 혼혈이 있다.

그는 이상 중에서 ㉡의 경우만이 큰 곤란이 수반된다고 하였다.

4) 후천성의 유전 문제

후천성이 유전된다고 잘못 믿고 있는 원인은 다음과 같다(권, 1997).

① 용어의 부정확
② 실험재료의 유전적 불순
③ 실험수의 과소
④ 대조군의 결여
⑤ 실험된 代의 수가 과소
⑥ 인위적 돌연변이와 혼동
⑦ 영속변이와의 혼동
⑧ 우연의 일치 등이다.

3. 도태(淘汰, selection)

생물진화를 촉진하는 요소 중 유전은 여러 가지 내재된 형질을 보존하고 돌연변이(mutation)는 여기에 새로운 형질을 더하기 위해서 작용한다. 다음에 도태작용이 적자를 생존시키고 자손을 번식시키는 한편 약자를 배제한다. 이러한 결과로 자연계의 진화 특히 인류의 진화가 이루어진다. Darwin은 그의 자연 도태론에서 생물계에서 적자생존의 원칙을 설명하였으나, 인류세계에서는 적자만이 생존하게 되고 생식의 기회가 부여된다고는 단정할 수 없으며 부적자, 약자, 열악자 등이 생존하고 증식하는 경우가 많다(Roberts, 1975 ; 권, 1997).

이러한 경우를 역도태(contraselection, dysgenic)[2]라고 한다. 민족을 싸고 있는 환경, 특히 기후, 풍토가 그 민족 중에서 약자를 구출하며 강자만을 살게 하고 그 자손을 증식시키는 경우를 자연도태(natural selection)라고 하며 식물재배가나 동물사육가가 취향에 따라서 임의의 종자를 선발하여 증식을 도모하는 것을 인위적 도태(artificial selection)라고 한다. 그리고 도태가 민족과 민족간에 이루어지는 경우를 민족도태(racial selection)라고 하며 사회계급이나 직업간에서 이루어질 경우에는 사회도태(social selection)라고 한다(정 · 박, 1987).

13-11. 고령사회

2) 인구의 역도태 : 산아제한에 의한 출산억제가 시행될 경우, 사회 · 경제적인 상류층에 보급되기 쉬운데, 이러한 양상이 장기간 계속될 때 사회계급별 출산력의 차이로 인구의 자질이 저하된다는 Lenz의 학설.

1. 고령화사회

현시대는 고령사회 도래 가속화 시대로

- 2012년부터 총부양비 증가 추세로 전환, 고령화율 증가 · 베이비붐 세대 은퇴 본격화 등 고령사회가 가시화되었다.
- 저출산 출산율은 세계 최저 수준(2010년 1.23명)으로, 인구역전현상(2017년 노인 712만명>유소년 684만명), 생산가능인구 감소(2017년) 등의 발생을 예상하였다.

(1) 저출산 출산율

- 저출산 출산율은 세계 최저 수준(2010년 1.23명)으로,
- 인구역전현상(2017년 노인 712만명>유소년 684만명),
- 생산가능인구 감소(2017년) 등의 발생을 예상하였다.

출처 보건복지부, 2012.

* 총부양비(노인 · 유소년/생산가능인구) 37.3%(2010) → 36.8%(2012) → 40.7%(2020) → 58.6%(2030)

* 2050년 고령화율 : OECD 평균 25.8%, 한국은 38.2%로 일본 39.6%에 이어 OECD 2위

주요국의 고령화율 전망과 인구 구조전망을 다음과 같이 보건복지부에서[그림 13-3, 13-4] 전망하였다.

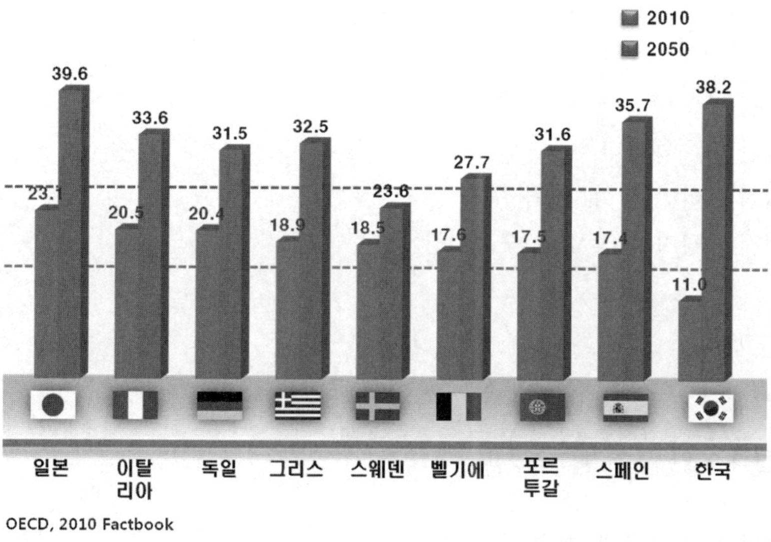

【그림 13-3】 주요국 고령화율 전망

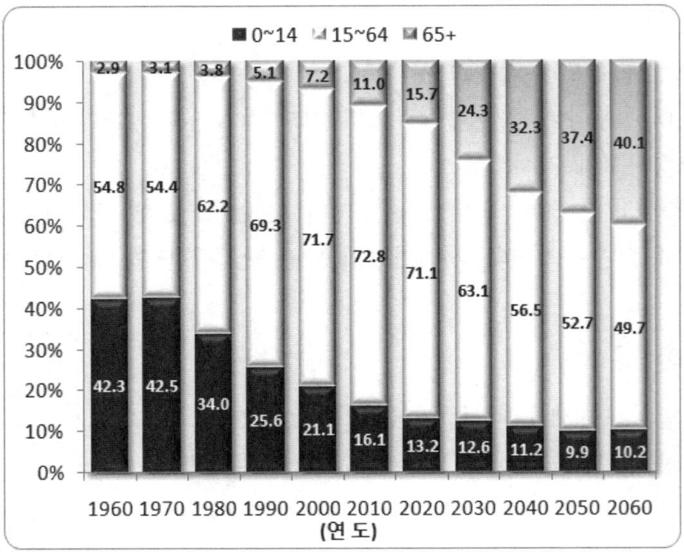

* 출처 : 통계청, '2010 장래인구추계'

【그림 13-4】 인구구조 전망

2. 인구 대책

인구 대책은 경제, 정치, 사회, 문화 등 각종 여건에 따라서 세워져야 한다. 경제적인 측면에서의 인구 대책은 다음과 같다(정 · 박, 1987).

1) 공간 대책

경제 공간을 확대한다.

① 직접적 : 이민 장려, 인력 수출

② 간접적 : 경지 확장사업, 수출시장 확대.

2) 시간 대책

(1) 직접적 : 인구 조절

(2) 간접적 : 경제개발 계획 수립, 기술훈련 계획 등이다.

우리나라의 인구 대책을 들어 보면 다음과 같다.

① 15~49세 여성의 70% 이상을 가족계획에 참여시켜 zero population growth(ZPG)를 유지하여야 한다. 1990년 11월 1일 현재 우리나라 인구는 43,520,199명(남 : 21,834,000명, 여 : 21,666,000명)이며, 1986~1990년까지 5년간 인구성장률은 1.52%이다.

② 부양인구비를 1:1로 저하시켜야 하며 최소한 2:1로 저하시켜야 한다.

$$부양지수(dependencyratio) = \frac{15세미만\ 인구 + 65세이상\ 인구}{15세이상부터\ 64세이하의\ 인구} \times 100$$

③ 도시의 환경을 개선하여야 한다.

④ 주택문제를 개선하여야 한다. 1990년 11월 1일 현재 우리나라 총가구수는 11,357,000호인데, 주택은 7,374,000동으로서 무주택가구수가 3,983,000호(54.0%)이다.

⑤ 도시집중(unbanization)을 방지하고 인구를 분산시켜야 한다(2000년 도시인구비율 86.2%)(보건복지부, 2000).

⑥ 공업지역을 분산시켜야 한다.

⑦ 위성도시를 조성하여야 한다.

참 고 문 헌

구성회 외 : 공중보건학. 서울, 고문사, 2010

권이혁 : 최신보건학. 서울, 신광출판사, 1997

보건복지부 : 통계연보. 1999, 2000, 2011, 2012

양재모 : 공중보건학강의. 서울, 수문사, 1986.

이해영 · 권태환 : 인구학입문. 서울대 보건대학원, 1973.

정희곤 · 박재림 : 보건과학. 서울, 세진사, 1987.

Malthus, Thomas · Huxley, Julian · Osborn, Frederick : Three essays on population. Mento Book, New York, 1960.

Peterson, William : Population. The Macmillan Co., New York, 1961.

Roberts, J. A. F : The influence of heredity on health in the theory and practice of public health. 4th ed., W.Hobson, London, Oxford University Press, 1975.

Rogers, Edward S. : Human ecology and health. The Macmillan Co., New York, 1960.

Sauvy, Alfred : Fertility & survival. N.Y., Collier Books, New York, 1963.

U.N. The Population Division : Framework for future population estimates. 1950~1980, New York, 1954.

W.H.O : W.H.O. Techn. Rep., Expert committee on human genetics. Third report, Genetic counselling, Ser., No. 416. 1969.

제14장

성인 및 노인보건

Adult Health & Gerontology

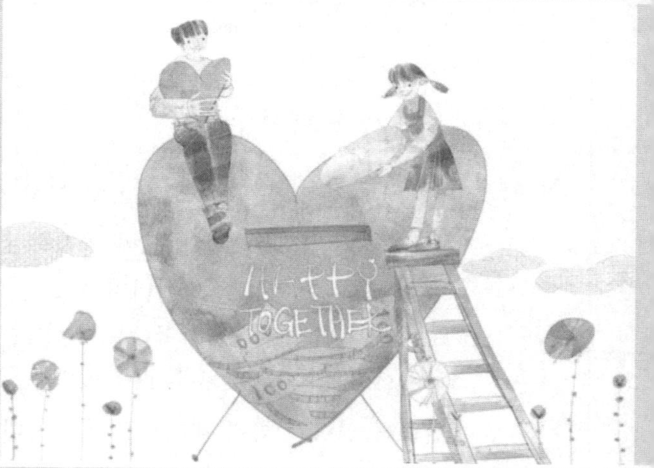

14-1. 개요

노인에 관한 생체학적, 정신적, 의학 및 사회 경제적인 것 등에 관한 학문을 노인학(gerontology)이라 할 수 있다.

일반적으로 보건통계에서는 노령자를 65세 이상[1]으로 하고 있으나, 노인병이 노령자에게만 한정되어 발생하지는 않는다. 즉 암은 여자는 35세, 남자는 40세경부터 갑자기 많이 발생하므로 노인병이라는 말보다는 성인병이라는 말이 오히려 타당하다. 노인과학(老人科學), 즉 gerontology는 그리스어의 geron에서 유래된 것인데, 이는 old man을 의미한다. 노인에 관한 문제를 과학적으로 연구하는 학문을 노인과학이라고 정의한다. 노인의 특유한 질병 현상을 연구하는 학문을 노인병학(geriatrics)이라고 하는데, 이는 소아과학(pediatrics)에 대응해서 표현된 것이다. 1909년 I. L. Nascher(1863~1944)가 geriatrics라는 용어를 처음으로 사용하였으며, 1944년 미국에서 노인병학회(gerontological society)가 결성되었을 때, gerontology라는 용어가 정식으로 사용되었다.

N. W. Shock은 gerontology를 가령(加齡)하는 현상(phenomena of aging)의 과학적 연구라고 정의하고, 그 내용을 다음과 같이 분류하였다(권, 1997 ; 정・박, 1987).

① 가령하는 과정의 일반 생물학과 생리학

② 연령에 따른 심리적 변화

③ 가령의 병리적 과정

④ 노령화 인구에 대한 사회・경제적문제 등이다.

---

1) 1990년 11월 1일 현재 우리나라 인구는 약 42,869,000명으로서 인구 100명당 65세 이상 인구의 비는 5.0%이다.

14-2. 노화현상

노화현상의 원인은 여러 가지 설이 있다. 옛날에는 생명에너지(vital energy)가 소모되는 것을 노쇠라고 하였으며 완전히 소모된 상태를 사망이라고 하였다. 인간은 일생동안 소모할 수 있는 생명에너지가 있는데, 그 속도가 빠르면 단명(短命)하고 아껴서 천천히 소모하면 장수할 수 있다는 것이다. Rubner의 인체물질대사실험에 의하면, 발육기와 발육완성 후에 있어서 에너지대사에 차이가 있다고 하였다. 그에 의하면, "생활물질은 단순히 일정한 범위 내에서만 에너지대사를 영위할 수 있으며, 이 생활물질이 소모되어 원형질의 영양능력이 상실되면 노쇠하는 것이다."라고 하였다. 즉, 원형질의 노화를 노쇠의 원인이라고 믿었다. E. Metchnikoff(1845~1916)는 노쇠의 원인을 자가중독이라고 하였다. 즉, 수명의 길이와 장내세균군과의 사이에는 밀접한 관계가 있다고 하였으며 창자가 짧을수록 세균수가 적어 수명이 길어진다고 하였다. 장내세균에 의해서 발생한 독소가 체내에 흡수되어 중독을 일으킨다는 것이다. 이것이, 곧 자연사의 원인이라고 생각한 자가중독설이다(정 · 박, 1987).

Brown Séquard는 내분비의 감소가 노쇠의 원인이라고 하였으며 Voronoff는 Brown Séquard의 설을 더욱 발전시켜 살아있는 동물의 내분비선을 이식하면 노화방지에 도움이 된다고 하였다. Steinach는 생식선에 의한 회춘(回春)을 주장하였다. 즉, 생식선이 퇴화하여 성욕이 감퇴한 것을 노쇠라고 생각하였으며 수정관을 결찰하면 기능이 높아진다고 하였다. 그리고 Bauer 등은 노화현상은 노화가 빠른 장기조직이 문제라고 하였다. 근래 노화현상은 유해산소(활성산소, free radical)에 의해서 일어난다고 한다. 유해산소는 활성산소라는 뜻인데, 1954년 F. Gerschman이 산소의 유해성을 발표하였다. 이는 신진대사과정에서 생성된다. Radical이란, 분자의 주위를 돌고 있는 전자를 잃어버린 분자를 뜻한다. 이 전자를 잃은 분자가 다시 짝을 찾기 위해서 그 옆을 공격함으로써 연쇄반응이 일어나는데, 이때에 유해산소가 생성된다. 이는 노화, 암, 심장병 등 퇴행성질병을 유발시키는데, 항산화제로서는 polyphenol, catalase, SOD, GPX, 세레늄, 비타민 C, E, A 등이 있다.(제1장, 1-5 건강의 성립 조건 및 질병의 자연사와 예방의 수준편 참조). 근래 일본의 의료벤처디자인과 도쿄대 분자세포생물학연구소에서는 인간의 단명유전자를 발견하였는데, 이는 인간의 수명을 연장시키는 의약품개발의 길을 열었다. 우리나라의 연령구조는 1960년대초의 전형적인 피라밋형 인구구조에서 서서히 종형 인구구조로 변화하고 있다(그림 14-1 참조)

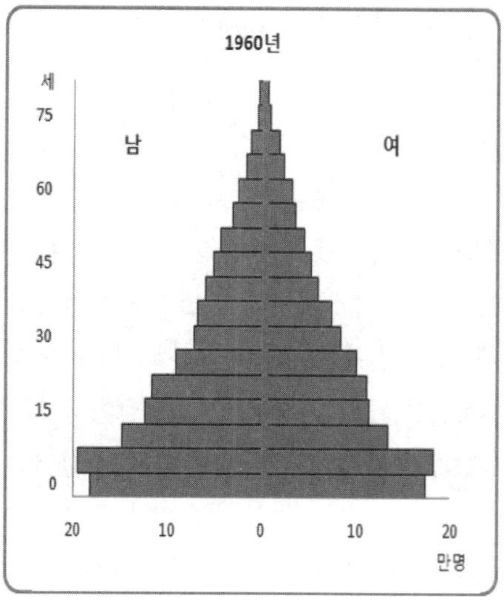

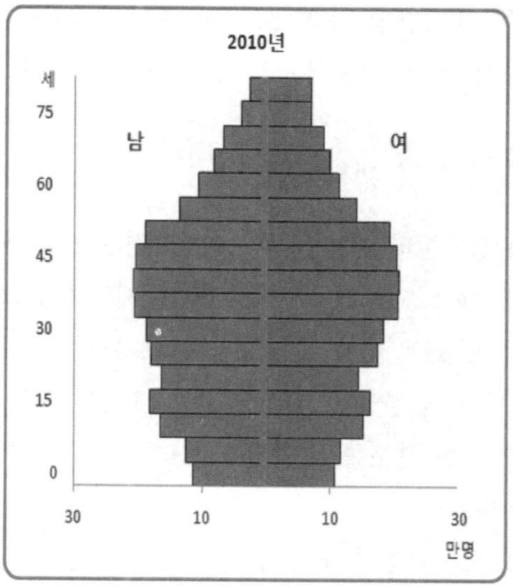

인구피라미드 : 1960년, 2010년
출처 : (국가통계포털, 2010)

【그림 14-1】 한국의 연령 구조 변화

14-3. 대책

1. 노인병의 특징

① 생리적 노화현상과 질병을 구분하기가 어렵고 만성적이고 퇴행적인 결과를 보여 오랜 기간을 거쳐 서서히 발병하고 진행한다.
② 증상이 거의 없거나 애매하여 오진하기가 쉽다.
③ 약물 부작용이 많다
④ 심리적 요인이 질병에 영향을 주어 심리적 요인으로 질병이 악화되기도 한다.
⑤ 치아의 문제가 심각하다.
⑥ 합병증이 많다.
⑦ 의사의 지식과 경험만으로는 치료가 어렵고 사회사업가, 간호사, 물리치료사, 재활 의학 전문가 등이 협조하여 치료해야 한다.

2. 노화예방

노쇠현상은 유전적인 영향이 많으나, 환경의 영향도 크다. 즉, 과로, 기후, 식품, 영양,

음주, 세균감염 등의 요인에 따라서 큰 차이가 있다. 그러므로 노화현상은 생활양식에 따라서 어느 정도까지는 방지가 가능하다(정 · 박, 1987).

3. 노인의 생활보장

1995년부터 2010년 까지의 고령인구 증가추세를 보면 [표 14-1]과 같으며 . 우리나라의 65세 이상 노인인구는 2010년 현재 5,425,000명이었는데, 2005년 대비 2% 증가했음을 보여준다. 95세 이상 초고령자도 증가하는 추세인데 통계청 추계 2010년 전국 95세 이상 인구가 20,233명인데 2012년에는 4,128명으로 증가하였다(표 14-3 참조). 100세이상 고령자의 지역별 분포를 보면 [표 14-4]와 같다. 그러므로 우리나라에서도 노인대책이 시급한 실정이다.

① 정신보건 : 노인의 정신보건상 중요한 것이 레크리에이션이다. 고독감을 덜어주어 삶의 보람과 행복감을 갖도록 한다.

② 노인의 주거 : 노인을 위한 주거가 마련되어야 하며 가족이 없는 노인을 위한 양호노인집, 경비노인집, 유료노인집 등이 이용된다.

③ 경제보장 : 구미의 여러 나라에서는 연금제도가 광범위하게 마련되고 있다.

④ 노인복지법 : 노후를 편안하게 보장하기 위해서 많은 국가에서 제정하여 실시하고 있다.

【표 14-1】 연도별 고령인구 추이

(단위 : 천명, %)

구 분	1995년		2000년		2005년(A)		2010년(B)		증감(B-A)	
		구성비		구성비		구성비		구성비		증감률
인 구	44,554		45,985		47,041		47,991		949	2.0
65세이상	2,640	100.0	3,372	100.0	4,365	100.0	5,425	100.0	1,059	24.3
남자	975	36.9	1,287	38.2	1,736	39.8	2,198	40.5	461	26.6
여자	1,666	63.1	2,084	61.8	2,629	60.2	3,227	59.5	598	22.8

【표 14-2】 고령인구 및 남녀 비율

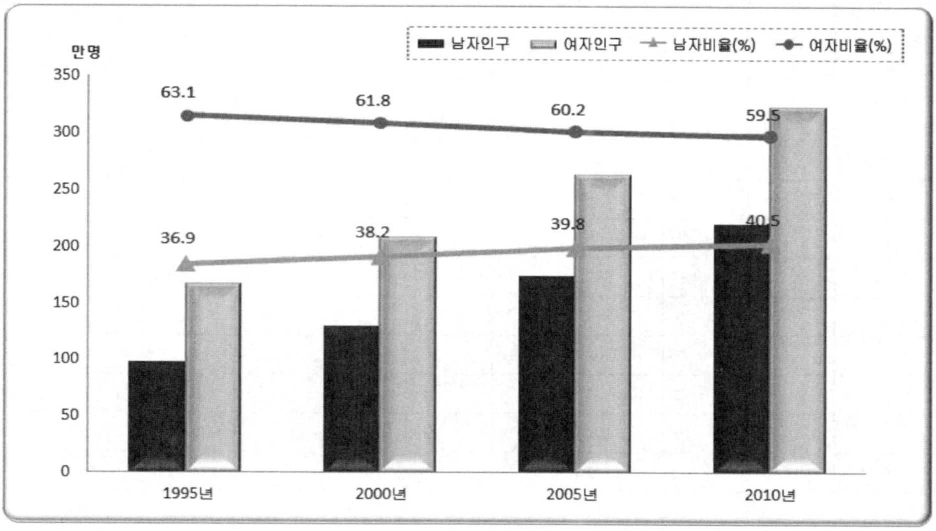

출처 : 국가 통계 포털

【표 14-3】 95세 이상 고령자의 증가 추세

행정구역별	연령별	2010			2011			2012		
		추계인구 (명)	추계인구 (남)(명)	추계인구 (여)(명)	추계인구 (명)	추계인구 (남)(명)	추계인구 (여)(명)	추계인구 (명)	추계인구 (남)(명)	추계인구 (여)(명)
전국	95세이상	20,233	3,247	16,986	22,147	3,675	18,472	24,055	4,139	19,915
서울특별시	95세이상	3,431	678	2,753	3,769	759	3,010	4,128	852	3,276
부산광역시	95세이상	883	122	761	937	137	800	1,003	155	848
대구광역시	95세이상	609	83	526	663	93	570	717	98	619
인천광역시	95세이상	804	149	655	907	166	741	1,015	200	815
광주광역시	95세이상	531	64	467	570	77	493	610	90	520
대전광역시	95세이상	462	72	390	531	90	441	585	104	481
울산광역시	95세이상	218	22	196	246	27	219	274	32	242
경기도	95세이상	3,683	682	3,001	4,091	779	3,312	4,547	896	3,651
강원도	95세이상	841	166	675	951	194	757	1,049	216	833
충청북도	95세이상	831	154	677	911	177	734	967	194	773
충청남도	95세이상	1,403	228	1,175	1,527	253	1,274	1,638	283	1,365
전라북도	95세이상	1,235	172	1,063	1,367	198	1,169	1,429	213	1,216
전라남도	95세이상	1,838	197	1,641	1,971	214	1,757	2,080	234	1,846
경상북도	95세이상	1,677	269	1,408	1,815	310	1,505	1,972	345	1,627
경상남도	95세이상	1,112	134	978	1,184	147	1,037	1,285	167	1,118
제주도	95세이상	675	55	620	707	54	653	756	60	696

자료 : 통계청

【표 14-4】 100세 이상 고령자의 시 · 도별 분포

시도	2005년				2010년				증감(B-A)	
	인구 (A)	구성비	성비	10만명당	인구 (B)	구성비	성비	10만명당	인구	증감율
전국	961	100.0	12.1	2.0	1,836	100.0	16.2	3.8	875	91.1
특 · 광역시	296	30.8	15.6	1.3	605	33.0	14.4	2.7	309	104.4
서울	141	14.7	22.6	1.4	270	14.7	21.1	2.8	129	91.5
부산	31	32	6.9	0.9	91	5.0	8.3	2.7	60	193.5
대구	34	3.5	25.9	1.4	56	3.1	9.8	2.3	22	64.7
인천	35	3.6	9.4	1.4	76	4.1	18.8	2.9	41	117.1
광주	29	3.0	0.0	2.0	53	2.9	3.9	3.6	24	82.8
대전	20	2.1	5.3	1.4	46	25	7.0	3.1	26	130.0
울산	6	0.6	20.0	0.6	13	0.7	0.0	1.2	7	116.7
도지역	665	69.2	10.6	2.7	1,231	67.0	17.1	4.7	566	85.1
경기	152	15.8	11.8	1.5	360	19.6	20.4	3.2	208	136.8
강원	34	3.5	17.2	2.3	82	4.5	36.7	5.6	48	141.2
충북	23	2.4	4.5	1.6	64	3.5	20.8	4.2	41	178.3
충남	23	2.4	4.5	1.6	64	3.5	20.8	4.2	41	178.3
전북	61	6.3	10.9	3.4	143	7.8	13.5	8.0	82	134.4
전남	116	12.1	7.4	6.4	163	8.9	12.4	9.4	47	40.5
경북	84	8.7	18.3	3.2	135	7.4	13.4	5.2	51	80.7
경남	56	5.8	3.7	1.8	90	4.9	18.4	2.8	34	60.7
제주	32	3.3	6.7	6.0	80	4.4	5.3	15.0	48	150.2

- 시 · 도별 고령자는 경기도가 360명(19.6%)으로 가장 많으며, 서울(270명), 전남(163명) 순임
- 지난 5년간 증가율은 부산(193.5%)가 가장 컸고, 충북(178.3%), 제주(150.0%) 순임
  - 인구 10만명당 100세 이상 인구는 제주가 15.0명으로 가장 많으며, 전남(9.4명), 전북(8.0명) 순임

우리나라의 10대 장수마을은 지리산의 기슭인 구례군 마산면 및 간전면과 순창군 팔덕면, 담양군 남면, 화순군 이서면, 장흥군 장동면, 남해군 설천면, 고흥군 도덕면 및 두원면, 그리고 완도군 청산면 등이다. 이와 같이 우리나라의 장수마을은 지리산과 남해안에 편재되어 있다. 세계적으로 보면, 독립국가연합은 지루자지방과 안데스산맥의 비르카반바, 파키스탄은 훈자, 프랑스는 부르타뉴, 일본은 오키시마(隱岐島) 등이다. 이러한 지역의 장수자의 공통점을 들어 보면 다음과 같다(정 · 박, 1987).

① 장수하는 가계에서 보통 장수한다.

② 장수자의 80%가 여자이다.

③ 장수자는 거의가 결혼하고 자녀를 두고 있다.

④ 반농 반어업을 하며 풍요한 태양과 녹색 공간에서 산다.
⑤ 늙도록 계속해서 하는 일이 있다.
⑥ 생활 정도는 중하 및 하상이었다.
⑦ 섭취식품은 감자, 채소, 두부, 돼지고기, 어류 등인데, 소식을 하고 조식(粗食)을 하였다.
⑧ 생리적으로는 단위체중당 산소 흡입량 즉, 기초대사량이 적을수록 장수하였다.
⑨ 스트레스나 쇼크 등을 받지 않도록 매사에 마음을 편하게 가졌다.
⑩ 술, 담배, 차 및 설탕 등의 섭취와는 관계가 없었다.

14-4. 성인병(생활습관병)

선진국의 3대 주요 사인은 혈관손상, 악성신생물, 심장질환 등인데, 2010년 통계청 자료에 의하면, 우리나라 사람의 주요 사망원인은 악성신생물, 뇌혈관질환, 심장질환 순으로 나타났다.

【표 14-5】 한국인의 주요 사망 원임별 사망자 순위

	2001	2002	2003	2004	2005	2006	2007	2008	2009	2010
전체	504.5	509.7	506.1	503.7	501.0	495.6	498.4	498.2	497.3	512.0
신생물	124.9	131.3	132.4	134.2	135.3	135.8	139.1	141.4	142.5	146.6
- 각종 암	122.9	130.1	131.1	132.6	133.8	134.0	137.5	139.5	140.5	144.4
* 위암	23.9	24.4	24.2	23.1	22.5	21.9	21.5	20.9	20.4	20.1
* 간암	21.2	22.9	22.6	22.4	22.3	22.3	22.7	22.9	22.6	22.5
내분비 및 대사성질환	25.6	26.7	26.4	25.5	25.5	25.0	24.3	22.4	21.3	22.3
- 당뇨병	23.8	25.1	25.0	24.2	24.2	23.7	22.9	20.7	19.6	20.7
순환기계통의 질환	120.4	127.4	124.2	119.9	115.6	114.7	117.2	112.3	109.3	112.5
- 고혈압성 질환	10.2	10.6	10.6	10.4	9.3	9.4	11.0	9.6	9.6	9.6
- 심장 질환	33.9	36.9	35.3	36.7	39.3	41.1	43.7	43.4	45.0	46.9
- 뇌혈관 질환	73.7	77.0	75.3	70.1	64.1	61.3	59.6	56.5	52.0	53.2
호흡기계통의 질환	32.6	34.4	29.9	29.2	29.2	29.1	30.3	32.4	34.3	37.1
- 폐렴	6.0	5.6	5.7	7.1	8.5	9.3	9.3	11.1	12.7	14.9
- 만성하기도 질환	19.0	22.6	19.1	17.3	15.5	14.4	15.3	14.9	13.9	14.2
소화기계통의 질환	30.0	29.2	26.6	24.9	23.0	21.8	21.9	21.8	21.5	22.2

- 간 질환	22.2	21.9	20.5	19.0	17.2	15.5	14.9	14.5	13.8	13.8
사망의 외부요인	59.8	59.8	65.1	62.9	63.4	60.4	61.3	61.7	65.8	65.5
- 운수사고	20.9	19.1	19.0	17.1	16.3	15.9	15.5	14.7	14.4	13.7
- 자살	14.4	17.9	22.6	23.7	24.7	21.8	24.8	26.0	31.0	31.2

출처 : 통계청 「2010년 사망원인통계」

주) * 사망의 외부요인에는 운수사고, 추락사고, 익수사고, 화재사고, 중독사고, 자살, 타살 등이 있음.

1. 고혈압(hypertension)

혈액은 한쪽 방향으로만 흐르기 때문에 압력이 생긴다. 이것을 혈압(blood)이라고 하는데, 혈압은 혈관의 부위에 따라서 다르다. 보통혈압이라고 하면, 상완동맥(上腕動脈)의 혈압을 말한다. WHO에 의하면, 고혈압이란, 160/95 mmHg 이상을 말한다. 고혈압을 원인별로 분류하면 콩팥, 부신, 동맥경화성 고혈압(이차성고혈압, secondary hypertension) 및 본태성고혈압증(essential hypertension)의 4가지이다. 본태성고혈압의 원인은 아직 불명이며 대부분이 유전적인 소인에 기인된 것으로 생각되는데, 고혈압증의 약 90%를 차지한다. 증상은 고혈압 자체에 의한 것과 병발증이 있다(정, 1998).

뇌증상으로는 두통, 이명, 현기증, 불면증, 불안, 졸중발작, 안저세동맥의 경화 및 출혈, 단백뇨성 망막염 등이 있으며 심증상(心症狀)으로는 심계항진, 흉내고통, 호흡곤란, 좌심실의 비대 또는 확창, 제2대 동맥음의 항진 등이 있다.

고혈압의 예방법으로는 다음과 같은 점을 들 수 있다(박, 1976).

① 고혈압의 유전관계가 농후한 가족간의 결혼을 피한다.
② 신염, 신우염, 임신 등을 경과하고 다소의 뇨변화 또는 순환계 변화가 남아있는 사람, 심신의 과로를 가져오는 직업에 종사하는 사람은 일상생활에 주의해야 한다.
③ 조기에 발견하여 조기치료를 해야 한다.
④ 중증화를 방지해야 한다.

2. 뇌졸중(stroke, apoplexy)

뇌졸중은 뇌에 급격한 손상을 주어 마비되고 의식불명을 가져온다. 이는 뇌혈관의 파괴와 뇌동맥내의 장애물에 기인한다. 혈전(thrombus)이나 색전(embolus)에 의한 것으로 생각되는 장애물은 뇌로 가는 혈류를 방해하거나 폐쇄한다. 그러므로 뇌세포가 충분한 산소공급을 받지 못하면 영구적 손상을 일으킨다. 뇌졸중은 동맥경화증과 고혈압이 주요 원인이므로 고혈압 예방이 중요하다.

3. 동맥경화증 및 변성심장질환

심장질환은 여러 가지가 있으나, 일반적으로 감염에 속발하는 심장질환, 동맥경화성 및 변성심장질환, 선천성이상으로 나누어진다. 동맥경화증 및 변성심장질환에 의한 사망률은 60~70세에서 가장 높으며 병변은 35세 이상에서 많이 발견된다.

남자가 여자에 비해서 사망률과 이환율이 더 높으며 유전성이 있다(정・박, 1987).

4. 암

상피성의 악성종양을 암종(癌腫, cancer)이라고 하며 비상피성인 것을 육종(肉腫, sarcoma)이라고 한다. 남성암의 호발연령은 50~59세이며 폐암과 위암의 발생빈도는 55~59세가 가장 높은데, 간암은 40~59세이다. 여성암의 발생빈도는 45~49세에서 가장 높고 위암은 50~54세이며 유방암은 35~44세이다. 미국 암협회에서는 다음과 같은 7가지 사항을 암조기 발견을 위해서 암교육에 이용하고 있다(정・박, 1987).

① 비정상적인 출혈이나 분비
② 유방이나 기타 부위에 생긴 멍울이나 혹
③ 낫지 않는 상처
④ 장이나 방광습성의 변화
⑤ 쉰 목소리나 기침
⑥ 소화불량이나 연하곤란
⑦ 사마귀나 혹의 변화 등이다.

일본 암연구진흥재단의 암 예방을 위한 12지침을 들어보면, 다음과 같다(정・박, 1987 : 정, 1996).

① 균형된 영양을 섭취한다.
② 매일 변화가 있는 식생활을 한다.
③ 과식을 피하며 지방은 양질의 것으로 적당량 섭취한다.
④ 술은 적당히 마신다.
⑤ 담배는 적게 피운다.
⑥ 비타민은 적당한 양을, 섬유질은 많이 섭취한다.
⑦ 짠 것은 약간 적게, 뜨거운 것은 식혀서 먹는다.
⑧ 눌거나 탄 음식은 피한다.
⑨ 곰팡이가 생긴 것은 주의한다.
⑩ 햇볕을 지나치게 쬐지 않는다.

⑪ 알맞은 운동을 한다.

⑫ 몸을 깨끗이 한다.

5. 당뇨병(diabetes mellitus)

당뇨병은 췌장의 langerhan's islet β-세포에서 분비되는 insulin의 결핍이 원인이 되는 유전병이다. 당뇨병이란 diabetes mellitus를 번역한 것인데, 이는 Cullen(英, 1702~1790)이 요붕증(diabetes insipidus)과 당뇨병을 구별하기 위해서 diabetes에 달다는 의미를 가지고 있는 mellitus라는 형용사를 붙인 것이다. 당뇨병의 증상은 다음과 같다(이, 1985).

① 다뇨증(polyuria) : 소변의 횟수가 많아지며 1회의 요량도 증가한다.

② 다갈증(polydipsia) : 갈증이 심하다.

③ 다식증(polyphagia) : 식욕이 증진되며 심한 공복감을 느끼고 과식이나 대식 혹은 자주 먹는다.

④ 체중이 감소된다.

⑤ ketosis : 혈중에 저지방산의 축적을 나타내며 소변으로 ketone체를 배설한다.

당뇨병은 여러 가지 합병증을 일으키는데, 특히 백내장, 근시와 원시, 망막증 및 실명(失明) 등을 유발한다. 당뇨병의 예방과 치료를 위해서는 insulin 작용의 장애를 해소하고 이상대사를 정상화시키는 것이다. 당뇨병 치료는 주로 insulin요법과 식이요법, 운동요법이 이용된다. 근래 한국과학기술원 정무식 교수는 육각수(六角水)인 '처녀수'를 개발하여 당뇨병과 AIDS의 예방 및 치료에 효과가 있다고도 보고하였다(정 · 박, 1987).

참 고 문 헌

권이혁 : 최신보건학. 서울, 신광출판사, 1997

박양원 : 현대공중보건학. 서울, 계축문화사, 1976.

이기열 : 식이요법. 서울, 수학사, 1985.

정희곤 : 생리학. 서울, 세진사, 1998.

_____ : 최신보건학. 서울, 세진사, 1996.

정희곤・박재림 : 보건과학. 서울, 세진사, 1987.

田中正四 : 公衆衛生學入門. 東京, 南山堂, 1976.

Arthur, J. K. : How to help older people. J. B. Lippincott Co., Philadelphia, 1954.

Diehl, H. S. : Health problems of advancing years ; Textbook of healthful living. McGraw-Hill Book Co., New York. 1960.

제15장

정신보건

Mental Health

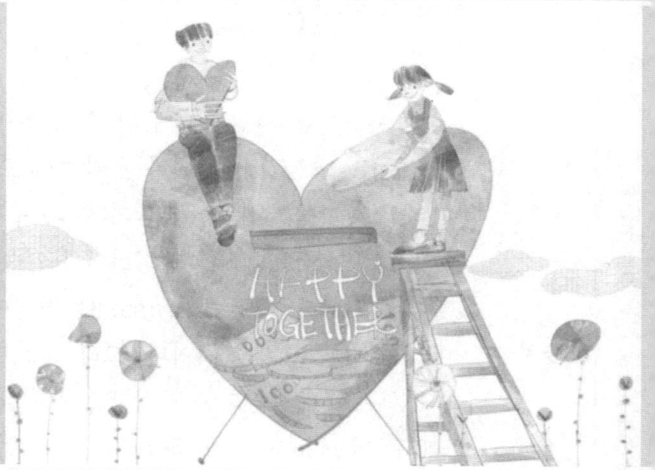

15-1. 개요

인체는 정신과 신체가 서로 친밀하게 작용하는 통일체이다. 정신신체(psychosomatic)라는 용어는 Hippocrates 시대에 운위된 흔적이 있는데, 그 후 건강을 신체에만 중점을 두어 왔기 때문에 결과적으로 정신면에 대한 사고방식이나 시설은 그 발전이 지지부진하였다. 그러나 사회조직이 복잡화됨에 따라서 심리적 요인, 환경적 요인, 유전적 요인은 의외로 많은 정신장애자나 정신병자의 증가를 초래하게 되어 일대 사회 문제화 되어 정신보건(精神保健)의 중요성이 근래에 급속히 인식되고 있으며 정신신체보건(psychosomatic health)이라는 새로운 보건체계가 등장하였다(한, 1982). 정신보건은 ① 정신장애(mental disorder)를 예방하고, ② 건전한 정신기능을 유지하며, ③ 만일 정신질환(psychoses)이 생겼을 때에는 이를 치료한다는 3가지 목적을 가지고 있다(심, 1964).

정신보건의 정의는 여러 가지가 있으나, 대표적인 것은 Wallace Wallin의 정의이다. 그는 "정신보건이라 함은, 심리학, 아동연구, 교육, 사회학, 정신의학(psychiatry), 생물학 등으로부터 추출된 보건상 지식이나 기술을 적용하여, ① 개인과 사회의 정신적 건강의 유지와 증진에 관한 문제, ② 정신병 및 정신적 결함과 이에 부수되는 정신적, 교육적, 사회적 부적응의 예방과 치료 문제를 취급하는 과학이다."라고 하였다. 결국 정신보건은 예방과 치료뿐만 아니라 적극적으로 정신과 건강을 유지 · 보호하는데 그 뜻이 있다(강, 1972).

15-2. 정신보건의 역사적 배경

옛 사람들은 사람의 죽음과 함께 없어지는 '숨'을 사람의 영혼이라고 여겼을 것이다. Latin어로 숨(spiritum)이라는 말에서 오늘날의 영혼(spirit)이라는 어원을 찾아볼 수 있다. 그 후 여러 사람들이 몸의 여러 부위를 영혼의 일부나 전부라고 여겨왔는데, 예를 들면 횡격막(phrenon)이 정신이라고 여겼던 것에서 정신분열증(schizophrenia)이라는 말이 생겨났으며, 흉선(thymus)에 정신이 있다고 생각한 데에서 순환성성격(cyclothym)이라는 말이 생겨난 것이다. 그리스, 로마시대에는 히스테리는 자궁(hysteron)이 몸속을 이동함으로써 생긴다고 생각했으며 우울증은 검은 담즙에서 생긴다고 믿고 우울증을 흑담(melancholia)이라고 하였다. 또한 이상하다는 뜻의 'spleeny'란 말은 비장(spleen)에서, 증언한다는 뜻의 'testify'는 고환(testes)에서, 혈기차다는 뜻의 'sanguine'은 피에서 각각 그 어원을 찾아볼 수 있다(한, 1982).

Descartes는 뇌하수체를 마음의 자리로 알고 있었으며, Platon은 뇌를, Aristoteles는 심장을 마음의 위치로 믿었다. 고대 중국에서는 심장을 마음의 자리로 알고 있었으므로 '心臟'이라는 말이 지금까지 동양에서 사용되고 있다. 현대신경과학의 시조인 John Hughlings Jackon(1835~1911)이 지적한 것처럼 뇌의 일부를 파괴함으로써 신체기능의 일부가 정지된다고 해서 그 기능이 뇌의 그 부분에 있다고 할 수 없는 것인데, 대부분의 사람들은 옛날부터 내려온 마음에 대한 개념을 가지고 있다(이, 1985).

마음이란 하나의 성격을 가진 생체의 어느 기능의 총합을 가리키는 것으로서, 신체와 정신은 떼어서 생각할 수 없는 하나의 생물의 두 면을 가리키며, 다만 편의상 나누어 생각할 수 있는 것이다. 하나의 생체의 내외에서 오는 자극(stimuli)에 대한 반응의 총화로서 정신은 이해되어야 할 것이다. 바꾸어 말하면, 복잡한 생리적, 심리적 및 사회적인 힘에 대한 반응으로서 사람의 언행은 이루어지는 것이다. 또한 언행은 의식과 무의식이 함께 작용하여 이루어지고 결정지어지는 것이다(한, 1982).

15-3. 정신보건의 사적 배경

정신보건은 처음에는 과학으로 다루지 않고 운동으로 성장(growth of movement)되어 왔는데, 이의 역사는 극히 짧다. 이 운동은 정서(emotion and feeling)를 육성, 발전시키고 잘 돌보아주자는 계획적인 운동이다. 1972년 Philippe Pinel은 소위 정신병원 혁명을 일으켜 그들을 철쇄(鐵鎖)와 족가(足架)로부터 개방시켰던 것이다(이, 1985).

정신보건의 선구자로서는 20세기초의 Toulous(佛)를 들 수 있는데, 그는 스스로 정신보건연맹을 조직하였다. 그러나 본격적인 활동은 미국의 Clifford W. Beers(1896~1943)이며, 현대정신보건의 발전은 그의 열의와 노력이 주 요인이었는데, 그는 의학이나 심리학(psychology)에 대한 전문지식이 있었던 사람이 아니었다. 그는 자서전《a mind that found itself(1908)》라는 저서를 내었는데, 정신병의 조기진단과 치료의 촉진, 정신보건활동에 관한 계몽·정신보건원리의 개인적 응용에 관한 개인 또는 집단의 지도, 관계기관과의 협력 등을 목표로 하고 정신병의 예방과 정신보건의 유지와 향상에 관한 활동을 전국적으로 촉진시켰다. Beers는 자기의 경험을 거울삼아 3대 시정점을 제시하였다(정·박, 1987). 즉, ① 감금(restraint), ② 심리적인 치료, ③ 학대(mistreatment) 등이다(Beers, 1909 ; 강, 1972).

Beers(1909)는 심리학자인 Adolf Meyer교수에게 이러한 고통을 호소하여 새로운 방향으로 치료하도록 하였다. Adolf Meyer의 견해에 의해서 mental health 라는 용어를 만들었다. Beers(1909)의 저서가 발간되었던 해에 미국 Connecticut주에 'The Connecticut Society for Mental Hygiene'이라는 협회가 생겼다. 창립 초기, 이 협회의 목적은 환자의 위치와 학대를 개선하고 환자의 취급에서 미신적인 개념을 없애주자는 데에 있었다(권, 1997).

15-4. 정신보건의 대상 및 목표

인격(personality)은 유전, 신체 및 환경적인 요인에 의해서 형성된다. 그러므로 정신보건은 정신과학(neurology & psychiatry), 심리학, 우생학, 인류학, 사회학 및 경제학 등 많은 과학 분야와 관계가 깊다. 특히 심리학과는 밀접한 관계가 있는데, 심리학(psychology)은 인간의 행동을 연구하는 학문이다. WHO 보고에 의하면, 정신장애자는 선진국이 1.0%, 후진국이 2.05% 정도나 된다고 하였다(정·박, 1987).

오늘날의 정신보건 중 가장 중요한 것이 아동기의 건강관리이다. 인격형성의 밑바탕이 되는 시기가 곧 아동기이기 때문에 부모, 특히 어머니가 이러한 정신보건에 대한 지식이 있어야 하겠으며 이 시기의 교육을 담당하고 있는 교사들도 이에 대한 지식이 있어야 한다. 정신보건의 목표는 다음과 같이 2가지로 나누어진다(정·박, 1987).

① 적극적 목표(positive objective) : 매일의 생활에서 정상적으로 찾을 수 있는 압력과 긴장을 정상적인 기능으로 극복할 수 있도록 도와주자는 것이 적극적 또는 예방적 목표이다. 즉, 예방이란, 심한 비적응상태를 초래할 만한 여러가지 요인을 개인의 생활에서 격리하는 것을 의미한다.

② 소극적 목표(negative objective) : 정신보건의 구체적인 목적은 장애요인을 치료적인 방법으로 제거하는데 있다. 이것을 소극적 또는 치료적 목표라고 한다.

15-5. 정신보건의 성질과 원리

정신보건의 성질과 원리는 다음과 같다(정 · 박, 1987).

1. 정신보건의 성질

정신건강을 해치는 요인은 다음과 같다(권, 1997).

① 사고(accident) : 행복한 가정에 갑자기 어떠한 사고가 발생하였을 때 정신건강을 해친다.

② 소년범죄(juvenile delinquency) : 2차대전 후, 전 세계적으로 사회문제화되었다. 애정의 욕구불만(needs for affection)에서 비롯된다.

③ 매춘(prostitution) : 매춘이나 성병 등도 정신건강을 해친다.

④ 자살(suicide) : 자살은 강박관념(obsession)에서 온다. Goethe는 "예술을 가져라, 그렇지 않으면 철학을 가져라. 둘 다 없을 때에는 종교를 가져라."라고 하였다.

⑤ 기아(棄兒, foundling) : 가정환경 및 가정교육이 문제가 된다.

2. 정신보건의 원리

1) 적응의 심리적 인자

적응에는 심리학적으로 많은 인자가 관여한다.

① 욕구 : 만일 욕구가 없다면 적응의 필요가 없다.

② 만족 : 적응은 욕구의 만족인데, 욕구가 만족되면 적응이 이루어진다.

③ 곤란 : 욕구에 대한 만족을 저해하는 여러가지 곤란이 있다.

2) 기본적 욕구

인간에게는 무한한 욕구가 있는데, Gates에 의하면, 다음과 같다.

① 유기적 욕구 : 공기, 식품, 물, 기온, 휴식, 수면, 안전 등이 있다.

② 생리적 욕구 : 활동의 충동이나 성의 충동 등이 있다.

③ 인격적 욕구 : 애정의 욕구, 독립의 욕구, 소속의 욕구, 사회적 인정의 욕구, 자존심 유지의 욕구 등이 있다.

유기 및 생리적 욕구에 대해서는 이의가 없으나, 인격적 욕구에 대해서는 이견이 많다.

3) 장애(obstruct)

인간의 욕구를 만족시키는 데는 여러 가지 곤란과 장애가 있는데, 이는 다음과 같이 나누어진다.

① 환경적 장애(environmental stress, outer factor) : 주요인은 시간과 공간이 중심이 되는 물리적 제한과 관습, 통제 및 금지가 중심이 되는 사회적 제한이 있다.

② 주체적 장애(inherent strength, inner factor) : 주요인은 지각의 제한, 지능 및 역량이 중심이 되는 유전적 요인과 이상, 편견, 호혐(好嫌)이 중심이 되는 태도요인이 있다. 한편 욕구가 만족되지 않는 상태에는 욕구저지(불만, frustration)와 갈등(conflict)이 있다.

4) 만족

욕구의 만족은 다음과 같은 2가지 기준에 합치되어야 한다.

① 주체적으로는 욕구의 만족이나 긴장의 해소

② 사회적으로 인정되어야 한다.

15-6. 현대사회와 정신적 위기

현대사회는 정신적 위기에 처해 있다. 즉 자아상실의 위기, 기계문명과 생명의 충동, 사회병리와 정신보건 그리고 anomie와 일탈(逸脫)행동 등을 들 수 있다. 이 개념은 19세기말 Durkheim이 《자살론》에서 현대사회 속에서 자살의 요인으로서 그 의의를 강조한 데에서 비롯되었다. Anomie라 함은 '행복과 쾌락의 배분 및 시민의 직무배분에 관한 전통적인 기준이 벌써 그 권위를 상실하고 욕구의 사회적 한계가 무너진 상태'를 의미한다. 그 후 Merton은 'anomie란, 문화적 동기에 의한 지망목표와 그것을 달성하는 수단을 규제하는 제도적 구범과의 조정이 깨진 상태'라고 정의하였다(한, 1982).

15-7. 정서 및 개인적응(emotions & individual adjustment)

개체가 어떠한 사태에 처해서 기성(旣成)에 반응양식으로 제어할 수 없을 때 일어나는 일종의 행동양식으로 심신양면의 혼란을 정서(emotion)라고 한다. 예를 들면 희노애락, 애정, 공포, 놀라움, 불안 등의 강한 감정은 모두 emotion이라고 할 수 있으며, 느낀 것인데 생각하면 생각할수록 애매해지는 것은 느낌(feeling)이다(이 · 서, 1983).

1. 정서의 성질과 기능(nature & function of emotions)

인간생활에서 가장 복잡한 내용 즉, 동적인 역할을 한다. 정서가 분리되기 이전에는 이를 모두 감정이라 하였다. 정서적인 것은 감정보다 더욱 강력해서 실제 행동 속에 반응이 포함된다. 정서의 3요소로서는 본질(nature), 발달(development) 및 제어(制禦, control) 등이 있다(이, 1965).

1) 정서의 의미(meaning of emotion)

생리적인 변화를 수반한다. 화가 나면 얼굴이 창백해지거나 붉어진다. 우리의 마음대로 할 수 없는 것이 정서이다. P.Young에 의하면, '정서는 심리적인 원인을 가지고 행동과 의식적 경험과 내장기능에 활동을 수반하게 되는 개인의 급작스러운 동요상태'라고 정의를 내렸다(村松, 1957).

2) 정서의 발달(development of emotion)

신생아 때부터 정서가 있다고 한다. Watson에 의하면, 2~3세 때에 정서가 있는데, 즉 무서움, 기쁨, 불쾌감 등이 있다고 한다(이, 1965).

3) 정서의 종류

정서의 종류를 들어 보면 다음과 같다(이, 1965).

① 공포(fear) : 공포란 위험한 사태에 처했을 때 일어나는 것으로써, 대상으로부터의 도피 혹은 회피라는 반응이 일어나고 주관적으로는 불쾌하다. Hurlock의 분류에 의하면, 실재물질에 대한 공포, 사회관계에 대한 공포, 그리고 자아에 관계되는 공포 등이 있다. 공포는 연령이 많아져 감에 따라서 내부적으로 느끼게 된다.

② 근심 및 걱정(worry) : 본질적으로 미래에 일어날지도 모르는 사건에 대한 약한 공포반응으로서 실제적인 원인보다는 상상적인 원인 때문에 생긴다고 보고 있다. 그러므로 누구에게나 쉽게 느끼고 자주 일어난다. Stolz에 의하면, 젊은 사람의 근심이나 걱정 중에는 무엇보다도 신체적인 근심이나 걱정이 많다고 한다. 이는 특히 남자보다 여자에 있어서 심하다.

③ 분노(angry) : 분노는 행동의 장애를 받았을 때, 그 장애물에 대해서 그것을 타파하려고 적극적으로 공격의 반응을 일으키는 것을 말한다. 이 정서는 대상이 뚜렷하며 불쾌감을 준다.

④ 애정(사랑) : 사랑에 있어서 가장 기본적인 무조건 자극은 어머니가 주는 즐거운

만족이며 이것이 조건자극인 다른 사람이나, 물건들에 대한 사랑으로 발달된다.

⑤ 혐오(disgust) : 사랑과 반대되는 것으로서, 욕구충족을 방해하는 대상을 향해서 일어난다. 이러한 정서는 몹시 불쾌하여, 그 대상을 회피하려 하며 파괴하려고 한다.

⑥ 질투(jealousy) : 질투는 노여움에서 발달된 것으로서 자기가 애정을 느끼는 상대방이 포함된 사회관계가 이러한 정서를 느끼게 한다.

⑦ 슬픔(grief) : 슬픔은 부모와 친구간의 이별, 정신 및 물질적인 손상 등에서 일어나는데, 극도에 도달하면 아무 반응이 일어나지 않는다.

⑧ 기쁨 및 환희(jcy) : 인간의 욕구가 충족되었을 때에 일어난다.

2. 정서의 조정(emotional control)

정서는 유아기에 조정하는 것이 가장 효과적이다(강, 1972).

① 불필요한 공포를 제거한다.

② 분노를 조정해 준다. 어려서부터 자기 혼자서 조정할 수 있도록 훈련시킨다.

③ 근심과 걱정은 현실적으로 전력을 다해서 해결하고 잊어버리도록 한다.

성인에 있어서는 무관심한 상태를 유지하는 것이 문화인이다. 물론, 억지로 잊어버리려고 하는 것은 해도우므로 원인이 될만한 자극이나 기회를 피하는 것이 좋은 방법이다. 그리고 과로하지 않고 휴식을 취하며 욕구불만의 해결책으로서는 보상(compensation)이나, 합리화시키고 망각하는 것이 좋다. 그러므로 일정한 방법은 없다(이, 1985).

3. 정서교육(education of emotions)

문학, 음악 및 종교는 좋은 정서적인 생활에 도움을 주며 도덕심, 책임감이나 동정심의 배양에 크게 영향을 미친다(박, 1964).

1) 정서적인 훈련의 중요성과 곤란성

정서를 일으키는 자극이 타당하고 그 강도나 존속이 정당화 되도록 조건을 형성하는 것을 의미한다. 경험, 욕망 그리고 특성 등이 개인에 따라서 다르기 때문에 타당자극을 선택하기가 곤란하다.

2) 정서적인 지도의 특수방법

① 태도(attitude) : 밑바탕에 정서적인 감정을 가지고 있기 때문에 정서적인 통제를

얻는데 효과가 있다.

② 정화(淨化, catharsis) : 인간은 누구나 자기의 욕망이나, 참아왔던 정서적인 경험을 남에게 털어놓고 싶은 충동을 갖고 있다. 마음 속에 맺혔던 정서를 수용적인 분위기 속에서 털어 놓음으로써 마음이 후련해진다. 이러한 현상을 정서적인 정화라고 한다.

③ 승화(昇華, sublimation) : 승화란 정신분석학상의 용어인데, 정신적인 역량의 전환을 의미한다. 예를 들면 성적인 충동을 운동이나 예술 또는 과학적인 연구의 방향으로 전환시키는 것과 같다.

④ 교사에 대한 제의 : 일반적으로 공통점을 가지고 있으며 개인의 차이점도 알고 있어야 한다. 바람직한 사회경험을 이탈하려는 학생은 group활동을 하도록 하는 등 건전한 정서를 일으키는 기회를 주어야 한다. 그리고 이는 연령과 능력에 알맞아야 한다.

⑤ 부모에 대한 제의 : 객관적인 입장에서 지도하여야 하며 자녀들을 꾸짖기 전에 자기 자신을 먼저 반성하여 보아야 한다.

4. 정서적 안정에 대한 욕구

욕구가 충족될 때, 우리의 긴장(tension)은 해소된다. 정서의 충족을 흡족히 받지 못할 때에는 계속해서 정서적 긴장이 일어나 정신장애를 일으키기 쉽다(강, 1972).

① 1차적인 욕구 : 생리적인 욕구, 근본적인 욕구, 생명적 욕구, 선천적 욕구 등

② 2차적인 욕구 : 사회적인 욕구, 심리적 욕구, 비생명적 욕구, 인격적 욕구 등

1) 정서적 불안의 원인이 되는 가족관계

취학 이전의 아동의 정서는 전적으로 부모에게 있다. 건전한 정서발달에는 부모의 절대적 애정이 필요하다. 어린이 한 사람 한 사람의 존재를 인정하고 능력을 인정, 증진시키도록 한다(정 · 박, 1987).

① 부모의 배척(rejection by parents) : 일시적인 배척과 절대적인 배척이 있다. 배척하는 방법에는 가족의 일원으로서 생각하지 않고 무관심 상태로서 내버려두는 경우, 즉 회피적인 방법과 자녀를 엄격히 다루어 과중한 책벌(責罰)을 주는 경우, 즉 공격적인 방법이 있다. 이와 같이 부모가 자녀를 미워하는 이유로서는 현저한 지능의 저하, 신체적인 결함, 도덕수준이나 종교적 신념 및 흥미가 다를 때 등을 들 수 있다.

② 부모의 지나친 보호(over protection by parents) : 과보호는 어린이의 자주독립정신의 발달에 장애가 된다. 가족 이외의 다른 사람과 정상적인 인간관계를 맺는데

어려움이 있다. 이는 독신생활이나 동성연애의 원인을 초래하기도 한다. 배척은 건전한 정서발달에 지원을 받지 못한 것이며 과보호는 정서적 과잉으로 정서발달을 방해한다.

③ 가정의 파괴 : 양친이 사망, 별거, 이혼상태에 있는 어린이는 현저한 정서불안상태에 놓여 있다.

④ 부모의 불화 : 부부싸움이 잦은 틈바구니에서 자라난 아이들은 이혼이나, 별거보다도 심한 공포상태에서 일상생활을 하게 되어 건전한 인격발달에 장애를 준다.

⑤ 혈연관계 : 출생순서는 인격발달과정에 큰 영향을 준다. 일반적으로 독자는 무기력하고 장자(長者)는 불만이 많으며 막내는 의타심이 강하다. 형제자매(sibling)간의 우애는 부모의 책임이다.

⑥ 정당한 목표의 설정 : 목표를 달성하지 못하면 불안해하므로, 자기에게 알맞은 목표를 설정하여 만족하게 해주어야 한다.

2) 정서적 불안에 대한 행동반응

① 애정에 대한 지나친 욕구 : 방해된 욕구를 성취하려는 경향이 있다. 강한 애정을 가지고 싶어 하는 역현상이 일어난다. 의처증 경향의 환자가 되기 쉽다.

② 애정을 받을 줄 모르는 무능 : 정서적으로 불안한 사람은 자존심을 잃는다. 주의를 끌만한 존재가 아니라고 생각한다.

③ 다른 사람의 인격을 무시 : 정서적으로 불안한 사람은 모든 것을 자신을 위주로 한다. 그러므로 집단생활을 할 수 없게 된다.

④ 분개 : 자기를 다른 사람이 비평할 때, 지나치게 예리한 감정을 가지고 불쾌해한다.

5. 욕구불만에 대한 적응

욕구불만에 대한 적응을 요약하여 보면 다음과 같다(Diehl, 1960).

① 욕구좌절(frustration) : 마음에서 생긴 욕구가 외적상태나 타인의 방해로 인해서 거부당한 불안정한 상태를 욕구불만이라고 한다.

② 갈등(conflict) : 두 가지 이상의 욕구가 동시에 나타남으로써 욕구 사이에 생긴 마찰(friction)을 갈등이라 한다.

욕구불만에는 환경적인 상태에서 오는 외부적인 욕구불만과 개인의 정신적 · 정서적 · 내부적인 욕구불만이 있는데, 내부적인 것은 자신의 정신에서 온다. 심할 경우에는 이상행동을 할만큼 정서적인 긴장이 심각해진다. 적응방법은 다음과 같다(한, 1982).

1) 공격(aggression)

욕구불만의 결과로 나타난다. 원인이 되는 사람이나 대상에 대해서 공격이 집중된다. 혁명가는 사회적 지위의 불만 때문에 공격적인 경향이 많다. 공격이 내부적으로 전향할 경우, 정신장애를 일으킬 우려가 있다. 즉 자기 자신을 비판하고 공격하며 심할 경우, 정신분열증같은 심리적 자멸을 초래하고 자살과 같은 신체적 자멸을 초래한다.

2) 적응기제(adjustment mechanism)

자기의 문제점을 해결하기 위한 적응수단인데, 긴장을 완화하고 자존심을 유지하기 위하여 욕구에 대한 간접적인 만족을 얻고자 할 때 이용하는 수단이다. 즉 환경이 자기에게 불리하여 질 때 자기보호책이 곧 적응기제이다. 정서적 욕구를 어떻게 극복하느냐 하는데에 적응기제가 필요하다(한, 1982).

(1) 보상(補償, compensation)

결함이나 약점이 있을 경우, 극복하기 위한 수단이다. "적응기제의 보상은 열격(劣格)특성에서 오는 열등감을 해소하기 위한 우격(優格)특성을 과장(exaggeration)하는 행동이다."라고 정의한다. 요컨대 보상은 외부적으로 나타나는 공격의 한 형식이며 욕구불만에 대한 적극적인 저항이다. 그리고 자아를 유지하려고 하는 적극적인 노력이며 무슨 일을 달성하는데 있어서 강력한 동기가 될 수 있다. Adler는 "이는, 어떤 사람이 위대한 인물이 되게하는 원리이다."라고 하였다.

① 대상(代償, substitution) : 보상의 일종이다. 어떠한 일을 했을 때 실패하면 열등감이 생긴다. 이때 이 일을 버리고 다른 일에 착수하는데, 이를 전이보상행위(轉移補償行爲)라고 한다.

② 자녀를 통한 보상 : 자기(父母)가 옛날 실패해서 이루지 못한 것을 자식을 통해서 이루어보려고 하는 행위이다.

③ 특수능력의 발달 : 기본욕구를 만족시키고자 할 때 경쟁이 없는 일에 능력을 키워서 성공해보자는 기제(機制)이다.

④ 범죄와 범법(delinquency & criminality) : 반사회적행동(antisocialism)이다. 내부적인 부족감에서 오는 사회에 대한 공세이다. 그러므로 이는 법적인 것보다는 심리적인 분석이 요망된다.

⑤ 승화(sublimation) : 욕구불만의 대상행동을 포함한 넓은 의미로 쓰고 있다. 실망과 불만이 클 때에는 사회적으로 인정할 수 없도록 승화한다. 칸트와 베토벤은 결혼생활을 자기 업적으로 승화시켰다. 정신적인 역량(力量)의 전환을 의미한다.

(2) 동일화(identification)

타인, 집단, 기구 등과 굳은 정서적인 유대(紐帶)를 맺고 위광(威光)을 받아들여 자기와 동일시함으로써 실제적으로는 실현할 수 없는 만족을 얻게 되는 적응기제의 한 형식이다.

(3) 자기중심주의(egocentric)

극단적으로 자기중심주의자는 모든 일을 자기본위로 생각한다. 부모에게 지나친 사랑을 받고 자란 어린이들이 자기중심주의가 되기 쉽다. 자기와 비슷한 사람과 사귀고 싶어하며 다른 사람의 주의를 끌려고 한다.

(4) 합리화(rationalization)

사회적으로 인정을 받지 못한 자기의 행동이나 의견에 대해서 사회적인 인정을 받을 수 있는 이유를 발견하려는 기도를 포함하고 있는 적응기제의 한형식이다(한, 1982).

① 신포도의 기제(sour grapes) : 어떤 커다란 목표를 달성하려고 했던 사람이 실패했을 때 처음부터 하려고 했던 것이 아니라고 변명하는 것, 즉 자아유지를 말한다.

② sweet lemon : 자기가 가지고 있는 것이야말로 바로 자기가 원하였던 것이라고 자신을 타이르는 것을 말한다. 종교에서 많이 쓰고 있다.

③ 투사기제(投射機制), projection) : 자신의 결함, 나쁜 행실의 책임을 다른 사람에게 전가시키는 것을 말한다.

④ 망상(delusion) : 합리화를 극도화시키면 망상이 된다.

⑤ 반항(negativism) : 일종의 공격으로서, 다른 사람의 권고에 대항하는 것이다. 다른 사람의 관심을 끌고 싶어하며 자기자존심 유지를 위해서 반항을 한다.

⑥ 백일몽(白日夢, daydreaming) : 현실의 곤란에서 떠나서, 공상세계에서 소망을 충족시켜보자는 도피의 세계이다. 백일몽이 지나치면 자폐적 사고(自閉的 思考, autistic thinking)에 빠지며 백일몽에서 상상의 세계로 들어가 정신분열증을 일으킨다.

⑦ 퇴행(退行, regression) : 정신발달의 전 단계에 단순한 행동으로 되돌아가는 적응의 한 형식이다. 현실의 어려움에 부딪치지 못하고 옛날로 되돌아가는 것이다. 내성적이고 자신감이 없는 사람이 이러한 행위를 한다.

⑧ 억압(repression) : 현실의 요구를 묵살시킴으로써 자아를 유지하려는 기제이다. 인격의 안정에 위협을 주는 사고, 경험을 스스로 인정치 않으려는 기제이다. 억압을 심하게 하면 잃어버리게 되고 깊이 파고들면 의식과 무의식이 서로 엇갈린다.

15-8. 조직적 장애(structural disorder)

American Psychiatric Association(APA)의 분류에 의하면 다음과 같다(Skottowe, 1957 ; 정 · 박, 1987).

1. 감염에 의한 정신병(psychoses due to infection)

1) 중추신경에서 오는 질병

① 일반적인 마비상태(전신)
② 부분적인 마비 상태 : 증상은 사색장애, 신체기능 조절장애, 정서적인 장애가 있는데, 매독의 5%가 이와 같은 증상을 나타낸다.

2) 뇌막자체의 감염병

Virus에 의한 뇌막염 및 뇌염 등이다. 증상은 근육의 균형 장애, 심장작용 장애, 호흡장애, 행동의 장애(소년범죄) 등이다.

2. 중독에 의한 정신병

Alcohol, 약물, 연탄가스 등을 들 수 있다.

1) 알코올중독(alcoholic psychosis)

중추신경의 영향에 의해서 일어난다. 증상은 시력감퇴, 기억력 박약, 운동 장애, 윤리적 판단 결함, 지적성취 장애, 혼동, 환상, 선동(煽動, agitation) 등이다.

2) 만성정신병(chronic psychoses)

증상은 왜곡(歪曲)된 기억이 주증상이며 영양불량 특히, vitamin B 결핍이 문제가 된다.

3. 외상에 의한 정신병(psychoses due to trauma)

뇌를 다친 후 회복되었으나, 순간적으로 의식을 잃게된 다음, 헛소리(譫妄, delirium)를 한다. 증상은 기억의 장애, 시각의 장애, 반의식상태, 사물의 혼동 등이 있다.

4. 순환장애에 의한 정신병(psychoses due to disturbance ofcirculation)

① 뇌혈전(cerebral embolism)

② 동맥경화증(cerebral arteriosclerosis)
증상은 개인에 따라서 다르나, 기억 장애, 판단력 및 사고력 장애, 문제해결능력 상실, 인내력 감퇴 등이 나타난다.

5. 경련에 의한 정신병(psychoses due to convulsive disorders)

① 대발작(grand mal-attack) : 외마디 소리를 지른 다음, 쓰러져 전신이 굳어진다.

② 소발작(petit mal-attack) : 근육의 경련이 없이 일어나는 것이 특징이다. 단시간 유지되며 가끔 의식불명이 있다.

③ 정신흥분성간질(psychomotor epilepsy) : 대발작이나 소발작을 거치지 않고 잠깐 사이에 꿈을 꾼 듯한 의식이 몽롱한 상태가 온다(twilight stage). 증상은 초조감이 있고 극단적으로 자기중심적이며 매사에 비정상적이다.

6. 신진대사장애에 의한 정신병(metabolic psychoses)

1) 갑상선질환

① 알프스산병(cretinism) : 풍토병이다. 영유아시 갑상선호르몬(thyroxine) 부족으로 정신장애를 초래한다. 목이 굵어지고 살이 찌며 기형이되는 동시에 백치가 된다. 증상은 신체적발달이 저하되어 기형아가 되며 정신적발달이 저하되어 백치가 된다.

② 점액수종(myxedema) : 성인의 경우에는 오랜 기간을 두고 thyroxine의 부족으로 나타난다. 증상은 피부건조증과 무감각상태(우울증)이다.

2) 영양결핍(dietary psychoses)

① pellagra : 비타민 B_1, B_2, G의 결핍에 의해서 오는데, 증상은 피부가 딱딱해지고 흑점이 생기며 현기증, 구토증, 심한 우울증, 사고의 혼동, 무기력, 무능력, 심하면 사고의 장애가 나타난다.

② 당뇨병(diabetes mellitus) : 신경질적이며 우울, 불안, 자기파괴 등이 있다.

③ Addison씨병(Addison's disease) : 부신에서 분비되는 cortin의 장애로 인해서 증상이 나타난다. 식욕감퇴, 혈압강하, 체력저하, 온냉에 의한 인내력감퇴, 정신착란 등이다.

④ 노쇠성정신병(senile psychoses) : 나이가 많아지면 기관이 노쇠해서 신진대사의 장애로 온다.

⑤ 갱년기정신병 : 심한 의타심으로부터 시작되는데, 여자의 경우는 폐경(menopause)에서 많이 온다.

7. 미상의 유전에 의한 정신병(psychoses due to unknown hereditary cause, but associated with organic disorders)

선천적으로 이상하나, 뚜렷하게 병적이라고 말하기 어렵다. 판단력 장애, 초조감 그리고 사회생활이 곤란하다. 중년 이후에 많이 나타나는 중풍(paralysis agitation)은 원인 미상이다.

8. 신생물에 의한 정신병(psychoses due to new growth)

뇌종양에서 많이 온다. 증상은 환상, 언어장애, 초조감, 권태감, 필요없는 헛소리, 구토, 두통, 맥박지연 등이 있다.

9. 기타

정신발생적인 원인이나 조직적인 변화로서 분명히 알 수 없는 원인에 의해서 일어나는 장애(disorders of psychogenic origin or without clearly defined tangible cause or structural change)이다.

15-9. 기능적 정신병(functional psychoses)

심리적인 장애에 의해서 생긴다(Ackerman, 1958 ; Johnston, 1971 ; 한, 1982).

1. 조울병(躁鬱病, manic-depressive psychoses)

기초 지식이 없어도 환자를 쉽게 알아 볼 수 있다. 정서 과정에서 장애를 받아 기분이 심하게 변동된다. 의기양양(elation) 상태에서 곧 우울 상태로 된다.

1) 조병(躁病, mania, manic depression)

특징은 극단적인 흥분, 정서적 자극에 대한 지나친 반응으로 나타난다. 환자는 침착성을 잃고 행동력이 왕성해지며 탈선적인 언행을 한다.

2) 울병(鬱病, depression, depressive type)

조병(躁病)과 정반대되는 현상으로서 정서 상태가 하강 상태에 있다. 특징은 실의와 슬픔 속에 잠겨있고 자기의 무가치를 인정하고 들어가며 사고력이나 언행이 지둔(retardation) 상태에 있고 자살하는 것이 유일한 방법이라고 생각한다.

3) 혼합형(混合型, mixed type)

조병(躁病)과 울병(鬱病)이 가지고 있는 특징이 혼합되어 있다. 특징은 기분은 침체되어 있는데 행동은 가만히 있지 못하며 느낌과 행동이 모순되어 있고, 기분은 좋은데 신체적 무감각 상태에 놓여 있다.

4) 순환형(循環型, circular type)

절정에서 무리한 반응을 보인다.

5) 당황(唐慌, perplexed type)

현실과 동떨어진 행동을 하므로 정신분열증과 구별하기 힘들다. 정서는 의식하고 있으나, 전혀 행동을 못하고 표현이 안 된다.

6) 혼수상태(昏睡狀態, stuporous type)

정신분열증환자와 혼동이 잘된다.

2. 정신분열증(schizophrenia)

Kraepelin(獨)에 의하면, 조발성 치매(早發性痴呆)는 사춘기에 접어들면서 초기에 생기며 진행성퇴보를 가져온다. Bleuler(佛)는 조발성 치매라는 말은 부당하다고 하며 이를 정신분열증이라고 하였다. Adolph Meyer(美)는 정신분열증을 하나의 병으로 보지 않고 반응(reaction), 즉 schizophrenic reaction이라고 하자고 제의하였다(권, 1978).

정신분열증은 정신병의 하나로서 청소년기와 성인기의 초기에 발병하는 일이 많으며 특징은 현실환경적응력(reality relationship)과 개념형성(concept formation)에 장애가 생기고 정서적, 행동적 그리고 지능적장애도 질·양적으로 아울러 생기며 정신분열증에 걸린 사람은 현실에서 도피하고 감정의 표현이 적절하지 못하며 사고의 진행에도 심각한 장애와 퇴행성경향이 생기고 때때로 환각과 망상이 동반하는 경우가 있으며 종래에는 인격의 붕괴를 일으키게 된다고 정의를 내린다(정·박, 1987).

1) 단순형(single type)

발병이 눈에 띄지 않고 서서히 오므로 병의 시초를 알기가 힘들다. 대체로 사춘기이전에 발병한다. 특징은 철저한 무관심, 다른 사람과 어울리지 않고 홀로 있으려고 한다. 매사에 의욕이 없으며 감정이 둔하다.

2) 파괴형(혼란형, hebephrenia type)

미쳤다고 볼 수 있을 정도로 현저하게 나타난다. 특징은 원인불명의 무의미한 행동, 충격적인 행위(拍掌大笑), 점진적 진전, 퇴행의 상태로 어린이와 같은 행동을 한다.

3) 긴장형(catatonic type)

우울, 흥분, 혼미상태가 왕래한다. 이는 심한 갈등과 억압에서 비롯된다.

4) 망상형(paranoid type)

발병 시기가 늦어 30대에서 발병한다. 야심가가 이병에 많이 걸린다. 자기의 실패감과 좌절감의 원인을 다른 사람에게 돌린다. 일종의 투사(projection)이다. 특징은 과대망상과 피해망상이다. 다른 사람을 불신하고 의심하기 때문에 오해가 생긴다. 더 나아가서 분노가 생겨 관계망상이 생긴다. 관계망상(ideas of reference)은 자기와는 아무런 관계가 없는 타인의 대화나 행동을 자기와 연관시킨다. 즉 자기를 비난하거나 조소하는 것으로 생각한다.

3. 편집병(偏執病, paranoia)

정신분열증 및 조울병과 다른 분야로 취급하나, 구별하기가 힘들다. 초기에는 망상병이라고도 하였다. 환각이 없으며 현실과 접촉을 상실하지 않아서 병으로 취급하기가 힘들다. Cameron에 의하면, 편집병은 40~50대에서 나타나는 일종의 이상인격으로서 그 특징은 정확한 행동과 정당한 사태 속에 고정되고 체계화되어 있는 망상의 존재이다. 여기에서 현저한 인격 분열의 경향을 찾아 볼 수 있다. 만성증상을 보여주며 완전한 회복은 기대할 수 없으나, 반드시 진행성을 띠지 않는다. 가끔 이상인격을 나타내며 그 이외에는 정상이다. 이는 중독성이나 이질적 장애와는 무관하다.

이 환자는 ① 교활하고 치밀한 계획을 가지고 다른 사람을 공격한다. ② 잘 통합된 인격자라고 말할 수 있다. ③ 냉정하고 치밀하며 무자비하다. ④ 확고한 신념을 가지고 있으며 능수능란한 솜씨로 모든 비상 사태에 대비한다. ⑤ 원한의 감정이 뿌리깊이 박혀 있다. 치료는 정신분석에 의해서 억압된 원인을 찾아내어 죄의식을 제거하는 것이나, 예후가 좋지 못하며 완치가 어렵다.

4. 정신신경병(psychoneuroses)

기능적 이상의 하나로서 신경증과 노이로제(neurose)를 말한다. 인격활동의 기능이 정서적인 갈등으로 말미암아 장애를 받은 경우를 말한다(한, 1982).

1) hysteria

출현빈도가 높은데, 심적(心的) 갈등이 신체적 이상으로 나타나는 이상행동이다. 이는 정서적인 발달이 미숙한데에 있다. 특징은 욕구불만에 대한 반응을 자신에 대한 공격으로 표시하며 신체증상과 빈도에는 여러 가지가 있는데, 즉 기관의 병리학적 증상이 없는 신체이상, 기질적인 이상의 과장, 예를 들면 눈병 때문에 오는 정서불안 그리고 신체적인 긴장에서 오는 기질적인 이상이다. 성격적인 특징은 다음과 같다.

① 외향성이고 자기중심적이며 암시적이다.
② 비평에 대해서 민감하다.
③ 신분이나 지위에 대한 야심이 많다.
④ 정서적으로 불안정하다.
⑤ 칭찬에 대한 욕구가 강하다.

2) 정신쇠약(psychosthenia)

비정상적인 줄 알면서 비정상적으로 사고나 행동을 한다. 증상은 다음과 같다.

① 고정강박관념(obsession) : 성적인 갈등이 원인이 되는데, 본인 자신이 원치 않는 불쾌한 생각이 자꾸 되풀이 된다. 자기 자신을 가치 없는 사람이라고 한다. 모방하기를 좋아한다.
② 강박관념(compulsion) : 본인 자신이 불합리하다고 생각하면서도 불가피하게 행한다.
③ 광적습벽(狂的習癖,mania) : 아주 범죄적이고 유해한 행동을 한다. 예를 들면 도벽, 방화벽, 살해벽 등이 있다.
④ 공포벽(phobia) : 병적인 공포가 있다.

3) 신경쇠약(neurosthenia)

감정이 과격해서 사소한 일에도 고통을 느낀다. 심신이 극도로 쇠약해져 가는 특유한 증상을 나타내며 불안해서 자신감을 잃고 실행력이 없으며 무슨 일이나 심신을 통일해서 일할 수 없다. 그리고 성인의 책임을 다할 수 없기 때문에 직장생활을 못한다.

15-10. 정신병과 천재

Arhurt Schopenhauer는 천재(genius)는 평균지능보다 미친 것(狂)에 가깝다고 하였으며, Gesare Lombroso(佛)는 천재는 광기(光氣)라고 하였다. 실제로 천재는 병적인 가계와 본인 자신의 이상성격으로 정신병이 되는 예가 많다. 예를 들면 시인으로서는 Tasso, Poe, 작가로는 Swift, Gogol, 철학가로는 Rousseau, 작곡가로는 Schumann, 과학자로는 Newton 등이 있다. 병적가계(家系)로서 Goethe는 조병(躁病)이 있었고 누이인 Cornelie는 정신병자였다. Goethe는 7년 주기로 조상태(躁狀態)가 왔는데, 이때마다 대작을 내었다. 그리고 Byron, Beethoven, Bach, Michelangelo 등을 들 수 있다(정・박, 1987).

Pitner & Colvin은 "지능(intelligence)이란, 한 개인의 전체 환경에 대한 적응이며 생활의 새로운 문제와 상황에 대한 일반적인 정신적 적응성이다," 라고 하였다. Wechsler는 "지능이란, 어떤 목적을 향해서 행동하고 합리적으로 사고하며 환경을 효과적으로 다루는 개인의 집합적 능력이다." 라고 하였다. 지능을 가장 포괄적으로 잘 나타낸 것으로서는 Stoddard의 정의인데, 이는 다음과 같다. "지능이란 곤란성(difficulty), 복잡성(complexity), 추상성(abstractness), 경제(economy), 목적에 대한 적응도(adaptiveness to a goal), 사회적가치(social value), 독창성의 발현(emergence of originals)이라는 7가지의 특징이 내포된 행동을 하는 능력이다."(권, 1997).

지능측정법(intelligence test)은 정신감정상 여러 가지가 고안되어 있다. 즉, Kraepelin의 연속가산법, 직접기억법, 광도판별법, Ebbinghaus의 결합법, 그리고 기타 연상검사법, 말소검사법, 도형구성 및 도형분할검사 등이 있다. 한걸음 더 나아가서 Spearman은 일반감각 판별력과 실생활 지능 사이에 고도의 상관관계가 있음을 나타내고 여기에 공통인자가 존재한다고 가정하여 일반인자 또는 일반지능이라고 칭하였다. Thorndike는 일반인자설에 대항하여 특수인자설을 주장하였다. Binet은 일반지능의 측정이라는 사고방식을 취하였는데, 이론적인 연구보다는 실제적으로는 점과 지능측정에 연령적 발달의 관념을 가한 특색이 있다. Terman은 정신연령과 생활연령의 비를 지능지수(intelligence quotient, IQ)라고 하였으며 현재 광범위하게 이용되고 있다(권, 1997 ; 정・박, 1987).

- 白痴 : IQ 0~25(1~2명/1,000)
- 癡愚 : IQ 25~50
- 愚鈍 : IQ 50~70(정신박약으로 읽기, 쓰기, 셈하기 불가능)
- 평균 : IQ 100
- 천재 : IQ 140~(8명/1,000명)

3Q란, IQ(지능, intelligence quotient), MQ(도덕능력, moral quotient), AQ(행동능력, action quotient)를 말하는데, MQ가 없고 IQ, AQ가 높으면 범죄성 인간이 되기 쉽고, AQ가 없고 IQ, MQ가 높으면 비생산성 인간으로서 진보가 없다(정 · 박, 1987).

15-11. 정신보건 대책

근래 우리나라에서도 정신보건에 대한 관심이 높아지고 있으나 법률제도, 시설 등이 미비되고 정신보건에 기본적으로 요구되는 정신력동적(psychodynamic) 사고방식이 충분치 못하여 훈련된 요원이 부족하다(권, 1997).

1. 법률제도

정신보건법, 우생보호법, 아동복지법, 학교교육법, 소년법 등 정신보건에 관계되는 의료, 교육, 복지, 노동, 사법 등의 여러 법률제도의 확립 및 내실이 요망된다.

2. 정신보건 시설

다음과 같은 정신보건 시설의 확충 및 충실한 운영이 필요하다.

① 정신보건상담소 : 조기발견, 지도 즉 정신보건교육 시설
② 아동상담소 : 아동정신보건 기관
③ 기타 : 정박아시설, 구호원, 특수학교 및 학급, 소년감정소 등이다.

3. 정신보건 교육

특수한 대상이나 장소뿐만 아니라 가정, 지역, 직장 등에서 정신보건 관계의 교육이 필요하다.

참 고 문 헌

강종환 : 정신위생. 서울, 제동문화사, 1972.
권이혁 : 최신보건학. 서울, 신광출판사, 1997
朴俊熙 : 教育心理學. 서울, 旺文社, 1964.
沈穰燮 : 精神衛生. 서울, 學生社, 1964.
이남표(역) : 정신위생. 서울, 제동문화사, 1965.
이병윤 · 서광윤 : 현대정신의학. 서울, 일조각, 1983.
이정균 : 정신의학. 서울, 일조각, 1985.
정희곤 · 박재림 : 보건과학. 서울, 세진사, 1987.
한동세 : 정신과학. 서울, 일조각, 1982.
村松常雄 : 精神衛生. 日本, 東京, 南山堂, 1957.
Ackerman, N. W : The psychodynamics of family life. Basic Books, New York, 1958.
Beers, Clifford, W. : A mind that found itself, Longmans. Green & Co., New York. 1909.
Diehl, H. S. : Mental health, Textbook of healthful living. McGraw-Hill, New York, 1960.
Johnston : Mental health and mental illness. Lippincott & Co., Philadelphia, 1971.
Skottowe : A mental health hand book. Arnold, London, 1957.

제16장

보건간호

Public Health Nursing

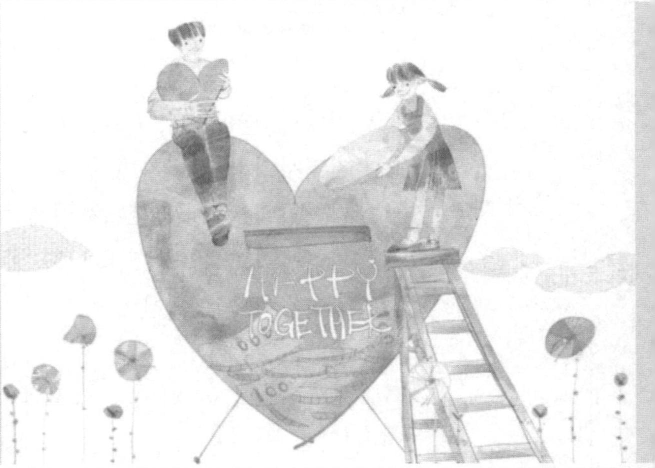

16-1. 개요

보건간호(保健看護)는 1859년 영국 Liverpool시에서 시도되기 시작하였으며 1862년부터 동시를 수개의 지구로 나누어서 각 지구마다 1명씩의 보건간호사를 두었는데, 최초의 보건간호사는 Robinson부인이었다. 보건간호사(public health nurse, visiting nurse)는 독일 fürsorgerin의 방역(邦譯)이며 일본에서는 보건부(保健婦)라고 한다. 보편화되어 있는 보건간호의 정의를 들어 보면 다음과 같다(김, 1963 ; Freemann, 1970 ; 권, 1997).

Public health nursing is art and procedure of promoting a maintain the health of all people ; helping and serving the sick and disabled ; preventing disease and other ailments ; improbing the lives and living conditions of the people.

즉 보건간호는 모든 사람들의 건강을 유지 · 증진하고 불구와 환자에 대한 부조와 봉사를 하며 질병과 기타 이상의 예방 및 생활수준의 향상을 위한 예술(기술) 및 절차이다.

16-2. 보건간호의 목적 · 계획 및 범위

보건간호의 근본 목적은 어느 국가 · 어느 사회를 막론하고 질병을 예방하며 건강 생활 습관의 실천력을 기르고 생활수준을 향상 · 발전시키는데 있다고 하겠으나, 다음과 같은 지역사회(community)의 상태에 따라서 목적 및 계획이 달라져야 한다(Mumm, 1966 ; 이, 1971).

① 그 지역사회가 요구하는 건강 시설과 사업

② 그 지역사회에서 문제가 되고 있는 건강문제

③ 그 지역사회의 문화, 전통, 풍습, 종교, 교통 및 통신
④ 그 지역사회의 지도자의 신분
⑤ 그 지역사회 주민의 보건사업에 대한 인식
⑥ 그 지역사회의 여러 조직 단체
⑦ 그 지역사회의 보건사업예산 등의 조건 및 요구에 따라서 결정되어야 한다.

- 보건간호 계획의 원리는 다음과 같다.

① 보건간호 계획은 모든 보건 문제와 연관성이 있는 통합된 보건 문제의 일부가 되어야 한다.
② 보건간호 계획은 과거에 어떤 일을 하였고 어떤 일이 더욱 필요하며 이 일을 어떤 방법으로 해결하여 나아갈 것인가를 충분히 검토하여야 한다.
③ 보건간호 계획은 주민들의 종교, 풍습, 전통, 습관, 미신 등에 관하여 연구하여야 한다.
④ 보건간호 계획은 그 지역사회의 필요와 요구에 따라서 연구되어야 한다.
⑤ 보건간호 계획은 모든 보건요원들간에 협력이 잘 이루어질 수 있도록 계획되어야 한다.
⑥ 보건간호 계획은 그 문제와 관계되는 요원 전원이 협력하여 진행되도록 하여야 한다.
⑦ 보건간호 계획은 사람들을 위한 것보다 사람들과 더불어 이루어지도록 하여야 한다(not for the people but with the people).
⑧ 보건간호 계획은 가장 작은 일부터 시작되어야 한다.
⑨ 가능한 한 보건간호 시기(nursing time)를 고려하여야 한다.
⑩ 각 가정의 보건간호 서비스를 필요로 하는 시간을 측정하여야 한다.
⑪ 보건간호 계획은 소요 재정 및 공급에 관해서 조사하여야 한다.

- 보건간호의 범위는 다음과 같다.

① 감염병 관리(C.D.C.)
② 환경위생(environmental sanitation)
③ 산업간호(industrial nursing)
④ 학교간호(school nursing)
⑤ 모자보건(M.C.H.)
⑥ 정신보건(mental health)
⑦ 공중영양(public nutrition)
⑧ 결핵 및 성병관리(T.B. & V. D. control)
⑨ 보건교육(health education) 등 대단히 광범위하다.

16-3. 보건간호사의 업무

보건간호는 보건간호사가 개인이나 가정 및 지역사회집단에 의하여 조직적인 노력을 통해서 질병을 예방하고 건강의 향상, 발전을 기하는데 있으며, 특히 보건소에서의 활동과 가정방문 활동이 대단히 중요하다. 미국에서 제시된 보건간호 사업의 12원칙(the twelve principles for public health nursing)은 다음과 같다(권, 1997 ; 정 · 박, 1987).

① 필요한 사업의 결정
② 대표 단체의 원조를 받을 것
③ 비종파성과 초정당성
④ 사업의 대상을 한정시키지 말 것
⑤ 지역보건 사업가의 지도를 받을 것
⑥ 적절한 기록을 보존할 것
⑦ 타 기관과의 협력
⑧ 보건간호사의 정규교육
⑨ 보건교육
⑩ 직업도덕 엄수
⑪ 감독
⑫ 근무시간을 명백히 하고 적당한 휴가 조치 등이다.

보건간호사의 업무를 개괄적으로 들어 보면 다음과 같다(정 · 박, 1987).

1) 건강상담(health conference)

건강상담을 요약하여 보면 다음과 같다(김, 1963).

(1) 소아보건상담(child conference)

① 상담사항과 가족력, 가정의 일반상태를 조사하여 의사와 진단에 도움을 준다.
② 필요한 신체의 부위를 계측한다.
③ 보건지도 : 일반보건지도, 영양지도(인공영양, 혼합영양, 이유식, 유아식, 영유아질병, 의복지도, 건강습관 등).

(2) 모성보건상담(maternity conference)

① 상담사항과 사례의 환경조사

② 체온, 체중, 혈압, 필요부위 등의 측정
③ 검뇨 및 혈액검사
④ 보건지도 : 임신 중 생활지도, 분만준비, 개인위생, 영양지도, 신생아의 취급법, 육아지도 등.

(3) 성인상담(adult conference)

① 상담사항과 사례의 환경조사
② 신장, 체중, 흉위 등 계측
③ 상담에 따라 진단에 필요한 검사실시

(4) 성병상담(V. D. conference)

접촉자를 찾아내고 감염원을 추구한다.

2) 가정방문(home visiting)

가정방문은 보건사업에 있어서 가족, 사회, 집단에게 가장 효과적인 서비스를 할 수 있는 방법이다(김, 1963).

(1) 가정방문의 이점

① 상대방의 교육정도, 생활수준, 경제상황, 위생습관 등에 알맞은 지도를 할수 있다.
② 환자뿐만 아니라 전 가족의 건강을 관찰·관리할 수 있다.
③ 환자가 자기가 살고 있는 집이기 때문에 긴장감 없이 자기의 의사를 발표할 수 있다.
④ 가정물품을 이용하여 배우게 되기 때문에 그들이 실천에 옮기는데 불편이 없다.
⑤ 그들의 왕래에 소요되는 시간을 절약할 수 있다.

(2) 가정방문의 준비

① 방문 대상의 가정 선정
② 감염병환자의 방문은 유아나 임산부의 가정방문을 한 후에 한다.
③ 환자의 기록을 잘 조사하고 필요한 사항은 메모하여 가지고 간다.
④ 방문 가방의 내용물을 조사하여, 필요에 따라 보충한다.
⑤ 방문지를 흑판이나 책상에 기록하여 둔다.

(3) 가정방문시의 주의 점(suggestion for home visit)

① 보건간호사는 유니폼을 착용한다.
② 자기 신분을 잘 소개하여 그 가족들이 마음을 털어놓고 이야기할 수 있도록 한다.
③ 가족들에게 예의가 바르고 다정하게 대한다.
④ 혼자 이야기를 독점하지 말고 상대방의 이야기를 주로 들어 준다.
⑤ 쉬운 말을 써서 설명한다.
⑥ 필요에 따라서는 demonstration을 한다.
⑦ 중요한 것은 강조하여 가르친다.
⑧ 한꺼번에 많은 것을 가르치지 않도록 한다.
⑨ 필요 이상 오래 머무르지 않아야 한다.
⑩ 상대방의 비밀을 지켜준다.
⑪ 중요한 사항은 메모하여 두었다가 기록한다.
⑫ 가정방문 가방에는 개인의 소유물은 넣지 않는다.

(4) 방문 시간

주부의 바쁜 시간, 농번기 등을 피하며 폐결핵환자 등은 안정시간을 피하고 가족의 부재시에는 다음 방문일자를 기록하여 둔다.

(5) 방문 횟수

방문 횟수는 개인의 이해 정도, 필요성에 따라서 결정한다.

(6) 방문 가방의 내용물

방문 가방의 내용물은 방문 대상에 따라서 결정한다.

(7) 방문 후 처리

정확히 기록을 하고 서명을 한다. 그리고 연락을 필요로 하는 기관에 통보를 한다.

3) 조사연구

인구동태, 보건상태, 사회 및 경제상태 등을 조사 연구한다.

4) 관계기관과의 연락

관계기관과는 긴밀한 연락을 하여 협조가 잘 이루어질 수 있도록 노력한다.

5) 보건교육

강습회, 강연회, 좌담회, 부인회, 어머니회 등을 이용하여 보건교육을 실시한다.

6) 집단검진과 방역사업의 보조

집단검진이나 방역사업을 실시할 때에는 보조를 한다.

7) 통계, 기록, 보고서 작성

필요한 통계를 수집하여 분석·정리하며 각종 기록과 보고서를 작성하여 연락·보고한다.

참 고 문 헌

권이혁 : 최신보건학. 서울, 신광출판사, 1997.
김옥실 : 보건간호학. 서울, 수문사, 1963.
이경식 : 보건간호원론. 대한간호협회, 1971.
이경식 : 공중보건과 보건간호. 서울, 수문사, 1972.
정희곤 · 박재림 : 보건과학. 서울, 세진사, 1987.
Freemann, R. B. : Public health nursing practice. Saunders Co., Philadelphia & London, 1970.
Mumm, Elizabeth : Suggestions on content, lesson plans and teaching guides for health education courses at Seoul National Univ. - School of Public Health and National Institute of Health, 1966.

제17장

역학 및 질병관리

Epidemiology & Disease control

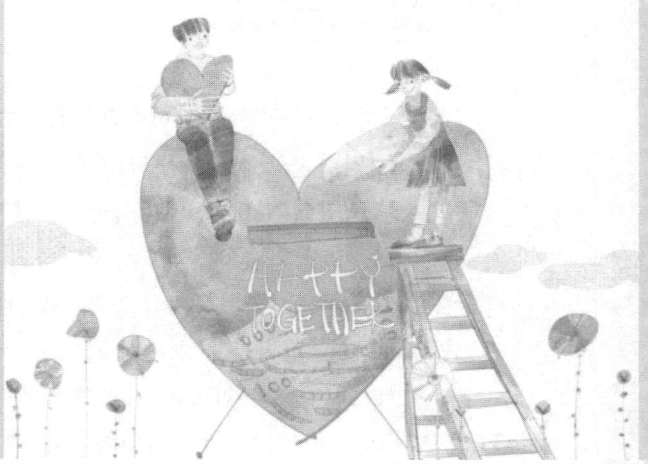

17-1. 개요

역학(疫學, epidemiology)은 의성(醫聖) Hippocrates(BC 460~377)의 저서인 epidemic에 ology를 붙인 합성어이다. 즉 희랍어 epi(=upon, on), demos(=people, population), ology(= science, study, knowledgy)의 합성어인데, study on the pepole의 의미를 내포하고 있다. 이는 인간사회에 일어나는 현상학(現象學), 구체적으로 말하면 질병생태학(疾病生態學, ecology of human disease)이라고 할 수 있다.

역학의 정의는 여러 가지가 있는데, 대표적인 몇 가지를 들어 보면 다음과 같다(山本, 1977 ; 정 · 박, 1987).

Clark는 "역학은 인간의 집단사회에서 일어나는 질병, 불구, 무능력 또는 사망의 발생과 분포에 영향을 주는 여러 가지 요인을 연구하는 과학이다."라고 정의를 내렸다. 즉 "Epidemiology is a field of science which is concerned with the various factors and conditions which determine the occurence and distribution of health, disease, defect, disability, and death among group of individual."(田中, 1976 ; 정 · 박, 1987).

Maxcy는 "역학이란, 인간사회에서의 질병(감염 · 이환 또는 불구의 모든 과정을 포함)의 발생과 분포를 결정하는 여러 가지 요인과 조건의 관련성을 연구하는 보건학의 한 분야이며 보건학적으로 인류를 괴롭히는 여러 가지 질병의 원인을 배제시켜 이에 의하여 그 지역사회의 공공기관으로 하여금 그 질병의 예방 및 관리를 위하여 효과적으로 이용할 수 있도록 연구하는 학문이다."라고 하였다(Last, 1980).

Gordon(1949)은 "역학이란, 유행(流行, epidemic)을 연구하는 학문이며 의학적생태학(medical ecology)으로 보건학의 진단학이다."라고 하였다. Anderson(1962)은 "역학이란 질병발생을 연구하는 과학이다."라고 하였으며, 1935년 Greenwood는 "역학이란 모든 질병을 집단현상으로 연구하는 학문이다."라고 하였다. 이와 같이 역학은 여러 가지로 정의를 내리고 있으나, 역학이란 ① 인간사회집단을 대상으로, ② 그 속에서 질병의 발생, 분포 및 경향 등의 양상을 구명하고, ③ 그 원인을 탐구하며, ④ 이에 대한 예방대책을 세우도록 하는 학문이라고 정의를 내릴 수 있다. 역학의 목적은 인간숙주와 환경요인 사이의 복합적인 상호관계 중에서 어떠한 요인이 크게 작용하는가를 구별하는데 있다. 그리고 역학의 역할은 기술적 역할, 원인구명의 역할, 연구전략개발의 역할, 질병유행발생의 감시역할, 보건사업평가의 역할 등을 들 수 있다(Mac Mahon/Pugh, 1970 ; 정 · 박, 1987).

17-2. 역학조사 방법과 그 원리

1. 질병 발생의 요인

질병 발생의 요인을 들어 보면 다음과 같다(방 · 김, 1970).

1) 병인(病因, 作因, causative agent)

어떤 질병이 발생하는데 없어서는 안 되는 요소를 말한다.

2) 숙주(宿主, host)

어느 시점의 숙주의 건강상태는 유전적소인과 생활환경요인의 상호작용에 의하여 결정된다. 유전적인 소인(genetic endowment)은 질병에 대한 감수성(susceptibility)과 관계가 깊으며 과거의 환경폭로, 성격(personality), 사회계급(social class) 등과도 밀접한 관계가 있다.

3) 환경(環境, environment)

환경은 생물학적환경, 사회적환경, 물리 · 화학적환경 등으로 나눌 수 있다. 환경요인을 편의상 여러 가지로 나눌 수 있으나, 이들은 서로 밀접한 관계가 있으며 숙주나 병인과도 밀접한 관계가 있다.

2. 역학조사의 기본 요건

역학조사의 기본 요건을 들어 보면 다음과 같다(정 · 박, 1987).

1) 진단검사의 오차와 변동

① 관찰오차(observer error)
② 개체변동(individual variation)
③ 편견(偏見, bias)
④ 자료의 처리
⑤ 조사결과의 해석 등을 들 수 있다.

2) 진단검사의 타당성과 신뢰성

환자를 가려내기 위해서 적용되는 진단법에는 여러 가지가 있으나, 그 어느 것이나 정확한 것은 없다. 그러므로 통계학적으로 타당성(validity)과 신뢰성(reliability)의 검정이 필요하다.

3. 질병 및 사망빈도 측정

여러 인구집단간의 질병발생 및 유병상태 또는 사망경향 등을 비교·설명하기 위한 빈도(頻度, frequency)의 측정이 필요하다(권, 1997).

1) 이환율(罹患率, morbidity rate)

① 발생률(incidence rate)
② 유병률(prevalence rate)
③ 발병률(attack rate)

2) 사망률(mortality rate or death rate)

질병특수사망률(disease specific death rate)과 치명률(case fatality rate)이 있다.

4. 질병 및 사망에 관한 자료의 이용

질병에 관한 각종 빈도와 분포를 파악하기 위해서는 인구집단을 대상으로 조사를 실시하는 방법 이외에, 여러 연구자들의 조사보고 자료나 관공서 및 여러 단체들의 보고서를 통해서 얻을 수 있다(정·박, 1987).

5. 역학조사의 종류

1) 역학조사 방법의 특징

어떤 지역에서 대기오염으로 인해서 호흡기계질환이 발생하였을 때, 개개의 환자에 대한 증상으로는 대기오염과의 관계를 증명하기가 어렵다. 그러므로 역학적으로 구명하여야 한다. 역학은 접근방법에 따라서 다음과 같이 분류된다(노, 1974).

(1) 기술 역학(descriptive epidemiology)

어떤 질병의 발생에 대하여 누가(who), 언제(when), 어디에서(where), 무엇(what)으로 말미암아 그러한 결과가 발생하였는가를 기록하는 제1단계적 역학이다. 이는 인적특성(연령, 성, 인종, 결혼, 사회경제적 상태 등), 지역특성(국가간의 차이, 지역간의 차이), 시간적인 특성 등을 고려하여야 한다. 특히 시간적인 특성은 다음과 같다(권, 1997).

① 추세 변화(장기변화, 趨勢變化, trend or secular variation) : 10~40년을 주기로 변동하는 경우를 말하는데, 디프테리아 20년, 성홍열 30년, 장티푸스 30~40년 등이 있다.

② 주기 변화(周期變化, cyclic or epidemic variation) : 수년을 주기로 변동하는 경우를 말하는데, 마진 2년, 백일해 2~4년, 일본뇌염 3~4년 등이 있다.

③ 계절 변화(seasonal variation) : 계절에 따라서, 질병의 발생빈도가 달라지는 것을 말한다. 여름철에는 소화기계질환이 많고 겨울철에는 호흡기계질환이 많으며 봄철에는 마진이 많고 봄철에서 여름철 사이에는 백일해 등의 발생빈도가 높다.

④ 단기 변화(short-term fluctuation) : 시간별, 날짜별, 주일별로 발생 양상이 변화하는 것을 말한다. 보통 급성감염병의 집단발생시에, 이러한 양상을 나타낸다. 수인성 감염병의 특징을 들어 보면 다음과 같다(그림 17-1 참조)(정, 2002).

첫째, 환자발생이 폭발적이다.
둘째, 급수지역과 일치한다.
셋째, 연령, 성별, 직업, 경제적 수준 등에 의한 차이가 거의 없다.
넷째, 발병률과 치명률이 낮다.
다섯째, 음용수중에 동일병원체가 존재한다.
여섯째, 2차 감염환자는 거의 볼 수 없다.
일곱째, 가족집적성[1]은 거의 볼 수 없다.

⑤ 불규칙적 변화(irregular epidemics, point epidemic) : 질병발생 양상이 돌발적으로

1) 가족집적성(家族集積性, familial aggregation) : 질병이 가족내에 집중되어 발생하는 정도를 수량적으로 표시한 것이다. 여기에는 가정내2차이환율(chapin)이 있다.

$$가정내\ 2차\ 이환율 = \frac{2차\ 환자수}{가정내에서\ 전염원에\ 폭로된\ 인원수} \times 100$$

발생하는 경우를 말한다. 주로 외래감염병을 들 수 있다.

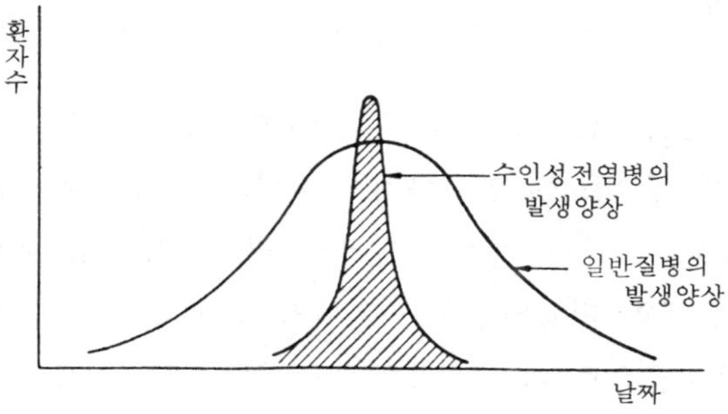

【그림 17-1】 수인성감염병 발생의 특징(explosive & point onset)

(2) 분석역학(analytical epidemiology)

기술역학의 결과를 이용하여, 질병발생에 대한 통계학적인 가설(formulation of hypothesis)을 설정하여 분석구명하는 제2단계적 역학이다. 분석역학은 관찰을 통하여 얻어진 질병발생과 질병발생의 요인 혹은 속성과의 인과관계를 구명하는 방법으로 단면조사연구(斷面調査硏究, cross sectional study), 환자-대조군 연구(case-control study) 및 코호트 연구(cohort study)의 3가지 조사방법이 있다(예방의학과 공중보건편집위원회, 2001).

① 단면조사연구(cross sectional study) : 일정한 인구집단을 대상으로 하여 특정한 시점 또는 기간 내에 질병을 조사하고 각 질병과 그 인구집단이 가지고 있는 속성과의 관계를 찾아내는 연구방법이다.

② 환자-대조군 연구(후향성조사, case-control study, retrospective study) : 질병에 이환된 집단을 대상으로 하여 환자군을 선택하고 질병이 없는 건강한 대조군을 선정하여, 양군 사이에 어떤 질병의 요인이 되는 인자와 속성에 폭로된 정도를 비교·검토함으로써 질병발생의 원인을 구명하는 연구방법이다.

환자군-대조군 연구의 목적은 원인이라고 생각되는 요인과 질병과의 관련성을 검증하기 위한 것이다. 즉 환자군과 대조군간에 원인이라고 생각되는 어떤 요소에 유익한 차이가 있느냐 하는 것이다. 이러한 차이여부는 [표 17-1]과 같은 2×2표를 작성하여 X2-검정을 하여 판정하며 판정결과 유의한 차이가 있을 경우에 관련성이 있다고 해석하고 관련성의 정도는 비교위험도(relative risk)[2]를 구하여 측정한다.

2) 비교위험도 : 위험인자에 폭로된 사람들의 발생률을 위험인자에 폭로되지 않는 사람들의 발병률

비교위험도는 다음과 같다.

$$\text{비교위험도} = \frac{\text{폭로군의 발병률}}{\text{비폭로군의 발병률}} = \frac{a/(a+b)}{c(c/d)} = \frac{a(c+d)}{c(a+b)}$$

그러므로 비교위험도는 요인에 폭로된 사람(예 : 흡연자)이 요인에 폭로되지 않는 사람(예 : 비흡연자)에 비하여 조사하려는 질병(예 : 폐암)에 이환될 확률이 몇배나 되는가 하는 것이다. 그러나 환자군-대조군 연구에서는 a/(a+b)나 c/(c+d)라는 율은 의미가 없으며 또한 비교위험도도 의미가 없게 된다. 왜냐하면, 실제 자료수집은 폭로군과 비폭로군으로 나누어 수집하지 않고 환자군과 대조군으로 나누어 수집하였기 때문이다. 따라서 지역사회(어떤 질병)에서 그 질병의 유병률이 아주 낮을 경우에 한해서 교차비(odds ratio)로 대치하여 산정한다.

즉, a나 b는 c나 d에 비해서 그 크기가 무시할 만큼 적으므로 $\frac{a(c+d)}{c(a+b)}$를 $\frac{ad}{bc}$로 대치하여 사용하며 이를 교차비(odds ratio)라고 한다. 짝짓기(paired sampling)에 의하여 환자군-대조군 연구를 수행하였을 때에는 그 결과에 대한 유의성 검정 X^2-검정을 한다(제18장 보건통계 18-8 X^2 검사편 참조).

【표 17-1】 질병 발생과 폭로와의 관계

구 분	질 병		계
	있 음	없 음	
폭로군	a	b	a+b
비폭로군	c	d	c+d
계	a+c	b+d	N

③ 코호트조사연구(전향성조사, cohort study, prospective study)

코호트는 같은 뜻을 가진 인구집단을 의미한다. 연구하고자 하는 질병에 이환되지

로 나눈 값이다. 폭로시 질병발생률은 $R_1 = \frac{a}{a+b}$, 비폭로시의 질병발생률은 $R_2 = \frac{c}{c+d}$라면, 비교위험도는 $r = \frac{R_1}{R_2}$이며 귀속위험도는 $A = R_1 - R_2 = \frac{a}{a+b} - \frac{c}{c+d}$가 된다.

않는 집단을 대상으로 하며 그 질병발생의 요인이 있다고 생각되는 인구집단과 그와 같은 요인을 갖지 않는 두 집단을 계속 관찰하여 양군의 질병발생률을 비교·분석하는 방법이다. 코호트연구에서는 많은 사람을 장기간 추적관찰(follow up)하여야 하기 때문에 추적도중에 사망, 이주, 전직, 조사거부 등으로 관찰대상에서 탈락되는 경우도 있으며 도중에 연구대상에 포함되는 경우도 있으므로 결과분석시 분모를 몇 명으로 하여야 하느냐 등 어려운 문제가 생긴다. 이러한 어려운 문제를 해결하기 위한 방법이 인년(人年, person year)의 개념이다. 인년이란, 한사람을 10년 관찰했으면 10인년(人年)으로 간주하고 10사람을 1년간 관찰했으면 10인년(人年)으로 간주한다.

예를 들면 6개월 관찰자가 10명, 1년 관찰자가 20명, 2년 관찰자가 20명이면, 관찰인년은 (1/2×10)+(1×20)+(2×20)=45이다. 이때 만약 2년 동안의 관찰기간 중 총환자 발생 수가 5명이었다면, 환자발생은 5/45=0.1, 1년이 된다. 코호트연구는 계속 많은 사람을 추적 관찰하여야 하므로, 시간과 노력이 많이 소요된다. 따라서 이러한 단점을 개선하기 위해서 후향성코호트연구(retrospetive cohort study)가 고안되었다.

후향성코호트연구란, 보험가입자나 군인 등 과거의 기록이 보전되어 있는 사람을 대상으로 과거의 기록에 의하여 원인으로 생각되는 요소를 가진 사람과 가지지 않는 사람을 분류하고 그 이후 현재까지 두 집단간에 질병발생률의 차이가 있는가를 비교분석하는 방법이다. 코호트연구의 결과도 환자군-대조군연구와 같이 2×2표를 작성하여 X^2-검정을 하여, 폭로군과 비폭로군간에 질병발생률이 유의한 차이가 있느냐 그 여부를 판정한다. 관련성의 정도는 비교위험도(relative risk)와 귀속위험도(기여위험도, attributable risk)[3]를 구하여 측정한다. 코호트연구결과로서 비교위험도와 귀속위험도를 들어 보면 다음과 같다(표 17-2 참조).

【표 17-2】 흡연과 폐암 발생과의 관계

구 분		폐 암			발생률 (100,000당)
		있 음	없 음	계	
흡 연	있 음	94	39,906	40,000	235
	없 음	6	59,994	60,000	10
계		100	99,900	100,000	100

3) 귀속위험도 : 어떤 요인(속성)에 의해서 초래된 결과의 위험도를 측정하는 것이다. 폭로군의 발병률에서 비폭로군의 발병률을 뺀다.

비교위험도 = 235/10 = 23.5 즉, 흡연하는 사람은 비흡연자에 비하여 폐암의 발생확률이 23.5배나 높다는 것이며 귀속위험도 = 235-10/100,000 즉, 폐암발생률이 225/100,000 만큼 줄어든다는 뜻이다.

(3) 실험역학(experimental or trial epidemiology)

분석역학에 포함시키기도 하는데, 이는 질병구명을 실험적으로 입증하고자하는 과정이다(정 · 박, 1987).

(4) 이론역학 또는 계량역학(theoritical or quantitative epidemiology)

질병의 발생과 유행의 현상을 수학적인 이론에 의해서, 분석 구명하고자 하는 제3단계 역학이다(정 · 박, 1987).

17-3. 감염병의 역학적 특징

1. 감염(感染, infection)

감염이란 기생체가 숙주를 침입한 후 숙주의 체내에서 증식하거나, 발육할때 숙주가 나타내는 반응을 말한다. 감염을 일으키는 기생체는 metazoa, protozoa, fungus, bacteria, *Mycoplasma*(*Asterococcus*), *Rickettsia*, *Spirochete*, virus 등이 있다. 역학적인 측면에서는 불현성감염(不顯性感染, inapparent infection, subclinical infection)이 대단히 중요하다. 왜냐하면 ① 현성감염보다 불현성감염이 훨씬 많다, ② 불현성감염자는 환자로 취급하지 않기 때문에 건강한사람과 같은 활동을 하여 전염시킬 기회가 현성감염자보다 높다(양, 1986).

2. 감염병의 생성

감염병 생성 과정의 6요소는 다음과 같다(그림 17-2 참조)(정 · 박, 1987).

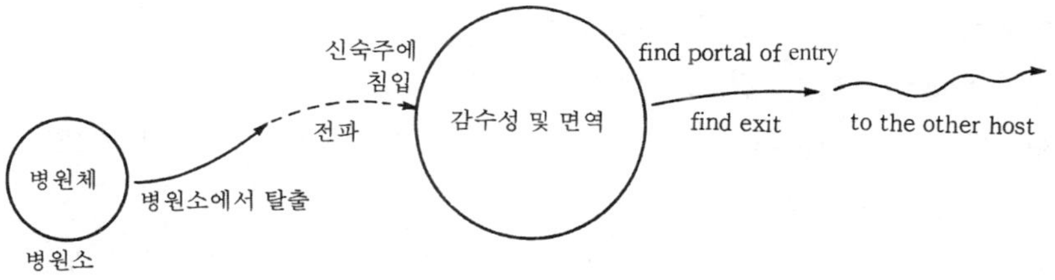

【그림 17-2】 **감염병의 전염환**(infectious chain of communicable disease)

1) 병원체(病原體, causative agent)

감염이나 발병에 관여하는 병원체의 요소로서는 독력(毒力, virulence)과 전염성(傳染性, communicability)이다. 독력은 숙주에게 질병을 일으키게 하는 능력인데, 이는 독성(toxigenicity), 침습력(侵襲力, invasiveness) 및 감염을 조장시키는 물질 등이 관계된다. 독성은 독소(toxin)를 생산하는 병원체의 능력을 말한다.

2) 병원소(病原巢, reservoir of infection)

병원체가 생활하고 증식하며 생존을 계속하여 다른 숙주에게 전파시킬 수 있는 상태로 저장되는 장소를 말한다. 병원소의 종류로서는 인간병원소, 동물병원소, 토양 등이 있다. 인간병원소는 뚜렷한 증상을 나타내는 환자(case), 임상증상이 아주 미약하여 간과되기 쉬운 무증상감염(subclinical infection), 인지할만한 임상증상이 없는데, 체내에 병원체를 보유하여 항시 또는 때때로 균을 배출하는 보균자(carrier)로 나눌 수 있다. 보균자는 건강보균자(healthy carrier), 잠복기보균자(incubatory carrier), 회복기보균자(convalescent carrier), 만성보균자(chronic carrier) 등으로 나눌 수 있다. 동물병원소를 들어 보면 다음과 같다(정・박 ; 1987).

① 광견병(rabies) : 개, 이리, 여우, 자칼, 코요테, 고양이, 스컹크, 박쥐, 기타 온혈동물
② 일본뇌염(Japanese encephalitis) : 돼지, 조류, 뱀
③ 황열(yellow fever) : 원숭이
④ 발진열(murine typhus) : 쥐
⑤ 양충병(scrub typhus) : 쥐, 기타 설치류
⑥ Q fever : 소, 양
⑦ 선페스트(bubonic plague) : 쥐, 기타 설치류
⑧ 탄저(anthrax) : 소, 말, 양, 산양, 돼지, 코끼리, 낙타, 개, 고양이, 조류

⑨ brucellosis : 소, 돼지, 산양, 양, 사슴, 말, 쥐, 닭, 개, 물소, 토끼
⑩ botulism : 소, 말, 양, 오리, 밍크, 조류
⑪ 파상풍(tetanus) : 소, 말, 양, 돼지
⑫ 우형결핵(bovine tuberculosis) : 소, 돼지, 양, 산양, 말, 낙타, 고양이, 원숭이, guinea pig, 토끼, 앵무새
⑬ salmonellosis : 쥐, 소, 양, 산양, 말, 돼지, 개, 고양이, 원숭이, 닭, 칠면조, 오리, 꿩, 비둘기, 거위, 파충류
⑭ 야토병(tularemia) : 토끼, 산토끼, 설치류
⑮ leptospirosis : 쥐, 돼지, 개, 소, 설치류
⑯ toxoplamosis : 쥐, 고양이, 개, 토끼
⑰ 일본주혈흡충(schistosomiasis japonicum) : 개, 고양이, 쥐, 소, 물소, 돼지, 말, 양, 산양, 사슴, 스컹크, 두더지

특히 토양은 진균류와 파상풍 등의 병원소가 된다.

3) 병원소에서 병원체의 탈출(escape from reservior)

병원체의 탈출은 호흡기, 위장관, 비뇨기, 개방저(開放疽), 기계적 탈출 등을 들 수 있다.

4) 전파(transmission)

전파체(傳播體, vehicle)에는 활성전파체(animate vehicle)와 비활성전파체(inanimate vehicle)가 있다. 활성전파체는 각종 절족동물(vector)이며 비활성전파체는 무생물을 말하는데, 음용수, 우유, 식품, 공기, 개달물(介達物, fomites) 등이다. 개달물의 대표적인 것은 의복, 침구, 책, 완구 등이다.

5) 병원체의 신숙주 침입(reach to new host)

침입양식은 병원소로부터 탈출하는 것과 대체로 일치한다.

6) 숙주의 감수성(susceptible host)

체내에 침입한 병원체에 대하여 감염 또는 발병을 방지할 수 있는 능력이 없는 상태를 감수성(susceptibility)이라고 한다. 그리고 병원체가 숙주체내에 침입하였을 때의 방어작용을 저항력(resistance)이라고 하며 저항력이 충분히 클 때 면역(immunity)이라고

한다. 면역을 분류하여 보면 [그림 17-3]과 같다.

- 면역
  - 선천성면역 (inherent immunity)
    - 종속면역(species immunity) : 다른 종의 병원체에 이환되지 않는다.
    - 인종면역(racial immunity) : 에스키모인은 디프테리아에 이환되지 않는다.
    - 개체면역(individual immunity) : 내분비 및 연령 등에 따라서 차이가 있다.
  - 후천성면역 (acquired immunity)
    - 능동면역 (active immunity)
      - 자연능동면역(natural active immunity) : 감염후 얻은 면역
      - 인공능동면역(artificial active immunity) : 사균(salk), 생균(sabin), toxoid 등에 의해서 얻은 면역
    - 수동면역 (passive immunity)
      - 자연수동면역(natural passive immunity : 유즙을 통해 얻는 면역
      - 인공수동면역(artificial passive immunity) : 동물면역혈청 및 성인혈청에서 얻은 면역

【그림 17-3】 면역의 분류

감염병에 폭로되었다고 하여 모두 감염되는 것이 아니며 여러 가지 조건에 따라서 다르다. Gottstein은 감수성이 있는 사람이 환자와 접촉했을 때, 발병하는 율을 감염지수(contagious index)라고 하였고 De Rudder는 다음과 같이 산출하였다. Small pox · measles 95%, whooping cough 60~80%, scarlet fever 40%, diphtheria 10%, poliomyelitis 0.1% 등이다.

17-4. 병원체의 병인성과 독성

병인성(病因性, pathogenicity)은 감염된 숙주로 하여금 발병하게 하는 병원체의 능력을 말하며, 독성(毒性, virulence)은 중증질병을 일으키는 능력을 말한다(정 · 박, 1987).

$$\text{병인성} = \frac{\text{발병자수}}{\text{총감염자}}, \quad \text{독성} = \frac{\text{중증환자 및 사망자수}}{\text{총발병자수}}$$

17-5. 잠복기와 세대기

잠복기(潛伏期, incubation period)는 어떤 병원체에 감염되었을 때 증상이 나타나기

까지의 기간을 말하며, 세대기(世代期, generation time)는 숙주 체내에 침입한 후 그 병원체가 숙주 체내에서 증식하여 다시 배출되어 다른 숙주에게 가장 높은 전염을 시킬 수 있을 때까지의 기간을 말한다(정・박, 1987).

17-6. 감염병관리의 일반적인 방법

감염병관리의 일반적인 방법을 요약하여 보면 다음과 같다(권, 1997)

1. 전파 과정의 차단

① 병원소를 제거한다.
② 감염력을 감소시킨다.
③ 병원소를 격리한다. 격리(隔離, segregation)는 다른 사람에게 감염시킬 염려가 있는 환자나 보균자를 격리하는 환자격리(isolation)와 감염병의 감염을 받았을 가능성이 있는 사람을 격리하는 건강격리(=검역, quarantine)가 있다.
④ 환경위생관리를 철저히 한다.

2. 면역증강

감수성이 있는 사람에게 예방접종을 실시하여 방어기전을 증가시키는 것이다. 황열을 제외하고는 기본접종(primary) 후에도 항체[4]의 지속기간이 길지 않기 때문에, 일정한 간격을 두고 추가접종(booster)을 실시하여야 한다(표 15-3 참조)(정・박, 1987).

3. 예방되지 못한 환자의 조치

예방되지 못한 환자는 가능한 한 피해를 최소화하도록 조치를 하여야 한다. 일단 질병이 발생하였을 때에는 조기진단 및 치료를 하여 사망이나, 영구적 불구 그리고 합병증을 예방하여야 한다(권, 1997).

4) 항체(抗體, antibody) : 항원(抗原, antigen)으로 면역된 동물의 혈청 중에 존재하며 항원과 특이적으로 작용하는 물질이다. 항원은 생체내 항원성(antigenicity in vivo)과 시험관내 항원성(antigenicity in vitro)을 겸비한 완전항원(complete antigen) 및 양자중 하나만 가지고 있는 불완전항원(partial antigen, haptene)이 있다.

【표 17-3】 예방접종표

연 령	예 방 접 종
출생시	B형 간염 1차
4주 이내	BCG(결핵 예방접종)
1개월	B형 간염 2차
2개월	DTaP(디프테리아, 파상풍, 백일해), 소아마비1차, Hib(세균성 뇌수막염) 1차, B형 간염 3차(일부)
4개월	DTaP, 소아마비 2차, Hib(세균성 뇌수막염) 2차
6개월	DTaP, 소아마비 3차, Hib(세균성 뇌수막염) 3차, B형 간염 3차
6개월 이후	유행성 독감(인플루인자)(매년 9-12월 사이)
9~10개월	빈혈 검사
12개월	수두
12~15개월	MMR(홍역, 볼거리, 풍진), A형 간염 1차
12개월 이후	일본뇌염(1-2주 간격으로 2회, 1년 후 1회)
15개월	Hib(세균성 뇌수막염) 추가
18개월	DTaP 추가
18~21개월	A형 간염 2차
24개월 이후	장티푸스
만 4~6세	DTaP, 소아마비 추가, MMR 추가
만 6세	일본뇌염 추가
만 12세	일본뇌염 추가
만 14~16세	Td(성인형 파상풍, 디프테리아)

17-7. 감염병의 유행 조사

유행 조사(epidemic survey)는 특정지역에서 발생된 감염병의 구체적인 발생 과정의 요소들을 역학적인 방법으로 구명하기 위하여 실시하는 활동인데, 이것을 토대로 하여 그 유행을 효과적으로 관리하려는 것이 그 목적이다. 감염병의 유행시 조사해야 할 중요한 점을 들어 보면 다음과 같다(김, 1978).

(1) 진단의 확인

감염병의 정확한 진단은 유행조사를 위한 가장 기본적인 일이다.

(2) 유행의 확인

확실한 진단으로 확인된 질병의 과거 연도별, 월별, 지역별 발생 등을 비교・검토한다.

(3) 유행의 시간별 분포

발병날짜, 시간별로 유행곡선(epidemic curve)을 그려보고 관찰하여야 한다.

(4) 유행의 지리적분포

유행의 지리적분포를 점지도(點地圖, spot map)나 지역비교도(地域比較圖)로 나타내면, 지역별 집적성(集積性)과 그 질병의 전파방향을 파악하는데 도움이 될 수 있다.

(5) 유행의 인적특성별 분포

환자의 성별, 연령별, 직업별, 인종별, 사회・경제적 계층별 이환율등의 분포를 조사한다.

(6) 유행의 분포

발생시간, 장소, 인적사항 등을 단시간 내에 수집・분석하고 그 결과를 종합하여 유행을 전파방식에 따라서 다음과 같이 분류한다(정・박, 1987).

① 공동매개체에 의한 전파(common vehicle epidemics) : 단수노출(single exposure, point source epidemic), 복수노출(multiple exposure)

② 전파방법별 분류 : 사람에서 사람으로 전파, 매개체에 의한 전파, 기타 동물에 의한 전파 등이다.

(7) 대책수립과 보고서 작성

유행조사 후에는 예방대책을 수립하고 보고서를 작성한다.

참고문헌

권이혁 : 최신보건학. 서울, 신광출판사, 1997

김두희 : 보건학개론. 대구, 경북대학교출판부 , 1994

노인규 : 역학의 원리와 방법. 서울, 최신의학사, 1974.

방숙 · 김일순 : 역학개론. 서울, 경지사, 1970.

양재모 : 공중보건학 강의. 서울, 수문사, 1986.

예방의학과 공중보건편집위원회 : 예방의학과 공중보건. 서울, 계축문화사, 2001

정희곤 · 박재림 : 보건교학. 서울, 세진사, 1987.

정희곤 : 최신 식품위생학. 서울,광문각, 2002

山本俊一 : 疫學入門. 東京, 朝倉書店, 1977.

田中正四 : 公衆衛生學入門, 東京, 南山堂, 1976.

Anderson, Arnstein, Lester : Communicable disease control.Macmillan, New York, 1962.

Gordon, J. E. : The epidemiology of accidents. Am. J. Publ. Hlth., 39 : 504, 1949.

Last, John M.(ed.) : Maxcy-Rosenau public health and preventive medichine. 11th ed., Appleton-Century-Crofts, New York, 1980.

Mac Mahon/Pugh : Epidemiology, principles and methods. Little, Brown, Boston, 1970.

Top : Communicable and infectious disease. Mosby Co., St. Louis, C. V., 1972.

제18장

급 · 만성 감염병관리

Acute & Chronic Communicable Disease Control

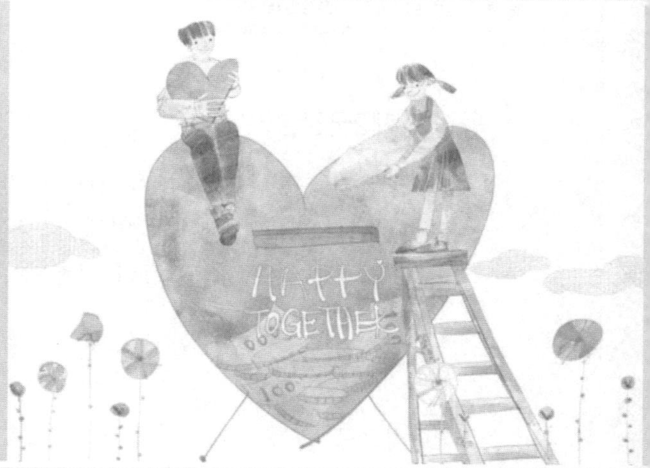

18-1. 개요

질병이 발생하기 위해서는 작인(원인)이 되는 병원체가 있어야 하고 그 병원체에 숙주(인간)가 폭로되어야 하며 병원체는 숙주 내로 침입하여 숙주 내에서 자리를 잡아 증식을 하여 감염을 일으키고 발병하는 과정을 거쳐야 한다. 따라서 숙주, 병원체, 환경을 둘러싸고 있는 여러가지 요인들에 의해서 많은 변화가 일어나는데, 병원체인 virus, bacteria, fungus, protozoa 등은 끊임없이 변이주(株, strain)가 생긴다. 우리나라의 감염병발생률은 경제발전과 생활환경의 개선에 의해서 크게 감소되었다.

1. 법정감염병

'감염병'이란 제1군감염병, 제2군감염병, 제3군감염병, 제4군감염병, 제5군감염병으로 분류하며 감염병 환자는 감염병의 병원체가 인체 내에 침입하여 증상을 나타내는 자로서 감염병예방법 제4조 제2항의 진단기준에 의한 의사의 전달 또는 보건복지부령이 정하는 기관의 실험실 검사를 통하여 확인된 자를 말한다.

1) 제1군감염병

마시는 물 또는 식품을 매개로 발생하고 집단 발생의 우려가 커서 발생 또는 유행 즉시 방역대책을 수립하여야 하는 감염병을 말한다. 콜레라, 장티푸스, 파라티푸스, 세균성이질, 장출혈성대장균감염증, A형간염 등이 지정되어 있다.

2) 제2군감염병

예방접종을 통하여 예방 및 관리가 가능하여 국가예방접종사업의 대상이 되는 감염병을 말한다. 디프테리아, 백일해, 파상풍, 홍역, 유행성이하선염, 풍진, 폴리오, B형간염, 일본뇌염, 수두(水痘) 등이 지정되어 있다.

3) 제3군감염병

간헐적으로 유행할 가능성이 있어 계속 그 발생을 감시하고 방역대책의 수립이 필요한 감염병을 말한다. 말라리아, 결핵, 한센병, 성홍열, 수막구균성수막염, 레지오넬라증, 비브리오패혈증, 발진티푸스, 발진열, 쯔쯔가무시증, 렙토스피라증, 브루셀라증, 탄저, 공수병, 신증후군출혈열, 인플루엔자, 후천성면역결핍증(AIDS), 매독, 크로이츠펠트-야콥병(CJD) 및 변종크로이츠펠트-야콥병(vCJD) 등이 지정되어 있다.

4) 제4군감염병

국내에서 새롭게 발생하였거나 발생할 우려가 있는 감염병 또는 국내 유입이 우려되는 해외 유행 감염병으로서 보건복지부령으로 정하는 감염병을 말한다. 페스트,. 황열, 뎅기열, 바이러스성 출혈열, 두창, 보툴리눔독소증, 중증 급성호흡기 증후군(SARS), 조류인플루엔자 인체감염증, 신종인플루엔자, 야토병, 큐열, 웨스트나일열, 신종감염병증후군, 라임병, 진드기 매개뇌염, 유비저, 치쿤구니야열 등이 지정되어 있다.

5) 제5군감염병

기생충에 감염되어 발생하는 감염병으로서 정기적인 조사를 통한 감시가 필요하여 보건복지부령으로 정하는 감염병을 말한다. 회충증, 편충증, 요충증, 간흡충증, 폐흡충증 등이 지정되어 있다.

【표 18-1】 법정감염병의 종류

제1군감염병	제2군감염병	제3군감염병	제4군감염병	제5군감염병
특성	발생 즉시 환자 격리 및 방역 대책 필요	국가예방 접종대상	모니터링 및 예방홍보 중점	정기적인 조사 및 감시 필요
• 콜레라 • 장티푸스 • 파라티푸스 • 세균성이질 • 장출혈성대장균 감염증 • A형간염	• 디프테리아 • 백일해 • 파상풍 • 홍역 • 유행성이하선염 • 풍진 • 폴리오 • B형간염 • 일본뇌염 • 수두	• 말라리아 • 결핵 • 한센병 • 성홍열 • 수막구균성수막염 • 레지오넬라증 • 비브리오패혈증 • 발진티푸스 • 발진열 • 쯔쯔가무시증 • 렙토스피라증 • 브루셀라증 • 탄저 • 공수병 • 신증후군출혈열 • 인플루엔자 • 후천성면역결핍증 (AIDS) • 매독 • 크로이츠펠트 • 야콥병(CJD) 및 변종크로 이츠펠트-야콥병 (vCJD)	• 페스트 • 황열 • 뎅기열 • 바이러스성 출혈열 • 두창 • 보툴리눔독소증 • 중증급성호흡기 증후군 (SARS) • 조류인플루엔자 인체 감염증 • 신종인플루엔자 • 야토병 • 큐열(Q熱) • 웨스트나일열 • 신종감염증후군 •. 라임병 • 진드기매개 뇌염 • 유비저 • 치쿤구니야열	• 회충증 • 편충증 • 요충증 • 간흡충증 • 폐흡충증
신고시기	즉시	즉시	1주 이내	1주 이내

출처 : 보건복지부

18-2. 급성감염병(acute communicable disease)

중요한 급성감염병을 들어 보면 다음과 같다(Anderson & Arnstein, 1953 ; Top, 1960 ; APHA, 1965).

1. 콜레라(cholera)

1) 확인(identification)

괴질, 호열자(虎列刺), 쥣병 등으로 불리어졌으며 *Vibrio cholerae*균에 의하여 발병된다. 국제검역병으로서 감시기간은 5일이다. 심한 급성위장 장애를 주증으로 하며 빠르면 24시간 이내에 사망한다. 치명률은 10~80%인데, 조기에 발견하여 치료하면 치명률은 5% 정도 감소시킬 수 있다(정 · 박, 1987).

2) 발생(occurrence)

인도 갠지스 강 삼각주에 풍토병(endemic)으로 상재되어 있으며, 우리나라는 16세기 이후 30여 회에 걸쳐 발생하였는데 1796년 전국적으로 유행하여 370,977명의 사망자를 낸 것이 가장 큰 유행이었다. 해방 이후로는 1946년 중국 관동으로부터 귀환한 동포에 의하여 침입하여 전국적으로 전파되었으며 남한에서만 15,509명이 발생하여 이중 10,081명이 사망하였다. 그 후 1963, 1964, 1969, 1970, 1980, 1991년에 약간 유행하였는데, 1963년부터는 그 대부분이 el-tor형이 그 원인이었다(정 · 박, 1987). 그리고 1995년 천안, 포항 등지에서 발생하기 시작하여 전국적으로 확산되어 68명의 환자가 발생하였다(보건복지부, 1997).

3) 병원체(infectious agent)

이는 2가지형이 있는데, 재래형(classical type)의 원인균인 *Vibrio cholerae*(=*Vibrio comma, Komma bacillus*)와 용혈성형(el-tor type)이 있다(APHA, 1965 ; 정 · 박, 1987).

4) 병원소 및 감염원(reservoir & source of infection)[1)]

병원소는 환자이며 감염원은 환자의 분변 및 구토물 등이다.

5) 전파 방법(mode of transmission)

환자 및 보균자의 분변, 구토물에서 탈출하여 입을 통해서 위에 들어간다. 위산(HCl)에 의해서 거의 사멸하나, 폭음이나 폭식에 의하여 무산상태 또는 과냉한 식품으로서 급속히 위를 통과하거나, 균이 식품의 내부에 존재함으로써 위산의 접촉을 받지못하였을

---

1) 병원소(病原巢, reservoir) : 병원체가 생존하고 증식하며 생존을 계속하여, 인간에게 전파할 수 있는 상태로 저장되는 장소를 말한다. 인간, 동물, 토양 등이 있다.
감염원(感染源, source of infection) : 병독을 직접 사람에게 가져오는 수단이 될 수 있는 것을 말한다. 환자, 보균자, 병원체 보유동물, 토양, 물 등이 있다.

때 발병한다. 발병은 본균이 생산하는 choleragen이라는 독소(A, B)에 의한다(권, 1997 ; 정 · 박, 1987).

6) 잠복기(incubation period)

보통 2~3일, 최단 3~4시간, 최장 7~8일간이다.

7) 임상증상(clinical sign & symptom)

전구증상이 없이 복명(borborygmus), 쌀뜨물양설사(rice watery diarrhea), 보통 발열은 없으며 탈수(dehydration)가 심하게 나타난다. 또한 배장근통, 무뇨, 실성(失聲, aphony), 허탈(虛脫, collapse), 혼수(昏睡, coma) 등이 있다(구외, 2010 ; 정 · 박, 1987).

8) 감수성 및 저항성(susceptibility & resistance)

감수성은 다양하며 일반적으로 감수성이 있다. 연령은 20~40세, 즉 청 · 장년층, 경제수준이 낮은 계층에 많이 발생한다.

9) 예방대책(methods of control)

환자의 신속한 보고 및 격리가 요망되며 환자의 토물과 분뇨의 소독 등을 철저히 하고 음용수나 식품은 위생적으로 관리하여야 한다.

2. 장티푸스(typhoid fever)

1) 확인(identification)

일종의 열병인데, 장질부사, 염병 등의 속칭이 있다. 보통 감염은 장의 림프조직(Peyer's patches), 담낭, 신장 등에 국한되나, 골, 연골, 뇌막 등에서도 나타난다. 치명률은 보통 10~15%이다(APHA, 1965).

2) 발생(occurrence)

Hippocrates시대에도 기록이 있으며 1880년 Eberth(獨)가 발견하였고 세계적으로 발생한다. 4계절을 통해서 발생하나, 특히 여름철에 많이 발생한다.

3) 병원체(infectious agent)

Salmonella typhi(=*Salmonella typhosa, Eberthella typhi*)이다(정, 1996).

4) 병원소 및 감염원(reservoir & source of infection)

병원소는 환자 및 보균자이며 감염원은 환자 및 보균자의 분변과 소변이다.

5) 전파방법(mode of transmission)

환자 및 보균자와 접촉하거나, 음용수 및 식품 등 전파체에 의해서 전파된다.

6) 잠복기(incubation period)

다양한데, 보통 1~3주, 평균 2주이다.

7) 임상증상(clinical sign & symptom)

전신권태, 40℃의 고열, 장미진(roseola)이 피부에 생기며 두통, 허탈, 지맥(slow puls), 비장종창, 백혈구 감소 등이 있다. 장티푸스의 진단은 혈액 및 분뇨로부터 본균의 증명과 위달(widal)반응[2)]에 의한다(권, 1997 ; 정 · 박, 1987).

8) 감수성 및 저항성(susceptibility & resistance)

감수성은 전반적이다. 15~25세에서 다발하며 성별로는 남성이 여성보다 많이 발생한다.

9) 예방대책(methods of control)

① 전염원대책 : 환자 및 보균자의 색출 · 관리를 철저히 한다.
② 전염경로대책 : 분뇨, 음용수, 식품, 파리 등의 관리를 철저히 한다.

3. 파라티푸스(paratyphoid fever)

파라티푸스균(*Salmonella paratyphi*)에 의하여 일어나며 A · B · C의 3형이 있다. 잠복기는 1~10일이며, type별 발생은 A : B = 1 : 10~20이고 계절별로는 여름철에 많이

2) 위달반응(widal reaction) : Widal(佛)이 고안한 방법인데, 본 환자는 발병 후 제2주 이후가 되면 혈청 내에 응집소가 생긴다. 환자의 혈청을 25×, 50×, 100×로 희석하여 응집반응 여부를 조사한다. 200× 이상을 양성으로 생각하며 400×, 800×까지 양성이면 확정한다.

발생한다.

4. 일본뇌염(하계뇌염, Japanese encephalitis)

1) 확인(identification)

유행성뇌염(epidemic encephalitis)이라고도 하며 이는 뇌에 염증을 일으키는 질환이다. 치명률(fatality)은 평균 40% 정도이다(정 · 박, 1987).

2) 발생(occurrence)

일본을 비롯해서 한국, 대만, 만주, 중국, 필리핀, 남인도 등 광범위한 지역에서 8, 9월에 많이 발생한다. 우리나라에서는 1932년경에 처음으로 발생하였다는 기록이 있으며 1949년에 대유행이 있었고 1984년과 1985년에는 환자발생이 없었다. 주로 전남 · 북 및 제주도에 국한된 경향을 보이고 있다.

3) 병원체, 병원소 및 감염원(infectious agent, reservoir & source of infection)

병원체는 *Flaviridae*과에 속하는 arbo virus(group B)이며 돼지나 조류가 증폭숙주로 알려져 있고 매개곤충은 주로 뇌염모기(종홍모기, *Culex tritaeniorhynchus*)인데, 돼지로부터 감염을 받은 모기가 사람에게 전파한다(권, 1997 ; 정 · 박, 1987).

4) 잠복기, 감수성 및 저항성(incubation period, susceptibility & resistance)

보통 5~15일이며 감수성은 유아(4~8세)와 노년층이 크고 기타 연령층에서는 불현성 또는 무증상감염이다. Halstead가 전북 군산지역에서 조사한 보고에 의하면, 불현성감염 : 현성감염비는 25.1 : 1이다.

5) 임상증상(clinical sign & symptom)

뇌 전체에 병변이 생기며 증례에 따라서 침범부위나 병변의 정도가 다르므로 증상이 다양하다. 일반적으로 뇌, 척수, 뇌막에 염증(inflammation)을 일으켜 고열, 의식장애, 혼수, 뇌성마비를 일으키며 특히 영아에게는 정신이 흐려지고 혼수에 빠지며 추체로증후(pyramidal sign)인 강직성경련이 일어나고 간질과 비슷한 발작이 나타나기도 한다(권,

1997 ; 정 · 박, 1987).

6) 예방대책(methods of control)

① 모기의 구제, 모기장 또는 살충제를 살포하여 모기에 물리지 않도록 한다.
② 3~15세의 위험연령은 예방접종을 실시한다.
③ 특수치료제는 없으므로 대중요법에 의존하고 있다.

5. 페스트(흑사병, pest, plague)

병원체는 *Pasteurella pestis*로서 gram음성균이며 북 · 중남미 대륙, 중앙 · 남부 아프리카, 중동지역 남부와 중앙아시아에 분포하고 우리나라는 유행기록이 없다. 페스트는 림프선종 또는 폐렴을 일으키는 감염병으로서 패혈증을 일으키는 선페스트와 폐페스트로 나누어진다. 4세기 유럽에서 대유행을 하여 전 인구의 1/4(약 2,500만명)이 희생되었다. 1910~1911년 만주에서 대유행을 하였으며 일본에서도 소유행이 있었고, 1945년 8월 15일 해방 후, 북한에서도 발생하였다는 보고가 있다(권, 1997, 정 · 박, 1987).

1) 병원소(reservoir)

야생설치류와 집쥐이다.

2) 전파(transmission)

쥐벼룩에 의하여 쥐에서 쥐로 전파되며 쥐벼룩이 흡혈시 위(胃)로부터 페스트균을 토출(吐出)하여 감염된다. 선페스트(림프선형)는 직접 사람에서 사람으로 전파되지 않으나, 폐페스트(폐렴형)는 사람에서 사람으로 직접 전파된다. 특히 비말감염이 주요 원인이 된다(권, 1997 ; 정 · 박, 1987).

3) 잠복기, 감수성 및 저항성(incubation period, susceptibility & resistance)

선페스트는 2~6일, 폐페스트는 3~4일이다. 감수성은 전반적이며 이환 후에는 일시적인 면역이 인정된다.

4) 임상증상(clinical sign & symptom)

고열, shock, 혈압강하, 빈맥, 보행곤란, 정신혼란, 섬망과 혼수를 일으키며 확인은 림프선염증의 분비물, 혈액, 담중에서 본균의 검출에 의한다.

5) 예방대책(methods of control)

신속한 보고, 격리, 소독, 구충 및 구서 특히 벼룩을 구제하여야 한다. 특수치료제로서 스트렙토마이신, 테트라사이클린, 클로람페니콜 등이 유효하며 이는 예방목적으로도 사용한다.

6. 백일해(百日咳, whooping cough, pertussis)

1) 확인(identification)

우리나라의 유행기록은 명확치 않으며 기침으로 시작되는 호흡기계의 감염병이다. 인종, 기후, 지역에 관계없이 세계적으로 분포한다. 16세기에 최초의 유행이 있었으며 1578년 De Baillou에 의하여 기록되었다. 우리나라는 4~7월에 많이 발생하며 순환주파는 보통 3~4년이다(권, 1966).

2) 병원체(infectious agent)

*Bordetella pertussis*인데, 운동성이 없는 작은 gram음성이며 아포나 편모는 없다.

3) 병원소 및 감염원(reservoir & source of infection)

환자가 병원소이며 건강보균자가 있다는 보고는 없다. 해수발작(咳嗽發作)이 없는 약한 기침만을 하는 경증환자가 많다.

4) 전파방법(mode of transmission)

호흡 접촉과 타액 접촉에 의한다. 개달물이나 식품이 전파체가 된다는 보고는 없다.

5) 잠복기 및 임상증상(incubation period, clinical sign & symptom)

잠복기는 7~16일, 보통 10일이며 기관·기관지·소기관지에 염증이 생겨 자극성기침으로 시작하여 흡기성호흡을 동반한다. 우리나라의 치명률(fatality)은 2.4~21.5%, 평균 6.7%인데, 생후 1년 이내가 가장 높다(정·박, 1987).

6) 감수성 및 저항성(susceptibility & resistance)

감수성이 높기 때문에 과거에 이환된 일이 없는 가족은 약 90%의 발병률(attack rate)을 나타낸다. 감수성은 전반적이며 이환 후에는 영구면역을 얻는다. 대체로 이환율은 7세 이하에 많고 특히 1~4세가 많으며 여자가 남자보다 높다.

7) 예방대책(methods of control)

예방접종이 중요하다(DPT). 환자 및 접촉자의 격리와 소독을 실시한다. 그리고 특수치료제로서 tetracycline, chloramphenicol 등이 있다.

7. 급성회백수염(急性灰白髓炎, poliomyelitis, infantile paralysis)

1) 확인(identification)

급성회백수염(急性灰白髓炎)은 속칭 소아마비(小兒痲痺)라고도 하는데, 인지(認知)되는 형에 있어서는 중추신경계통의 손상으로 나타나며 때로는 여러 가지 마비를 초래하는 급성전신질환이다.

2) 발생(occurrence)

세계적으로 분포하며 6~9월에, 보통 늦은 여름과 초봄에 다발한다. 우리나라는 1938년 대구지방, 1940년과 1948년에 서울에서 유행하였다. 보건사회부 통계에 의하면, 1956년에서 1962년을 경계로 하여 감소하기 시작하였으며 1984년에는 환자발생이 없었다(권, 1997 ; 정 · 박, 1987).

3) 병원체(infectious agent)

Poliovirus 1, 2, 3 type이 있다.

4) 병원소 및 감염원(reservoir & source of infection)

병원소는 환자이며 감염원은 호흡기분비물 및 분변(pharyngeal secretions & feces)이다.

5) 전파 방법(mode of transmission)

주로 환자와의 접촉에 의해서 이루어진다.

6) 잠복기 및 임상증상(incubation period, clinical sign & symptom)

잠복기는 3~21일, 보통 7~12일이다. 발생 연령은 5세 이하이며 1~3세에 가장 많고 성별로는 남아가 여아보다 많다. 이는 부전형(不全型, abortive), 마비전형 혹은 비마비형(preparalytic or non-paralytic), 마비형(paralytic) 등 3형이 있다. 발열, 두통, 오심, 구토, 지각과민, 발한, 경부강직 등이 있고 때로는 다리의 마비로 인하여 운동장애를 나타낸다(양, 1986).

7) 예방대책(methods of control)

① 예방접종을 실시한다.
② 환자 격리, 즉시 소독, 여행 제한 및 밀집 장소의 삼가 등이다.

8. 천연두(天然痘, smallpox, vasiola)

두창(痘瘡)이라고도 하며 마마(媽媽), 손님등의 속칭이 있다. 천연두는 열, 불쾌감, 전신발진 등이 나타나는 급성질환이다. 발진은 피부층에 나타나며 구진(丘疹, papule)에서 수두진(水痘疹, vesicle)과 소농포(小膿疱, pustule)의 단계로 진전된다. 보통 1~4월에 유행하며 잠복기는 8~10일이다(정・박, 1987).

1) 병원체(infectious agent)

팍스 virus이다.

2) 병원소 및 전파방법(reservoir & mode of transmission)

환자 또는 잠복기환자가 병원소이며 전파는 직접접촉에 의한 비말감염(飛沫感染)에 의하여 이루어진다.

3) 감수성 및 저항성(susceptibility & resistance)

천연두에 이환된 사람이나 면역된 사람 이외에는 감수성이 있다.

4) 예방대책

예방접종을 실시하며 환경위생관리를 철저히 하여야 한다.

9. 마진(痲疹, measles, rubeola)

홍역(紅疫), 홍진(紅疹) 등의 속칭이 있다. 세계적으로 분포한다. 우리나라에서는 1668년(조선 현종 9년) 4월 전국 8도에 홍역이 대유행을 하여 많은 사람이 죽었다는 기록이 있다. 계절별로는 3~6월에 가장 많이 발생하며 치명률은 0.9%이다(권, 1997).

1) 병원체(infectious agent)

Paramyxo virus이다.

2) 병원소 및 전파방법(reservoir & mode of infection)

병원소는 환자이며 환자의 객담, 비 · 인 · 후 분비물의 비말감염에 의하여 전파한다.

3) 감수성 및 저항성(susceptibility & resistance)

신생아는 모체로부터 받은 면역으로 일시적인 저항성을 갖지만 선천적인 면역은 없으며 이환 후에는 영구적인 면역을 얻는다.

4) 잠복기 및 임상증상(incubation period, clinical sign & symptom)

잠복기는 8~21일, 보통 10~14일이며 안면부에 피부발진이 나타나기 시작하여 아래 부위로 확산되며 사지에 생긴다. 심하면 전신경련, 혼수 등이 나타나며 사망한다.

5) 예방대책(methods of control)

예방접종을 실시한다.

10. 유행성이하선염(流行性 耳下腺炎, mumps, epidemic parotitis)

볼거리라고도 하는데, 우리나라에서는 1949년 6~7월 사이에 연평도에서 유행한 기록이 최초이며 겨울과 봄철에 다발한다. 이는 발정기(發精期)이후에 때로는 고환염이 생겨 불임의 원인이 되기도 한다. 병원체는 파라믹소 virus이며, 병원소는 환자이고, 감염원은 환자의 타액이다. 잠복기는 12~26일이며 보통 18일이다. 예방대책으로는 예방접종의 실시이다(권, 1997).

11. 풍진(german measles, rubella)

마진(measles), 유행성이하선염(mumps)과 함께 3M 중의 일종이다. 병원체는 paramyxo virus이며 비말감염을 일으킨다. 특히 임신초기에 이환되면, 태아가 불구가 된다. 잠복기는 14~21일이며 보통 약 16일이다. 열과 발진이 있을 때에는 격리가 필요하다. 예방대책은 예방접종의 실시이다(권, 1997).

12. 수두(水痘, chicken pox, varicella)

계두라고도 하는데, 우리나라는 옛날부터 발생하였으며 현재에도 많이 발생하고 있다. 1733년 영조왕비가 이 질환에 이환되었다는 기록이 있다. 세계적으로 분포한다. 병원체는 varicella-zoster virus이며 잠복기는 14~21일, 보통 13~17일이다. 피부저(皮膚疽)가 치료될 때까지 격리하는 것이 좋다. 농포(膿疱)는 즉시 치료하여야 한다(권, 1997).

13. 세균성이질(*Bacillary dysentery*, shigellosis)

1) 확인(identification)

1898년 시가(志賀 潔, 1870~1957)가 발견하였는데, 심할 때에는 대장점막에 위막성궤양성병변(僞膜性潰瘍性病變)을 일으켜서 발열 및 점액, 농, 혈액성설사변을 배설하는 급성전염성질환이다(권, 1997).

2) 발생(occurrence)

원시적, 비위생적 생활을 하는 지역 및 국가에서 다발한다. 우리나라는 6~9월에 다발하며 치명률은 1.9~19.4%이다.

3) 병원체(infectious agent)

Kauffmann 분류법에 의하면 다음과 같다(정・박, 1987, 1996).

① group A(*Shigella dysenteriae*) : *Sh. shigae*, *Sh. schmitzii*, *Sh. sachsii* (para-shiga), 10 serotypes

② group B(*Shigella flexneri*) : *Sh. paradysenteriae*, the flexner sub-group, 6 serotypes

③ group C(*Shigella boydii*) : *Sh. paradysenteriae*, the boyd sub-group, 15 serotypes

④ group D(*Shigella sonnei*) : soune-duval bacillus, 1 serotype

4) 병원소, 감염원 및 전파방법(reservoir, source of infection & mode of transmission)

병원소는 환자이며, 감염원은 환자의 분변이고, 전파는 파리의 매개 및 불결한 손이나, 식품 등에 의하여 경구침입한다.

5) 감수성 및 저항성(susceptibility & resistance)

감수성은 전반적인데, 소아가 비교적 높다. 이환 후에는 가벼운 면역이 형성되나, 균주간의 교차면역은 없다.

6) 잠복기 및 임상증상(incubation period, clinical sign & symptom)

잠복기는 2~7일이며 임상증상은 수양변이고 심하면 점액 및 혈변이 있다.

7) 예방대책(methods of control)

① 환자분변, 식품 및 음용수의 위생적인 관리철저
② 보건교육 실시

14. 아메바성이질(*Amoebic dysentery*, amoebiasis)

아메바성이질은 세균성이질에 비하여 만성적이다. 치명률은 병발증이 없는 한 거의 없다. 잠복기는 보통 3~4주이다(정 · 박, 1987).

1) 병원체(infectious agent)

병원체는 *Entamoeba histolitica*이며 발육기에 따라서 다음과 같이 3형으로 나누어진다.
① 영양형(운동형, trophozoite, vegetative form)
② 포낭전기형(precystic form, minuta form)
③ 포낭형(낭자형, cystic form)

2) 병원소, 전파 및 감수성(reservoir, transmission & susceptibility)

병원소는 환자이며 분변으로 탈출하여 경구적으로 침입한다. 감수성은 전반적이다.

3) 예방대책(methods of control)

위생적으로 식품과 급수를 관리하며 소독을 철저히 하여야 한다.

15. 디프테리아(diphtheria)

1) 확인(identification)

디프테리아는 국소에 특유한 위막성염증(pseudomembranous inflammation)을 나타내며 체외독소로 인한 독혈증(toxemia) 때문에 심근, 신경조직 등에 장애를 일으키는 급성질환이다. 국소적으로 염증은 언제나 편도선(扁桃腺, tonsils), 인두(pharynx), 후두(larynx) 또는 코(nose)에 나타나는 것이 보통이며 때로는 다른 점막이나, 피부에 나타난다. 대개 부종(浮腫, edema)이 생기며 후두에 나타날 때에는 호흡장애를 일으키는 위막형성이 있다. 보통 치명률은 5~7%이며 우리나라는 5~32.8%인데, 호흡장애와 심장마비가 사망 원인이다(정 · 박, 1987).

2) 발생(occurrence)

온대와 아열대지방에 분포한다. 아열대지방에서는 온대지방에서 보다 피부감염이 높다. 1883년 Krebs가 환자의 위막에서 본균을 처음으로 발견하였으며, 그 다음해 Löffler가 순수배양에 성공하였고, 1888년 Roux와 Yerson이 배양여과액 중에서 본균이 생산하는 독소를 발견하였다. 15세이하에서 높은 발생률을 나타내며 우리나라는 10세 이하 특히 1~4세층이 전 환자의 약 60%를 차지하고 있다. 성별차이는 현저하지 않다(정 · 박, 1987).

3) 병원체(infectious agent)

Corynebacterium diphtheriae(Krebs-Loeffler bacillus)이다(권, 1997).

4) 병원소 및 감염원(reservoir & source of infection)

병원소는 환자 및 보균자이다. 감염원은 환자 및 보균자의 코와 인 · 후의 분비물이다.

5) 잠복기(incubation period)

보통 2~7일이며 평균 3~5일이다.

6) 감수성 및 저항성(susceptibility & resistance)

신생아는 감수성이 없다. 저항력은 생후 6~8개월부터 소실되나, 그 후 잠복 면역으로 인하여 서서히 상승한다.

7) 예방대책(methods of control)

① 환자의 격리 및 소독 철저
② 예방접종 실시

18-3. 만성감염병(chronic communicable disease)

중요한 만성감염병을 들어 보면 다음과 같다(권, 1997)

1. 유행성간염(infectious hepatitis)

1) 확인(identification)

염증성 변화와 변성이 간세포에 나타나는 질병이다. 이러한 변화는 황달(jaundice)이 나타나기 전에 생기며 황달이 치유된 후에도 계속된다. 이는 A형(serum hepatitis, HAV : 1960년대 후반 구명, 혈청감염), B형(infectious hepatitis, HBV : 1964년 구명), non-A, non-B형(C형, NANB : 1989년 구명), D형(1970년 중반 이탈리아에서 발견, 이는 B형 감염시 감염되어 증세 악화), E형(1990년 구명, 임신부 치명률 20%, 만성화하지 않음) 등이 발견되었다. 각국의 감염률은 [표 18-2]와 같다(정, 2002).

【표 18-2】 각국의 유행성간염 감염률

국가명	감염률(%)	국가명	감염률(%)
한국	9(약 400만명)	북부아프리카, 러시아	3~5
미국, 구미제국	0.1	싱가폴, 태국, 대만	7~9
일본	1~2	솔로몬제도, 베트남	20

2) 발생(occurrence)

4계절을 통하여 발생하나, 초가을에서 겨울철에 걸쳐 다발하며 7~8월경에는 발병률이 낮다. 소아, 학동, 청년층에서 많이 발생되는데, 약 70%가 청소년층이다. 성별이나 인종별 차이는 없으며 직업이나 빈부의 차이도 인정되지 않는다.

3) 병원체(infectious agent)

유행성간염(전염성간염)은 B형 virus에 의한다.

4) 병원소 및 전과방법(reservoir & mode of transmission)

병원소는 환자이다. B형의 경우는 분변으로 탈출하여 식품・음용수 등을 오염시켜 경구적 침입에 의하며, A형의 경우는 수혈에 의하여 전파된다.

5) 잠복기 및 임상증상(incubation period & clinical symptom)

잠복기는 15~50일, 보통 25일이다. 임상증상은 발열, 오한, 식욕감퇴, 피로, 황달(jaundice) 등인데, A형의 경우에는 이러한 증상이 보통 경미하다.

6) 예방대책(methods of control)

① 예방접종의 실시
② 위생수칙의 준수 등이다.

2. 폐결핵(pulmonary tuberculosis)

1) 확인(identification)

인체의 거의 모든 부위를 침범할 수 있는데, 특히 폐에서 흔히 볼 수 있다. 이는 섬유조직을 생성시켜 때로는 석회화(石灰化, calcification)를 일으킨다. TB의 역사는 장구하여 Aristotle과 Hippocrates의 기록에서도 볼 수 있다(정, 2002).

2) 병원체(infectious agent)

Mycobacterium tuberculosis(*Tubercle bacillus*)인데, 4가지 균주(4 type strains)가 있다(Anderson & Arnstein, 1953 ; 정, 1996).

① 인형(人型, human type)
② 우형(牛型, bovine type)
③ 조형(鳥形, avian type)
④ 파충형(reptilian type) 등이 있다.

3) 병원소 및 전파방법(reservoir & mode of transmission)

병원소는 주로 환자 및 환우(患牛)이며 조류는 극히 드물다. 그리고 파충형(爬虫型)은 사람이나 온혈동물과는 무관하다. 탈출은 개방성환자(open case)에서 일어나는데, 폐결핵은 객담이나 비말, 신장결핵은 소변, 장결핵은 분변으로 탈출하며 소에 있어서는 우유, 담, 분 등이다. TB는 비말(공기), 우유, 식품 등에 의하여 전파된다(정 · 박, 1987).

4) 잠복기 및 임상증상(incubation period, clinical sign & symptom)

잠복기는 4~6주, 임상증상은 식욕감퇴, 피로, 창백, 미열, 해소, 점액상토혈, 수척(체중감소) 등이다.

5) 예방대책(methods of control)

① 예방접종(BCG)[3)]
② 집단검진(X-선 촬영) 및 환자의 조기치료
③ 보건교육 등이다.

3. 나병(癩病, leprosy, lepra, Hansen's disease)

보통 열대 및 아열대지방에서 발생한다. 열대지방의 유병률(prevalence rate)은 약 0.5%이며 우리나라는 1.2%이다. 보통 치명률은 4~10%이다(권, 1966).

1) 병원체(infectious agent)

*Mycobacterium leprae*인데, 형태가 다양하다. Gram 양성 간균이고 길이 1~8 μ인 항산균이며 조직 내에서는 독립 또는 뭉쳐 있다. 아직 인공적인 배양을 못하고 있다(정 · 박, 1987).

---

3) BCG : Pasteur 연구소의 Albert Calmette와 Camille Guerin이 우형결핵균을 13년간 230대를 배양하여, 1921년 이를 BCG(Bacille de Calmette Guerin)라고 하였다.

2) 병원소 및 전파방법(reservoir & mode of transmission)

병원소는 환자이며 나균이 사람에서 사람으로 직접 전파되거나 분비물, 배설물, 기물(器物) 등을 통해서 간접적으로 전파된다.

3) 잠복기 및 임상증상(incubation period, clinical sign & symptom)

잠복기는 일정치 않으며 1년~수개 년이다. 증상은 피부저(皮膚疽)나 말초신경의 손상을 특징으로 한다. 고유증상이 나타나기 전에 권태, 미열, 관절통, 배통, 소화장애, 불면증 등이 있다. 증상을 중심으로하여 班紋癩(lepra maculosa), 神經癩(lepra nervorum), 結節癩(lepra tuberosum)으로 나누어진다.

4) 예방대책(methods of control)

① 개방저(開放疽, open lesion)의 분비물, 오염물 등의 즉시 소독이다.
② 환자의 격리 및 치료이다. DDS(dapsone, diasone, sulphetrone) 등의 항나제가 있다.

4. 성병(venereal disease, sexually transmitted disease)

대표적인 성병(VD, STD.)의 종류의 원인균은 다음과 같다(권, 1977).
① 매독(梅毒, syphilis) : *Treponema pallidium*
② 임질(淋疾, gonorrhea) : *Neisseria gonorrhoea*
③ 연성하감(軟性下疳) : *Hemophilus ducreyi*
④ 성병성림프육아종(lymphogranuloma venereum) : *Chlamydia*
⑤ 서혜육아종(granuloma inguinale) : *Donovaria granulomatis*
⑥ 트라코마(trachoma) : *Chlamydia* 등이 있다.

보건사회부에 의하면, 우리나라의 주요 성병감염률(1983년 매춘부)은 매독이 6,858명(8.9%), 임질 41,869명(54.5%), 연성하감 561명(0.7%), 비임균성요도염 24,254명(31.6%), 기타 3,320명(4.3%) 등이다. 매독은 중추신경계, 심장혈관계, 기타 거의 모든 장기나 조직을 침범하며 유산, 사산, 선천성 매독을 일으킨다. 또한 임질은 생식기를 침범하여 생식능력을 저하시키며 불임증의 주요한 원인이 되고 실명이나 관절염 등을 초래하기도 한다. 그리고 트라코마는 시력장애, 안검손상, 심하면 실명한다. 2003년 3월 12일 건강보험공단에서 의료비 지급 자료를 분석하여 발표한 결과에 의하면, 2001년도 성병환자 총 368,400명 중 임질은 82,500명(22.4%), 매독은 5,014명(4.1%) 중 매독 1기(감염 60일 경과)가 3,312명(22.1%), 기타 매독 11,114명(74.0%), 선천성 매독(산모로부터 감염) 588명(3.9%), 클라미디아 23,900명(6.5%), 기타 67%이었다.

18-4. 특수감염병(specific communicable disease)

중요한 특수감염병을 들어 보면 다음과 같다(정 · 박, 1987 ; 정, 2002).

1. 유행성출혈열(신증후군성출혈열, epidemic hemorrhagic fever)

원래 러만 국경지역에 분포되어 있었던 것으로 알려져 있다. 1934년 러시아에서는 churilov병이라고 하였다. 병원체는 *Dunyaviridae*과에 속하는데, 한탄강유역에서 발견되었다고 하여 한탄바이러스(hantaan virus)라고 한다. 1936~1942년 만주 동북부에 주둔하고 있었던 일본군이 이환되었는데, 1942년 일본 군의진(軍醫陳)에 의하여 유행성출혈열이라 명명되었다. 보통 5~6월과 10~11월에 다발하며 치명률은 봄, 여름에는 14.6%이고 가을과 겨울에는 5.7%이다(우리나라 5.6%). 전파는 야생설치류 및 진드기 특히 들쥐의 분말(糞沫)이 호흡기도를 통하여 흡입되거나, 오염된 식품을 섭취하면 감염된다. 잠복기는 9~35일, 보통 12~16일이며 평균 2~3주일이다. 임상증상은 초기 감기와 비슷하고 결막충혈, 식욕부진, 허탈, 구토, 출혈성반점, 출혈, 핍뇨, 단백뇨, 저혈압, 신장장애 등이다. 예방법은 야생설치류 및 진드기와의 접촉을 피하며 이들의 구제 및 예방접종 등이다(정 · 박, 1987).

2. 렙토스피라증(leptospirosis)

세계적으로 매년 약 2,000명이 발병되는데, 주요 발생국가는 극동 및 동남아시아 등의 벼농사를 많이 하는 지역이다. 미국이나 이탈리아 등에서도 발생되고 있다. 우리나라에서는 1975년 경기도 여주 · 이천 등지에서 21명이 발생하여 11명이 사망하였으며, 1984년 광주시 광산구, 전남 나주시, 강원도 원주시, 홍천, 횡성 등지에서 81명이 발생하여 11명이 사망하였다. 병원체는 *Leptospira*인데 1917년 일본 인노구티가 들쥐에서 분리하였고, 1922년 워즈워스(미)는 사람에게서 분리하였으며, 1984년 보사부에서는 사람과 들쥐에서 *Leptospira icterohemorrhagiae*를 분리하였다. 전파방법은 사람에서 사람으로 전파되는 경우는 거의 없으며 들쥐의 대소변, 타액 등으로 배출된 후, 습기가 많은 논에서 발육 · 증식하여 상처를 통하여 경피감염(skin infection)한다(정, 2002).

잠복기는 4~19일이며 임상증상은 고열, 오한, 설사, 안충혈, 근육통, 황달, 출혈 및 괴사 등이 있다. 예방대책은 오염된 물에서의 수영을 금하며 논바닥을 건조시켜 원인균의 증식을 억제시키고 논에서 작업을 할 때에는 장갑이나 장화 등을 착용하여 피부를 보호하여야 한다(정 · 박, 1987).

3. 비브리오 벌니피커스 괴저(*Vibrio vulnificus* gangrene)

비브리오패혈증 또는 비브리오 벌니피커스 감염증이라고도 한다. 속칭 괴저병이라고 한다. 이는 brand(燭) 즉, 덴 것 같은 겉모양을 띤다고 하여 유래되었다. 1970년 미국 루이지애나 주립의대 롤랜드팀에 의하여 처음 보고되었으며, 1976년 미국 CDC(Center for Disease Control)에서 분리하였고, 1979년 Famer에 의해서 *Vibrio vulnificus*로 명명되었다. 1980년 일본에서도 분리하였으며 우리나라에서는 1980년, 1981년, 1984년, 1985년, 1986년에 다수 발생하여 사회적인 물의를 일으켰다. 발생시기는 6~7월이며 7월중에 가장 많이 발생한다. 원인균은 호염균이며 산성용액에서 사멸하고 알칼리성에서 증식하며 4℃ 이하에서는 활동이 정지되고 60℃이상에서 사멸하며 3~6%염분에서 증식한다. 우리나라는 3면의 해안 갯벌에 분포되어 있다. 잠복기는 약 20시간이다. 이는 원발성(primary septicemia type)과 외상성(wound infection type)이 있다. 외상성의 경우, 본균에 오염된 생선이나 게 등에 찔리거나 물리거나 피부의 상처를 통해서 감염될수 있는데, 이때에는 패혈증은 일어나지 않고 상처에 심한 염증만을 일으킨다(정, 2002).

원발성의 경우, 오염된 바지락, 고막, 꽃게, 낙지, 조개, 생물치, 서대, 홍어, 피조개 등을 섭취하면 패혈증을 일으킨다. 다리부분에서부터 적갈색의 수포가 생겨 둔부, 요부, 견부 등으로 옮겨지며 피부발적 및 괴저(bule purple color & gangrene)가 나타나는데, 병변은 봉소직염 및 괴양(phlegmon & ulcer)이고 권태감, 미열, 오한, 두통 등이 반복되다가 괴사(necrosis)가 심하게 되면 2~3일 내에 shock로 사망한다(그림 18-1참조). 외국의 경우, 치명률은 약 46%이다. 예방대책은 균이 침입하기 쉬운 신체부위는 피부화농증, 편도염, 담낭염, 신우염 등이 있을 때이며, 특히 간염, 간경화증 등 간질환자, 알코올중독자, 당뇨병환자 등은 6~9월까지 어패류의 생식을 금하며, 본 균은 열에 약하므로 충분히 가열후 섭취하여야 한다. 그리고 피부에 외상이 있는 사람은 해수욕을 삼가해야 한다(정, 2002).

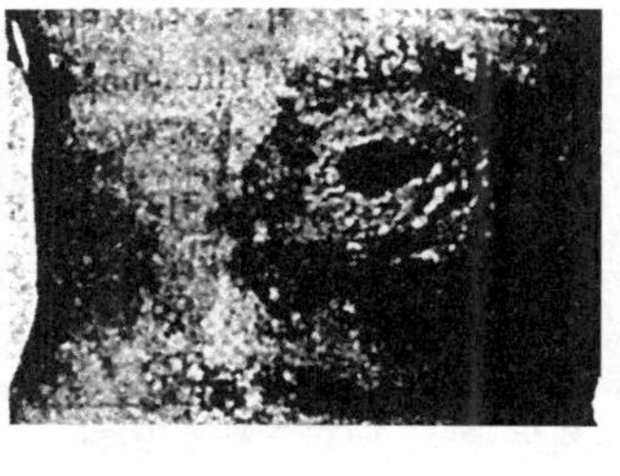

【그림 18-1】 복부의 괴저 및 궤양

4. 후천성면역결핍증(acquired immune deficiency syndrome)

후천성면역결핍증환자(AIDS)는 1981년 6월 미국 캘리포니아 주에서 처음으로 확인되었다. 1986년 WHO에 의하면, 세계 91개국에서 40,714명의 AIDS환자가 등록되어 있다고 밝혔다(표 18-3 참조). AIDS환자가 확인된 후, 환자는 기하급수적으로 증가하였으며, 2008년 9월 현재 우리나라의 HIV감염자는 586명인데, 성별로는 남자 547명, 여자 39명이다.(표 18-4 참조)

【표 18-3】 국가별 AIDS 환자 발생 현황(환자 5,000명 이상 발생 국가)

국가	환자수(명)	국가	환자수(명)	국가	환자수(명)
1 미국	501,310	11 이탈리아	30,447	21 르완다	10,706
2 브라질	71,111	12 멕시코	26,660	22 남아프리카	8,405
3 케냐	56,573	13 자이르	26,131	23 콩고	7,773
4 탄자니아	53,247	14 코티디부아르	25,236	24 부룬디	7,024
5 우간다	46,120	15 태국	22,135	25 아르헨티나	6,835
6 짐바브웨	41,298	16 에티오피아	19,433	26 호주	5,883
7 말라위국명	39,989	17 가나	15,890	27 콜롬비아	5,763
8 프랑스	38,372	18 독일	13,665	28 토고	5,609
9 스페인	34,618	19 캐나다	12,119	29 카메룬	5,375
10 잠비아	32,491	20 영국	11,494	30 나미비아	5,101

자료 : 1997, WHO

【표 18-4】 연도별 내국인 HIV감염 발견 현황(1985~2008. 9)

(단위 : 명)

구 분	계	'85-'95	'96	'97	'98	'99	'00	'01	'02	'03	'04	'05	'06	'07	'08.9
계	5,909	517	105	124	129	186	219	327	398	534	610	680	750	744	586
남성	5,408	453	93	107	111	160	194	292	363	502	557	640	688	701	547
여성	501	64	12	17	18	26	25	35	35	32	53	40	62	43	39

※ 확진 보고년도 기준임. 본 통계는 향후 역학조사에 의해 수치가 변경될 수 있음.
(자료 : 2008, 질병관리본부)

1) 병원체(infectious agent)

병원체는 HTLV-Ⅲ(human T-cell lymphotropic virus-Ⅲ, HIV)이다(그림 18-2 참조). 이는 면역작용을 주도하는 T림프구를 파괴한다.

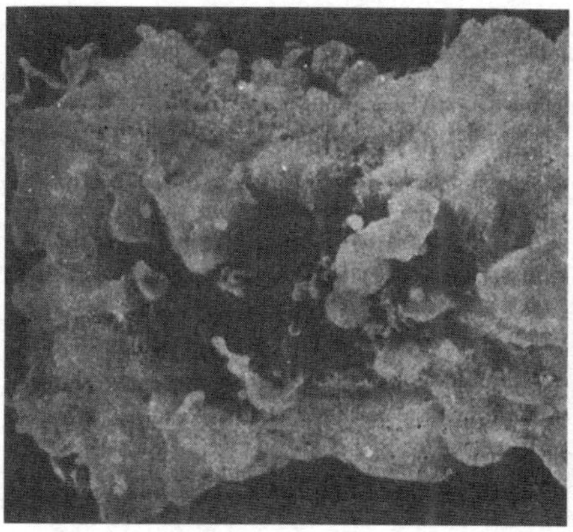

【그림 18-2】 T림프구를 공격하고 있는 AIDS virus(좁쌀과 같은 모양)

2) 전파 방법(mode of transmission)

처음에는 성행위에 의해서 전파되는 것으로 알려졌으나, 가장 문제가 되는 감염원은 환자의 혈액, 타액, 정액, 눈물, 모유, 뇨, 땀 등이다. 전파는 수혈, 성교뿐만 아니라 입이나 상처 등을 통해서도 이루어진다.

3) 잠복기 및 임상증상(incubation period, clinical sign & symptom)

잠복기는 3~36개월이며 전형적인 증상은 다음과 같다(정 · 박 1987).

① 몸무게가 10% 이상 감소한다.
② 1개월 이상 만성적인 설사를 한다.
③ 1개월 이상 지속적 또는 간헐적 발열이 있다.
④ 피부염, 수포 및 만성적인 대상포진이 생긴다.
⑤ 구강 및 식도염이 생긴다.
⑥ 림프선이 종창(목, 겨드랑이, 서혜부)된다.
⑦ 폐렴 및 카포시육종이 병발한다.

4) 예방대책(methods of control)

① 환자의 격리를 철저히 한다.
② 환자 및 보균자의 접촉을 금지한다.
③ 수혈시 검사를 철저히 한다.
④ 불특정 이성간의 성접촉을 삼가한다.
⑤ 환자의 분비물 및 오염기구 등은 철저히 소독한다.

5. 광우병(크로이츠펠트-야콥병, creutzfeldt-Jakob disease, CJD)

우해면양뇌증(bovine spongiform encephalopathy, BSE)이라고 하는데, 영국, 프랑스, 독일, 스페인 등 서유럽을 강타한 광우병은 그 파동이 전세계로 확산되었다. 광우병이란, 인간에게 광우병을 일으키는 크로이츠펠트-야콥병은 주로 광우병에 걸린 쇠고기나 그 추출물로 만든 식품을 먹었을 때 감염된다. 증상은 심한 우울증과 근육마비 등이 나타나고, 말기에는 뇌조직에 듬성듬성 구멍이 뚫리며 전신마비와 시력상실 등을 일으키고 사망한다(AAAS, 2000).

광우병(mad cow disease)을 일으키는 prions란 단백질입자인데, 100℃이상 가열해도 활성을 잃지 않는다. 잠복기는 보통 5~10년이나, 수십년인 경우도 있으며 생물학적으로 인간 광우병과 소 광우병은 모두 scrapie라고 하는 면양의 병으로부터 감염된 것으로 알려지고 있으나, 일부 학자들은 파푸아뉴기니 식인종들이 사람골수를 섭취하면 감염되는 웃음병(사망시 안면근마비로 웃는 듯한 얼굴 표정)의 변이라고도 한다. 유럽의 광우병 발생추이(1999~2000년)를 보면, 영국(3,554건), 프랑스(193건), 아일랜드(245건), 포르투갈(273건), 벨기에(12건), 독일(9건), 네델란드(3건) 등이다(Belay, 1999).

광우병은 유전되지 않으며 특히, 영국 등 유럽에서 초식동물인 소의 발육촉진을 위해서 동물성사료를 먹이는데, 이것이 그 원인으로 지적되고 있다. 일부 유럽 국가는 소는 물론 이의 부산물, 개, 돼지, 고양이 등의 폐사체까지 동물성 사료의 원료로 사용하고 있다. 또한 광우병은 감염된 쇠고기의 섭취뿐만 아니라 이를 원료로 해서 만든 아교, 젤라틴, 립스틱 등 화장품, 연고제, 치과재료, 신경외과용 수술재료, 문구재료, 소의 태반에서 추출한 노화방지용 화장품, 감염된 쇠고기를 먹은 사람의 혈액을 통해서도 감염되기 때문에 미국에서는 서유럽에서 1980년대 이후 6개월 이상 거주한 사람은 헌혈을 금지하고 있다. 예후는 좋지 않아서 발병 후 13개월 정도면 사망한다(Belay, 1999).

참 고 문 헌

구성회 외 : 공중보건학. 서울, 고문사, 2010.
권이혁 : 최신보건학. 서울, 신광출판사, 1997
보건복지부 : 통계연보. 1997, 1999 .2011
양재모 : 공중보건학강의, 서울, 수문사, 1986.
정희곤 · 박재림 : 보건과학. 서울, 세진사, 1987.
정희곤 : 최신식품위생학. 서울, 광문각, 2002
http://www.cdc.go.kr
AAAS : Mad cow disease : On the hunt for a wolf in sheep's clothing. Science, 287 : 5460, 1906~1908, 2000.
Anderson, G. W. & Arnstein, M. G. : Communicable disease control. Macmillan Co., New York, 1953.
APHA : Control of communicable disease in man. 10ed., New York, 1965.
Belay, Eimias D. : Transmissible spongiform encephalopathies in humans. Annual Review of Microbiology, 53 : 283~314, 1999.
Last, John M.(ed.) : Public health and preventive medicine. 11ed., Appleton Century Crofts, New York, 1980.
Top, F. H. : Communicable & infectious disease. C. V. Mosby Co., St. Louis, 1960.

제19장

기생충질환 관리

Parasitic Disease Control

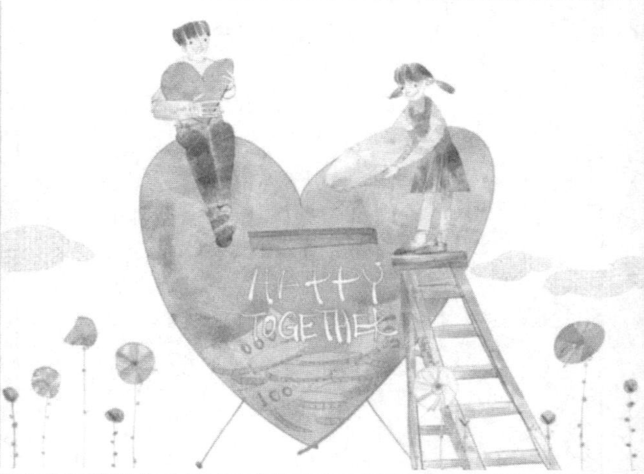

19-1. 개요

한 생물체가 그 생애의 일부나 전부를 다른 생물체의 체내·외에 기생하여 영양물질을 섭취하거나, 생활공간을 확보하는 생활양식을 기생생활이라고 한다. 기생충(parasite)[1]의 감염경로는 경구, 경피 및 태반감염 등으로 대별할 수 있다. 특히 경구감염(oral infection & infestation)[2]을 일으키는 기생충이 식품위생과 밀접한 관계가 있다. 식품과 밀접한 관계가 있는 기생충은 2가지로 나누어 생각할 수 있다. 즉 그 하나는 기생충의 충란이나 유충이 오염, 부착된 식품을 사람이 섭취하여 감염되는 경우이며, 다른 하나는 기생충에 감염된 동물의 고기를 섭취하여 그 동물체내의 기생충이 그대로 사람에게 감염되는 경우이다(표 19-1 참조)(서, 1968).

【표 19-1】 기생충 감염에 관계가 있는 식품과 기생충

식품의 종류	기생충의 종류
참게 등의 담수게 및 가재 붕어 등의 담수어류	肺吸虫(*Paragonimus westermani*) 肝吸虫(*Clonorchis sinensis*)

1) parasite : Para(with, together, beside another), sit(to live, to eat)의 Greek어에서 유래되었다. 이는 한 생물체로서 그 생애의 전부 또는 일부를 일시적 또는 영구적으로 다른 종류의 생물체의 체표 또는 체내에서 서식생활(기생생활, parasitism)을 하는 것을 의미한다.
2) infection & infestation : Infection은 발육여하에 관계없이 기생체가 숙주체내에 기생상태를 말할 때 사용한다. 따라서 모든 원충과 연충이 parasitosis하는 것을 의미한다(Faust et al., 1970). Infestation은 기생체가 숙주체내에서 분열증식치 않는 종류에만 사용하였으며(横川, 1983), Faust는 arthropods에 기인되는 parasitosis에만 infestation이라는 용어를 사용하였다.

은어 숭어 가물치 대구, 청어, 고등어 등의 해산어 개구리, 뱀 등 소 돼지 닭 토끼, 개, 산양 등	橫川氏異形吸虫(*Metagonimus yokogawai*) 異形異形吸虫(*Heterophyes heterophyes*) 有棘顎口虫(*Gnathostoma spinigerum*) *Anisakis* manson 裂頭條虫(*Sparganum mansoni*) 無鉤條虫(*Taenia saginata*) 有鉤條虫(*Taenia solium*) Manson 裂頭條虫(*Sparganum mansoni*) *Toxoplasma gondii*
채소류	腸管寄生原虫(protozoa) 蛔虫(*Ascaris lumbricoides*) 鉤虫(hook worm) 東洋毛樣線虫(*Trichostrongylus orientalis*)

19-2. 우리나라의 기생충감염 양상

우리나라의 기생충질환은 그 병원체의 다양성, 분포양상 및 위해 등으로 보아서 중요한 풍토병(endemic)으로 되어 있다. 우리나라는 경제적인 빈곤과 관습 때문에 인분을 비료로 사용할 뿐만 아니라 보건지식의 결여로 토양이 기생충으로 오염되고(회충, 구충, 편충, 동양모양선충), 그 오염된 토양으로부터 다시 우리의 생활환경, 식품 특히 채소나 과실 등을 오염시켜 기생충감염의 악순환을 형성해 왔다(fecal-oral cycle)(정, 2002).

근래 국민소득의 증가로 사회·경제적으로 안정되어 우리나라 국민의 기생충 감염양상도 큰 변화를 가져오게 되었다. 즉 1971년에 보건사회부와 한국기생충박멸협회가 전국의 기생충감염현황을 파악하기 위하여 다단계층화표본추출법으로 선정한 24,887명에 대한 조사보고에 의하면, 충란양성률이 회충 54.9%, 구충 10.7%, 편충 65.4%, 동양모양선충 7.7%, 요충 1.3%, 간디스토마 4.6%, 폐디스토마 0.1%, 조충류 1.9% 및 기타 0.6%로 나타났다(이외, 1985).

1971년 제1차, 1976년 제2차 조사에 이어 1981년 제3차에 실시한 우리나라 인구의 1,096분의 1에 해당하는 35,018명에 대한 장내기생충감염현황 조사보고에 의하면, 41.4%가 어느 한 종류의 장내기생충에 감염되어 있다. 이는 1차 82.6%, 2차 63.2%에 비하면 상당히 저하된 셈이다(정·박, 1987).

1991년 우리나라 기생충감염률을 보면(보사부통계연보), 회충 0.1%, 십이지장충 0.0003%, 편충 0.1%, 요충 0.1%, 동양모양선충 0.00006%, 간디스토마 0.1%, 조충 0.01%, 기타 0.02% 등이다. 1997년(보건복지부 통계연보, 1999)에는 회충 28명, 구충 3명, 편충 17명, 간흡충 1.4%, 요코가와흡충 0.3%, 요충 0.6% 등이다.

19-3. 채소로부터 감염되는 기생충

우리나라에 있어서 대부분의 기생충은 채소로부터 감염되는데, 이는 농촌에서 분뇨를 채소의 비료로 사용하고 있기 때문이다. 섬유질을 적게하고 빨리 성장시키며 경제적일 뿐만 아니라 입수가 용이한 속효성 비료인 분뇨를 사용하고있기 때문에 채소류가 오염되어 기생충의 감염원으로 되는 경우가 많다(서, 1968).

1. 원충류(protozoa)

10종 이상의 원충이 사람의 장내기생충으로 알려져 있는데, 채소에 충체가 부착하여 사람의 입을 통하여 감염된다.

1) 아메바성 이질(*Amoebic dysentery*)

1873년 Lösh가 St. Petersburg에서 러시아인 아메바성이질환자의 분변 내에서 처음으로 본 아메바를 발견하여 이것을 *Amoeba coli*라 명명하였다. 생활사에 따라 4가지 형으로 나눈다. 즉, ① 영양형(운동형, trophozoite, vegetative form), ② 피포전기형(precystic form, minuta form), ③ 포낭형(낭자형, cystic form, cyst), ④ 유약영양형(metacystic form) 등이 있다. 영양형의 크기는 15~60μ, 평균 18~25μ이며 포낭형은 3.5~20μ, 평균 12~20μ이다. 소장에서 탈낭한다(소 외, 1975).

2) 람불편모충(*Giardia lamblia*)

이 원충은 세계적으로 분포하나, 열대 및 아열대에 많다. 1859년 Lamble은 이것을 *Cercomonas intestinalis*라고 처음으로 명명하였으며, 1915년 Stiles는 *Giardia lamblia*라고 개명하였다. 영양형(trophozoite)의 크기는 4.5~21μ×5~15μ, 평균 14μ×7μ이며 포낭형(cyst)은 8~12μ이다. 일반적으로 어른보다 어린이에게 많고 남부지방에 많다. 영양형과 포낭형(胞囊形)이 있으며 십이지장, 담낭에 기생하여 설사, 복통, 빈혈 등의 원인이 되기도 한다. 분변과 같이 섞여 나온 포낭(胞囊)에 의하여 감염된다. 이 포낭은 장경(長徑)이 12μ정도인 타원형으로 외계에서 장기간 생존한다. 이질아메바와 같이 채소에 부착 전파되지만, 오염된 손에 의해서 직접 전파되는 경우도 많다(정, 2002).

2. 선충류(nematoda)

1) 회충(*Ascaris lumbricoides*)

Hippocrates(BC 460~377)시대에도 회충에 대한 기록이 있다. 세계적으로 분포한다. 사람에 기생하는 선충류 중 제일 큰 것으로 수컷의 길이는 15~30㎝ × 2~4㎜이며, 가는 뒤끝은 말려져 있고 교접자가 있다. 암컷은 20~35㎝ × 3~6㎜로서 앞 1/3 부위에 생식공이 있고 그곳에 대상교착부(帶狀絞窄部)가 있다. 일반적으로 소장에 기생하며 감염 후, 산란 시까지 약 60~75일이 걸린다. 암컷 한 마리가 하루에 약 10~20만 개의 알을 낳는다. 수정란(fertilized egg)은 50~75μ × 35μ이며 불수정란(unfertilized egg)은 80~90μ × 45μ의 크기인데, 체형은 일정하지 않다. 보통 수정란보다 장경(長徑)이 길다(그림 19-1 참조). 분변과 함께 배출된 충란은 늦은 봄부터 초가을의 적당한 조건(22~23℃에서 약 9~13일)에서 발육하여 난자 안에 자충이 형성된 감염성 성숙란으로 된다. 음식물과 함께 섭취된 후, 십이지장에서 부화하여 장간막, 정맥 또는 림프관, 간, 폐동맥, 폐를 거쳐 기관, 식도, 위를 경과하여 소장에서 성충으로 된다(이 외, 1985).

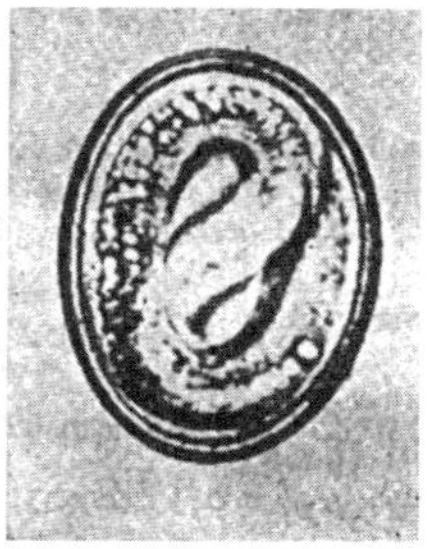

【그림 19-1】 회충의 자충기란(仔虫期卵)

회충이 사람에게 끼치는 장애로서는 담관, 췌관, 충수(蟲垂) 등에 침입하여 위해를 일으키며 다수의 충체에 의한 장폐색(腸閉塞) 외에도 두통, 오심, 현기증, 복통, 설사, 두드러기, 간질, 특히 어린이에 있어서 흙 등을 먹는 이미증(異味症, geophag) 등이 나타나지만, 전혀 증상이 나타나지 않는 경우도 있다. 이러한 위해작용을 예방하기 위해서는 그 충란을 사멸시키는 것인데, 이를 위해서는 회충란의 저항성을 파악하여야 한다. 회충의 감염은 계절에 따라 다르지만 분변액(糞便液) 중의 회충란은 가장 짧은 경우가 200일, 가장 긴 경우가 390일, 평균 300일 정도 생존한다. 토양 속에서 2~3일간, 영하 15 ℃의 기온에서도 월동하여 봄까지 생존했다는 보고가 있다. 蘇(1960)는 여름 김치 속에서 40일 후에도 약 20%의 회충란이 생존했다고 보고하였다(정・박, 1987).

채소를 흐르는 물에 여러 번 흔들어 씻으면 회충란은 어느 정도 떨어진다. 그리고 열에 대한 저항성은 76℃ 이상의 열탕에서 1초 이상, 65℃에서 10분 이상 가열하면 사멸되는데, 60℃ 이하에서는 10시간 이상 처리하여도 사멸되지 않는다. 그러나 이는 분리시킨

충란의 경우이며 채소 속에 들어 있을 때에는 내부까지 열이 전도되는데는 보다 많은 시간이 소요되므로 더욱 오랜 시간을 요하게 된다. 그러므로 채소는 잎을 펴서 흘러가는 물에 여러 번 씻은 후, 열탕에 1분 정도 처리하여야 한다(신외, 1977).

2) 구충(hookworm)

*Anchylostoma*속이며 세계적으로 분포되어 있다. 1838년 Angelo Dubini(伊)는 한 농부의 십이지장에서 구충을 발견하였고 1843년 *Anchylostoma duodenale*이라 명명하였다. 우리나라에서는 최북방 일부를 제외한 전 지역에 분포한다. 남부에 많고 도시보다 농촌 사람들에게 많이 감염되어 있다. 우리나라에서 발견되는 구충은 두비니구충(십이지장충, *Anchylostoma duodenale*)과 아메리카구충(*Necator americanus*)의 두 종류인데, 전자가 병원성이 강하다. 크기는 1㎝ 내외(두비니구충 : ♂ 8~10㎜ × 0.4~0.5㎜, ♀ 10~13㎜ × 0.6㎜, 아메리카구충 : ♂ 7~10㎜ × 0.3㎜, ♀ 9~11㎜ × 0.4㎜)로 입에 예리한 절치(切齒)가 있어 이를 이용하여 장벽에 교착(咬着)하여 이동하지 않기 때문에 항문으로 자연 배출되는 예가 거의 없다. 십이지장보다는 공장 내부에 기생한다. 일반적으로 타원형을 띠고 있으며, 두비니구충은 60μ × 40μ, 아메리카구충은 64~76μ × 36~40μ정도의 크기인 충란을 공장에 산란한다(서, 1968).

충란이 분변과 함께 배출되면 적당한 조건 즉, 습기와 30 ℃ 전후의 온도에서 2주일 정도에 부화하여 자충으로 된다. 그 후 2~3일경과 후 첫 번째 탈피를 하며 1주 정도 후에 약 2배의 길이로 자라 두 번째 탈피 후, 감염형의 피낭자충(被囊仔蟲)으로 된다. 구충의 감염은 피낭자충으로 오염된 식품 및 물을 섭취하거나, 피낭자충이 피부를 뚫고 들어감으로써 성립된다(경피감염). 이렇게 체내에 들어온 자충은 폐에 들어간 후 기관, 식도를 거쳐 소장에서 성충으로되어 기생한다. 경구감염되었을 때는 직접장관에서 발육한다. 감염된 후 성충까지 되는 데는 약 5~6주가 필요하다. 주요 증상은 빈혈로서 뇌빈혈(cerebral anemia)을 일으키기 쉬우며 식욕이 감퇴되고 이미증(異味症, geophagia)을 일으켜 신맛이 강한 음식이나 미숙한 과일을 잘 먹거나, 생쌀이나 흙을 먹는다. 어린이가 심한 구충증에 걸리면 신체와 지능의 발육이 저해된다. 그리고 병원균에 대한 저항력이 저하되므로 각종 질병에 걸리기 쉽다(신 · 김, 1966).

분변 속에 있는 충란의 생존기간은 겨울철에는 13~14일이지만, 4계절을 통하여 75일이며 긴 것은 130일에 달하는 것도 있다. 일반적으로 분뇨를 2~3개월간 방치해두면 거의 모든 충란이 죽는다. 충란의 저항력은 회충란보다 훨씬 약하며 70℃에서 1초 이내에 죽는다. 저온에서도 죽으며 7~8℃에서 6일간 방치해두면 발육하지 않는다. 직사광선이나 소독제에도 저항력이 약하다(정 · 박, 1987).

3) 편충(*Trichocephalus trichiurus*)

1761년 Roederer가 trichuris가 명명하였으며, 1771년 Linnaeus는 二命名法(binominal nomenclature)을 적용하여 *Ascaris trichiura*라고 명명하였다. 세계 각처에서 발견되며 발현율이 높다. 편충은 우리나라에 있어서 감염률이 높은 기생충인데, 그 기생수가 보통 10마리 미만으로는 증상이 거의 나타나지 않기 때문에 경시되고 있다. 이 충체의 크기는 ♂ 30~45㎜, ♀ 45~50㎜, 전방 3/5은 가늘고 후방은 굵다. 그 가는 부분을 대장점막 내에 깊이 삽입시키고 있다. 보통 5,000~7,000개의 알을 하루에 낳는다. 알의 크기는 50~54μ × 22~23μ이며 감염 양상은 회충의 경우와 같다(정 · 박, 1987).

4) 요충(*Enterobius vermicularis*)

Hippocrates 시대부터 알려져 있으며 1853년 Leach가 *Enterobius*속을 만들었다. 요충은 어른보다는 어린이에게 많이 감염된다. 소장하부에 기생하는 매우 작은 백색의 선충으로 수컷의 크기는 2~5㎜ × 0.1~0.2㎜ 이하이며 꼬리가 말아져 있으므로 의문부호를 거꾸로한 모양과 비슷하다. 암컷은 8~13㎜ × 0.3~0.5㎜이며 꼬리가 뾰족하다. 충란은 50~60μ × 20~30μ의 작은 부정 장난원형으로 산란시에 이미 자충이 형성되어 있다. 직장 내에서도 산란하지만, 일반적으로 밤에 항문으로부터 나와 항문 주위나 회음부(會陰部, perineal)에 산란한다. 산란 후에는 항문으로부터 장에 들어가 원위치에 기생한다. 가끔 충란이 항문이나 그 주위에서 부화되어 직접 항문으로 들어간 후, 결장에 도달하여 성충으로 발육하는 경우도 있다. 감염 후 40일이면 성숙하고 11~35일간 생존한다. 요충에 의한 장애는 주로 충체가 산란하기 위하여 항문으로 나오기 때문에 항문주위나 회음부에 소양증이 생긴다. 심하게 긁으면 발적, 찰상(擦傷)이 생기며 가려워 잠을 잘 수 없고, 어린이가 신경질형으로 되어 수척해진다. 그리고 무의식적으로 긁은 후, 손을 입에 넣어 감염의 원인으로 될 때가 많다. 그리고 많은 수가 기생하면 장염을 일으키거나 충수염(appendicitis)을 일으킨다(서, 1968).

5) 동양모양선충(*Trichostrongylus orientalis*)

1889년 오가타(緒方)가 사람의 위(胃)에서 발견하였다. 1913년 神保孝太郎(Jinbo)가 *Trichostrongylus orientalis*라고 명명하였다. 수컷의 크기는 3.8~4.8㎜ × 0.07~0.02㎜, 암컷은 4.9~6.7㎜ × 0.075~0.87㎜로서 섬세한 털모양의 충체이며 그 색은 담홍회백색이다. 성충은 소장상부점막에 교착되어 있으며 다수가 기생하지 않는 한 뚜렷한 증상은 없다. 분변에 섞여나온 충란이나 토양에서 부화된 감염형 유충으로 오염된 채소나 손을 통하여 주로 경구감염되며 경피감염은 잘 일어나지 않는다. 감염형 유충은 온도나 화학약품에 비교적 저항력이 강하며 때로는 김치를 통하여 감염되는 경우도 있다(정, 박 1987).

19-4. 식용동물(食用動物)로부터 감염되는 기생충

많은 종류의 흡충과 조충, 그리고 선충과 원충이 수육(獸肉)이나 어육을 통하여 감염된다. 채소를 통하여 감염되는 경우와는 달리 이들 식품 속에 병원체가 들어 있을 뿐만 아니라 *Toxoplasma*를 제외한 모든 종류의 기생충은 이들 식품을 통하여 감염된다(서, 1968).

1. 원충류(原蟲類)(protozoa)

1) *Toxoplasma*증(toxoplasmosis)

*Toxoplasma*속이며 1908년 Nicolle et Manceaux가 아프리카산 rodent, gondii 내에서 발견하였으며, 1909년 *Toxoplasma gondii*라고 명명하였다. *Toxoplasma*증은 *Toxoplasma gondii*에 의하여 사람이나 포유동물과 조류에 일어나는 질병으로서 감염 경로는 분명치 않다. 고유 숙주는 고양이, 토끼, 쥐, 개, 양, 조류 등 광범위하고 중간숙주는 숙주 특이상이 없으며 사람을 포함한 거의 모든 온혈동물이다. 우리나라에 있어서 임상례는 보고된 일이 없지만, 林 등(1969)은 감작혈구 응집반응(感作血球凝集反應)을 이용하여 1,990명 중 284명(14.3%)에서 양성반응을 나타내었다고 보고하였다. 그리고 李(1967)는 건강한 돼지의 뇌, 심근, 횡격막, 근육을 조직학적으로 검사하여 75두 중 11두에서 잠복형의 위포낭(僞胞囊)을 검출하였다(서, 1968 ; 이외 , 1985).

이 원충은 형태학상 두 형으로 나누는데, 첫째형은 증식형(영양형)으로 도말 표본상에서 초승달모양(crescenic shape)을 띤 4~8μ × 2~4μ크기이다. Giemsa염색 또는 wright씨염색으로 세포질은 청색, 핵은 적색으로 염색된다. 둘째형은 포낭형(胞囊型, 僞胞囊, cyst형)으로 수많은 충체(2,000~3,000개)가 모인 주위에 포낭벽이 형성되어 있다. 위낭포의 크기는 8μ에서 100μ까지 다양하며(6만 개의 충체를 가지고 있는 예도 있다) 감염과 관계가 많다고 생각된다. 세포 내에 침입한 이 원충은 내출아(內出芽, endodyogeny)라고 하는 특수한 방법으로 2분열 증식한다. 즉 고양이가 포낭형을 함유하고 있는 장기를 섭취하면 소화관 내에서 유출된 bradyzoite[3]는 소장점막상피에 침입하여

3) bradyzoite : Frenkel이 포낭 내의 원충에 대하여 사용한 말이며 서서히 증식하는 원충이란 뜻이다. 이에 대응하여 증식형은 빨리 증식하는 원충이란 뜻으로 tachyzoite라고 한다.

분열증식한다. 그 후, 다음 두 가지 발육증식과정을 거친다. 첫째는 장간막 림프절을 거쳐 전신으로 이행하여 증식형과 포낭형의 발육과정에 들어간다. 둘째는 원충이 장점막에 머물면서 콕시듐으로서 발육증식한다. 그러므로 고양이의 장상피세포에서 분열 및 유성생식(有性生殖)을 관찰할 수 있으며 분변으로 oöcyst를 배출하므로 외계에서 포자생식(胞子生殖)을 한다(정 · 박, 1987).

임신부에 있어서는 유산이나 조산의 원인이 되며 특히 임신초기에 감염되면 사산(stillborn)을 일으키는 경우가 있다. 기타 중추신경계에 친화성이 있으므로 뇌수종(腦水腫), 뇌석회화(腦石灰化), 맥락망막염(脈絡網膜炎) 등을 일으킨다. 심한 인체기생례는 모체로부터 감염된 신생아에서 볼 수 있으며 어른에서는 거의가 불현성감염이다. 그리고 태아로 감염이 이행되었을 경우, 불구아의 만출, 안저 질환, 림프선염 등을 일으킨다. 여러 가지 경로를 거쳐 사람에게 감염될 수 있으나, 감염과 관계되는 식품으로서는 돼지고기(영양형, 또는 포낭형)와 달걀 등이 있다. 즉 돼지고기를 불충분하게 가열하여 섭식하면 감염된다. 그리고 고양이의 분변과 함께 배출된 oöcyst로 오염된 물이나 식품을 섭취함으로써 감염이 된다(신 · 김, 1966).

2. 흡충류(trematoda)

담수 및 반함수산 어패류가 흡충류의 제2 중간숙주가 되기 때문에 이들을 생식하는 습관이 있는 우리나라 국민에게 많이 감염되어 있다(横川 · 森下, 1983).

1) 간(肝) 디스토마(*Clonorchis sinensis*)

1874년 McConnel이 인도의 Calcutta에서 중국인 목공의 담도에서 본충을 발견하였다. 극동에만 분포하며 중국, 월남, 일본, 대만, 필리핀, 한국 등에 있어서 감염률이 높다. 우리나라에 있어서는 38° 이북과 제주도를 제외한 전 지역에 분포하며 감염자를 100만명 정도로 추정하고 있다. 낙동강유역에 큰 유행지가 형성되어 있다. 성충은 창상(槍狀), 또는 나뭇잎같이 길쭉하고 납작하며 사람을 비롯하여 육식동물의 담관에서 기생한다. 그 크기는 숙주에 따라 다르며 사람에게 기생하는 것은 10~25㎜ × 3~5㎜이다. 충란의 크기는 27.3~35.1μ × 11.7~19.5μ, 평균 29μ × 16μ이다(서, 1968).

담관에 산란한 충란은 담즙과 같이 장으로 내려와 분변에 섞여 배출된다. 외계에 나온 충란은 제1 중간숙주인 왜우렁에게 섭취 · 부화되어 유모유충(有毛幼蟲, miracidium)으로 된다. 그 후 포자낭충(胞子囊蟲, sporocyst), 레디아(redia), 유미유충(有尾幼蟲, cercaria)으로 되며, 유미유충은 왜우렁에서 나와 물속을 헤엄쳐 다닌다. 유미유충은 제2 중간숙주인 담수어류에 침입한 후, 직경 140~160μ의 구상인 피낭유충(被囊幼蟲, metacercaria, encysted cercaria)으로 되는데, 약 1개월이면 감염능력이 있다. 주로 근육 속에 존재한다. 이러한 담수어류를 사람이 생식하면 감염되는데, 십이지장에서 탈낭한 어린 충체는 총담관을 거쳐 담관의 말단부까지 이행, 기생한다. 한편 Wykoff(1957)는 장에서 탈낭된 어린충체는 장벽을 뚫고 복강으로 나와 간에 침입하는 경우도 있다고 보고하였다(그림 19-2 참조)(정 · 박, 1987).

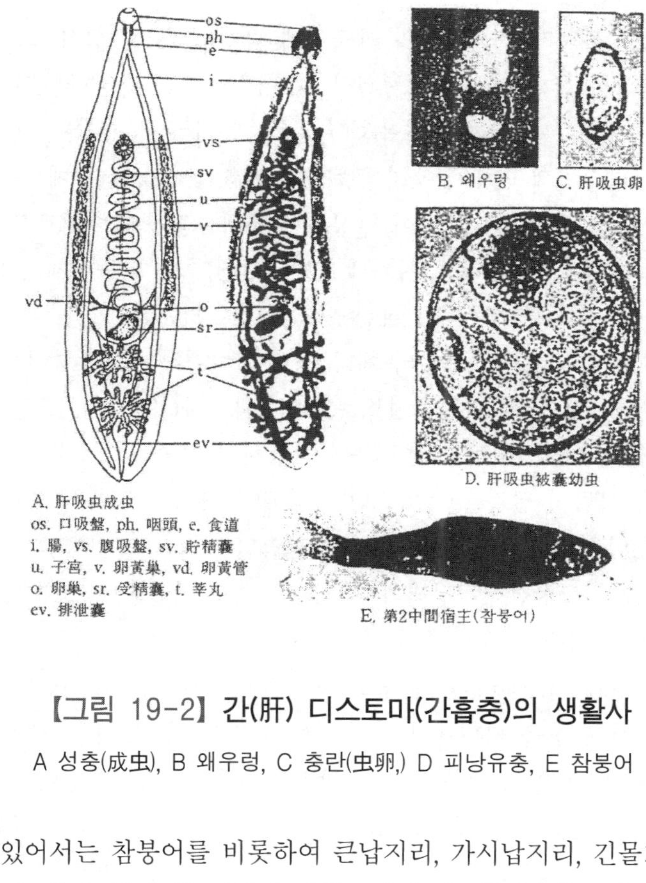

【그림 19-2】 간(肝) 디스토마(간흡충)의 생활사

A 성충(成虫), B 왜우렁, C 충란(虫卵,) D 피낭유충, E 참붕어

우리나라에 있어서는 참붕어를 비롯하여 큰납지리, 가시납지리, 긴몰개, 피래미, 몰개, 백조어, 모래무지, 잉어, 붕어 등 48종의 민물고기가 제 2중간숙주로서 보고되었다. 임상증상으로서는 간 및 비장의 비대, 복수, 부종, 설사, 소화장애, 황달, 빈혈 등이 나타나는데, 황달은 간에서 분비되는 담즙이 이 흡충의 기생에 의하여 담관이 막히므로 배설되지 못하기 때문이다. 피낭유충의 저항력은 저온에 강하며 식초나 간장에서는 단시간 내에 죽지 않지만 열에는 약하여 55℃에서 15분, 끓는 물에서는 1분 이상 가열하면 죽는다(정, 2002).

2) 폐(肺) 디스토마(*Paragonimus westermani*)

1878년 Kerbert가 인도산 호랑이의 폐에서 발견하였으며 Westerman이 *P. westermani*라고 명명하였다. 극동(한국, 일본, 대만, 필리핀)에 많으며 세계적으로 분포한다. 우리나라의 산간지대에도 유행지가 많으며 폐디스토마와 형태가 매우 비슷한 개, 고양이, 돼지에 기생하는 *Paragonimus iloktsuensis*(怡樂村肺吸虫)도 우리나라에 있다. 이 충체는 살아있을 때는 나뭇잎과 같은 모양을 하고 있는 7.5~12.0㎜ × 4~6㎜ × 3.5~5.8㎜의 편평(扁平)한 것인데, 죽은 것은 콩알 정도의 크기이다(서, 1968).

성충은 사람뿐만 아니라 육식동물의 폐조직에 충낭(蟲囊)을 형성, 그 속에 기생하고 있으며 충란은 객담과 함께 외계에 배출된다. 충란의 크기는 다양한데, 보통 80~118μ × 48~60μ이다. 물속에서 부화되며 유모유충(有毛幼蟲, miracidium)은 제1 중간숙주인 다슬기에 침입한다. 다슬기체 내에서 포자낭충(胞子囊蟲, sporocyst), 제1대 레디아, 낭(娘)레디아, 유미유충(有尾幼蟲, cercaria)이 형성되며 유미유충이 다슬기로부터 물속으로 유리된다. 유미유충은 제2 중간숙주인 참가재, 참게, 동남가재, 말똥가재 등의 게와 가재에 들어가 직경 0.3~0.4㎜의 피낭유충(metacercaria)으로 되는데, 근육, 아가미, 내장에 주로 기생한다. 유미유충이 다슬기로부터 게나 가재에 이행하는 제2 중간숙주가 다슬기를 섭식(攝食)함으로써 이루어진다는 설도 있다. 蘇 등(1964)은 모장새우(*Palaemon nipponensis*)에서 피낭유충을 검출하여 개에 감염시켜 성충을 얻었다고 보고하였다. 이러한 게나 가재를 사람이 날것으로 먹으면 감염되며 가재나 게에서 유리된 피낭유충이 물속에 생존하여 있을 경우, 그 물을 마시면 감염된다(정 · 박, 1987).

피낭유충은 장에서 탈낭한 후, 장벽과 횡격막을 뚫고 폐실질에 들어가 거기에서 발육한다. 그러나 복잡한 체내 이행 도중에 복강, 복벽, 정소, 음낭, 흉강, 뇌, 안구 등에 이소기생(異所寄生, ectopic paragonimiasis)하는 경우도 있다. 특히 뇌에 기생하면, 간질(epilepsy)과 비슷한 증상을 나타낸다. 초기에는 가벼운 복통, 미열, 해소 및 객담이 있다. 객담은 혈액이 섞여 있고 많은 충란이 발견된다. 우리나라에 있어서는 홍역을 앓는 어린이에게 가재 생즙(生汁)을 먹이는 습관이 있었는데, 이에 의하여 감염되는 예가 많았다(서, 1968).

3) 요코가와(橫川)흡충(*Metagonimus yokogawai*)

1912년 5월 31일 카스라다(桂田)가 *Heterophyes yokogawai*라고 명명하였다. 동년 10월 30일 요코가와(橫川)가 인체에서 채집한 표본을 보고 카스라다(桂田)는 다시 이를 *Metagonimus yokogawai*로 개칭하였다. 이 흡충은 사람 이외에 개, 고양이, 돼지 등의 육식동물과 pelican같은 어식조류(魚食鳥類)의 소장점막에 기생한다. 우리나라에 있어서는 1914년 이후, 각 지역에서 발견되었다. 1~2㎜ × 0.4~0.6㎜, 평균 1.2㎜(양귀비씨 크기)의 극히 작은 장내흡충이며, 충란의 크기는 28~30μ × 16~17μ으로서 장내에 산란되므로 분변과 함께 배출된다. 충란은 간디스토마와 이형흡충(異形吸虫)의 것과 비슷하다(정, 1987).

산란 시 이미 알껍데기 내에 유모유충(有毛幼蟲)이 형성되어 있으며 물속에서 부화된 후, 체표부근에서 포자낭충으로 된다. 레디아를 거쳐 유미유충으로 되면 다슬기로부터 물속으로 탈출한 후 제2 중간숙주의 피부를 뚫고 그 체내에 들어가 피낭유충으로 된다. 제2 중간숙주로서 잉어과와 은어과에 숙하는 20여 종의 담수어류가 보고되었는데 은어, 붕어, 참붕어 등에 피낭유충이 많이 기생한다. 이 충의 기생에 의한 장애는 보통 일어나지 않지만, 다수 기생하면 만성 장염 또는 설사가 일어난다. 이 감염을 예방하기 위해서는 은어와 같은 민물고기의 생식을 피해야 하는데, 이 피낭유충은 일반적으로 열이나 화학약품에 저항성이 강하여 식초 중에 1시간, 0.3% 염산 및 간장에서 6시간 동안 두어도 죽지 않으며 또한 70℃에서 15분간 가열하여도 피낭유충은 사멸되지 않는다(정, 2002).

3. 조충류(cestoda)

종류에 따라 포유류, 조류, 파충류, 양서류, 어류 등 광범위한 동물이 중간숙주의 역할을 하고 있으므로 이들을 생식함으로써 감염된다(Belding, 1958).

1) 광절열두조충(*Diphyllobothrium latum*)

1758년 Linné가 *Taenia lata*라고 처음 명명하였으며, 1858년 Cobbold가 *Diphyllobothrium*속을 사용하였다. 우리나라에서는 고지마(小島) 등(1919)이 진주에서 20례, 하라(原) 등(1924)이 경남에서 14례를 보고한 일이 있다. 趙 등(1971, 1974)은 3례, 朴 등(1975) 및 閔 등(1975)은 각각 1례, 李 등(1983)은 5례를 보고하였다. 사람 외에 개, 고양이, 여우, 곰, 족제비 등에도 기생한다(서, 1968 ; 이외 3인, 1985).

크기는 보통 3~10m × 1.5~2.0cm이며 1,000~4,000개(약 3,000개)의 체절로 되어 있는데, 성숙한 체절은 길이 3mm, 폭 15mm로서 폭이 길이보다 넓기 때문에 광절(廣節)이라는 이름이 붙여졌다. 두절에는 두 개의 흡구(吸溝)가 있으며 각 체절의 중앙에는 갈색 충란이 자궁 내에 뭉쳐 있다. 충란의 크기는 70μ × 45μ이다. 소장에 기생하며 충란은 분변과 함께 배출된다. 이 충란은 물속에서(15~20℃) 약 11~15일 후에 부화되어 coracidium으로 된다. 이 coracidium은 제1 중간숙주인 갑각류중 물벼룩(cyclops)에 섭취되면, 그 속에서 전의미충(前擬尾蟲)으로 된다. 제2 중간숙주는 담수어 또는 반함수어인 연어, 숭어, 농어, 꼬치어인데, 이들이 이 물벼룩을 섭식하면 근육이나 간에서 전의미충이 성장하여 유백색의 의미충(擬尾蟲, plerocercoid)으로 된다(그림 19-3 참조). 한 마리의 어류에 기생하는 유충의 수는 보통 1~5마리, 많을 경우 15마리 정도이다(서, 1968).

어육 속의 의미충의 저항력은 상당히 강하여 건조, 염지(鹽漬) 또는 냉동시켜도 죽지 않는다. 고온에 약하여 50℃에서 수분 내에 죽는다. 그러나 근육 속까지 열이 전도되기까지는 약 10분 정도의 가열이 필요하다. 사람은 의미충이 감염되어 있는 연어나 숭어 같은 어류를 생식함으로써 감염되며 증상은 심하지 않은 것이 보통인데, 식욕감퇴, 복통, 오심, 구토, 설사 등의 증상과 가끔 빈혈을 일으킨다(정, 2002).

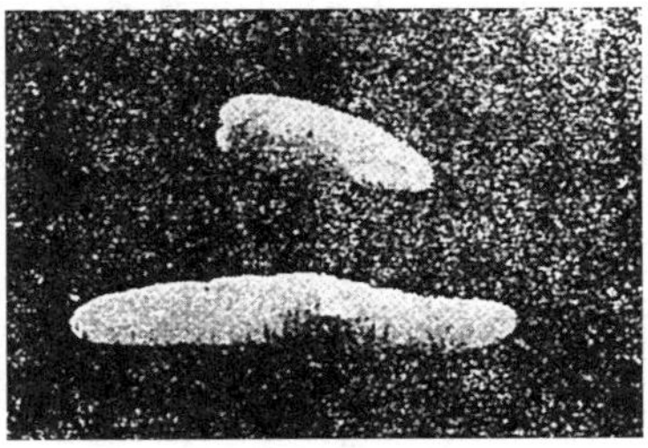

【그림 19-3】 유충(plerocercoid)

2) 스팔가눔증(sparganosis)

1882년 Manson은 중국 Amoy에서 부검시에 신장으로부터 ribbon형 충체를 발견하였다. Cobbold는 이것을 *Ligula mansoni*라고 명명하였다. 열두조충과(裂頭條蟲科)에 속하는 조충의 유충기를 스팔가눔(sparganum)이라고 하며 이것이 사람의 장 이외에 기생하였을 때 스팔가눔증(sparganosis)이라고 한다. 이들의 성충은 *Diphyllobothrium mansoni, D. mansonoides, D. decipiens, D. erinacei, D. ranurum* 등으로 개나 고양이의 장에 기생한다(서, 1968).

스팔가눔이 우리나라에서 처음으로 발견된 1924년이래 65례 이상이 사람에서 발견되었으며 개구리, 먹구렁이, 능구렁이, 물뱀에서도 발견되었다. 李(1970)는 이리지방 축견 150두 중 7두에서 평균 8.5마리의 *Diphyllobothrium erinacei*를 검출 보고하였다(이외 1985). 제1 중간숙주는 물벼룩(cyclops)이며 제2 중간숙주는 원칙적으로 담수어 및 뱀이나 개구리인데, 조류나 포유류, 사람도 그 역할을 한다. 사람에게 스팔가눔이 감염되면 피하조직에 원형의 종유(腫瘤)가 생기고 소양증도 있다. 기생부위가 일정치 않으나 복부, 서혜부, 눈, 음낭, 유방 등에 기생한다. 사람은 감염된 물벼룩을 물과 함께 마시거나, 의미충에 감염되어 있는 뱀이나 개구리를 생식하였을 경우에 감염된다. 그리고 감염된 뱀이나 개구리를 먹은 닭의 근육에 의미충이 이행되는데, 이를 사람이 생식하면 감염된

다(이 외, 1985. 정 2002)

3) 무구조충(민촌충, *Taenia saginata*)

고래로 *Taenia solium*으로 알려졌는데, 1782년 Goeze에 의하여 독립종으로 인정되었다. 쇠고기를 식용으로 하는 세계 각지에 분포하며 종래에는 유구조충보다 감염률이 높았는데, 근래에는 그렇지 않다. 그리고 나카니시(中西, 1926)는 한우의 37.5%에서 낭충(囊蟲)을 검출하였다고 보고하였는데, 도축검사에서 낭충(囊蟲)을 검출한 일은 드물다. 성충의 두절에는 작은 4개의 반구상(半球狀) 흡반이 있으나, 그 첨단에 문(吻)이나 소구(小鉤)가 없고 오히려 약간 함몰되어 있다. 길이는 10~12m(보통 7~8m)이며 40m에 달하는 것도 있다. 길이 16~20㎜의 1,000~2,000여 개의 체절로 되어있는 대형 조충이다. 두부는 사각형으로 직경 1.5~2㎜이며 수태편절의 크기는 5~7㎜ × 20㎜이다. 감염자의 분변 속에 충란이 섞여있는 경우도 있으나, 대부분 떨어진 체절의 형태로 배출된다. 이와 같은 체절이 지면에서 파열되면 유리된 충란이 목초에 부착한다. 이를 중간숙주인 소가 섭식하게 되어 감염된다(이외, 1985 ; 정 · 박, 1987).

소의 십이지장에 도달하여 무구유충(無鉤幼蟲)이 유리되고 혈류, 림프류를 통하여 근육, 기타조직으로 운반되어 약 2개월 후에 무구낭충(無鉤囊蟲)으로 된다(그림 19-4 참조). 이 낭충은 조직 안에서 9개월 정도 생존하는데, 이를 사람이 섭취하면 감염된다. 소의 체내에서 낭충이 주로 기생하고 있는 부위는 요부(腰部), 둔부근육(臀部筋肉), 설근(舌筋), 심근(心筋) 등이다(표 19-2 참조). 소장점막에 흡반을 흡착시키고 발육하여 약 2개월 후에 성충으로 된다. 생존기간은 20년 정도이며 흔히 한 마리씩 기생하나, 16마리가 기생한 예도 있다. 쇠고기를 충분히 가열하면 낭충이 있다고 할지라도 사멸된다. 이 조충이 소장에 기생하여 발육할 경우, 배분(排糞)할 때는 물론 걸어다닐 때나 잠잘 때에도 다수의 체절이 떨어져 나오므로 불쾌감을 준다. 그리고 사람에 따라서는 복부의 압통(壓通), 식욕이 이상항진(異常亢進), 오심, 구토, 소화기증상, 체중감소, 호산구 증가가 8~34% 정도 나타난다(이외, 1985).

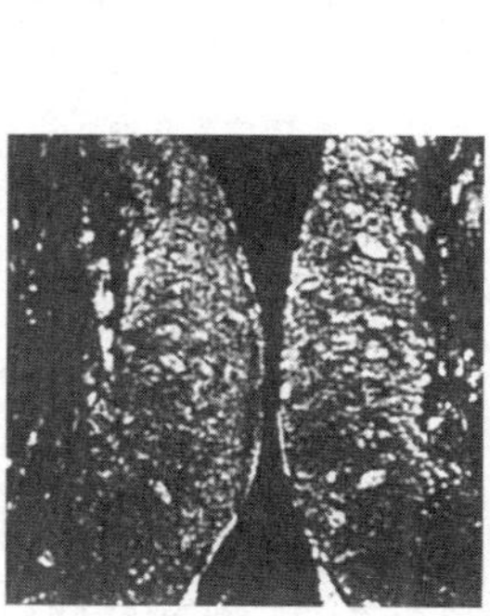

【그림 19-4】 소의 심장 내에 기생하고 있는 무구조충(화살표)

【표 19-2】 한우에 있어서 무구낭충의 분포

기생 부위	기생률(%)	기생 부위	기생률(%)	기생 부위	기생률(%)
심 장	75.2	림프절	6.5	폐	19.7
혀	30.7	신 장	5.2	대망막	10.5
횡격막	20.3	방 광	3.3	위 벽	8.5
동피근	18.9	구간근	47.7	식 도	5.2
심 낭	9.1	저작근	23.5	췌 장	3.9

4) 유구조충(갈고리촌충, *Taenia solium*)

Hippocrates 시대로부터 알려졌으며 1856년 Leuckart가 돼지고기에서 발견하였고 본충의 생활사를 구명하였다. Solium은 라틴어의 solus(단일), sosl(연쇄), Arabia어로는 sust에서 유래되었다. 북미, 인도 및 한국에 있어서 돼지의 낭충감염률은 높은데, 성충의 인체감염 예가 비교적 낮다는 점과 인체 내에 있어서 낭미충증(cysticercosis)이 성충감염률보다 높다는 점 등은 구명되어야 할 문제점이라고 생각된다. 이 조충의 길이는 2~7 m, 폭 5~6㎜내외로 다른 조충에 비하여 짧은 편이며 알의 크기는 31~43μ이다. 무구조충과 비슷하나, 두부에 갈구리를 가진 점이 크게 다르다. 구형으로 된 두부의 전단중앙에는 반구상(半球狀)의 문(吻)이 있어 그 주위에 22~32개의 대소 2종의 구(鉤)가 서로 엇갈리게 두 줄로 배열되어 있다. 흡반과 구(갈구리)를 이용하여 주로 소장상부점막에 밀착되어 있으며 약 1,000개의 체절로 되어 있다. 분변과 함께 배출된 체절이나, 충란이 중간 숙주인 돼지나 사람, 기타 포유동물에 섭취되면 소장에서 부화, 유구유충이 유리되며 장벽을 뚫고 혈류를 따라 결국 각 조직으로 운반되어 유구낭충(有鉤囊蟲)으로 된다. 한 마리의 돼지에서 12만 개, 20g의 돼지고기 속에서 40~50개의 낭충이 발견된 예도 있다(정 · 박, 1987).

사람은 낭충이 들어 있는 돼지고기를 섭취함으로써 이 조충에 감염된다. 이 성충이 소장에 기생하는 외에 충란으로 오염된 음식물 또는 직접 환자의 손을 통하여 충란을 섭취하면 돼지에 있어서와 같이 낭충이 사람의 장기나 조직, 예를 들면 뇌, 안구, 근육, 심장, 피하조직, 간, 신장, 뼈, 대혈관, 혀 등에 기생 하는데, 이를 낭미충증(囊尾蟲症, cysticercosis)이라고 한다. 그리고 사람의 소장에 성충(成蟲)이 기생하고 있을 경우, 충란(蟲卵)은 보통 장관 내에서 유리되지 않고 체절(體節) 속에 함유되어 체외로 배출되나, 가끔 장관 내에서 수태절(受胎節)이 파괴되어 유리된 충란이 부화, 장벽에 침입하여 전술한 바와같은 경로를 거쳐 신체 각부에 이행한다. 그러므로 성충이 기생하고 있으면, 유구낭충의 수가 점점 증가되는데, 이를 자가감염(autoinfection)이라고 한다(그림 19-5 참조). 이 조충의 기생에 의한 장애는 심하지 않으나 오심, 구토, 두통, 과민한 감정상태, 때로는 장관을 폐쇄시키기 때문에 소화장애를 일으킨다. 특히 이 충은 수년 내지 수십 년간(가끔 20여 년간) 생존하므로 소화기장애성빈혈을 일으키는 경우도 있다. 낭충의 기생에 의한 장애는 성충에 의한 것보다 심하며 그 기생부위에 압박증상을 나타내는데 뇌나 안구의 경우, 심한증상을 일으키기 쉽다. 뇌낭충증일 경우, 충체의 사멸로 뇌증(간질 발작)을 일으킨다. 낭충의 저항력은 상당히 강하여 상온에서 42일간 생존하며 냉장에도 저항력이 강하다. 그리고 일시적인 염지(鹽漬)로는 죽지 않는다. 이 조충의 감염을 예방하기 위해서는 돼지고기를 날것으로나 불완전하게 가열하여 먹지 않아야 하며 염지한 것도 주의하여야 한다. 그리고 정밀 도축검사와 인분의 위생적 처리가 요망된다(정 · 박, 1987).

4. 선충류(nematoda)

1) 유극악구충(*Gnathostoma spinigerum*)

1836년 Owen은 런던동물원에서 폐사한 호랑이의 위벽종양에서 본충을 최초로 발견하여 보고하였다. 주로 타이, 인도, 말레이지아, 중국, 일본 등 극동지방에 분포하나, 우리나라에서의 발생 보고는 없다. 제1 중간숙주는 물벼룩이고 제2 중간숙주는 가물치, 뱀장어, *Glossobius*, *Therapon*, *Clarias*속의 민물고기와 양서류, 파충류, 조류, 갑각류, 포유동물 등이다. 성충은 어류나 냉혈동물을 잡아먹는 동물의 소화관의 종유(腫瘤)에서 발견되는데, 비호적숙주(非好適宿主)인 사람이나 뱀, 조류, 냉혈동물은 유충이 체내에 기생하고 있는 어류를 섭식하였을 때, 그 유충이 성충으로 되지 않고 ♂ 16㎜×1.9㎜, ♀ 18㎜ × 1.2㎜의 유충(보통 4.2~9.3㎜)이 피하조직 등에 종유(腫瘤)를 만들어 때로는 체내를 이동한다(유충이행증, larva migrans). 난의 크기는 65~70μ × 38~40μ이다. 또한, 성충은 개, 고양이 등의 위벽에 낭포를 만들어 기생하고 있다(서, 1968).

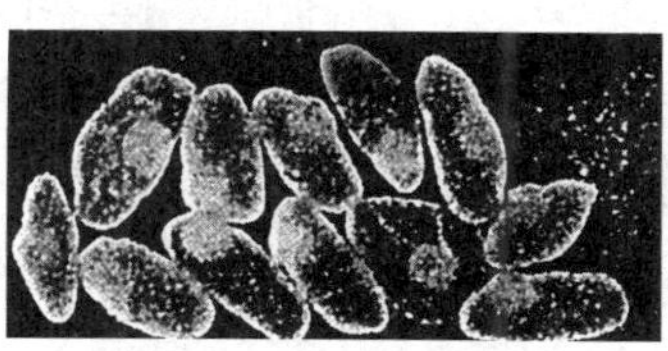

【그림 19-5】 돼지의 근육으로부터 분리된 유구낭충

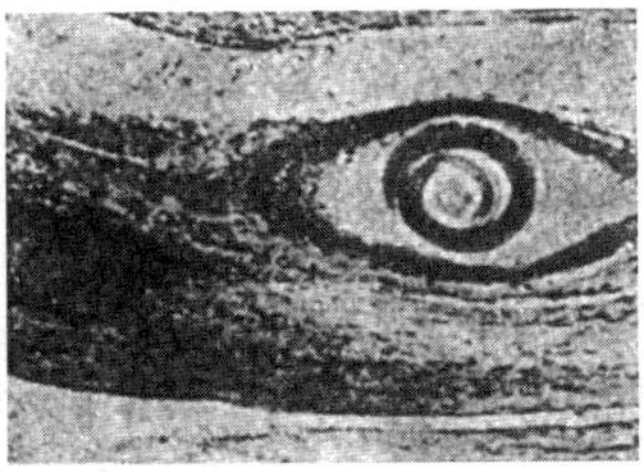

【그림 19-6】 근육중의 선모충 유충

2) 선모충(*Trichinella spiralis*)

1822년 Tiedmann, 1828년 Peacock, 1833년 Hilton, 1835년 Paget 등에 의하여 발견 분리된 피포유충이 1835년 Owen에 의하여 *Trichina spiralis*로 명명되었다. 감염률은 낮으나 세계적으로 분포한다. 아프리카, 남아메리카 및 동양에서는 드물다. 중국, 일본에서 보고된 일이 있으나, 지금까지 우리나라에서 보고된 예는 없다. 자연계에서는 쥐에 만연되어 있으며 2차적으로 돼지, 개, 여우가 감염된다. 사람은 주로 돼지고기에 의해서 감염되며 한 숙주에서 성충과 유충을 발견할 수 있는 것이 특징이다. 크기는 ♂ 1.4~1.6㎜ × 40~60μ, ♀ 3~4㎜ 또는 0.6㎜이다(서, 1968).

동물조직 내에 피낭자충(被囊仔蟲) 형태로 기생하고 있는데(그림 19-6 참조), 이것이 사람의 체내에 들어가면 위에서 탈낭한 후, 자충은 십이지장 또는 공장상부점막에서 2~4일에 성숙, 성충으로 된다. 이를 장 trichina라고 부른다. 수컷은 교접한 후 죽으나, 암컷은 1~2주 사이에 공장상부의 점막 내에 침입하여 1,300~1,500마리의 유충을 낳는다. 유충은 장점막에서 혈관을 거쳐 신체 각부에 이행한다. 이 시기에는 자충의 자극에 의하여 미열, 오심, 구토, 설사, 복통 등이 일어난다. 전신에 분포된 유충은 모세혈관을 거쳐 횡문근에 이행하여, 근육섬유에 들어가 피포(被胞)가 되는데, 이를 근육 trichina라고 부른다(Chandler & Read, 1961 ; 정, 2002).

횡문근 중에서도 끊임없이 운동하는 횡격막, 인후두, 혀, 복부, 안부(眼部), 늑간 등의 근육, 교근(咬筋), 이두박근, 배장근 등에 많다. 이 시기는 감염 후 2~6주인데, 고열과 근육통이 있다. 발병 10일 전후에 40~41℃의 고열이 있기도 하며 호흡곤란, 언어장애, 안검이나 코 주위에 부종이 생긴다. 감염 후 1개월 전후부터 피낭이 형성되기 시작하여 시일이 경과됨에 따라서 그 주위의 지방 및 석회침착이 생긴다. 이 시기의 환자는 심히 쇠약해지며 안면, 사지, 복벽 등에 부종과 빈혈을 일으켜 급성심장쇠약, 폐렴, 복막염, 뇌염 등이 병발하여 사망하는 경우도 있다. 호산구의 증가가 중요한 특징이다. 이러한 위험기를 거쳐 열이나 근육통이 감퇴되어 수개월 후에는 점차 회복되는 경우도 있다. 그러나 자충은 죽지 않고 수년 내지 수십 년간 생존하며 사람 체내에서 25~31년간 생존한 보고도 있다. 피낭자충은 저항력이 강하여 감염된 돼지고기가 부패되어 2~3개월된 것에서도 살아있는 예가 있으며 고온과 저온에 대한 저항력도 강하다. 그리고 염지(鹽漬)나 건조에서도 죽지 않으므로 돼지고기를 조리할 때는 충분히 가열하지 않으면 안 된다(정 · 박, 1987).

3) 아니사키스(*Anisakis sp.*)

*Anisakis*속에는 *Anisakis simplex* 등 수종이 있다. 가까운 일본에서는 상당히 많은 *Anisakis* 유충(幼蟲) 감염례가 보고되었는데, 식생활 습관이 비슷한 우리나라 국민에 있어서 金 등(1969)에 의하여 처음으로 27세의 미혼여성의 구개편도에서 36mm의 살아 있는 회백색 유충 한 마리가 발견되었을 뿐이다. 田(1966)은 서해에서 잡은 11종 126마리의 해산어류에서 1,107마리, 부산시장의 6종 187마리에서 8,112마리의 유충을 검출한 일이 있다. *Anisakis*속의 성충은 본래 제2 중간숙주인 해산포유류(고래, 돌고래)의 소화관에 기생하며 암컷은 약 12㎝, 수컷은 약 8㎝인데, 숙주와 발육단계에 따라 차이가 있고 고래의 위에서도 2~3 ㎝의 미성숙충이 발견되었다. 바닷물 속의 작은 갑각류(甲殼類)가 충란을 섭취하면 이를 잡아먹는 해산 어류(중간숙주)의 내장, 복강, 근육조직 내에 유충 형태로 기생하는데, 어식동물(魚食動物)인 종숙주에서 성충으로 된다(정, 2002).

해산어류 중에서 제 1중간숙주인 고등어, 전갱이, 청어, 가자미, 갈치, 대구, 오징어 등에서 유충이 발견되는데, 형태학상 차이가 많고 고등어의 복강이나 근육에서 발견되는 유충은 그 길이가 20~30㎜이다(그림 19-7 참조). 사람은 이러한 생선이나 미성숙충체가 기생하고 있는 고래 고기를 생식함으로써 감염되며 유충이 각 조직을 이행하여 장애를 일으킨다. 즉 *Aanisakis*자충은 주로 소화관에 궤양, 종양, 봉소직염(phlegmon)을 일으킨다. 위장벽의 점막에서 근층에 이르는 콩알크기의 호산구성 육아종이 특징이다. 이 유충은 50℃에 10분, 55℃에 2분, -10℃에 6시간 생존하며 겨자에는 저항력이 약하지만, 다른 조미료에서는 비교적 오랫동안 생존한다(정 · 박, 1987).

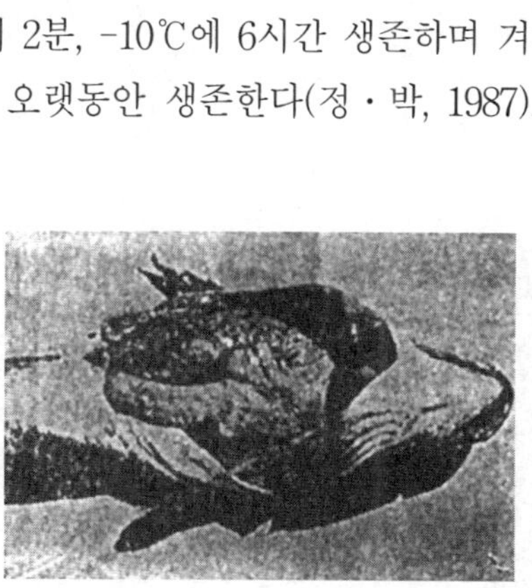

【그림 19-7】 대구에 기생하고 있는 *Anisakis* larva

19-5. 기생충질환(寄生蟲疾患)의 예방대책

소화기계에 기생하는 많은 기생충은 동물성 또는 식물성식품을 통하여 감염되기 때문에 식품위생상 기생충질환의 대책은 매우 중요하다. 기생충질환에 대한 예방원칙을 들어 보면 다음과 같다(서, 1968).

① 분변을 완전 처리하여 기생충란을 사멸 또는 배제시킨다.

② 정기적으로 검변(檢便)하여 조기에 구충(驅蟲)한다. 집단적으로 행하는 것이 효과적이다.

③ 감염성 충란 또는 유충으로 오염된 조리기구를 통한 다른 식품의 오염에 유의한다.

④ 수육, 어육은 충분히 가열조리한 것을 섭식한다.

⑤ 채소류는 흐르는 물에 충분히 세척하고 화학비료로 재배한 것만 생식한다.

⑥ 손은 항상 깨끗이 씻는다.

참 고 문 헌

보건복지부 : 보건통계연보. 1999.

서병설 : 임상기생충학. 서울, 일조각, 1968.

소진탁 · 김종환 · 구성회 : 인체기생충학개요. 서울, 개문사, 1975.

신효선 · 신광순 · 정영채 · 이용욱 : 최신식품위생학. 서울, 신광출판사, 1977.

신효선 · 김재봉 : 식품위생학개론. 서울, 탐구당, 1966.

이재구 · 이종태 · 장재철 · 정희곤 : 식품위생학. 서울, 고문사, 1985.

정희곤 : 최신 식품위생학. 서울, 광문각, 2002

정희곤 · 박재림 : 보건과학. 서울, 세진사, 1987.

横川定 · 森下薫 : 最新人體寄生蟲提要. 否林書院, 1983.

Belding, D. L. : Basic clinical parasitology. Appleton Century Crofts, New York, 1958.

Chandler, A. C. & Read, C. P. : Introduction to parasitology. 11th ed., John Wiley and Sons, Inc., New York, 1961.

Faust, E. C., Russel, P. F. & Jung, R. C. : Craig and Faust's clinical parasitology. 8th ed., Lea & Febiger, Philadelphia, 1970.

제20장

소독법

Disinfection

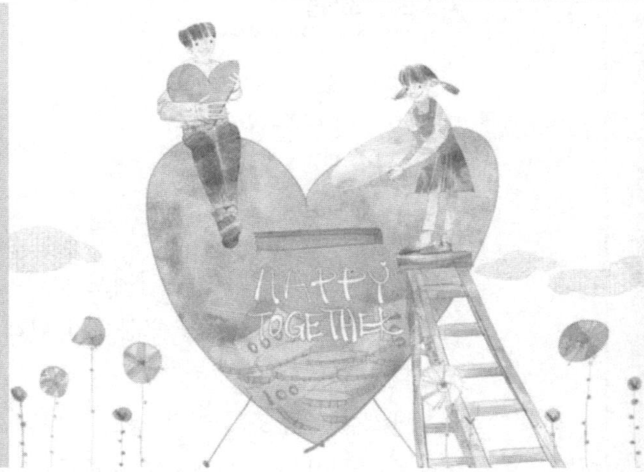

20-1. 개요

소독은 감염병예방이나, 환경보건상 대단히 중요하다. 소독에는 이와 유사한 명칭들이 있는데, 이들의 정의를 살펴보면 다음과 같다(정 · 박, 1987).

① 소독(消毒, disinfection) : 병원미생물의 생활을 파괴하여 감염력을 억제하는 것이다(killing or removal of agents which case, germicide or bactericide).

② 멸균(滅菌, sterilization) : 미생물 기타 모든 균을 죽이는 것이다(destruction of absolutely all life).

③ 방부(防腐, antiseptics) : 미생물의 성장을 억제해서 식품의 부패 및 발효를 억제하는 것이다(retard growth or multiplication, bacteriostatic).

감염병관리상 소독이란 환자와 건강인 사이에 하나의 벽(bar)을 만드는 것이다. 소독법은 그 목적에 따라서 다음과 같이 2가지로 나누어진다(정 · 박, 1987).

① 즉시(지속적) 소독법(concurrent disinfection) : 수시로 소독을 실시하는 방법이다.

② 종말 소독법(terminal disinfection) : 환자가 완치 퇴원하거나 사망 후 또는 격리 수용된 전염원을 완전히 제거하기 위한 소독법이다.

소독 시 유의점을 들어 보면 다음과 같다(정, 2002).

① 전염 경로(route of infection)

② 균의 저항성(resistance)

③ 소독 대상물의 특성(characteristics of medium) 등이다.

20-2. 미생물과 소독

1. 미생물의 분류

생물학자들에 의하면 단일세포로 되어 있는 것과 여러 개의 세포로 되어 있더라도 분화되어 있지 않는 생물을 구분하기 위해 식물계, 동물계와는 별도로 원생생물계를 독립시켰다.

원생생물은 구조의 진화 정도에 따라 보다 복잡한 구조를 나타내는 고등 원생생물(진핵생물) 및 하등 원생생물(원핵생물)로 분류된다. 인간에게 병을 일으키는 병원성 미생물은 다음과 같이 크게 분류된다.

1) 진핵생물(고등 원생생물)

고등 식물이나 동물의 구성 세포와 같이 고도로 진화된 구조를 가진 세포를 진핵세포라 하고, 이러한 세포를 가진 미생물을 진핵생물이라 하며 진균, 점균, 원생동물 및 조류 등이 이에 속한다.

(1) 진균

진균류는 형태에 의해 곰팡이, 효모, 버섯으로 나누어지며 주로 생식 방식에 근거를 두고 분류된다. 곰팡이는 미세한 사상의 균사를 본체로 하여 번식하는데 내열성이 약하여 일반적으로 습열에 사멸하는 것이 대부분이다. 생육 조건은 다소 건조한 환경에서 발육증식이 나타나며 사체 기생성이 대부분이다. 항생물질 생산균으로 유명한 푸른곰팡이도 있지만 병원성을 가지고 있는 균으로는 누룩곰팡이, 지오트리큠, 트리코스포론, 알트나리움 등 종류가 매우 많다. 효모는 단세포이며 출아법에 의해 증식하며 내열성이 약하여 보통 60℃에서 15분 동안 가열에 의해 거의 사멸한다.

(2) 원생동물

운동 방식에 따라 분류되는데, 운동 형식으로는 위족, 섬모, 편모 등이 있다. 말라리아 원충, 아메바성이질균 등이 이에 속한다.

2) 원핵생물(하등 원생생물)

단세포로 분화되어 있지 않는 생물로 세포의 구조가 극히 간단하여 세균 등이 이에 속한다.

(1) 활주성 세균

활주성의 운동기전을 가지고 있는 세균으로 세포벽은 매우 얇은데 활주성 세균군에 속하는 세균 중 인체에 병원성을 나타내는 세균은 아직 보고된 바 없다.

(2) 나선균군

세포벽이 얇고 탄력성이 있는 나선상의 간균으로 파상운동에 의해 균체가 이동한다. 인체에 병원성을 나타내는 주요 세균으로는 매독균속, 재귀열속, 렙토스피라속 등이 있다.

(3) 진정세균군

진정세균군의 여러 종류 중 병원성을 가지고 있는 세균은 단세포성 세균과 균사체형 세균이 대부분이다. 단세포형 세균군은 기생 형태별로는 기생형과 자유생활형으로 나누어지며 자유생활군 중에서는 세균의 모양에 따라 구균, 간균, 나선균으로 분류되기도 한다. 포도상구균, 용혈성연쇄구균, 파상풍균 등이 이에 속한다.

① 구균 : 세균의 형태가 구상이며 포도상구균, 연쇄상구균, 수막염균, 임균, 폐렴구균 등이 있다.

② 간균 : 세포의 형태가 간상(곤봉상)인 것으로 백일해균, 가스괴저균, 디프테리아, 장티푸스, 결핵, 탄저병 등이 있다.

③ 나선균 : 나선은 세포의 형태가 가늘고 길게 구부러져 있는 것으로 장염비브리오, 재귀열속, 콜레라, 매독 등이 이에 속한다.

(4) 마이코플라즈마

균의 형태가 매우 다양하고 사람의 점막 조직 특히 생식기, 요도, 호흡기, 구강 감염을 일으킨다.

3) 극미생물

(1) 바이러스(Virus)

바이러스는 그 크기가 세균보다 작아 세균여과기의 구멍을 통과하므로 세균여과기로는 바이러스를 제거하기가 어렵다. 크기가 가장 큰 바이러스는 수두 바이러스이고, 가장 작은 바이러스는 소아마비 바이러스이다. 일반적으로 바이러스는 간염 바이러스를 제외하고는 60℃에서 30분 이상 가열하게 되면 불활성화를 초래한다. 포르말린, 페놀 등과 같은 세균용 소독제로도 일반적으로 바이러스를 불활성화 시킬 수 있다. 바이러스의 가장 큰 특징은 독립적인 대사기능이 없기 때문에 생세포 내에서만 증식이 가능한 것이며, 자가 증식을 하는 특성이 있다. 그러나 바이러스는 항생제, 설파제 등의 약물을 먹어도 효과가 없으므로 예방접종을 하거나 감염원을 피하여 예방하는 것이 최선의 방법이다.

(2) 리케치아

바이러스와 마찬가지로 살아 있는 세포 내에서만 증식이 가능한 특징을 가지고 있는데 리케치아를 보유하는 동물은 절지동물과 포유동물류가 있다. 주로 절지동물(진드기, 벼룩, 이 등)이 사람의 혈액을 흡혈할 때 인체 내로 감염된다. 주요 질환으로는 발진티푸스, 발진열, 양충병 등이 이에 속한다.

(3) 클라미디아

리케치아와 동일하게 세균과 유사한 특성을 갖지만 대사계를 갖지 않으며 이 분열로 증식한다. 사람에게 질환을 일으키는 것을 두 가지가 있는데 이들 균은 감염되어도 강한 면역은 형성되지 않으므로 지속 감염, 재감염이 일어난다. 클라미디아 트라코마는 사람의 눈이나 생식기 점막에 국소감염을 일으킨 후 다른 사람에게 전파된다.

2. 미생물의 증식 환경

미생물은 적당한 환경과 충분한 영양을 주면 분열에 의해 증식한다.

미생물의 성장과 사멸에 영향을 주는 요소들은 영양원, 온도와 산소 농도, 수분, pH 등을 들 수 있다.

1) 영양원

최상의 조건에서 미생물을 발육시키기 위해서는 에너지원을 필요로 하는데 이를 영양원이라 한다. 대부분의 병원성 세균은 화학 영양성과 기생 영양성으로 화학 영양성은 화학반응 에너지를 이용하는 세균이며, 기생 영양성 세균은 자체 에너지 생산 능력이 없어 숙주세포의 에너지를 이용하는 세균들이다.

2) 수분

세균의 80~90%를 구성하고 있는 것은 수분이며 대부분의 미생물은 상대습도가 낮은 건조 상태에서는 생장할 수 없다. 건조에 민감한 세균으로는 임질균과 수막염균이 있으며, 반대로 건조에 내성을 가지는 세균으로는 호흡기계의 결핵균이 대표적이다.

3) 온도

미생물이 생장할 수 있는 최고 온도는 사멸을 초래하고 최저 온도는 신진대사를 멈춘 휴면 상태를 일으키는데 미생물의 종류에 따라 발육에 적합한 온도가 매우 다르다. 최적 온도에 따라 저온(16~20℃)에서 가장 발육이 잘되는 저온성균, 중온(30~40℃)에서 가장 발육이 잘되는 중온성균, 고온(50~65℃) 가장 왕성하게 발육을 하는 고온성균이 있다. 대부분 인체 질병의 원인이 되는 세균은 인간의 체온과 유사한 온도가 최적인 중온성균이다.

4) pH(수소이온농도)

일반적으로 세균은 pH 6~8 사이에서 최적의 발육을 보이는데 대부분 병원성세균들은 pH 5 이하의 산성과 pH 8.5 이상의 알칼리에서 파괴되며 중성에서 잘 자란다.

5) 산소

세균의 생장에 중요하게 작용하는 요소는 산소의 존재인데 산소 요구량에 따라 호기성균, 혐기성균, 통성혐기성균으로 구분된다. 호기성균은 산소가 있을 때에만 생장할 수 있는 균이며 결핵균, 백일해, 디프테리아균 등이 속한다. 혐기성균은 산소가 없이도 생장할 수 있는 균으로 보툴리누스균, 파상풍균 등이 있다. 통성혐기성균은 산소의 존재 유무에 관계없이 증식하는 균으로 살모넬라, 포도상구균 등이 있다.

20-3. 소독 방법

소독 방법은 물리적 방법과 화학적 방법으로 분류되는데, 이를 요약하여 보면 다음과 같다(정・박, 1987).

1. 물리적 방법(physical agent)

(1) 열처리법(heat)

① 화염 및 소각(fire or burning) : 이는 값이 싸고 재사용을 요하지 않는 물건에 적합하다. 붕대, 의복, 컵, 구토물, 사체, 분비물, 객담, 관(coffin), 가옥 등에도 이용한다.

② 건열멸균법(dry heat) : 유리그릇, 사기그릇 및 금속제품 등의 소독에 이용하는데, 120℃ 이상 보통 150~160℃에서 30분 정도 가열하면 아포(spore)까지도 사멸시킬 수 있다.

③ 유통증기멸균법(steaming steam) : 표면소독에 좋으며 100℃의 유통증기로 30~40분 동안 간헐적(intermittent)으로 가열하면 아포(spore)까지도 사멸시킬 수 있다.

④ 고압살균법(steam heat under pressure) : 고압솥(autoclave)을 이용하여 소독을 실시하는 방법이다(표 20-1 참조). 아포(spore)를 포함하여 모든 균을 사멸시킬 수 있다. 기구, 의류, 고무제품, 배지, 시약 등의 멸균에 이용된다(정, 박 , 1987).

⑤ 자비소독법(boiling) : 소독 대상물을 약 100℃ 물속에 넣어 15~20분간 자비하는 방법이다. 분비물, 구토물, 의복, 유리그릇, 사기그릇, 금속기구 등의 소독에 이용한다. 특히 의료기구의 소독에는 1% 탄산소오다(sodium carbonate)를 가하면, 기구에 녹이 슬지 않는다. 자비소독법은 우유의 살균(pasteurization)에도 이용하는데, 구체적인 방법을 들어 보면 다음과 같다(이외 , 1985).

㉠ 저온살균법(low temperature long time holding method, LTH) : 61~65℃에서 30분간 가열 처리한다.

㉡ 고온살균법(high temperature short time method, HTST) : 71.1℃에서 15초 동안 가열 처리한다.

㉢ 초고온살균법(ultra high temperature method, UHT) : 130~150℃, 평균 140℃에서 1초 미만, 원칙적으로 140℃에서 0.75초 동안 가열 처리한다.

그리고 간헐멸균법(間歇滅菌法, intermittent sterilization)은 John Tyndall(영, 물리학자)이 고안한 소독법인데, 1일 1회 3일간 100℃에서 30분간 가열 후, 상온에서 냉각한다(아포의 발아유도 후 살균)(정, 2002).

【표 20-1】 압력과 온도와의 관계

기압	시간(분)	Lbs(inch^2)	온도(℃)
1		1	100
		5	108.8
1.5		7	111.7
	30	10	115.5
2		14	120.2
	20	15	121.5
3	15	20	126.5
		26	131.5

(2) 냉각 처리법(cold)

방부를 목적으로 이용한다. 균은 사멸되지 않으며 발육이 정지된다.

(3) 건조 처리법(dry)

태양광선 특히 자외선(ultra violet)을 이용하여 소독을 실시한다. 자외선 중 살균력이 가장 강한 파장은 2,537Å이다. 지방 식품은 지나치게 건조하면 산화가 일어난다.

(4) 세척제(detergent)

비누(soap) 등을 이용하여 씻는 것은 희석(dilution)의 효과가 있는데, 여과(filtration)도 이와 같은 효과가 있다.

2. 화학적 방법(chemical agent)

강산, 알칼리 및 금속염류 등이 사용되는데, 피소독물에 손상을 주는 것이 결점이다. 이상적인 소독제로서 갖추어야 할 점은 다음과 같다(국립보건연구원, 1966 ; 정·박, 1987).

① 살균력이 강할 것
② 불쾌한 냄새가 나지 않을 것
③ 인축에 대한 독성이 적을 것
④ 가격이 쌀 것
⑤ 유기물의 존부에 관계없이 소독작용이 강할 것
⑥ 침투력이 강할 것
⑦ 사용법이 간편할 것
⑧ 소독 대상물에 손상을 주지 않을 것 등인데, 물론 이러한 조건을 모두 만족시켜 줄 만한 것은 없다.

살균제의 작용 기전은 다음과 같다(이 외, 1979 ; 정·박 1987).

① 단백질 응고(승홍, 포르말린)
② 산화작용(과산화수소, 과망간산칼륨)
③ 세균단백질과 화합물 형성(염소, 옥도)
④ 강산이나 강알칼리 작용에 의한 단백질 변성(중금속의 염류) 등이 있다.

소독 작용에 미치는 각종 조건을 들어 보면 다음과 같다(정·박, 1987).

① 접촉 시간이 길수록 효과가 크다.
② 온도가 높을수록 효과가 크다.
③ 농도가 짙을수록 효과가 크다.
소독력 = $C^n \times t$ (C=농도, n=희석계수, t=시간)
④ 유기물질이 있을 때에는 효과가 감퇴된다.
⑤ 균의 감수성은 동일균일지라도 균주에 따라 다르다.

(1) 석탄산(phenol, C_6H_5OH)

사용농도는 2~5%, 보통 3% 수용액을 사용한다. 유아포균에는 효과가 약하나 염산 및 식염을 가하면 효과가 상승된다. 기구, 용기, 의류 및 오물 등의 소독에 이용된다. 결점은 피부점막에 자극성이 있으며 금속의 부식성이 있고 취기와 독성이 강한 것이다. 장점은 살균력이 안전하며 유기물의 존재시에도 소독력이 약화되지 않는 점을 들 수 있다. 3%의 석탄산이 일정한 온도하에서 장티푸스균에 대한 살균력과 비교하여 각종 소독제의 효능을 표시하는데, 이를 석탄산계수(phenol coefficient)라고 한다(구 외, 2010 ; 정・박, 1987).

$$\text{석탄산계수} = \frac{\text{소독액의 희석배수}}{\text{석탄산의 희석배수}}$$

(2) cresol($C_6H_4CH_3OH$)

석탄산의 약 2배의 소독력이 있으며 독성이 약하다. 비누를 용해시켜 크레졸 비누액으로 만들어 3% 수용액으로 사용한다. 손이나 오물소독에 이용한다.

(3) 승홍(mercury dichloride)

살균력은 강하나 단백질 존재시 효력이 저하되며 금속의 부식성이 있으므로 주의해야 한다. 피부소독에는 0.1%의 수용액을 사용한다. 즉 승홍 1에 식염 1과 물 1,000의 비율로 하거나, 승홍 5g에 물 500㎖의 비율로 만들어 사용한다.

(4) 알코올류(alcohol)

무아포균에 효과적이다. 70% 용액이 침투력이 강하여 가장 살균력이 강하다. 30~70% 이소프로필 알코올과 메틸알코올도 사용된다. 손이나 피부 소독 및 기구 소독에 이용한다.

(5) formaldehyde(HCHO)

가스나 용액 상태로 이용한다. 포르말린은 35~40% HCHO를 함유하는 수용액으로서 1~1.5% 수용액이 사용된다. 과망간산칼륨과 혼합하면 가스를 발생하므로 실내 소독에 좋다.

(6) 과산화수소(hydrogen peroxide, H_2O_2)

2.5~3.5%의 수용액으로 사용한다. 무아포균에 유효하며 자극성이 적어서 구내염, 인두염, 상처 등에 사용한다.

(7) mercurochrom

자극성이 없으나 살균력이 약하다. 2% 수용액으로 하여 피부점막소독에 사용한다.

(8) iodine

60g iodine분말과 40g KI를 잘 섞어 70% 알코올 1,000㎖에 용해시켜 70% 알코올 2,000㎖에 희석하여 사용한다. 피부의 소독에 이용한다(정, 박 1987).

(9) 과망간산칼륨($KMnO_4$)

0.5%로 하여 점막의 소독에 사용한다.

(10) procaine

2%로 사용한다. 점막소독에 이용한다.

(11) 생석회(lime, CaO)

생석회는 변소소독에 많이 이용한다. 공기에 오랫동안 노출되면 살균력이 저하된다. 결핵균, 아포균 등에 유효하다.

(12) 역성비누(invert soap)

보통비누는 지방산 Na 또는 K염이기 때문에, $RCOO^-Na^+$로 해리되므로 유효기는 음이온의 지방산이다. 보통비누와 달라서 역성비누는 해리될 경우, 양이온 즉 4가의 암모늄기가 비누의 주체가 되므로 역성비누 또는 양성비누라고 한다. 보통 0.01~0.1% 용액으로 사용한다. 살균력이 강하고 맛이나 냄새, 자극성 및 독성이 없기 때문에 식품소독 및 피부소독에 이용한다(정, 2002).

(13) 염소(Cl_2)

상수도, 수영장, 식기류 등의 소독에 이용한다. 상수도는 염소를 주입한 후, 잔류염소가 0.2~0.4ppm이 되어야 한다. 생석회는 30% Cl_2, 표백분은 3.5% Cl_2를 함유한다. $Cl_2 + H_2O = HOCl + HCl$

(14) 표백분($CaOCl_2$)

우물 소독에 이용한다.

(15) 불소(F)

음용수에 충치 예방를 위해서 사용한다. 그러나 음용수가 1.0ppm 이상이 되면 반상치가 되므로 주의해야 한다.

(16) 붕산(boric acid)

붕산은 자극성이나 독성이 거의 없으므로 점막소독에 이용한다. 특히 여성의 질소독에 사용한다.

(17) 오존(O_3)

오존이라는 용어는 그리스어 ozein(냄새가 난다)에서 유래되었는데, 오존은 메탄, 일산화질소, 이산화질소 등에 자외선이 쬐이면 형성된다. 오존의 분해에 의한 발생기 산소에 의해서 살균된다. 공기를 소독하려면 고농도가 유지되어야 하는데, 고농도는 인체에 유해하므로 유의해야 한다. 근래 상수도의 소독에 이용한다. 오존은 지구의 천막, 살균, 탈취 등의 효과가 있으나, 피부암(DNA 돌연변이), 눈의 자극, 폐 기능저하, 식물성장 장애 등을 일으킨다.

(18) 기타

Hydrochloric, acetic, citric, formic, salicylic acid 등이 이용되며 훈증제로서 hydrocyanic acid(HCN), sulfur dioxide(SO_2), formaldehyde gas 등이 이용된다.

참 고 문 헌

구성회 외 : 공중보건학. 서울, 고문사, 2010
국립보건연구원 : 환경위생학. 1966
이성관 외 17인 : 예방의학과 공중보건. 서울, 계축문화사, 1979
이재구 · 이종태 · 장재철 · 정희곤 : 식품위생학. 서울, 고문사, 1985
정희곤 · 박재림 : 보건과학. 서울, 세진사, 1987
정희곤 : 최신 식품위생학. 서울, 광문각, 2002

제21장

사고와 응급처치

Emergency Treatment and Accidents

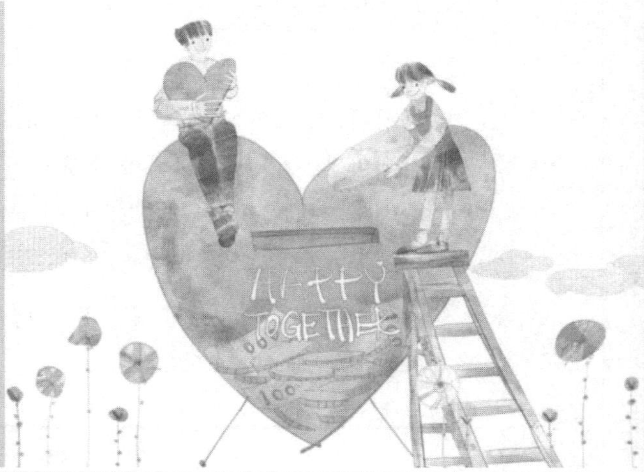

21-1. 개요

1. 사고 (accidents)

사고(accidents)란 뜻밖의 사건 혹은 뜻하지 아니한 우발사건으로 상처 또는 사망이나 재산의 손실을 가져오는 사건이다. 원하지도 계획하지도 않는 사건이 발생되어 상처를 입히는 돌연한 사건으로 불가항력적인 천재지변 등의 사고는 전체 사고 중의 2%를 차지하며, 신체적인 결함이나 기계적인 악조건으로 인한 사고는 10%를 차지하며 사고의 대부분을 차지하는 88%의 사고는 방지할 수 있는 사고 탓인 것으로 발생된다. 사고의 대부부는 우연한 것이 아니며, 불가피한 것도 아니며 평상시 주의를 하면 예방이 가능하다고 볼 수 있다. 사고의 종류를 분류하여 보면 다음과 같다.

2. 사고의 종류

1) 교통사고

① 항공기 사고
② 선박 사고
③ 도로 교통사고

경찰청 통계에 따르면, 2010년 우리나라 교통사고는 22만 6,878건이 발생하였는데, 이 중 5,505명이 사망하였고, 35만 2,458명이 부상을 당하였다. 이 중 보행자 교통사고 사망자 구성비는 37.8%에 달한다. 교통사고의 원인은 운전미숙, 난폭운전, 도로망 협소, 교통법규 위반 등 자동차문화에 익숙하지 못한 점 때문이라고 할 수 있다. 우리나라 교통사고의 사망 원인을 보면 [표 21-1]과 같다.

【표 21-1】 교통사고 발생 현황

[단위 : (건,명)]

	2002	2003	2004	2005	2006	2007	2008	2009	2010
발생	231,026	240,832	220,755	214,171	213,745	211,662	215,822	231,990	226,878
사망	7,222	7,212	6,563	6,376	6,327	6,166	5,870	5,838	5,505
부상	348,149	376,503	346,987	342,233	340,229	335,906	338,962	361,875	352,458
자동차 1만대당 교통사고	4.1	4	3.5	3.4	3.3	3.1	2.9	2.8	2.6
인구 10만명당 교통사고 사망자수(명)	15.2	15.1	13.7	13.2	13	12.7	12.1	12	11.3
보행자 교통사고 사망자 구성비(%)	43	40.2	39.3	40	38.6	37.4	36.4	36.6	37.8

출처 : 경찰청 (교통사고관리시스템)

2) 화재사고

① 전기 누전 ② 유류·가스 등의 화재

3) 폭발사고

폭발물에 의한 사고

4) 기타

① 감전 사고 ② 익사 사고 ③ 압사 사고 ④ 낙상 사고

일반적으로 우리나라의 15세 미만 아동의 5대 사고 원인은 ① 추락(fall), ② 넘어지거나 미끄러짐(drop & slip), ③ 화상(burns), ④ 물체에 얻어맞거나 찔림, ⑤ 가스중독 등이며, 미국에 있어서의 가정 사고의 3대 원인은 ① 전기쇼크 및 화상(electric shocks &

burns), ② 가스중독(gas poisoning), ③ 추락(fall) 등이다(정, 1996).

21-2. 응급처치(應急處置, emergency treatment)

응급처치(emergency treatment, 應急處置)란 갑자기 예견하지 않았던 시간, 장소에서 일어난 외상·병에 대해, 주로 발생한 장소에서 의료기관으로 이송하기 이전 최소한의 치료를 행하는 것을 응급처치라고 한다. 예를 들면 외상에 대해서 지혈, 창상의 청정화, 골절의 간이고정 등을 처치하거나, 호흡·순환이 정지 혹은 약해지고 있는 경우에 인공호흡, 심장마사지, 심폐 소생법 등으로 병원으로 이송하기 전의 처치로 응급처치가 환자의 예후에 상당히 중요한 관계가 있다. (대한응급의학회, 2000)

1. 응급처치의 정의

위급상황이 발생했을 때, 자신과 가족, 친구, 이웃의 생명 보호를 위해 시행하는 모든 행위를 의미한다. 응급처치를 한다는 것은 전문응급의료요원이 사고현장에 도착할 때까지 행하는 행동을 말한다.

2 응급처치의 일반적인 순서

사고가 발생하였을 때 침착하고 세심하게 관찰하여 응급환자의 상태를 다음과 같이 확인한다.

① 맥박 및 출혈유무의 확인
② 호흡정지 유무
③ 의식의 유무 확인
④ 손상부위 및 손상의 정도 등을 확인

3 응급환자의 상태에 따라 조치할 사항

① 사고의 종류나 정도에 따라 의사, 응급차를 부를 것인지, 의료기관으로 후송할 것인지 확인한다.
② 응급처치해야 할 사항이 있는 경우는 응급처치를 먼저 한다. 출혈이 있는 경우 지혈법에 의한 응급처치를 하고, 호흡이 정지되어 있으면 인공호흡에 의한 조치 등 필요한 응급조치를 한다.
③ 환자의 운반은 어떤 방법으로 할 것인지 잘 판단하여 환자에게 안정을 취하도록 도와주어야 한다. 환자가 의식이 있을 때에는 환자 자신이 가장 편안한 자세를 취

하게 도와주고, 의식이 없을 때에는 손상 유무 등을 고려하여 적절한 조치를 취한다.

④ 안색이 창백하면 머리는 낮게 하고 다리 부분은 높게 한다. 안색이 홍색이면 얼굴 부분을 높게 하고, 안색이 자색이면 인공호흡을 급히 실시하여야 한다.

4. 응급 시 행동지침

응급 상황이 발생했을 때 가장 효과적으로 도울 수 있는 방법을 모색해야 한다. 쓰러져 있는 사람을 발견한다면 우선 현장의 안전을 확인하고 환자에게 접근한다. 자신의 신분을 밝힌 후 환자의 상황을 확인해야 한다. 대부분의 부상자는 쇼크 증세를 동반하게 되므로 쇼크가 발생하지 않도록 예방조치를 해야 하고 쇼크 증세가 나타나면 이에 대한 응급처치를 실시하여야 한다. 즉 응급상황 시 행동 요령은 3C로 부르는데 현장조사(Check), 119신고(Call), 처치 및 도움(Care)에 따른다. 환자의 생사를 판정하지 말며, 원칙적으로는 의약품을 사용하지 않는다. 전문의료요원이 도착하면 그들에게 맡긴다. (대한응급구조사 협회, 2010)

【표 21-2】 응급 상태의 행동 요령

단계	행동 요령
1 단계	위급상황 인지
2 단계	어떻게 행동할 것인지 결정
3 단계	119 등의 응급의료체계에 신고
4 단계	응급의료인력 도착 전까지의 응급처치

21-3. 응급처치가 필요한 경우

1. 응급증상

1) 쇼크

(1) 정의

순간적인 혈액순환의 감퇴로 인하여 몸의 전 기능이 부진하고 허탈한 상태를 말한다. 쇼크는 일시적이며 가벼운 것도 있지만 죽음에 이르게 할 만큼 위험할 수도 있다. 증상은 갑자기 일어나기 보다는 서서히 일어난다. 부상자는 모든 쇼크를 일으킬 가능성이 있으므로 쇼크의 유무에 관계없이 쇼크가 있는 것으로 간주한다.

(2) 증상

㉠ 얼굴이 창백해진다.
㉡ 식은땀이 나며 현기증을 일으킨다.
㉢ 메스꺼움을 느끼며 구토나 헛구역질을 한다.
㉣ 맥박이 약하고 때로는 빠르다.
㉤ 호흡이 불규칙하게 된다.
㉥ 심하면 의식을 잃는다.

2) 호흡 중지

(1) 정의

맥박은 뛰고 있으나 호흡을 하지 않는 상태를 말한다.

(2) 원인

익수, 뇌졸중, 이물질에 의한 기도 폐쇄, 유해가스 흡입, 후두개염, 약물 과용, 감전사, 질식, 손상, 심근경색, 낙뢰손상, 혼수 등이 있다. 호흡이 정지된 환자에게서도 초기에는 순환의 징후가 나타난다. 호흡 정지가 일어나거나 자발 호흡이 불충분한 경우 기도 확보와 인공호흡으로 산소를 공급하여 심정지를 방지할 수 있다.

3) 심정지

(1) 원인

심정지란 다양한 원인에 의하여 우리 몸의 혈액순환을 담당하는 심장이 갑자기 멈춤으로 인해 수분 이내에 적절한 응급처치가 실시되지 않는다면 사망하게 되는 상태를 말한다.

(2) 심정지 환자를 발견했을 때의 행동요령

【표 21-3】 심정지 환자 발견 시 행동요령

단계	내용
1단계	반응 여부 검사
2단계	부상자의 자세
3단계	기도 열기
4단계	호흡 여부 검사
5단계	2번의 충분한 호흡 넣기
6단계	맥박 검사
7단계	응급기관에 전화

2. 외상

1) 정의

신체의 조직이 손상된 상태를 말한다.

2) 종류

(1) 타박상(짓눌린 상처)

짓눌려 피부조직과 혈관(모세혈관)이 손상되면 피부 아래에 출혈이 난다. 처음에는 빨갛게 보이나 나중에는 검붉은색이나 자주색으로 변한다.

(2) 찰과상(긁힌 상처)

가장 일반적인 상처로 마찰에 의해 생긴다. 대부분 피부의 표피층만 다치지만 끝 부분이 노출되므로 고통스럽다. 상처로 이물질이 들어가기 쉬워 감염될 수 있으니 흐르는 물에 깨끗이 씻고, 깨끗한 거즈로 드레싱을 해준다.

(3) 절창(베인 상처)

칼, 유리조각같이 끝이 날카로운 물건에 의해 생긴다. 상처가 깊으면 신경, 큰 혈관이나 다른 피부 조직이 손상될 수 있다. 상처에서 보통 피가 많이 나오기 때문에 감염의 위험은 덜하다.

(4) 열상(찢겨진 상처)

피부조직이 부분적, 전체적으로 찢어져서 생긴 상처다. 깨끗한 수건이나 거즈를 이용하여 열상 부위를 직접 압박한다.

(5) 자상(찔린 상처)

끝이 날카로운 물건에 찔렸을 때 생긴다. 피를 많이 흘리지는 않지만, 동맥 같은 혈관을 손상시켰다면 출혈이 심각할 수도 있다. 상처 속으로 이물질이 들어가기 쉬워 감염의 위험이 제일 크다. 파상풍이 대표적 예이다.

3) 상처 보호

3. 골절

1) 증상

골절의 증상은 변형, 압통, 운동제한, 부종 및 반상출혈, 마찰음, 가성 운동 등이 있다.

2) 종류

① 단순골절

- ㉠ 뼈만 부러진 경우
- ㉡ 뼈가 부러지는 소리 또는 느껴서 알 수 있다.
- ㉢ 부러진 곳은 저리고 아프며 붓는다.
- ㉣ 골절된 부분을 함부로 움직여 보거나 꺾지 말고, 함부로 누르지 않는다.
- ㉤ 일반적으로 골절에는 충격이 동반되므로 충격에 대한 예방처치를 한다.
- ㉥ 단순 골절에 있어서 가장 중요한 처치는 그것이 복잡 골절이 되지 않게 하는 것이다

② 복잡 골절

㉠ 단순 골절 이외에 부러진 끝 부분으로 인하여 혈관 피부 등이 손상을 입었을 때를 말한다.

㉡ 심한 출혈과 충격이 동반되는 수 있다.

㉢ 골절 부위에 창상이 있으면 복잡 골절로 판단한다.

㉣ 복잡 골절은 피가 멈춘 후에 소독한 붕대를 감는다.

㉤ 부목을 사용하는 것이 이상적이고, 찬물 찜질을 하고 부상 부위를 높여준다.

㉥ 부상자가 열이 나지 않도록 주의 하고, 안정시켜 준다.

3) 일반적인 응급처치

㉠ 골절 환자를 함부로 옮기거나 다친 곳을 건드리어 부러진 뼈끝이 신경, 혈관 또는 근육을 손상시키거나 피부를 뚫어 복잡 골절이 되지 않게 한다.

㉡ 골절 부위에 출혈이 있으면 직접 압박으로 출혈을 방지하고 부목을 대기 전에 드레싱을 먼저 시행한다.

㉢ 뼈가 외부로 노출된 경우 억지로 뼈를 안으로 밀어 넣으려 하지 않는다.

㉣ 골절 환자를 가능한 한 움직이지 말아야 한다.

4) 각종 골절에 따른 응급처치

① 척추 골절

환자를 움직이지 말고 손으로 머리를 고정하고, 옷을 따로 대어 환자를 지지한다. 모포로 환자를 덮고 의료 지원을 기다린다.

② 팔 골절

상처 입은 쪽의 팔을 가슴에 대고 가슴과 팔을 지지해 해준다. 가슴과 팔 사이에 부드러운 헝겊 조각 같은 것을 끼워 준다.

③ 발의 골절

환자를 눕히고 구두와 양말을 조심스럽게 벗긴다. 아픈 쪽의 발을 들고 발바닥에 헝겊을 대고 부목을 받쳐준 후 고정한다.

④ 늑골 골절

㉠ 증상

늑골이 부러진 환자는 숨을 작고 얕게 쉰다. 환자의 피부는 창백해 지고, 출혈이 있을 수 있다.

㉡ 응급처치

ⓐ 늑골 부상이 의심되면 환자가 호흡을 쉽게 할 수 있는 위치에서 쉬도록 한다.
ⓑ 상처 입은 쪽 가슴에 환자의 팔을 대고 묶는 것은 골절 부위를 보호해주고 호흡을 더 편하게 할 수 있도록 도와준다.
ⓒ 만약 부상이 심각하고 흉추 부상이 있다고 생각하면 환자를 편평하게 눕힌다.

⑤ 골반 골절

㉠ 증상

골반뼈는 신체 안에 있는 중요한 조직을 보호하기 때문에 강한 힘이 가해지면 내부 출혈의 원인이 된다. 심한 부상은 바로 알수 있지만, 어떤 부상은 시간이 지나서야 알 수 있다.

㉡ 응급처치

ⓐ 골반의 부상은 아래쪽 요추에 부상을 입힐 수 있기 때문에 환자를 옮기는 것은 좋지 않다.
ⓑ 가능하면 환자가 편평한 곳에 누워있게 한다.
ⓒ 내부출혈이 있는지 주목하고, 충격을 최소화 시킨다.

5) 염좌(삔 것), 탈구

① 염좌

㉠ 정의

무리한 관절 운동으로 인하여 관절을 움직이고 있는 인대가 부분적 혹은 전면적으로 손상된 경우를 말한다.

㉡ 증상

손상과 동시에 아프고 붓기 시작하며 상처의 피부색이 곧 변하지는 않으나 한번 변색하면 그것이 여러주 계속된다.

㉢ 응급처치

만약 골절이 의심되면 골절로 가정하고 처치를 한다. 발목 염좌면 환자를 눕히고 옷이나 베개로 염좌 부위를 높인다. 치료를 받기 전까지 찬물 찜질을 해 준다.

② 탈구

㉠ 정의

탈구는 뼈가 관절에서 이탈했거나 분리된 상태를 말한다.

㉡ 증상

관절축의 변화가 생기고, 골두가 이상 위치에서 만져지며 증상이 늦게 일어나는 편이다. 골절과 구분이 어렵다.

㉢ 응급처치

베개나 쿠션을 사용하여 부상자를 가장 편한 자세로 유지해 준다. 가능하면 붕대나 삼각붕대로 고정시켜 준다. 탈구와 골절을 구별하기 힘들 때는 골절과 같은 처치를 한다.

4. 신체 절단

1) 종류

① 완전 절단 - 손가락 등 몸의 일부가 잘려나가 떨어져 나간 경우
② 불완전 절단 - 신체에 잘라진 부위가 붙어있는 경우

2) 응급처치

㉠ 절단 부위를 직접 압박하고 올려준다.
㉡ 불완전 절단 시에는 절단 부위와 연결 부위를 같이 드레싱하고 올려준다.
㉢ 압박 드레싱을 시행한다.
㉣ 출혈의 정도를 확인하고, 지혈이 안 되면 지혈점을 눌러준다 .
㉤ 계속 출혈이 되면 마지막 방법으로 절단 부위 상부 5cm 이내에서 고무줄 등을 묶어 압박을 시행하며, 이때 압박을 시작한 시각을 기록한다.

3) 주의사항

㉠ 절단된 신체 부위 관리
절단된 부위를 생리식염수로 깨끗이 씻은 후에 젖은 멸균거즈로 싸서 물이 새지 않는 비닐봉투나 플라스틱 용기에 넣는다. 이를 다시 다른 비닐 봉투에 넣고 주위에 물을 채운 후 얼음을 몇 조각 넣는다.
㉡ 얼음이 직접 절단된 신체 부위에 닿지 않도록 유의한다.
㉢ 드라이아이스는 사용하지 않는다.
㉣ 절단 부위를 직접 물속에 넣지 않는다.

5. 중독

1) 정의

어떤 물질이 체내에 들어와 이 물질로 인해 우리 인체에 기능장애나 비정상적인 증상

이 발생하는 것을 중독이라고 한다.

2) 일반적인 증상

일반적으로 중독환자는 메스꺼움, 구토, 설사, 가슴과 복부통증, 호흡곤란, 발한, 발작, 입술과 혀와 피부에 타는 듯한 느낌 등의 증세를 나타낸다.

3) 중독의 종류와 응급처치

① 섭취에 의한 중독

㉠ 알코올중독

ⓐ 증상

숨을 내쉴 때 술 냄새가 나며, 얼굴색이 처음에는 붉어지나 나중에는 창백해진다. 맥도 처음에는 강하나 점차 약해지고, 눈동자가 커지며 환자는 깊은 잠에 빠진 듯이 호흡한다.

ⓑ 응급처치

보온하고 필요시 위세척을 한다., 호흡이 멈추면 호흡구조를 한다. 의식을 잃고, 얼굴이 창백하며 맥박이 약하면 심장마사지를 해준다.

② 흡입에 의한 중독

㉠ 가스 및 화학물질 흡입

ⓐ 증상 - 산소부족으로 피부가 창백해진다.

ⓑ 응급처치

환자가 신선한 공기를 마실 수 있도록 창문을 연다. 화학물질이 피부에 묻었을 때, 액체면 흐르는 물에 계속 씻어내고, 물기가 없는 가루형태면 장갑을 끼거나 막대기로 바람을 등지고 서서 털어낸다.

③ 접촉(흡수)에 의한 중독

㉠ 독성식물에 의한 중독

옻나무 같은 독성식물의 수액은 공기에 노출되면 몇 분 내에 갈색으로 변하고 다음날에는 검게 된다. 독성식물에 노출 되었다면 즉시 노출부위를 비누와 찬물로 나무진을 씻어내고. 충분한 양의 알코올로 닦아낸다.

④ 주입(물림, 찔림, 쏘임)에 의한 중독

㉠ 벌레

벌레의 침은 대부분 치명적이지는 않다. 그러나 심한 알레르기를 일으키는 사람도 있는데, 이 경우 구조호흡이 필요할 수도 있다. 벌과 같은 벌레에 쏘이면 침을 제거해야 한다. 침이 몸 안으로 들어가지 않도록 주의한다.

㉡ 독사
독사의 독은 신경독과 혈액독 2가지 종류가 있다. 뱀에 물리면 물린 곳을 심장보다 낮게 한다. 지혈대는 사용하지 말고, 얼음찜질을 하면 독이 더 빨리 퍼져 위험하므로 하지 않는다.

㉢ 광견병
야생 개나 고양이 너구리 등에 물렸을 경우 병에 걸린 동물의 침에 의해 광견병에 걸릴 수 있다. 물린 부위를 심장보다 낮게 하고, 상처에 출혈이 있다면 상처를 닦지 말고 가능한 빨리 의사에게 처치를 받는다. 필요시 광견병백신 주사를 맞는다.

㉣ 해양생물의 독침
마비, 호흡과 심장에 문제를 유발 할 수 있다. 해파리, 해양 말미잘, 전기해파리에 의해 독침에 쏘였으면, 식초나 알코올로 쏘인 부분을 흠뻑 젖게 한다. 상처를 문지르지 않는다. 가오리, 성게, 가시가 많은 물고기에 의한 것이면, 수돗물이나 바닷물에 상처를 씻는다. 상처를 깨끗이 해 감염의 증상이 있는지 확인하고, 파상풍 주사가 필요한지 의사에게 확인한다.

6. 열냉 손상

1) 화상

① 원인
열, 화학물질, 전기, 태양열

② 종류

㉠ 1도 화상(발적성 화상)
표피에만 가볍게 화상을 입는 것이다. 보통 피부가 붉고 건조해지며 5~6일 안에 특별한 흠집(흉터) 없이 낫는다.

㉡ 2도 화상(수포성 화상)
표피와 진피 사이에 화상을 입은 것이다. 2도 화상을 입으면 피부가 붉어지고 물집이 생기며 피부가 축축해지고 붓는다. 보통 3~4주 안에 낫지만 흉터가 생길 수 있다.

㉢ 3도 화상(괴사성 화상)
피하지방까지 손상되어 피부재생이 이루어지지 않는다. 화학약품에 의해 발

생하는 화상은 대부분 3도 화상이다. 3도 화상에서는 화상 부위에서 통증이 느껴지지 않는다.

③ 응급 처치

㉠ 열을 보유할 수 있는 반지, 시계, 목걸이 같은 것을 벗긴다. 나일론 등의 옷을 입고 있는 환자가 화상을 입어 옷이 피부에 들러붙었다면, 억지로 떼어내려 하지 말고 가위로 그 주변을 자른다.

㉡ 화상 부위를 물로 차갑게 만든다. 손가락을 심하게 데인 화상을 제외하고는 얼음은 사용하지 않는다. 알코올은 처음에는 시원하지만 모공을 수축시키기 때문에 사용하지 않는다.

㉢ 화학물질의 경우

액체일 경우에는 흐르는 물에 계속 씻고, 가루인 경우 손에 장갑을 끼거나 막대기르 바람을 등지고 서서 털어낸다.

㉣ 전기에 의한 화상인 경우

먼저 주변의 전기를 차단한다. 의식과 호흡을 확인한 후 골절과 같은 다른 부상을 확인한다. 환자를 옮기지 말고 마른 무균 드레싱으로 전기 화상 부위를 보호한다. 신경 손상의 가능성도 있으므로 물로 차갑게 하지 않는다. 환자의 체온을 유지해 준다.

㉤ 태양열에 의한 화상 - 대부분 1도 화상이지만 심하면 2도 화상도 입을 수 있다. 화상 부위를 차갑게 한다.

④ 화상의 범위 측정(Rule of 9)

- 머리와 목 : 9%
- 몸통 뒷면 : 18%
- 몸통 앞면 : 18%
- 상지 : 18%
- 하지 : 36%
- 외부 성기(회음부) : 1%

2) 동상

① 정의

추위에 신체의 일부가 노출되어 어는 경우를 동상이라 한다.

② 종류 및 응급처치

㉠ 부분동상

피부가 손상의 우려가 있으므로 체온보다 따뜻하지 않은 물에 담가 그 부위가 따뜻하게 느껴지거나 붉게 보일 때까지 둔다. 물집이 생기면 터뜨리지 말고 마른 무균드레싱을 대고 붕대로 느슨하게 감는다.

ⓐ 1도 동상 (홍반성 동상)

동상 부위에 붉은빛을 띠고 매우 따갑고 아프다. 가려움증도 심하나 대개 1주일 후면 치료된다.

ⓑ 2도 동상 (수포성 동상)

물집이 생긴다. 통증이 심하며 환부에 염증이 생길 수 있다.

ⓒ 3도 화상 (괴사성 동상)

피부괴사에서 근육, 뼈까지도 괴사 될 수 있다.

㉡ 전신 동상

운동이 곤란해지고 감각이 없어지며 참을 수 없을 정도의 졸음이 온다. 걸음이 산만해지고, 눈이 둔해지며 나중에는 실신하여 의식을 잃게 된다. 호흡이 없으면 구조 호흡을 실시하고, 따뜻한 물에 몸을 담그거나 따뜻한 것으로 몸을 덮는다. 의식이 있으면 따뜻한 음료를 마시게 한다.

㉢ 응급처치

환자를 따듯한 곳으로 옮겨 젖은 옷을 벗긴 후 보온 처치(38℃ - 40℃)를 해준다. 동상 부위를 문지르거나 떠트리지 않는다.

3) 저체온증

① 정의

저체온증은 신체가 따뜻하게 유지하지 못하여 차가워지는 것이다. 추운 곳에 오래 있거나 찬물에 오래 노출되어 체온이 내려가 모공이 수축되고, 몸의 기능 특히 뇌의 기능이 저하되어 졸기 시작하다 동사할 수도 있다.

② 증상

저체온증의 증세는 오한, 감각상실, 흐릿한 시력, 무관심, 의식상실 등이 있다.

③ 응급처치

저체온증의 환자는 생명이 위험한 질병에 대한 처치를 함께 해야 한다. 젖은 옷을 입고 있다면 벗기고, 몸을 말린 다음 마른 옷으로 갈아입힌다. 따뜻한 곳으로 옮겨서 점차적으로 따뜻하게 해준다. 심한 저체온증인 경우 의식을 잃거나 호흡 맥박이 느려지거나 멈출 수 있다. 필요하면 구조 호흡과 심폐소생술을 해야 한다.

7. 기절, 졸도

1) 정의

급작스런 뇌혈류 감소로 인하여 일시적으로 의식을 잃고 자세를 유지하지 못해 쓰러지는 현상이다. 잠깐 동안 의식을 잃는 것이다.

2) 원인

통증이나 공포에 대한 신경반응으로 올 수 있으며 혹은 감정적 혼란의 결과, 탈진, 굶었을 때도(저혈당) 일어날 수 있다. 오랫동안 움직임이 없어 다리에 많은 양의 피가 고이게 되어 다른 부분의 순환이 감소될 때도 흔히 발생할 수 있다.

3) 증상

특징적인 증상은 매우 창백해 보이고 맥박이 느리고 약한 것이다.

4) 응급처치

㉠ 만일 환자가 블안정해 하면 앉히고, 두 무릎 사이에 머리를 앞으로 기울이게 하여 심호흡을 하도록 한다.
㉡ 목이나, 가슴, 허리의 조이는 옷을 풀어준다.
㉢ 의식을 찾으면 환자를 안심시키고 점차 앉은 자세로 일으킨다.
㉣ 의식을 완전히 찾을 때까지는 입으로 아무 것도 주지 말고 회복 후 찬물을 조금씩 마시도록 한다.

21-4. 기본 인명구조술

1. 심폐소생

1) 정의

심정지 환자의 멈춰진 심장의 자발순환을 회복시켜 환자의 사망을 방지하는 것이다. 구조 호흡과 가슴(흉부) 압박을 합친 구급소생술로서 구조 호흡으로 환자의 몸에 공기를 넣어주고 가슴압박으로 심장 대신 인공적으로 공기를 몸에 순환시켜 주는 것이다. 그러므로 뇌세포가 파괴되기 전인 4분 안에 환자에게 심폐소생술을 하면 환자가 생존할 수 있는 가능성을 높여주게 된다.

2) 심장마비

① 정의

우리 몸에 있는 관상동맥은 심장에 산소가 풍부한 혈액을 공급한다. 혈액의 공급을 방해하게 되면 심장이 산소를 제대로 공급받지 못하게 되어 불규칙하게 뛰게 된다. 이러한 현상을 심장마비라 한다.

② 증상

㉠ 심장마비의 주요 증상은 가슴에서 계속되는 불편, 압박, 고통이 있다.

㉡ 호흡곤란을 느낀다.

㉢ 환자의 피부가 창백해지거나 땀을 많이 흘린다.

㉣ 현기증을 느끼는 경우도 있다.

3) 심폐소생술의 순서

(대한적십자사, 2011))

1. 의식 확인 및 도움요청
2. 가슴압박 - 분당 100-120회 속도로 30회, 5-6cm 깊이
3. 기도열기
4. 인공호흡 - 가슴이 충분히 올라올 정도로 2회 실시 (1회 1초간)
5. 가슴압박과 인공호흡 반복 - 30회 가슴압박과 2회 인공호흡 반복

4) 심폐소생술 시행 방법

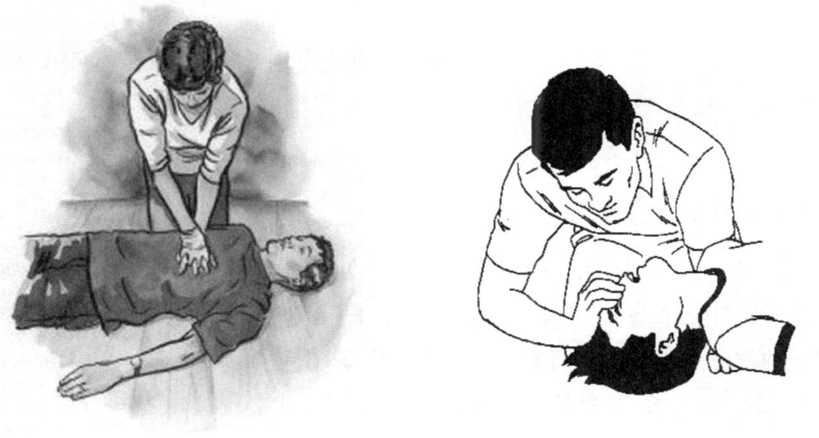

【그림 21-1】 심폐소생술 시행 방법

① 가슴 압박 위치 : ㉠ 성인(8세 이상) - 가슴 중앙 (양쪽 젖꼭지 사이)
㉡ 소아 (1세-8세) - 가슴 중앙 (양쪽 젖꼭지 사이)
㉢ 영아 (1세 미만) - 가슴 중앙 직하부(양쪽 젖꼭지 사이 직하부)

② 가슴 압박 방법 : ㉠ 성인(8세 이상) - 두 손으로 한다.
㉡ 소아 (1세-8세) - 두 손 또는 한 손으로 한다.
㉢ 영아 (1세 미만) - 두 손가락으로 한다.

③ 가슴 압박 깊이 : ㉠ 성인(8세 이상) - 5~6cm
㉡ 소아 (1세-8세) - 가슴 두께의 1/3(5cm)
㉢ 영아 (1세 미만) - 가슴 두께의 1/3(4cm)

④ 가슴 압박 속도 - 분당 100~120회 속도

⑤ 반복 주기 - 30회 가슴압박과 2회 인공호흡

⑥ 기도열기 - 머리 젖히고 턱 들어올리기

5) 심폐소생술을 종료할 수 있는 경우

㉠ 환자의 맥박이 뛰기 시작할 때

㉡ 심폐소생술(CPR)을 할 수 있는 다른 처치원과 교대할 때

㉢ 구조대가 와서 환자를 돌볼 때

㉣ 처치원의 체력저하로 더 이상 계속할 수 없을 때

2. 구조 호흡

1) 정의

맥박은 뛰고 있으나 호흡은 하지 않는 환자에게 인공적으로 숨을 불어넣어 환자 스스로 숨을 쉴 수 있도록 해주는 것이다.

2) 호흡의 응급상황과 원인

감전, 익수, 쇼크, 가스질식, 가슴이나 폐의 부상 및 특정의약품 등에 의해 정상적인 호흡을 할 수 없거나 호흡이 약해져 충분한 공기를 흡입할 수 없을 때 이를 호흡 이상이라 한다. 이때 산소를 계속 공급해 주지 않으면 4~6분 뒤에 뇌사가 진행된다. 이전에 구조호흡을 해야 생명을 유지할 수 있다.

3) 구조호흡의 종류

① 구강 대 구강(Mouth to Mouth)
② 구강 대 비강(Mouth to Nose) : 환자의 입에 구조호흡을 할 수 없는 경우.
③ 구강 대 마스크(Mouth to Mask)

4) 구조호흡 실시요령

① 현장조사, 연락(119), 의식 유무 확인
② 1차 호흡 확인
환자의 자세는 그대로 유지한 채 얼굴을 가까이 대고 10초간 보고 듣고 느끼며 확인한다.
③ 자세 교정
환자의 자세를 교정할 때에는 목을 보호한다. 환자가 엎드려 있을 때 환자를 처치원 쪽으로 돌리는데, 머리와 목을 가능한 일직선으로 두어 다치지 않게 돌린다. 자세 교정은 신속하게 10초 이내에 마치도록 한다.
④ 기도 개방
기도를 개방할 때 성인은 귀와 턱선이 지면과 90°가 되게 하고, 어린이는 45°, 영아는 15°가 되게 한다.
⑤ 2차 호흡 유무 확인
기도개방만으로 환자가 다시 숨을 쉬는 경우가 있으니 다시 한번 환자의 호흡을 확인한다. 기도개방을 한 채 얼굴을 환자의 얼굴에 가까이 대고, 보고, 듣고, 느낀다.
⑥ 두 번 충분히 불어넣기(어린이와 영아는 두 번 천천히 불어넣기) : 공기가 들어오

는지 확인하여, 공기가 들어가지 않으면 기도 폐쇄를 의심한다.

⑦ 맥박 확인

자신과 마주보는 환자 경동맥을 짚어 확인한다.

⑧ 규칙적으로 불어넣기

맥박 확인 후 맥박은 있고 호흡이 없으면 실시한다.

⑨ 맥박의 재확인

기도 개방을 유지한 채 얼굴을 가까이 대서 10초간 확인한다.

⑩ 규칙적으로 불어넣기 / 맥박 확인 반복

【표 21-4】 구조호흡

대상	구조호흡의 속도	의식 유무 방법	각도
성인	5초에 1회(12회/분)	양쪽 어깨를 두드린다.	턱과 귀를 잇는 선이 지면과 90°
어린이	3초에 1회(20회/분)	양쪽 어깨를 두드린다.	턱과 귀를 잇는 선이 지면과 45°
영아	3초에 1회(20회/분)	양쪽 발바닥을 간지럽히거나 가볍게 꼬집어 본다.	턱과 귀를 잇는 선이 지면과 15°

(대한심폐소생협회, 2010)

5) 잘못된 구조호흡법

㉠ 구조자와 환자가 입을 완전히 밀착시키지 않아서 공기가 옆으로 샌다.

㉡ 구조자가 호기시에도 환자의 코를 잡고 있다.

㉢ 환자에게 호기시간을 주지 않는다.

㉣ 환자 흉곽의 움직임을 확인하지 않는다.

㉤ 과도한 압력으로 구조호흡한다. → 위팽창의 원인이 된다.

6) 구조호흡을 종료할 수 있는 경우

㉠ 환자 스스로 호흡하기 시작할 때

㉡ 구조대가 와서 처치를 시작할 때

㉢ 훈련된 다른 처치원과 교대
㉣ 처치원이 너무 지쳐서 구조를 더 계속할 수 없을 때

3. 이물질에 의한 기도폐쇄

1) 원인

① 물리적 기도폐쇄
  ㉠ 큰 조각의 음식물을 잘 씹지 않고 삼키려 할 때
  ㉡ 음식을 먹으면서 술 마실 때
  ㉢ 의치를 했을 때
  ㉣ 입에 음식물이 있는 상태에서 걷거나 놀거나 뛸 때
② 구조적 기도폐쇄
  ㉠ 혀가 뒤로 물러나 목구멍 뒤쪽을 막아 기도를 막을 때
  ㉡ 목에 타격을 입었을 때
  ㉢ 감염, 알레르기 등에 의해 기도세포가 부어올라 기도가 막히는 경우

2) 기도폐쇄

① 의식이 있는 경우
  ㉠ 복부 밀쳐 올리기
  ⓐ "목이 막혔습니까?"라고 물어보고, 부분 기도 폐쇄나 완전 기도 폐쇄 증상을 보이면 자신이 응급처치원임을 밝히고 도와주겠다고 말한다.
  ⓑ 환자를 세우거나 앉힌 뒤 환자의 뒤에 서서 허리를 팔로 감는다. 환자가 서 있으면 다리를 어깨너비로 벌리게 하고 그 사이에 자신의 발을 넣는다. 손은 주먹을 쥐고 엄지손가락 부분이 배꼽 위와 흉골 아래쪽 끝 사이의 중앙에 오도록 한다. 다른 한 손으로 주먹을 쥔손을 감싸고 복부 안쪽 위를 향하여 빠르게 밀쳐 올린다. 복부 밀쳐 올리기는 계속적으로 반복하지 말고 한번 할 때마다 환자의 상태를 확인한다(내장손실 위험 때문). 이물질이 제거되었거나 환자가 의식을 잃을 때까지 계속한다. 환자가 의식을 잃으면 119나 응급의료 기관에 신고하고 심폐소생술을 실시한다.
  ㉡ 가슴압박
  ⓐ 환자가 매우 비만이거나 임신말기여서 환자의 복부를 팔로 감쌀 수 없는 경우에 실시한다.

ⓑ "목이 막혔습니까?" 라고 물어보고, 부분기도폐쇄나, 완전기도 폐쇄증상을 보이면 자신이 응급처치 원임을 밝히고 도와주겠다고 말한다.

ⓒ 환자를 서게 하거나 앉힌 뒤 환자 뒤에 서서 팔을 환자의 겨드랑이에 껴 감싼다. 한 손은 주먹을 쥐고 엄지손가락 쪽을 흉골 중앙 부위에 댄다. 다른 한 손으로 주먹을 감싸고 빠르게 수평으로 압박을 한다.

ⓓ 이물질 제거 시까지 반복 시행하며, 환자가 의식을 잃으면 119나 응급의료기관에 신고하고 심폐소생술을 실시한다.

3) 영아의 기도폐쇄

① 기도폐쇄 상태인 영아가 발생하면, 우선 기침, 호흡 또는 울 수 있는지 확인하고 119나 응급의료기관에 연락한다.

② 한 손으로 영아의 양 발을 잡고 살짝 들어 올린 다음, 다른 한 손을 영아 밑으로 넣어 머리와 목을 보호할 수 있도록 받혀준다.

③ 다른 한 손의 엄지와 다른 손가락으로 영아의 턱을 잡고 머리와 목을 받친 상태에서 영아의 등이 위로 올라오게 돌린다. 영아의 양다리 사이에 처치자의 팔을 낀다. 팔을 자신의 대퇴부 위에 올려 놓아 영아의 머리를 가슴보다 낮게 만든다. 손꿈치로 영아의 양 견갑골 사이(가슴 중앙 직하부)를 세게 5회 두드린다.

④ 이물질이 제거되지 않았다면 다시 영아의 가슴을 위로 하게 하여 약지로 영아의 양 젖꼭지 중앙에 놓고 중지와 검지로 흉골을 약 2.5cm 정도로 5회 압박한다.

⑤ 이물질이 나오거나 영아가 의식을 잃을 때까지 계속 반복한다.

4. 상처 보호

1) 정의

신체의 조직(피부나 점막)이 손상된 상태

2) 종류

타박상, 찰과상, 절창, 열상, 자상.

3) 상처 응급처치

① 출혈이 심한 경우

즉시 지혈을 하고 출혈 부위를 심장보다 높게 하여 안정되게 눕힌다. 수술을 받게 될지도 모르기 때문에 멈추기 전까지는 음료를 주지 않는다. 지혈 방법은 직접 압박, 지압점 압박, 지혈대 압박이 있다.

② 지혈 방법

㉠ 직접 압박

거즈나 깨끗한 헝겊을 두껍게 접어 상처에 대고 손바닥으로 직접 누른다. 붕대를 사용해 고정한다.

㉡ 지압점 압박

동맥에 손상을 입게 되면 출혈이 매우 심해진다. 이럴 경우 직접 압박과 지압점 압박을 병행한다. 지압점 압박은 상처와 심장 사이 뼈 가까이 지나가는 동맥을 뼈에 압박해서 혈류를 늦추게 해 출혈을 막는 방법이다. 지압점 압박은 직접압박과 동시에 한다.

㉢ 지압점 위치

(위부터) 측두동맥 → 안면동맥 → 쇄골하동맥 → 상박동맥(엄지는 밖, 네 손가락은 안쪽) → 대퇴동맥(손바닥으로 압박)

㉣ 지혈대 사용

팔이나 다리에 매우 심한 출혈이 있을 때 직접 압박과 지압점 압박으로도 출혈을 막을 수 없다면, 최후의 수단으로 지혈대를 사용한다.

ⓐ 지혈대는 폭이 적어도 5cm 정도 되는 띠를 사용해야 살을 파고들이 않는다.

ⓑ 절단 가능성이 있기 때문에 상처와 가장 가까운 곳에 사용해야 한다.

ⓒ 팔과 다리에만 사용한다.

ⓓ 지혈대를 맨 후에는 시간을 기록해 붙여두고 빨리 병원으로 이송해야 한다.

ⓔ 최후의 수단으로 사용해야 한다.

③ 출혈이 심하지 않은 경우

㉠ 깨끗이 소독된 거즈로 드레싱을 해 감염을 막는다.

㉡ 핏덩어리는 떼지 말고, 흙이나 더러운 것이 묻었을 때는 깨끗한 물로 씻어준다.

4) 감염

① 상처가 생겼을 때 감염에 걸리지 않으려면 그 부위를 깨끗이 하는 것이 중요하다. 비누는 대부분의 박테리아를 제거하는 데 효과적이다.

② 때로는 잘못된 처치로 인해 감염 예방에 실패할 수도 있으므로 초기 감염관리를 신중하게 해야 한다.

㉠ 상처 주변이 붓거나 붉어진다.

㉡ 통증이 있고 열이 나며 욱신욱신 쑤시기도 한다.
㉢ 고름이 생길 수도 있다.
㉣ 열이 나고 붉은 층이 생기면 감염이 악화되는 것이다.

5. 쇼크

1) 원인

① 순간적인 혈액순환의 감퇴로 인해 몸의 전 기능이 부진하고 허탈한 상태를 말한다. 쇼크는 일시적이며 가벼운 것도 있지만 죽음에 이르게 할 만큼 위험할 수도 있다. 부상자는 모든 쇼크를 일으킬 가능성이 있으므로 쇼크의 유무와 관계없이 쇼크가 있는 것으로 간주한다.
② 심장기능 이상, 혈관의 확장 등이 원인이 된다.

2) 증상

불안감, 창백, 경련, 피부가 싸늘하고 끈적끈적함, 호흡 불규칙, 맥박이 빠르고 약함, 오한, 갈증, 메스꺼움등이 있다.

3) 쇼크 응급처치

① 자세
쇼크가 일어나면 가장 중요한 기관인 뇌와 심장으로 흐르는 피의 양이 적어지게 되므로, 몸을 수평으로 눕혀 피가 두 기관으로 흐르게 한다. 머리에 부상이 없으면 흐르는 피의 양을 더 많게 하기 위해서 하체를 20~30cm 정도 높게 해준다. 그러나 만약 가슴에 부상을 당하여 호흡이 힘든 경우에는 호흡을 좀 더 쉽게 하게하기 위하여 환자의 머리와 어깨를 약간 높게 하여 눕힌다. 환자가 의식이 없다면 무리하게 움직이게 하지 말고, 기도를 개방하고 편안하게 눕힌다
② 보온
쇼크 상태인 환자는 체온 유지에 신경을 써야 한다. 흔히 보온이라 하면 따뜻하게만 하는 거라 생각할 수도 있는데, 보온은 온도를 높이는 가온, 온도를 내리는 감온 두 종류가 있다.
③ 음료
의식이 없거나 희미한 환자에게는 원칙적으로 음료를 주지 않는다. 의식이 없는

사람은 목의 후두개가 제대로 작용하지 못할 수도 있는데, 음료가 기관(폐)으로 들어가면 질식할 수도 있기 때문이다. 열사병, 일사병, 설사로 인한 탈수 등에는 수분을 공급해 준다. 이때는 차가운 물이 아닌 미온수를 주거나 이온음료를 준다. 자극성 있는 음료는 주지 않는다. 수술을 해야 하는 환자에게도 절대로 음료를 주지 말아야 하는데 심하게 원할 경우에는 깨끗한 천에 물을 적셔 짠 후 입 주위에 대어준다.

참 고 문 헌

대한적십자, 응급처치법, 2011
대한응급의학회, 응급구조학, 2000
전국응급구조학과 교수협의회 역, 일반응급처치학, 2009
대한심폐소생협회, 공용심폐소생술 가이드라인, 2010
연세대원주의과대학 응급의학교실, 응급구조와 응급처치, 군자출판사, 2011
전국응급구조학과 교수협의회, 응급환자 관리학, 대학서림, 2010
대한응급구조사협회, 응급처치와 심폐소생술, 한미의학, 2010
http://www.1339.or.kr/

제22장

보건통계

Public Health Statistics

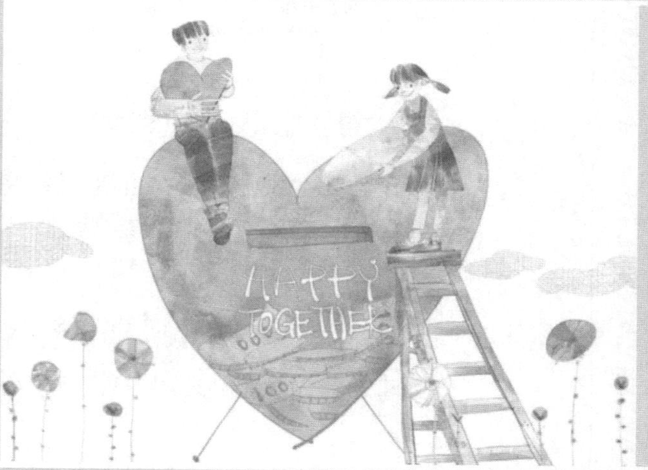

22-1. 개요

근래에는 자연과학뿐만 아니라 사회과학 분야 등 각 분야에서 통계학적인 사고와 방법을 많이 도입하여 활용하고 있다. King은 통계를 "정확한 자연 및 사회적 현상을 판정하는 방법으로서 관찰치의 누적 또는 수집을 분석하여 얻는 결과이다."라고 정의하였다. 보건통계(保健統計, health statistics or public health statistics)는 보건에 관한 여러 가지 현상과 대상물을 대량 관측 또는 계측하여 얻는 수치를 집계 · 정리 · 분석하여 결론을 얻어내는 과학적 방법이라고 정의된다. 공중보건학에서 보건통계가 갖는 의의는 여러 가지가 있는데, 이를 요약하여 보면 다음과 같다(Daniel, 1974 ; 한국보건통계학회, 1978).

① 지역사회나 교육의 보건 수준 및 보건 상태를 나타낸다.
② 보건 사업(health project)의 필요성을 결정하여 준다.
③ 보건입법을 촉구하며 보건 사업에 대한 공공 지원을 촉구할 수 있다.
④ 보건 사업의 우선순위를 결정하여 보건 사업 수행상 지휘 · 통제에 도움을 주며 보건 사업의 기술 발전에 도움을 주고 절차, 규정, 분류, 기술의 발전에 도움을 준다.
⑤ 보건 사업의 행동 활동에 지침이 될 수 있다.
⑥ 보건 사업의 성패를 좌우하는 자료가 되며 보건 사업의 기초 자료가 된다.

보건통계와 유사한 용어를 살펴보면 다음과 같다(Hoel, 1961 ; 정 · 박, 1987).

1. 생정통계(vital statistics)

생정통계(生政統計)는 인류의 생활 현상에 관계되는 과학의 일부분으로서 출산, 결혼, 질병, 사망 등 인구동태를 중심으로 하는 통계이다.

2. 의학통계(medical statistics)

의학통계(醫學統計)는 해부학, 생리학, 인류학 등의 여러 계측치에 관한 통계를 말한다.

3. 생물통계 및 생물계측(biostatistics, biometrics)

생물통계(계측)는 사람을 포함하여 동·식물의 여러 계측치에 관하여 수량적 연구를 하는 통계이다.

4. 인류통계(anthropometry)

어떤 인종에 대하여 생체계측을 하거나 고분묘, 유적에 매몰되어 있는 사람의 뼈 등을 발굴해서 계측하여 수량적 연구를 하는 통계이다. 보건통계의 범위는 인구통계, 사인통계, 질병통계, 체력통계, 발육통계, 영양통계, 보건행정통계, 인체유전통계, 위생보호통계 등을 그 주요내용으로 한다. 그리고 공중보건수준의 평가를 위한 자료를 들어 보면 다음과 같다(정·박, 1987).

① 영아사망률(대표적 지수)
② 평균수명(WHO가 제시한 국가간 공중보건의 비교를 위한 건강지표)
③ 비례사망지수(WHO가 제시한 국가간 공중보건의 비교를 위한 건강지표)
④ 조사망률(WHO가 국가간 공중보건의 비교를 위한 건강지표)
⑤ 사인별 사망률
⑥ 질병이환율
⑦ 유아사망률
⑧ 모성사망률
⑨ 예방 기능, 질병의 이환율 등이다.

22-2. 각종 보건통계공식

각종 보건통계공식을 들어 보면 다음과 같다(정·박, 1987).

1. 질병통계

(1) 이환율(罹患率, morbidity rate)

$$이환율 = \frac{연간\ 환자수}{인구} \times 1{,}000$$

(2) 발생률(發生率, incidence rate)

$$발생률 = \frac{어느\ 기간의\ 환자발생수}{인구} \times \frac{그해의\ 일수}{기간의\ 일수} \times 1{,}000$$

(3) 유병률(有病率, prevalence rate)

$$유병률 = \frac{어느\ 기간에\ 현존하는\ 이병자수}{인구} \times 1{,}000$$

(4) 발병률(發病率, attack rate)

$$발병률 = \frac{발병자수}{위험에\ 폭로된\ 인구} \times 1{,}000$$

(5) 2차 발병률(secondary attack rate)

$$2차발병률 = \frac{발병자수}{접촉자의\ 수} \times 1{,}000$$

(6) 평균 연(월)간 이병일수(罹病日數)

$$평균\ 연(월)간\ 이병일수 = \frac{어떤\ 기간에\ 어떤\ 질병에\ 의한\ 환자의\ 延罹病日數}{인구} \times \frac{그해(월)의\ 일수}{기간의\ 일수}$$

(7) 평균상병계속일수(平均傷病繼續日數)

$$평균상병계속일수 = \frac{어떤\ 기간에\ 어떤\ 질병에\ 의한\ 환자의\ 연(延)이병일수}{그\ 기간의\ 그\ 질병의\ 환자수}$$

2. 사인통계

사인통계는 사망률(death rate, mortality rate)로 나타내는데, 그 종류는 다음과 같다.

①조사망률(crude death rate) $= \dfrac{\text{연간 사망자수}}{\text{인구}} \times 1,000$

② 특수사망률(specific death rate) : 이는 연령별, 직업별, 질병별 등으로 이용된다.

$$\dfrac{\text{어떤 표식에 따른 인구집단의 연간 사망자수}}{\text{그 표식에 따른 인구}} \times 1,000$$

③ 정정사망률(표준화사망률, corrected death rate, standardized death rate) : 2개지역이상의 사망률을 비교할 때, 각 지역의 성별, 연령별의 인구 구성이 현저하게 다른 경우 조사망률만 가지고는 정확한 판단을 내릴 수 없다. 인구구성의 차이에 의한 영향을 제거하기 위하여 표준인구를 설정하여 계산한다.

④ 조영아사망률(crude infant death rate) $= \dfrac{\text{연간의 영아사망수}}{\text{연간의 출생수}} \times 1,000$

⑤ 보정영아사망률(corrected infant death rate)

$$= \dfrac{\text{어떤 기간 내에 출생한 자 중 1년 미만에 사망한자수}}{\text{연간 출생아수}} \times 1,000$$

⑥ 신생아사망률(neonatal death rate)

$$= \dfrac{\text{연간의 신생아사망수(생후 28일 미만)}}{\text{연간 출생아수}} \times 1,000$$

영아기를 신생아와 그 이후의 시기로 나누어 관찰하는 방법으로 α-index가 이용된다.

$$\alpha - \text{index} = \dfrac{\text{어느 해의 영아 사망률}}{\text{어느 해의 신생아 사망수}}$$

α-index가 1에 가까울수록 보건수준이 높다고 할 수 있다.

⑦ 모성(임산부)사망률(maternal death rate)

$$= \dfrac{\text{어떤 지역의 1년간의 임부, 분만, 산욕의 합병증에 의한 사망수}}{\text{그 지역의 연간출생수}} \times 1,000$$

⑧ 치명률(fatality rate)

$$= \dfrac{\text{어떤 지역의 연내에 어떤 질병에 의한 사망수}}{\text{그 질병의 환자수(어떤 지역의 연간)}} \times 100$$

⑨ 출생사망비(동태지수, vital index) $= \dfrac{\text{출생수}}{\text{사망수}} \times 100$

⑩ 사망성비(死亡性比) $= \dfrac{\text{남자사망수}}{\text{여자사망수}} \times 100$

3. 사산통계

① 사산율(still birth rate) $= \dfrac{\text{연간사산수}}{\text{연간출생수}}$

② 자연사산율 $= \frac{\text{연간 자연사산수}}{\text{연간출산수}} \times 1,000$

③ 인공임신중절률 $= \frac{\text{연간 인공임신중절에 의한 사산수}}{\text{연간출산수}} \times 1,000$

④ 사산비(still birth ratio) $= \frac{\text{연간사산수}}{\text{연간출생수}} \times 1,000$

4. 혼인 · 이혼통계

① 혼인율(marriage rate) $= \frac{\text{연간혼인건수}}{\text{인구}} \times 1,000$

② 이혼율(divorce rate) $= \frac{\text{연간이혼건수}}{\text{인구}} \times 1,000$

③ 혼인이혼비(marriage divorce rate) $= \frac{\text{연간의 이혼건수}}{\text{연간의 혼인건수}} \times 1,000$

5. 출생통계

(1) 조출생률(crude live birth rate) $= \frac{\text{연간출생수}}{\text{인구}} \times 1,000$

(2) 특수출생률(specific live birth rate)

① 조임신률 $= \frac{\text{연간의 출생수}}{\text{임신 가능 연령의 유배우 여자 인구}} \times 1,000$

② 배우출생률 $= \frac{\text{연간의 출생수}}{\text{임신 가능 연령의 유배우 여자 인구}} \times 1,000$

③ 여자(모)의 연령별 출생률

$$= \frac{\text{어떤 연령의 母가 낳는 연간 출생아수}}{\text{당해 연령의 여자인구(유배우 여자인구)}} \times 1,000$$

(3) 재생산율(reproduction rate)

① 총재생산율(gross reproduction rate)

$$Rg = \sum_{x=15}^{49} f(x)$$

f(x) = x세의 여자의 연령별 여아 출생률

Rg = 여자가 임신 연령의 전 기간 중 평균 몇 명의 여아를 낳는가를 표시

② 순재생산율(net reproduction rate)

$$Rg = \sum_{x=15}^{49} f(X)\,\ell(x)$$

$\ell(x)$ = 여자가 x세까지 생존할 수 있는 확률(생명표에 의함)

(4) 출생성비(제2차 성비, secondary sex ratio)

$$= \frac{\text{연간 남아 출생수}}{\text{연간 여아 출생수}} \times 100$$

※ 제1차 성비(primary sex ratio) : 태아 성비를 말하는데, 남>여이다
제3차 성비(tertiary sex ratio) : 출생 후 전체 인구의 성비

6. 각종 영양판정지수

(1) kaup index $= \frac{\text{체중(kg)}}{\text{신장(cm)}^2} \times 10^4$

영양 상태 판정의 대표적인 지수이다. 영・유아의 영양 상태 판정에 적합하다. 22 이상은 비만, 15 이하는 수척으로 판정한다.

(2) verveck index $= \frac{\text{체중} + \text{흉위}}{\text{신장}} \times 100$

주로 15세의 영양 상태 판정에 이용하는데, 여자는 흉위가 들어가므로 부적합하다.

(3) pelidis index $= \frac{\sqrt[10^3]{10 \times \text{체중}}}{\text{좌고}}$

영양 상태 판정에 이용한다.

(4) röhrer index $= \frac{\text{체중}}{(\text{신장})^3} \times 10^5$

학령기 이후의 신체 충실도를 판정하는 데 이용한다. 16 이상은 비만으로 판정한다.

(5) broca index $= \frac{\text{체중(kg)}}{\text{신장(cm)} - 100} \times 10^2$

성인의 비만증 판정에 이용한다.

(6) 비체중 $= \frac{\text{체중}}{\text{신장}} \times 100$

발육 상태 판정에 이용한다.

(7) 비흉위 $= \frac{\text{흉위}}{\text{신장}} \times 100$

흉위의 대소 판정에 이용한다.

(8) 비좌고 $= \frac{\text{좌고}}{\text{신장}} \times 100$

(9) 비만도(%) $= \frac{\text{실측체중} - \text{표준체중}}{\text{표준체중}} \times 10^2$

22-3. 표본 추출법

모집단에서 표본을 추출하는 방법은 다음과 같다(정 · 박, 1987).

(1) 단순 무작위 표본 추출법(single random sampling)

모집단의 각개 요원에게 일련번호를 붙이고 미리 정해진 크기의 표본을 난수표(random number)에 의하여 추출한다(표 22-1 참조).

(2) 다단 추출법(multi-stage sampling)

2회 이상의 추출 작업을 실시하는 sampling 방법이며, 2회 추출일 때를 2단 추출법, 3회일 때 3단 추출법, 그 이상일 때를 다단 추출법이라고 한다. 예를 들면 서울시내에 약 100만 세대가 살고 있다고 가정하고 그중에서 100세대를 추출하고자 할 때, 먼저 10개 동을 추출하며, 추출된 매 동에서 10세대씩을 추출하는 2단 추출 작업을 한 것처럼 3단 이상 추출 작업을 한다.

(3) 층화 추출법(stratified sampling)

우유의 판매량을 조사한다고 할 때, 모집단을 구성하는 우유판매점을 모두 조사하기는 힘이 많이 들므로 전 판매량을 몇 층으로 분류한다. 층화방법은 조사목적이 판매량을 알기위한 것이므로 각 점을 판매량에 따라서 大, 中, 小로 등급화하는데, 각 점의 판매량을 정확히 알 수 없으므로 먼저 층화작업을 한다. 즉 고용인원, 점포거리, 주위의 인구, 주위의 생활정도 등을 고려한다.

(4) 확률비례 추출법(sampling with probability proportionate to size)

서울시내에 약 100만 세대가 살고 있다고 가정하고 이중에서 100세대를 추출한다고 할 때, 먼저 10개 동을 추출하고 이중 일률적으로 10세대씩을 추출한다는 것은 불공평하다. 즉 100세대의 동에서도 10세대를 뽑고 300세대의 동에서도 10세대씩을 뽑는다는 것은 불공평하므로 100세대의 동에서는 5세대를 뽑고 300세대의 동에서는 15세대를 추출하는 것이 타당할 것이다.

【표 22-1】 난수표(ranom numbers)

1	10 27 53 96 23	71 50 54 36 23	54 31 04 82 98	04 14 12 15 09	26 78 25 47 47
2	28 41 50 61 88	64 85 27 20 18	83 36 36 05 56	39 71 65 09 62	94 76 62 11 89
3	34 21 42 57 02	59 19 18 97 48	80 30 03 30 98	05 24 67 70 07	84 97 50 87 46
4	61 81 77 23 23	82 82 11 54 08	53 28 70 58 96	44 07 39 55 43	42 34 43 39 28
5	61 15 18 13 54	16 86 20 26 88	90 74 80 55 09	14 53 90 51 17	32 01 63 01 59
6	91 76 21 64 64	44 91 13 32 97	75 31 62 66 54	84 80 32 75 77	56 08 25 70 29
7	00 97 79 08 06	37 30 28 59 85	53 56 68 53 40	01 74 39 59 73	30 19 99 85 48
8	36 46 18 34 94	75 20 80 27 77	78 91 69 16 00	08 43 18 73 68	67 69 61 34 25
9	88 98 99 60 50	65 95 79 82 94	93 62 40 89 96	45 56 47 71 66	46 76 29 67 02
10	04 37 59 87 21	05 02 03 24 17	47 97 81 56 51	92 34 86 01 82	35 51 33 12 91
11	63 62 06 34 41	94 21 78 55 09	72 76 45 16 94	29 95 81 83 83	79 88 01 97 30
12	78 47 23 53 00	34 41 92 45 71	09 23 70 70 70	12 38 92 79 43	14 85 11 47 23
13	87 68 62 15 43	53 14 36 59 25	54 47 33 70 15	59 24 48 40 35	50 03 42 99 36
14	47 60 92 10 77	88 59 53 11 52	66 25 69 07 04	48 88 64 71 06	61 65 70 22 12
15	56 88 87 59 41	65 28 04 67 53	95 79 88 37 31	50 41 06 94 76	81 85 17 16 33
16	02 57 45 86 67	73 43 07 34 48	44 26 87 93 29	77 09 61 67 84	06 69 44 77 75
17	31 54 14 13 17	48 62 11 90 60	68 12 93 64 28	46 24 79 16 16	14 60 25 51 01
18	28 50 16 43 36	28 97 85 58 99	67 22 52 76 23	24 70 36 54 54	59 28 61 71 96
19	63 29 62 66 50	02 63 45 52 38	67 63 47 54 75	83 24 78 43 20	92 65 15 47 48
20	45 65 58 26 51	76 96 59 38 72	86 57 45 71 46	44 70 76 14 55	44 88 01 62 12
21	39 65 36 63 70	77 45 85 50 51	76 13 39 35 22	30 53 36 02 95	49 34 88 75 61
22	73 71 98 16 04	29 18 94 51 23	79 51 94 84 86	79 95 96 38 63	08 58 25 58 61
23	72 20 56 20 11	72 65 71 08 86	77 57 95 13 91	97 45 72 66 48	09 71 17 24 89
24	75 17 26 99 76	89 37 20 70 01	48 31 61 95 46	26 97 05 73 51	53 33 18 72 87
25	37 48 60 82 29	81 30 15 39 14	48 38 75 93 29	06 87 38 78 48	45 56 00 84 47
26	68 08 02 80 72	83 71 46 30 49	89 17 95 88 29	02 39 56 03 46	97 74 06 56 17
27	14 23 98 61 67	70 52 85 01 50	01 84 02 78 43	10 62 98 19 41	18 83 99 47 99
28	49 08 96 21 44	25 27 99 41 28	07 41 08 34 66	19 42 74 39 91	41 96 53 78 72

29	78 37 06 08 43	63 61 62 42 29	39 68 95 10 96	09 24 23 00 62	56 12 80 73 16
30	37 21 34 17 68	68 96 83 23 56	32 84 60 15 31	44 73 67 34 77	91 15 79 74 58
31	14 29 09 34 04	87 83 07 55 07	76 58 30 83 64	87 29 25 58 84	86 50 60 00 25
32	58 43 28 06 36	49 52 83 51 14	47 56 91 29 24	05 87 31 06 95	12 45 57 09 09
33	10 43 67 29 70	80 62 80 03 42	10 80 21 38 84	90 56 35 03 90	43 12 74 49 14
34	44 38 80 39 54	86 97 37 44 22	00 95 01 31 76	17 16 29 56 63	38 78 94 49 01
35	90 69 59 19 51	85 39 52 85 13	07 28 37 07 61	11 16 36 27 03	78 86 72 04 95
36	41 47 10 25 62	97 05 31 03 61	20 26 36 31 62	68 69 86 95 44	84 95 48 46 45
37	91 94 14 63 19	75 89 11 47 11	31 56 34 19 09	79 57 92 36 59	14 93 87 81 40
38	80 06 54 18 66	09 18 94 06 19	98 40 07 17 81	22 45 44 84 11	24 62 20 42 31
39	67 72 77 63 48	84 08 31 55 58	24 33 45 77 58	80 45 67 95 82	75 70 16 08 24
40	59 40 24 13 27	79 26 88 85 30	01 31 60 10 39	53 58 47 70 93	85 81 56 39 38
41	05 90 35 89 95	01 61 16 96 94	50 78 13 69 36	37 68 56 37 31	71 26 35 03 71
42	44 43 80 69 98	46 68 05 14 82	90 78 50 05 62	77 79 13 57 44	59 60 10 39 66
43	61 81 31 96 82	00 57 25 60 59	46 72 60 18 77	55 66 12 62 11	08 99 65 64 57
44	42 88 07 10 05	24 98 65 63 21	47 21 61 88 32	27 80 30 21 60	10 92 35 36 12
45	77 94 30 05 39	28 10 99 00 29	12 78 73 99 12	49 99 57 94 82	96 88 57 17 91
46	78 83 19 76 16	94 11 68 84 26	23 54 20 86 85	23 86 66 99 07	36 37 34 92 09
47	87 76 59 61 81	43 63 64 61 61	65 76 36 95 90	18 48 27 45 68	27 23 65 30 72
48	91 43 05 96 47	55 78 99 95 24	37 55 85 78 78	01 48 41 19 10	35 19 54 07 73
49	84 97 77 72 13	09 62 06 65 72	87 12 49 03 60	41 15 20 76 27	50 47 02 29 16
50	87 41 60 76 83	44 88 96 07 80	83 05 83 38 96	73 79 66 81 90	30 56 10 48 59
	1 2 3 4 5	6 7 8 9 10	11 12 13 14 15	16 17 18 19 20	21 22 23 24 25

(5) 계통 추출법(등간격 추출법, systematic sampling)

1단 추출이지만 모집단의 수가 많아서 난수표를 사용하면 시간이 많이 걸리고 층화 또는 다단 추출법이 불가능할 때 사용하는 일종의 집단 추출법이다. 예를 들면 10,000명 중에서 100명을 추출하고자 할 때 추출률 r = 100/10,000 즉 1/100이다. 즉 100명에서 1명을 뽑으면 된다. 여기서 먼저 1에서 100까지의 수중에서 random하게 1명을 추출한다. 즉 87번이라고 하면 100명을 건너서 87번을 뽑으면 된다. 87, 187, 287, 387, 487 …… 을 뽑으면 100명이 추출된다. 물론 이때의 추출단위가 random하게 배열되어 있어야 한다. 배열이 연령순위나 신장순위로 되어 있으면 1/r의 주기성(週期性)을 갖게 되므로 주의해야 한다.

22-4. 통계적 표시 방법

통계적 표시 방법을 요약하여 보면 다음과 같다(Dixon & Massey, 1969 ; 정 · 박, 1987).

(1) 주상도(histogram)

어느 계측치가 연속적인 사항일 때 bar로 나타낸다(그림 22-1 참조). 계측치가 연속적인 사항이 아닌 것은 주상도로 표시하지 않는다.

(2) 절선(polygon)

절선은 주상도로 표시된 중앙점을 선을 이용하여 연속적으로 표시하는 방법이다. 계측치가 연속적일 때 그 변화 추세를 볼 수 있는 점이 특징이다(그림 22-2 참조).

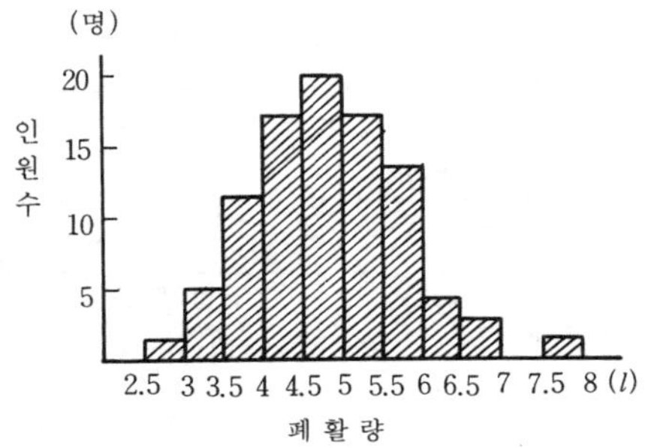

【그림 22-1】 주상도

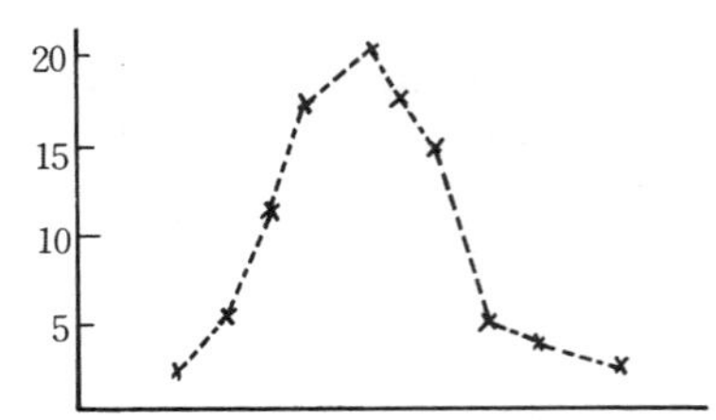

【그림 22-2】 절선

(3) 오자이브(ogive)

계측치가 작은 것으로부터 큰 것으로 순서대로 연결하여 각 값의 정점을 잇는 절선을 그린 것이다. 두 종류의 것, 즉 트베르쿨린반응 양성률과 결핵 사망률 사이에 상관관계가 있는가, 그 여부를 알고자 할 때 사용한다(그림 22-3 참조).

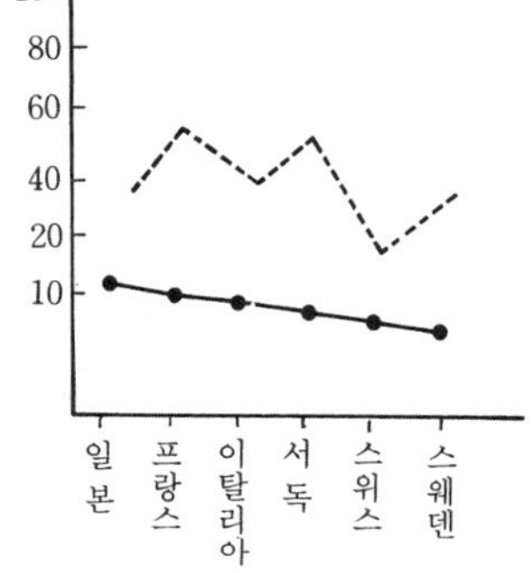

【그림 22-3】 결핵사망률(실선)과 투베르쿨린반응 양성률(점선)

(4) 바 차트(bar chart)

계측치가 연속적인 사항이 아닐 때 양적인 표시를 할 수 있는 방법이다. Bar의 간격은 bar 넓이의 1/2정도로 떼는 것이 좋다(그림 22-4 참조).

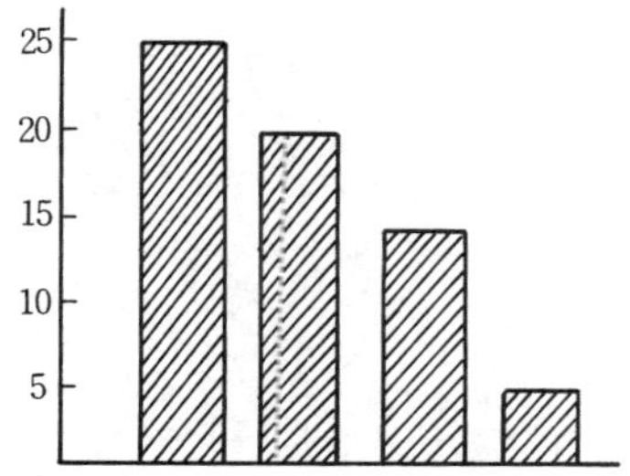

【그림 22-4】 bar chart

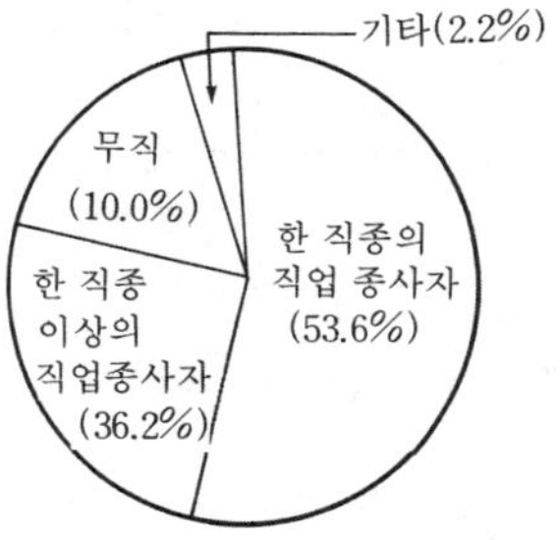

【그림 22-5】 pie chart

(5) pie chart(circle chart)

원을 그리고 이를 360°로 나누어 해당량을 표시하는데, 시계바늘 방향으로 많은 것부터 정(正) 12시 방향에서부터 시작하여 표시한다(그림 22-5 참조).

(6) pictograph

표시하려고 하는 수적 양적 표시를 그림으로 하는 것을 말한다.

(7) semilog paper

표시하려고 하는 수치가 서로 너무 많은 차이가 있을 때 즉, 10단위와 100단위나 1,000단위를 한꺼번에 표시할 경우에 사용한다.

22-5. 대표치(代表値)

대표치를 요약하여 보면 다음과 같다(Emmens, 1948 ; 한국보건통계학회, 1978).

(1) 산술평균(arithmeticmean, M, $\overline{x}$)

$$\overline{x} = \frac{x_1 + x_2 + \cdots x_n}{N} = \frac{\sum_{i=1}^{n} xi}{N}$$

[예1] 20세의 청년 5명에 대한 체중을 측정한 결과, 다음과 같았다. 산술평균을 구하라.

51, 48, 57, 65, 50 kg

$$\overline{x} = \frac{51+48+57+65+50}{5} = 54.2\ \mathrm{kg}$$

(2) 기하평균(geometric mean, G)

개개의 수치를 x_1, x_2, x_3,……… x_n이라고 할 때, 기하평균은 다음과 같이 구한다.

$$G = \sqrt[n]{x_1 \cdot x_2 \cdot x_3 \cdot \ldots\ldots\ldots x_n}$$

실제로 계산할 때는 개개의 수치의 대수(log)를 구해서 그 산술평균을 계산하고 그 진수(眞數)를 구한다.

$$\log G = \frac{\log x_1 + \log x_2 + \log x_3 \ldots\ldots\ldots + \log x_n}{n}$$

최고 혈압의 분포, 혈침치의 분포, 월경 때 대조연령의 분포, widal 반응, weil-felix 반응의 역가분포 등은 대수정규 분포를 한다. 이러한 평균치를 구하는데 이용한다.

(3) 조화평균(harmonic mean, H)

총수를 개개 수치의 역수의 합으로 나눈 몫이 조화평균이며 다음과 같이 구한다.

$$H = \frac{n}{\frac{1}{x_1} + \frac{1}{x_2} + \frac{1}{x_3} \ldots\ldots\ldots + \frac{1}{x_n}}$$

개개 수치의 역수의 산술평균을 만들면 조화평균의 역수가 된다.

$$\frac{1}{H} = \frac{\frac{1}{x_1} + \frac{1}{x_2} + \frac{1}{x_3} \ldots\ldots\ldots + \frac{1}{x_n}}{n}$$

산술평균(M), 기하평균(G), 조화평균(H) 사이에는 다음과 같은 관계가 성립된다.

$H \leq G \leq M$

(4) 중앙치(median, Med, Me)

① 홀수(奇數)일 때 : 5명의 신장을 크기 순서대로 152, 155, 160, 163, 170 ㎝라고 할 때 중앙치(중위수)는 3번째의 160 ㎝이다.

$$\frac{N+1}{2}=\frac{5+1}{2}=3$$

② 짝수(偶數)일 때 : $\frac{N}{2}$ 번째의 측정치와 $\frac{N}{2+1}$ 번째의 측정치의 산술평균 $\frac{1}{2}(X\frac{N}{2}+X\frac{N}{2}+1)$ 을 중앙치라고 한다. 즉 6명의 신장을 152, 155, 160, 163, 170, 172㎝라고 할 때, 중앙치는 세 번째와 네 번째의 측정치의 평균값이다.

$$\text{Med}=\frac{160+163}{2}=161.5\ \text{cm}$$

(5) 최빈치(最頻値, 流行値, mode, Mo)

[표 22-2]에서 도수가 가장 큰 것이 최빈치이다. 즉 20의 급중앙치로서 Mo = 4.745이다.

【표 22-2】 남자 폐활량의 도수분포

급	급중치	도수
2,50~2.99	2.745	1
3.00~3.49	3.245	5
3.50~3.99	3.745	11
4.00~4.49	4.245	16
4.50~4.99	4.745	20
5.00~5.49	5.245	16
5.50~5.99	5.745	13
6.00~6.49	6.245	4
6.50~6.99	6.745	2
7.00~7.49	7.245	0
7.50~7.99	7.745	1
계		89

22-6. 산포도(散布度, Dispersion)

집단의 변량의 분산(variance)정도를 계량하는 도수 측정치가 산포도이다. 이에는 분산, 표준편차, 변이계수 등이 대표적이다. [그림 22-6]과 같이 A, B의 총수나 면적 및 평균치는 같지만 분포의 상태가 다르다. 즉 평균은 집단의 편리한 대표치이지만 평균치만으로는 집단의 상태를 알 수 없다(박, 1984).

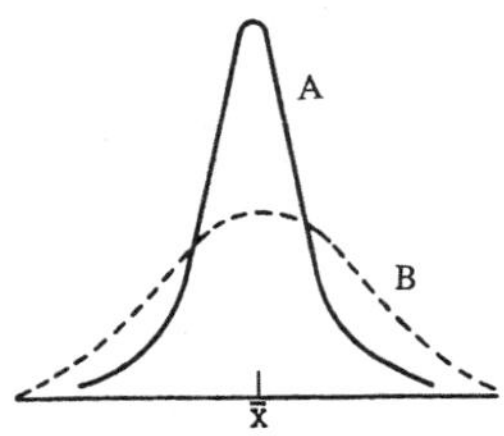

【그림 22-6】 산포도

(1) 분산(variance)

평균에 대한 각 변량의 편차의 제곱의 평균을 말한다.

$$\frac{\sum d^2}{n-1}$$

(2) 표준편차(standard deviation, s, σ)

표준편차는 다음과 같은 두 가지 방법에 의해서 구할 수 있다.

【표 22-3】 학생 시험점수(d, d^2)

점수	편차(d)	d^2
52	-20.97	435.46
61	-11.87	140.90
61	-11.87	140.90
63	-9.87	97.42
67	-5.87	34.46

68	-4.87	23.72
70	-2.87	8.24
74	1.13	1.28
77	4.13	17.06
79	6.13	37.58
79	6.13	37.58
79	6.13	37.58
80	7.13	50.84
89	16.13	260.18
94	21.13	446.48
계 1,093		1,769,78

【표 22-4】 학생 시험점수(x^2)

점수(x)	x^2
52	2,704
61	3,271
61	3,271
63	3,969
67	4,489
68	4,624
70	4,900
74	5,476
77	5,929
79	6,241
79	6,241
79	6,241
80	6,400
89	7,921
94	8,836
계 1,093	81,413

[예 2] 학생 15명의 시험점수가 [표 22-3] 및 [표 22-4]와 같았다. 표준편차를 구하라.

① [표 22-3] 적용

$$s = \sqrt{\frac{\sum d^2}{N-1}} = \sqrt{\frac{1,769.78}{15-1}} \qquad \therefore s = 11.24$$

② [표 22-4] 적용

$$\sqrt{\frac{\sum x^2 - \frac{(\sum x)^2}{N}}{N-1}} = \sqrt{\frac{81,413 - \frac{(1,093)^2}{15}}{15-1}} \qquad \therefore s = 11.24$$

편차(偏差) $d = x - \bar{x}$ 평균(平均) $= \frac{\sum x}{N} = \frac{1,093}{15} = 72.87$

(3) 변이계수(coefficien to variation, C. V.)

표준편차 s를 평균 $\bar{x}$로 나눈 것을 변이계수(변동계수)라고 한다.

$C.V. = \frac{s}{\bar{x}}$, 보통 100을 곱해서 %로 표시한다. 즉

$$C.V. = \frac{s}{\bar{x}} \times 100$$

(4) 범위(range)

변량의 최대치(X_{max})와 최소치(X_{min})의 차(R)를 말한다.

$R = X_{max} - X_{min}$

(5) 제10~90 백분위 범위((百分位範圍, 10~90 percentile range)

도수분포 중 양쪽의 10%씩을 제외한 중앙의 80%를 갖는 범위를 말한다.

(6) 평균편차(平均偏差, average deviation, mean deviation, M.D.)

평균치 $\bar{x}$로부터의 편차의 절댓값의 평균을 평균편차라고 한다.

$$M.D. = \frac{\sum |d|}{N}$$

도수분포에서는 $M.D. = \frac{\sum f|d|}{N}$

(7) 정규 분포(normal distribution)

많은 통계자료를 정리하여 histogram으로 옮기면 중앙은 많이 모이고 양끝은 적게 모이는, 즉 정규 분포를 하는 것을 볼 수 있다(그림 22-7 참조). 정규 분포의 성질을 들어보면 다음과 같다(한국수의공중보건학회, 1982).

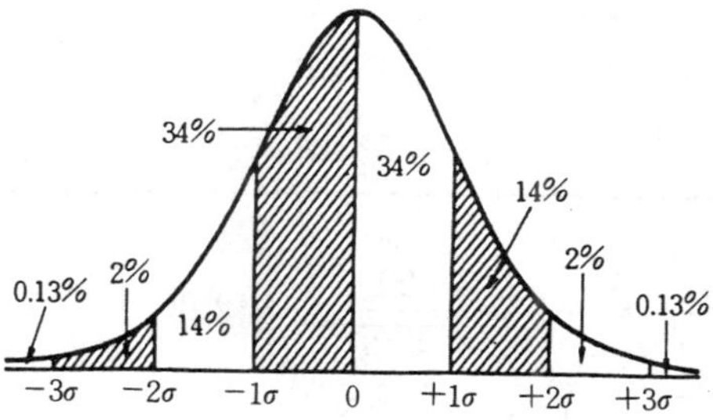

【그림 22-7】 정규 분포

① 좌우가 대칭이다.
② 평균은 중앙에 있다.
③ 좌우로 무한히 뻗어 있다.
④ $\bar{x} \pm 1\sigma$는 전면적의 68.26%이다.
⑤ $\bar{x} \pm 2\sigma$는 95.44%이다.
⑥ $\bar{x} \pm 3\sigma$는 전면적의 99.73%를 각각 차지한다.

22-7. 2개의 평균치 비교

2개의 대표치(평균치)를 비교함에는 표본 수가 30보다 큰 것과 30보다 작은 예를 비교하는 방법이 있다(Fisher, 1950 ; 정 · 박, 1987).

1. C. R. 검정법(critical ratio and its significant level)

C. R. 검정법은 표본예수가 큰 두 개의 평균치를 비교하는 방법이다.

$$C.R.\ \frac{\bar{x}_1 - \bar{x}_2}{\sqrt{\frac{{\sigma_1}^2}{N_1} + \frac{{\sigma_2}^2}{N_2}}}$$ ……… 공식(公式)

① C. R.의 방식은 표준 점수 z-검정과 비슷하다.
② 산출된 C.R.치는 해당하는 의의도(意義度, level of significant)를 보고 판정한다.

[예 3] 다음은 A 양계장과 B 양계장의 월평균 산란수를 나타낸 것이다. 두 평균치 차이에 대한 유의성을 판정하라.

구분	A 양계장	B 양계장
사육수	500수	750수
M±S.D.	25±8	24±9

$$C.R. = \frac{\bar{x}_1 - \bar{x}_2}{\sqrt{\frac{\sigma_1^2}{N_1} + \frac{\sigma_2^2}{N_2}}} = \frac{25 - 24}{\sqrt{\frac{(8)^2}{500} + \frac{(9)^2}{750}}} \fallingdotseq 2.06$$

∴ C.R. = 2.06을 C. R.치에 따른 p-value를 본다(표 22-5 참조).
∴ $p < 0.05$(1.96 : p=0.05 보다 크다).

【표 22-5】 C.R. 치에 의한 p-value

C.R.치	p-value		판 정
1.65 ↑	0.1	10%	의의가 없다.
1.96	0.05	5%	의의가 있다.
2.33	0.02	2%	의의가 있다.
2.58	0.01	1%	퍽 의의가 있다.
2.81	0.005	0.5%	매우 의의가 있다.
3.29 ↑	0.001	0.1%	매우 의의가 있다.

2. t-검정의 이론과 그 이용법

t-검정은 표본 단위가 30 이하의 표본 집단에서 추출된 S.D.의 값을 가지고 R.A. Fisher의 t-table에서 표본평균치 신뢰도(confidence coefficient)에 대한 probability를 구하는 수리 공식이다.

1) 이론

두 가지 평균치 $\bar{x} \pm \sigma M_1$과 $\bar{x} \pm \sigma M_2$가 있다고 가정하자. $\bar{x}_1 - \bar{x}_2$차의 significant를 판정하기 위한 standard error의 차의 공식은 다음과 같다.

$\sigma M_1 - \sigma M_2 = \sqrt{(\sigma M_1)^2 + (\sigma M_2)^2}$ 이다.

이 식은 $\sigma M_1 = \frac{\sigma_1}{\sqrt{N_1}}, \sigma M_2 = \frac{\sigma_2}{\sqrt{N_2}}$ 와 같다.

$\therefore\ \sigma M_1 - \sigma M_2 = \sqrt{\frac{{\sigma_1}^2}{\sqrt{N_1}} + \frac{{\sigma_2}^2}{\sqrt{N_2}}}$ 와 같다.

$\therefore\ t-value = \frac{\bar{x}_1 - \bar{x}_2}{\sqrt{(\sigma M_1)^2 + (\sigma M_2)^2}}$ ……… 공식(公式)

2) 이용법 I

실험 전과 실험 후의 양성적 차이($\bar{x}$)에 대한 유의성 판정

$t-value = \frac{\bar{x}d}{S.E.}$ ……… 公式

여기에서 $\bar{x}d$: 양성적($\bar{x}$)의 차이

S.E. : 전기(前記)의 오차

[예 4] 다음 표는 약물 투여 전후의 맥박 수이다. 투여 후 맥박 수 증가에 대한 통계학적 유의성을 판정하라.

cases	plus			(x−$\bar{x}$)	(x−$\bar{x}$)2
	투여 전	투여 후	차이(x)		
A	55	61	+6	-4.2	17.64
B	48	60	+12	+1.8	3.24
C	32	42	+10	-0.2	0.04
D	62	71	+9	-1.2	1.44
E	40	54	+14	+3.8	14.44
N=5			Σ = +51 $\bar{x}$d=10.2		Σ(x-$\bar{x}$)2 = 36.8

N= 5, $\bar{x}d$ = 10.2, $\Sigma(x-\bar{x})^2$ = 36.8

$$\sigma = \sqrt{\frac{\Sigma(X-\bar{x}_1)^2}{N-1}} = \sqrt{\frac{36.8}{5-1}} = \pm\sqrt{9.2} = \pm 3.03$$

$$\sigma M = \frac{\sigma}{\sqrt{N}} = \frac{\pm 3.03}{\sqrt{5}} = \pm 1.4$$

$$\therefore t-\text{value} = \frac{\bar{x}\,d}{S.E} = \frac{10.2}{1.4} \fallingdotseq 7.285$$

t-table d.f. = (N-1) = (5-1) = 4

∴ $p < 0.01$의 significant level에 있다(표 22-6 참조).

【표 22-6】 distribution of probability

n or-df	.9	.7	.5	.3	.2	.1	.05	.02	.01	.001
1	.158	.510	1.000	1.963	3.078	6.314	12.706	31.821	63.657	636.619
2	.142	.445	.817	1.386	1.886	2.920	4.303	6.965	9.925	31.598
3	.139	.424	.765	1.250	1.638	2.353	3.183	4.541	5.841	12.941
4	.134	.414	.741	1.190	1.533	2.132	2.776	3.747	4.604	8.610
5	.132	.408	.727	1.156	1.476	2.015	2.571	3.365	4.032	6.859
6	.131	.408	.718	1.134	1.440	1.943	2.447	3.143	3.707	5.959
7	.130	.402	.711	1.119	1.415	1.895	2.365	2.998	3.500	5.405
8	.130	.399	.706	1.108	1.397	1.860	2.306	2.896	3.355	5.041
9	.129	.398	.703	1.100	1.383	1.833	2.262	2.821	3.250	4.781
10	.129	.397	.700	1.093	1.372	1.813	1.228	2.764	3.169	4.587
11	.129	.396	.697	1.080	1.363	1.796	2.201	2.718	3.106	4.437
12	.128	.395	.695	1.083	1.356	1.782	2.179	2.681	3.055	4.318
13	.128	.394	.694	1.077	1.350	1.771	2.160	2.650	3.012	4.211
14	.128	.393	.692	1.076	1.345	1.761	2.145	2.624	2.977	4.140
15	.128	.393	.691	1.074	1.341	1.753	2.132	2.602	2.947	4.073
16	.128	.392	.690	1.071	1.347	1.746	2.112	2.583	2.921	3.819
17	.128	.392	.689	1.009	1.333	1.740	2.110	2.567	2.900	3.792
18	.127	.392	.688	1.067	1.330	1.734	2.101	2.552	2.878	3.767
19	.127	.391	.688	1.066	1.328	1.729	2.094	2.530	2.861	3.745
20	.127	.391	.687	1.064	1.325	1.725	2.060	2.528	2.845	3.725
21	.127	.391	.686	1.063	1.323	1.721	2.080	2.518	2.381	3.819
22	.127	.390	.686	1.061	1.321	1.717	2.074	2.508	2.819	3.792
23	.127	.390	.685	1.060	1.319	1.714	2.069	2.500	2.807	3.767
24	.127	.390	.685	1.059	1.318	1.711	2.064	2.492	2.797	3.745
25	.127	.390	.684	1.058	1.316	1.708	2.060	2.458	2.787	3.726
26	.127	.390	.684	1.058	1.315	1.706	2.056	2.479	2.779	3.707
27	.127	.389	.684	1.057	1.314	1.703	2.052	2.476	2.771	3.690
28	.127	.389	.683	1.056	1.313	1.701	2.048	2.467	2.763	3.674
29	.127	.389	.683	1.055	1.311	1.699	2.045	2.462	2.756	3.659
30	.127	.389	.683	1.055	1.310	1.697	2.042	2.457	2.750	3.646

40	.126	.388	.681	1.050	1.303	1.684	2.021	2.423	2.705	3.551
60	.126	.387	.679	1.046	1.296	1.671	2.000	2.390	2.660	3.460
120	.126	.386	.677	1.041	1.289	1.658	1.980	2.358	2.617	3.373
∞	.126	.385	.674	1.036	1.282	1.645	1.960	2.326	2.576	3.291

3) 이용법 II

Sample size가 서로 틀린 2개의 평균치 비교

$$t-\text{value}=\frac{\bar{x}_1-\bar{x}_2}{s\sqrt{\frac{1}{N_1}+\frac{1}{N_2}}}\ \cdots\cdots\text{公式}$$

$$s=\sqrt{\frac{N_1\sigma_1{}^2+N_2\sigma_2{}^2}{N_1+N_2-2}}$$

[예 5] 다음은 어느 두 group의 IQ test의 결과이다. 양성적인 평균 치차의 유의성을 검정하라.

구분	A group	B group
sample	14	16
$\bar{x}\pm\sigma$	112±8	107±10

$$t-\text{value}=\frac{\bar{x}_1-\bar{x}_2}{s\sqrt{\frac{1}{N_1}+\frac{1}{N_2}}}=\frac{112-107}{9.44\sqrt{\frac{1}{14}+\frac{1}{16}}}=1.45$$

여기서 $s=\sqrt{\frac{14(8)^2+16(10)^2}{14+16-2}}=9.44$

d.f. = (N-2)= 30-2=28

t-table에서 t=1.45 < p=0.05(2.048)

∴statistically non - significant한 차이이다(표 22-6 참조).

22-8. X^2 검사(chi-square test)

2변수가 연속적이 아니고 각 개의 변수가 각각 2가지 성질로 구분되어 있을 경우에

2×2표(4절표, for fold table)로서 표시한다(표 22-7 참조)(정, 1987).

【표 22-7】 2×2표

구분	I	II	소계
1	a	b	a+b
2	c	d	c+d
소계	a+c	b+d	a+b+c+d

(i) ad>bc라면

$$X^2 = \frac{[ad - bc - \frac{1}{2}(a+b+c+d)]^2(a+b+c+d)}{(a+b)(c+d)(a+c)(b+d)} \quad \cdots\cdots ①$$

(ii) bc>ad이라면

$$X^2 = \frac{[bc - ad - \frac{1}{2}(a+b+c+d)]^2(a+b+c+d)}{(a+b)(c+d)(a+c)(b+d)} \quad \cdots\cdots ②$$

①, ②식과 같이 $\frac{1}{2}$(a+b+c+d)를 빼는 것을 Yates의 보정(Yates's correction)이라고 한다.

(iii) a, b, c, d의 도수가 클 때에는 보정을 하지 않는 다음의 ③식을 사용한다.

$$X^2 = \frac{(ad - bc)^2(a+b+c+d)}{(a+b)(c+d)(a+c)(b+d)} \quad \cdots\cdots ③$$

a, b, c, d의 도수가 5이하가 있으면 ① 또는 ②식을 사용한다.

[예 6] 예방접종을 맞은 40명 중 10명이 발병하고 예방접종을 맞지 않았던 160명 중 65명이 발병하였다고 한다. 이 예방접종은 유효하였을까?

구분	예방접종자	비예방접종자	계
발병자	10	65	75
비발병자	30	95	125
계	40	160	200

먼저 예방접종은 효과가 없었다는 가설을 세운다.

ad<bc이므로 ②식을 사용한다.

$$X^2 = \frac{(65\times30 - 10\times95 - \frac{1}{2}\times200)^2 \times 200}{40\times160\times75\times125} = 2.7$$

∴ 2.7은 X^2-분포표 $X^2 0.95(1)$ = 3.84보다 작으므로 예방접종은 효과가 없었다는 가설을 버릴 수 없다(2×2표의 자유도는 항상 1이다(표 22-8 참조).

※ 자유도 (υ=nu) = (n-1)(n-1)

[예 7] 어느 지역에서 집단 발생한 콜레라 환자와 그 가족 건강자(대조군)의 원인 식품섭식여부와 그 후 5일간의 발병 상태이다. 원인식품 섭취와 콜레라의 발생과 연관성이 있다고 할 수 있겠는가?

도시락 섭식 여부	환자군	가족 대조군	계
먹음	98	58	156
안 먹음	5	208	213
계	103	266	369

$X^2 = \sum\frac{(O-E)^2}{E}$ 에 의하여 구한다(단, O : 관찰치, E : 기대치). 아래와 같이 계산한다.

O	E	O-E	$(O-E)^2$	$\frac{(O-E)^2}{E}$
98	$\frac{103\times156}{369} = 44$	54	2,916	66
58	$\frac{266\times156}{369} = 112$	-54	2,916	26
5	$\frac{103\times213}{369} = 59$	-54	2.916	49
208	$\frac{266\times213}{369} = 153$	55	3,025	$\frac{20}{161}$

X^2 = 161, d.f. =1, $p<0.001$

즉 통계학적으로 극히 유의한 차가 나타났으므로 원인식품 섭취와 콜레라 발생 간에는 연관성이 있다고 할 수 있다(표 22-8 참조). 비교 위험도(relative risk)를 추산하여 보면 다음과 같다(정 · 박, 1987).

$$\text{비교 위험도} = \frac{98 \times 208}{5 \times 58} = 70.3$$

즉 원인식품 섭식 자는 비섭식 자에 비하여 콜레라에 감염될 위험성이 약 70배나 된다. 특히 급 · 만성 식중독 및 경구감염병이 발생하였을 때에는 유행 규모의 확인, 유행 상황의 검토, 유행 원인의 파악, 대책 등을 세워야 한다.

【표 22-8】 χ^2 분포

자유도	p=.995	.99	.975	.95	.90	.10	.05	.025	.01	.005
	.5	.1	2.5	5	10	90	95	97.5	99	99.5
1	.000039	.00016	.00098	.0039	.0158	2.71	3.84	5.02	6.63	7.88
2	.0100	.0201	.0506	.1026	.2107	4.61	5.99	7.38	9.21	10.60
3	.0717	.115	.216	.352	.584	6.25	7.81	9.35	11.34	12.84
4	.207	.297	.484	.711	1.064	7.78	9.49	11.14	13.28	14.86
5	.412	.554	.831	1.15	1.61	9.24	11.07	12.83	15.09	16.75
6	.676	.872	1.24	1.64	2.20	10.64	12.59	14.45	16.81	18.55
7	.989	1.24	1.69	2.17	2.83	12.02	14.07	16.01	18.48	20.28
8	1.34	1.62	2.18	2.73	3.49	13.36	15.51	17.53	20.09	21.96
9	1.73	2.09	2.70	3.33	4.17	14.68	16.92	19.02	21.67	23.59
10	2.16	2.56	3.25	3.94	4.87	15.99	18.31	20.48	23.21	25.19
11	2.60	3.05	3.82	4.57	5.58	17.28	19.68	21.92	24.73	26.76
12	3.07	3.57	4.40	5.23	6.30	18.55	21.03	23.34	26.22	28.30
13	3.57	4.11	5.01	5.89	7.04	19.81	22.36	24.74	27.69	29.82
14	4.07	4.66	2.63	6.57	7.79	21.06	23.68	26.12	29.14	31.32
15	4.60	5.23	6.26	7.26	8.55	22.31	25.00	27.49	30.58	32.80
16	5.14	5.81	6.91	7.96	9.31	23.54	26.30	28.85	32.00	34.27
18	6.26	7.01	8.23	9.39	10.86	25.99	28.87	31.53	34.81	37.16
20	7.43	8.26	9.59	10.85	12.44	28.41	31.41	34.17	37.57	40.00
24	9.89	10.86	12.40	13.85	15.66	33.20	36.42	39.36	42.98	45.56
30	13.79	14.95	16.79	18.49	20.60	40.20	43.77	46.98	50.89	53.67
40	20.71	22.16	24.43	26.51	29.05	51.81	55.76	59.34	63.69	66.77
60	35.53	37.48	40.48	43.19	46.46	74.40	79.08	83.30	88.38	91.95
120	83.85	86.92	91.58	95.70	100.62	140.23	146.57	152.21	158.95	163.64

22-9. 상관(相關, correlation)

1. 상관관계의 의미

2개의 변인 간(變因間)에 한쪽 변인이 변함에 따라서 다른 변인은 어떻게 변하는가의 정도를 말한다(한국수의공중보건학회, 1982).

X	Y	
↑	↑	—— 정상관(正相關) (+)
↓	↓	
↑	↓	—— 역상관(逆相關) (-)
↓	↑	

2. 상관도

두 변의 관계가 얼마나 확연(確然)한가에 따라서 X에서 Y를 혹은 Y에서 X를 예언함에 있어 얼마나 정확히 오차가 적게 예언할 수 있느냐의 정도를 표시하는 통계치를 상관도(相關度) 또는 상관계수(相關係數, correlation coefficient, r)로 표시한다(예방의학과 공중보건편집위원회, 2001).

3. 상관계수의 산출법

상관계수의 산출법은 다음과 같다(한국수의공중보건학회, 1982).

(1) 적률상관계수(pearson, r)

$$r = \frac{\Sigma(X-\bar{X})\cdot(Y-\bar{Y})}{\sqrt{\Sigma(X-\bar{X})^2\cdot\Sigma(Y-\bar{Y})^2}} \cdots\cdots\cdots \text{公式}$$

[예 8] 다음 표는 생체계측치 X와 Y의 수식이다. 양자 사이의 상관계수를 구하라.

X	Y	$(X-\bar{X})$	$(Y-\bar{Y})$	$(X-\bar{X})^2$	$(Y-\bar{Y})^2$	$(X-\bar{X})\cdot(Y-\bar{Y})$
14	12	+6.2	+4	38.44	16	+24.8
13	14	+5.2	+6	27.04	36	+31.2
10	11	+2.2	+3	4.84	9	+6.6
10	8	+2.2	0	4.84	0	0
7	8	−0.8	0	0.64	0	0
7	6	−0.8	−2	0.64	4	+1.6

8	9	+1.2	+1	0.04	1	+0.2
4	5	−3.8	−3	14.44	9	+11.4
2	3	−5.8	−5	33.64	25	+29.0
3	4	−4.8	−4	23.04	16	+19.2
$\Sigma X=78$ $\bar{X}=7.8$	$\Sigma Y=80$ $\bar{Y}=8.0$	0	0	$\Sigma(X-\bar{X})^2$ $=147.6$	$\Sigma(Y-\bar{Y})^2$ $=116$	+124.0(total)

$$r = \frac{+124.0}{\sqrt{147.6 \times 116}} \fallingdotseq +0.95$$

(2) 원점수로 상관계수를 계산하는 공식

$$r = \frac{N(\Sigma XY) - (\Sigma X)\cdot(\Sigma Y)}{\sqrt{N(\Sigma X^2) - (\Sigma Y)^2 \cdot N(\Sigma Y^2) - (\Sigma Y)^2}} \quad \cdots\cdots\cdots \text{ 공식(公式)}$$

$$= \frac{10 \times 748 - 78 \times 80}{\sqrt{10 \times (756) - (78)^2} \times \sqrt{10 \times (756) - (80)^2}} = \frac{+1,240}{38.4 \times 34.1} = +0.95$$

X	Y	X^2	Y^2	XY
14	12	196	144	168
13	14	169	196	182
10	11	100	121	110
10	8	100	14	80
7	8	49	64	56
7	6	49	36	42
8	9	64	81	72
4	5	16	25	20
2	3	4	9	6
3	4	9	16	12
$\Sigma X=78$, $\bar{x}=7.8$	$\Sigma Y=80$, $\bar{Y}=8.0$	$\Sigma X^2=756$	$\Sigma Y^2=756$	$\Sigma XY=748$

4. 상관계수(r)의 t-검정

계산된 상관계수의 통계학적 유의도를 파악하기 위해서는 검정을 하여야 하는데, 그 공식은 다음과 같다(한국수의공중보건학회, 1982).

$$t - value = r\sqrt{\frac{N-2}{1-r^2}}$$ ········· 공식(公式)

[예 8] [예 8]의 '(2)항 원점수로서 상관계수를 계산한 경우'에서 산출된 상관계수 $r=+0.95$ 의 t-검정을 하라.

N= 10, r= 0.95

$$\therefore t - value = r\sqrt{\frac{N-2}{1-r^2}} = 0.95\sqrt{\frac{10-2}{1-(0.95)^2}} = 8.605$$

앞의 t-table에서 d.f=8(표 22-6 참조).

p=0.001이 5.041이기 때문에 이 t-value는 보다 높은 수준에서 유의도가 인정된다.

$\therefore r=+0.95(p<0.001)$이다.

참 고 문 헌

박순영 : 기초통계학. 서울, 수문사, 1984.

예방의학과 공중보건편집위원회 : 예방의학과 공중보건. 서울, 계축문화사, 2001

정희곤 : 최신 식품위생학. 서울, 광문각, 2002

정희곤 · 박재림 : 보건과학. 서울, 세진사, 1987.

한국보건통계학회 : 보건통계학. 서울, 신광출판사, 1978.

한국수의공중보건학회 : 수의공중보건학. 서울, 문운당, 1982.

Daniel, Wayne W. : Biostatistics ; A foundation for analysis in the health sciences. John Wiley & Sons, New York · Chichester · Brisbane · Toronto, 1974.

Dixon, W. J. & Massey, F. J. Jr : Introduction to statistical to analysis. McGraw-Hill Co., New York, 1969.

Emmens, C. W. : Principles of biological assay. Chapman & Hall, London, 1948.

Fisher, R. A. : Statistical methods for research workers. Hafner Publishing Co., Inc., New York, 1950.

Hoel, Paul G. : Introduction of mathematical statistics. John Wiley & Sons., Inc., New York, 1961.

최신 공중보건학

2012년 3월 10일 1판 1쇄 발 행
2013년 9월 11일 1판 2쇄 발 행

지은이 : 정희곤 · 강갑연 · 염 걸 · 강옥구 · 김미현

펴낸이 : 박 정 태

펴낸곳 : **광 문 각**

413-756
경기도 파주시 문발동 파주출판문화도시 500-8
광문각빌딩
등 록 : 1991. 5. 31 제12-484호
전화(代) : 031) 955-8787
팩 스 : 031) 955-3730
E-mail : kwangmk@unitel.co.kr
홈페이지 : www.kwangmoonkag.co.kr

• ISBN : 978-89-7093-677-2 93590

값 24,000원